急诊流行病学研究与急救体系建设

主　编　梁　实

副主编　张　洪　邱泽武
　　　　杜清运　齐清文　杨欣建

主　审　陈　清

人民卫生出版社
·北京·

图书在版编目（CIP）数据

急诊流行病学研究与急救体系建设 / 梁实主编 .
北京：人民卫生出版社，2025. 1. -- ISBN 978-7-117
-37328-9

Ⅰ. R459.7；R18

中国国家版本馆CIP数据核字第2025774C99号

人卫智网	www.ipmph.com	医学教育、学术、考试、健康，购书智慧智能综合服务平台
人卫官网	www.pmph.com	人卫官方资讯发布平台

审图号：粤 BS（2023）006 号

急诊流行病学研究与急救体系建设
Jizhen Liuxingbingxue Yanjiu yu Jijiu Tixi Jianshe

主　　编：梁　实
出版发行：人民卫生出版社（中继线 010-59780011）
地　　址：北京市朝阳区潘家园南里 19 号
邮　　编：100021
E - mail：pmph @ pmph.com
购书热线：010-59787592　010-59787584　010-65264830
印　　刷：北京华联印刷有限公司
经　　销：新华书店
开　　本：787 × 1092　1/16　　印张：24
字　　数：584 千字
版　　次：2025 年 1 月第 1 版
印　　次：2025 年 3 月第 1 次印刷
标准书号：ISBN 978-7-117-37328-9
定　　价：89.00 元

打击盗版举报电话：**010-59787491**　**E-mail：WQ @ pmph.com**
质量问题联系电话：**010-59787234**　**E-mail：zhiliang @ pmph.com**
数字融合服务电话：**4001118166**　**E-mail：zengzhi @ pmph.com**

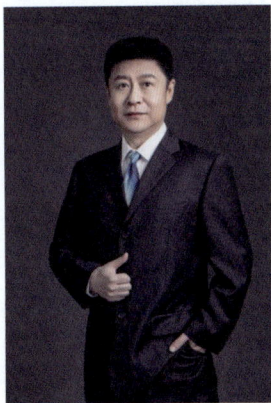

梁 实

　　1963年生,本科(临床医学)、硕士(内科学)和博士(流行病与卫生统计学)均毕业于中国人民解放军第一军医大学(今南方医科大学),2004年被聘任内科学主任医师,深圳市高层次人才——地方领军人才。现任南方医科大学坪山医院(深圳市坪山区人民医院)三名工程(名医院、名团队、名专家)特聘专家。16家中文、英文SCIE学术期刊副主编、编委、审稿人。

　　本科毕业后留中国人民解放军第一军医大学第一附属医院(今南方医科大学南方医院)工作,硕士毕业后牵头创建了广州军区广州总医院(今中国人民解放军南部战区总医院)血液内科,1997年7月1日进中国人民解放军驻香港部队医院工作。2002年转业到深圳,曾任深圳市急救中心急救业务科首任科长,深圳市职业病防治院副院长、国家职业病重点临床专科暨广东省高水平重点临床专科学科带头人,吉林大学研究生校外导师。

　　发表论文百篇,主编、参编专著和年鉴10部,以第一作者获军队科技进步奖5项,获市级和专业学会科技奖励6项。2000年任中国人民解放军驻香港部队医院参加大军区比武领队兼教练,率部获得了医院项目(内科和外科医师技能)全部金牌和银牌。受大军区表彰一次,荣立三等功1次,受军、师、省、市级奖励和表彰20次,其中1998年1月被评为中国人民解放军驻香港部队优秀干部,2021年获深圳市最美退役军人入围奖。

《急诊流行病学研究与急救体系建设》
编写委员会

主　编 梁　实
副主编 张　洪　邱泽武　杜清运　齐清文　杨欣建
主　审 陈　清
编　委（按姓氏笔画排序）

卫　剑　深圳市宝安区人民医院
王梅仙　山东第一医科大学第二附属医院
史一焱　深圳市急救中心
史继学　山东第一医科大学第二附属医院
朱富军　中国人民解放军联勤保障部队第九二四医院
任　福　武汉大学资源与环境科学学院
刘　勇　南方医科大学附属深圳医院
齐清文　中国科学院地理科学与资源研究所
汤月芳　佛山市第二人民医院
杜清运　武汉大学资源与环境科学学院
李世珍　深圳市职业病防治院
杨任飞　武汉大学资源与环境学院
杨欣建　深圳市第二人民医院
邱泽武　中国人民解放军总医院第五医学中心
余丽敏　珠海市紧急医疗救援中心
张　岸　中国科学院地理科学与资源研究所
张　洪　深圳市急救中心
张文武　深圳市宝安区人民医院
张忠臣　山东大学齐鲁医院
陈青山　暨南大学医学院
陈春兰　深圳市宝安区人民医院
武海波　南方医科大学附属深圳医院
林锦乐　深圳市宝安区人民医院
周民伟　中国人民解放军南部战区总医院
赵　伟　深圳市急救中心
赵小斐　深圳市急救中心
陶伍元　深圳市宝安区人民医院
黄俊峰　深圳市第二人民医院

菅向东　山东大学齐鲁医院

崔　培　中国人民解放军联勤保障部队第九二四医院

章一华　深圳市职业病防治院

梁　实　深圳市坪山区人民医院（南方医科大学坪山医院）

梁建新　珠海市紧急医疗救援中心

彭晓波　中国人民解放军总医院第五医学中心

童　森　桂林医学院附属医院

童亚林　中国人民解放军联勤保障部队第九二四医院

序

在当今快速发展的医疗环境中,急诊医学的重要性愈发凸显。作为急救体系建设和流行病学研究的前沿领域,如何有效应对突发公共卫生事件,以及提升急救服务的质量与效率,已成为我们面临的重大课题。在此背景下,梁实博士主编的《急诊流行病学研究与急救体系建设》一书应运而生,汇聚了丰富的研究成果和管理经验,为急诊医学的学术交流和实践提供了重要的参考。

梁实是我的博士研究生,其博士论文所研究的内容就是结合实际工作进行的"急诊流行病学研究与急救管理改进",相关项目获得了 2011 年度中华医学科技奖之卫生管理奖,并被遴选为广东省适宜卫生技术推广项目以及 2024 年度国家级医学继续教育项目。流行病学在医学以及公共卫生实践中发挥着重要作用,本书的编写结合急诊医学与流行病学,以急诊医学、急救医疗和管理工作者的需求为导向,涵盖了涉及时间因素、技术因素和管理因素等方面的"急诊死亡病例普查"、"影响心腹复苏效果的因素分析"等多项具有现实意义的研究,不仅总结了调查的设计和实施经验,更为调查研究、急诊临床和管理工作实践中遇到的复杂问题提供了切实可行的解决方案。此外,书中结合了伦理学和满意度调查,深刻探讨了院前急救中的伦理冲突和服务质量,展现了人文关怀与卫生健康工作相融合的理念。

值得一提的是,梁实博士在本书编纂过程中邀请了国内众多知名专家参与,以确保书中内容的前瞻性和科学性,特别是介绍了地理信息系统在流行病学和卫生决策研究中应用的经验和成果。本书不仅仅是急诊医学研究成果的简单汇集,更结合调查研究结果对急救管理工作进行了有针对性的深入思考,提出了见解,是学界与急诊医学临床及管理工作者之间的桥梁,促进经验的分享与交流。

总之,《急诊流行病学研究与急救体系建设》一书的出版,必将对急诊医学的发展产生深远的影响。我衷心希望本书能为广大读者在急救体系的建设和流行病学的研究中提供有益的启发和借鉴,助推我国急诊医学的不断进步与创新。

陈清

南方医科大学公共卫生学院教授

广东省预防医学会流行病学专业委员会主任委员

2024 年 2 月

前 言

急救医疗体系是社会应急保障系统的重要组成部分,是医疗卫生行业的窗口,其水平的高低是衡量社会文明程度的重要标志。

急诊医学作为一个独立的学科还是一个比较新的学科。1966年美国国家科学院的报告《意外死亡和伤残——现代社会被忽视的疾患》引起重视。1966年9月美国交通部宣布《公法89-564,公路安全条例》,其第11款拟定了院前急救服务人员标准和计划。1968年成立美国急诊医师协会。1972年美国国家科学院报告:《急救医疗服务是卫生保健中最薄弱的环节》,提出建立全面的急救医疗服务系统。1973年11月实施《公法93-154,急救医疗系统条例》,1976年、1978年、1979年对法律进行了完善修改。到1978年,79%的救护车设有对讲机,151个地区中72个地区具有空中救援能力。1979年9月美国医学会确认急救医学为美国第23个医学专业。1981年急救联络中心实现了计算机管理。

中国于20世纪50年代参照苏联模式在大、中城市建立急救站。急救医学学科的真正形成是在20世纪80年代,1980年卫生部正式颁布1949年以来第一个关于急救的文件《关于加强城市急救工作的意见》,1984年发布《医院急诊科(室)设方案(试行)》,至1986年全国有11 497家县级以上医院建立了急诊科(室)。1987年5月中华医学会急诊医学学会在杭州成立。国家于1995年正式在学科分类中将急诊医学确立为临床医学的二级学科。

深圳市急救医疗网络于1998年开始运转,在挽救急危重症患者生命、应对灾害事故和突发事件中发挥了重要作用。在进入新世纪后,我国加入了WTO与国际接轨,深圳市政府对各项产业发展及布局进行了战略规划和调整,医疗卫生体系的改革要向纵深发展。面对这一系列新的形势,深圳市急救网络建立时间短、经验少、基础薄弱、设备落后、效率还不够高、常规和制度还需要进一步贯彻和完善等问题显现了出来,在某些方面与国内许多大城市存在着差距,而深圳市居留人口快速膨胀,原有医疗急救装备和实力配置已经难以适应要求;深圳市医疗应急体系需要进一步建设、完善和升级,跟上全市经济建设和人口发展的大形势。为解决好这些问题,适应新形势,迎接新挑战,2003年深圳市卫生局下达了普查三年急救死亡病例的任务,我当时担任深圳市急救中心急救业务科科长,在市卫生局和中心领导的领导下具体负责设计和组织了"深圳市急诊流行病学调研与急救管理改进"项目的实施,并以此为切入点,对全市急救网络进行一次评估,进一步发现问题、找出差距、探索规律、总结经验,为建设、发展和完善全市急救网络体系提供依据。在课题设计和实施过程中,得到了中国工程院副院长王正国院士、中国救援医学会李宗浩会长等前辈的指导。对一个城市急救死亡病例如此大规模、调查内容如此多的普查工作,在国内还是第一次。总结出了"调查-整改-规范-培训-考核"一系列急救管理经验,相关成果得到了国内同行和《中华医院管理杂志》《中华急诊医学杂志》《中华危重病急救医学杂志》《中华创伤杂志》《中国急救医学》《中国心肺复苏与灾害医学杂志》等各权威学术刊物的肯定，获得了中华医学会 2011 年度卫生管理奖，2014 年度被广东省卫生计生委遴选为广东省适宜卫生技术推广项目，是当年深圳市唯一入选项目，2016 年被定为入库项目，2023 年和 2024 年省继续教育项目，2024 年国家级继续教育项目。

　　为了将成果进一步推广，我们将此成果整理成书，还补充了近些年我们所做的地理信息系统在流行病学及卫生决策中应用相关内容。另外，我们还邀请了深圳以外国内相关领域知名专家共同参加编写，以便融汇各家智慧和经验，同时，我们借此机会也进一步学习，补充了新进展、新认识、新成果和新经验，以飨读者。

　　由于受知识的广度和深度以及写作水平的限制，书中难免存在不足之处，敬请广大读者批评指正。

梁　实
2024 年 2 月

目 录

第一章
急诊流行病学调查的组织与实施

对一个城市进行大规模流行病学调研,是一项大的系统工程,不仅需要投入大量人力、物力,更需要系统动员、认真设计、严密组织。本章以深圳市三年急救死亡病例普查为例,进行论述。

第一节　制定急诊流行病学调查方案

改革开放以来,深圳市经济高速发展,人口也快速增加,1998 年以急救中心为龙头、约80 家急救网络医院组成的深圳市医疗应急体系开始运转,为了对整个网络的运转情况进行全面、系统的评估,提高急救服务质量和管理水平,合理配置资源,深圳市卫生局于 2003 年下达了普查全市 2002—2004 年 3 年急救死亡病例的任务。

一、明确调查目的

在开始调查以前,首先要明确调查目的,厘清需要掌握哪些信息,进行有针对性的设计。此次调查的目的如下:

1. 通过对急救死亡患者一般情况调查,了解全市急救死亡患者的性别、年龄、职业、户籍、死亡地点等特点。

2. 通过对院前出诊死亡率和门诊急诊死亡率调查对全市急诊急救综合水平做出评估。

3. 通过对院前急救、门诊急诊急救、急诊入院急救时间因素、技术因素和质量因素调查,了解各急救网络医院和整个急救网络急救管理水平、技术水平、落实制度情况。

4. 通过对各急救网络医院应急医疗实力调查,了解工作人员编制、急诊急救队伍建设和装备配备情况。

5. 调查影响深圳市心肺复苏效果的影响因素。

6. 调查院前急救中的伦理学冲突,探索解决途径。

7. 针对调查中发现的问题进行针对性整改,降低急救病死率,为建立质量控制体系打好基础。

8. 将急救专家(大部分是深圳市较大医院的急诊科主任、副主任)纳入调查组,进行调查的同时对被调查单位进行指导,同时学习好的经验。调查的同时也提供了不同单位之间深入经验交流的机会。

9. 为政府决策提供参考材料。

二、建立调查的组织

若想查找医疗工作中的问题,最好的办法就是查死亡病例,但死亡病例涉及各单位的敏感信息,要使被查单位将死亡病例和盘托出是关键,就需要加大组织领导力度。调查要达到目的,质量是关键。为此采取了以下措施。

(一)设立深圳市急救死亡病例调查领导小组

由市卫生局常务副局长兼市急救医疗中心主任任组长,医政处长、科教处长、市急救医疗中心副主任、市医学信息中心主任任副组长,各调查小组组长(由市急救中心科长、副科长担任)任成员,领导小组办公室设在市急救中心急救业务科,由科长担任办公室主任。领导小组职责是全面领导和组织协调整个调查工作。

(二)成立专家组,对调查方案进行认真论证

除了急救中心具体设计方案的专家以外,请有关急救、创伤、流行病学和统计学专家对课题设计进行论证,对调查中发现的专业技术问题随时提供技术咨询和支持。

(三)成立调查质量控制组

由流行病与卫生统计专业人士组成,负责整个调查的质量控制,确定对照组样本抽样量的补充。

(四)成立调查组

成立 6 个调查小组。每组组长 1 名,由急救中心科长或副科长担任;调查员 3 名,由急救网络医院急诊科抽调;质控员 1 名,由流行病与卫生统计专业人员担任,从市医学信息中心和市疾病控制中心抽调。参加此次调查的调查员要符合以下条件之一:

1. 从事急救工作,副主任医师以上职称的专家。

2. 虽然未达到副主任医师以上职称,但担任急救科室领导职务多年的主治医师。

深圳刚建市时的目标是"建设一个百万人口的大城市",全市面积仅 1 996.85km²。1998 年深圳市急救网络开始运转时,全市户籍人口 114.60 万人,但同时期常住人口 580.33 万人。医院等公共卫生设施是按照户籍人口配置的,医疗资源(特别是原特区外 1 669.35 km² 区域)严重不足。当时因为深圳人口规模发展速度实在太快,又尽可能控制政府财政供养人数,医疗卫生人员编制增加的速度远赶不上人口增加速度,原特区关外宝安、龙岗两区(现在这两个区的地域已经划分为 6 个区)没有市级医院,医疗和急救工作主要靠区、镇医院承担,许多镇级医院急诊科没有高级职称医生。当时有的镇医院尽管急救量排在全市前十,但急诊科仅有科主任和护士长有正式编制。故遴选了一些担任领导职务的主治医师担任调查员。

三、明确调查对象

2002—2004 年经全市各急救网络医院院前急救、门(急)诊急救和急诊入院急救死亡(入院三天内死亡)的所有患者。其中急诊入院急救界定为经急诊入院急救 3 天内死亡的患者。

四、制定调查具体内容、方法、步骤和技术路线

调查方案的设计必须要科学可行,内容和指标筛选要慎重,指标解释要清楚,各项标准要统一;在正式确定调查方案前必须经过反复的论证和试调查,其目的是检验调查设计的科学合理性及可行性。要有可靠的预调查,在组织专家反复论证的基础上确定调查方案。

各调查组深入所分工的各个急救网络医院,查阅既定范围的急救死亡病历、出车记录、门诊病历、抢救记录、死亡病例登记本、护理记录等医疗文书,逐项如实填写"急救死亡病历调查表"。由各急救网络医院急诊科主任负责填写"急救网络医院应急实力调查表",调查组负责质控把关。

有关落实制度和服务技术、质量的问题以"深圳市基本医疗管理制度""深圳市医疗服务质量评估办法"和"深圳市常见疾病基本诊疗规范"为准。

第一步先调查一个医院作为试点,对调查中发现的问题进行探讨,根据实际情况改进调查方法;第二步全面展开急救死亡病例调查;第三步作对照组抽样调查。

（梁实）

第二节　调查的实施和质量控制

为了保证调查的顺利展开和调查的质量,必须对调查的每一个环节实行严格的质量控制。现场调查质量控制的目的,是要通过采取一系列的措施,使调查获得的数据与真实情况之间的差距(偏差)控制到最小的程度。质量控制应贯穿于现场调查的全过程,包括设计阶段(含调查表的设计)的质量控制、调查员的质量控制、现场调查阶段的质量控制和资料整理阶段的质量控制,其中,抓好现场调查阶段的质量控制尤为重要。

一、调查人员的遴选与培训

（一）调查人员的遴选

调查人员的严格挑选和培训是取得准确、可靠资料的不可缺少的前提。由于本次调查内容涉及的内容多、任务重、专业性强,故应选愿意从事调查工作、有责任心、工作认真负责、耐心细致、有较丰富的急诊、急救医疗经验的副高级职称以上的专家或急诊科主任担任调查员,尽可能安排参加过上一年度参加过急救病例调查的专家参加本次调查。

（二）调查人员的培训

每位调查员都要经过正规培训。培训的要求是:明确调查的目的和意义,了解调查设计的原则和方法,统一指标的含义及填写要求,了解调查员可能导致什么样的调查质量问题,掌握调查的程序,明确现场调查工作纪律,以保证调查工作的质量和进程。人员培训按统一的培训计划、统一培训内容和教材培训。

（三）明确调查人员工作职责

明确调查人员任务与职责分工是保证调查质量重要因素之一,提高调查人员的责任心和积极性。调查员必须按照《急救死亡病例调查人员职责及现场工作准则》的要求进行工作。

二、质量控制

（一）建立调查质量核查制度

1. 现场调查中,每份调查表填写完毕后,调查员都要对填写的内容进行全面的检查,如有错误要及时改正,有遗漏项目要及时补填。

2. 对于把握不准的问题可及时查询有关医院的有关人员,可在调查组人员之间展开讨论,仍然把握不准的问题,向顾问组有关专家咨询。

3. 每个调查组长要对每份调查表逐份审核,从正式调查开始的当日就应逐日检查每份调查表的准确性和完整性,发现错漏项时,要求调查员及时补充更正,认真核实无误后,方可签字验收。

4. 每个调查组配备质量控制组成员 1 名,实行全程质控。在调查过程中抽查调查质量,在已完成调查数中随机抽取 5% 复查,对复核调查表的内容进行询问,复核调查结果录入计算机后,观察复核调查与原调查结果的符合率。

（二）质量要求

1. 调查员调查技术一致性考核的百分比　用来衡量调查人员调查技术的一致性。要求经过培训后,调查人员调查技术的一致性达到 99% 以上。

2. 调查完成率　要求对所界定的死亡病例调查完成率达到 100%。

3. 复查的符合率　复查考核中,同项目与原调查结果的符合率要求在 99% 以上。

（三）数据处理

在完成本组调查后,各调查组组长负责分类统计好本组所调查的每个医院急救死亡患者的总例数、院前急救死亡例数、门（急）诊急救死亡例数和急诊入院急救死亡例数,将数据填写到汇总表,同全部调查表一并报市急救医疗中心急救业务科签字交接,急救业务科将对调查表立即复核、验收、编号、封存,待收讫调查表。用 EpiData 建立数据库,每份调查表格由两人同时录入,然后用电脑比较纠错,以保证输入数据的正确性。用 SPSS 软件进行统计学分析后,撰写调查报告和学术论文。

三、调查及应用成果

顺利完成 2002—2004 年全市普查任务,完成了调查报告,引起政府高度重视。在每个年度调查完成后,都在全市医院工作会议上进行报告,要求各医院针对调查中在时间、技术和管理等方面发现的问题进行整改,起到了立竿见影的效果。在 2004 年国产汽车上市大量增加、车价大幅度下降、交通意外明显增加的情况下,2002—2004 年这 3 个年度院前救治患者数分别为 47 341 人次、57 488 人次和 72 833 人次,院前急救病死率分别为 2.37%、2.05% 和 2.35%,经院内急诊科救治患者病死率明显下降,分别为 9.107 4/ 万、7.442 0/ 万和 6.980 4/ 万。

促进了急救质量控制标准的制定。调查发现,由于深圳市急救网络建立历史短、经验不足、没有统一标准,许多医院没有院前急救病历,由此催生了全市统一的急救网络医院准入标准、院前急救病历、质量控制和考评标准,急救流程编入了《深圳市常见疾病诊疗规范》。

完成了论文 20 篇,总结出调研、整改、规范、培训、考核系列经验,引起国内同行瞩目,形成了较大影响,获得了中华医学会 2011 年度中华医学科技奖卫生管理奖。

针对许多非急诊科医师和护士没有进行过心肺复苏实操训练、对急救不够重视等问题,将急救实操列为医疗工作人员中级职称晋升必考科目,从而促进了全市急救能力和水平整体提高。

针对深圳市急救网络调度系统建设滞后的问题,通过市人大、市政协提案,市政府按重点项目立项,批准投入 2 424 万元人民币进行升级改造,使深圳急救指挥调度系统达到了国内先进水平。

四、经验和体会

调查研究工作是管理工作的重要组成部分,在全市范围内开展普查的任务是艰巨的,但也是一次意义重大的工作。参加调查的同志要提高认识,以高度的责任心和使命感投入工作,发扬连续作战、不怕苦累的精神,保质保量完成好调查任务。

通过三个年度的调查,作者体会到调查工作的成败关键在于两方面:一方面是要做好充分的准备工作,周密设计,全程质控,统一标准,选好人员,做好培训;另一方面是要取得各个网络医院的支持和协助,检查死亡病历是一项比较敏感的问题,开展前要由市卫生局发文到各区卫生局和各急救网络医院,要求各单位高度重视,密切配合,并采取有力的措施保障调查顺利、按时完成,各调查组还要主动做好宣传和沟通工作,以人格的魅力取得网络医院对调查工作的理解和支持。

要充分利用调查数据,对调查分析和评估的结果要成文上报市卫生局,并在全市医院工作会议和急救网络工作会议上作报告,以引起各有关方面的重视,有针对性地对薄弱环节进行整改,并进行追踪检查评估,从而真正达到以调查促进急救网络内涵建设、以调查促进全市临床急救工作的目的。

（梁实）

第三节　调查表的设计

一、急救死亡病例调查表的设计

设计急救死亡病例调查表,分一般情况、院前急救、门(急)诊急救和急诊入院急救四大部分,共65个调查项目;深圳市急救网络医院应急实力调查表,共62个调查项目。诊断按照ICD-10,现在国内已经用ICD-11了(**表1-1**)。

表1-1　深圳市急救死亡病例调查表

门诊号/住院号:　　　　调查员:　　　　组长:　　　　质控员:

1.姓名:	2.性别:□(1)男　□(2)女	3.年龄:	4.接诊医院:	5.科别:

6.病因
□(1)传染病和寄生虫病(A00-B99)
□(2)肿瘤(C00-D48)
□(3)神经系统疾病(G00-G98)
□(4)内分泌、营养和代谢疾病(E00-E88):□1)糖尿病(E10-E14)　　□2)其他
□(5)循环系统疾病(I00-I99):□1)风湿性心脏病(I00-I09)　□2)高血压病(I10-I13) 　□3)缺血性心脏病(I20-I25)　□4)心脏停搏(猝死,I46)　□5)其他心脏病(I26-I45,I47-I51) 　□6)脑血管病(I60-I69)　□7)食管静脉曲张出血(I85.0)　□8)其他
□(6)呼吸系统疾病(J00-J98):□1)流感(J10-J11)　□2)肺炎(J12-J18)　□3)其他

续表

□（7）消化系统疾病（K00-K92）：□1）呕血（K92.0）、黑粪（K92.1）、未特指胃肠出血（K92.2）
　　□2）其他

□（8）泌尿生殖系统病（N00-N98）：□1）急性肾衰竭（N17）　□2）慢性肾衰竭（N18）
　　□3）未特指的肾衰竭（N19）　□4）其他

□（9）妊娠、分娩和产褥期：□1）流产及其并发症（O00-O08）　□2）直接和间接产科死亡（O10-O99）

□（10）起源于围产期的某些情况（P00-P96）

□（11）先天性畸形、变形和染色体异常（Q00-Q99）：□循环系统先天性畸形（Q20-Q28）

□（12）其他疾患

　致死外因

□（13）运输事故：□1）行人（V01-V09）　　　　□2）骑乘脚踏车者（V10-V19）
　　　　　　　　　□3）骑乘摩托车者（V20-V29）　□4）三轮机动车乘员（V30-V39）
　　　　　　　　　□5）小汽车乘员（V40-V49）　　□6）轻型货车或篷车乘员（V50-V59）
　　　　　　　　　□7）重型运输车乘员（V60-V69）　□8）公共汽车乘员（V70-V79）
　　　　　　　　　□9）其他陆地事故（V80-89）　　□10）水上运输事故（V90-V94）
　　　　　　　　　□11）航空航天运输事故（V95-V97）　□12）其他（V98-V99）

□（14）跌倒（W00-W19）

□（15）暴露于无生命机械力（W20-W49）

□（16）暴露于有生命机械力（W50-W64）

□（17）意外淹溺和沉没（W65-W74）

□（18）其他对呼吸的意外威胁（W75-W84）

□（19）暴露于电流、辐射和极度环境气温及气压下（W85-W99）

□（20）暴露于烟、火和火焰下（X00-X09）

□（21）接触热和烫的物质（X10-X19）

□（22）接触有毒的动物和植物（X20-X29）

□（23）暴露于自然力量下（X30-X39）

□（24）有毒物质的意外中毒及暴露于该物质下（X40-X49）

□（25）操劳过度、旅行和贫困（X50-X57）

□（26）暴露于其他和未特指因素下（X58-X59）

□（27）故意自害（X60-X84）：□1）药、毒、化学品，杀虫剂，气体（X60-X69）　□2）悬吊、绞勒、窒息（X70）　□3）淹溺、沉没（X71）　□4）枪械火器（X72-X74）　□5）爆炸（X75）　□6）烟、火、热气、热物（X76, X77）　□7）锐器、钝器（X78, X79）　□8）坠落（X80）　□9）碾压、撞车（X81, X82）　□10）其他（触电，苛性物，未特指）（X83, X84）

□（28）加害（X85-Y09）：□1）药、毒、化学品，杀虫剂，气体（X85-X90）　□2）悬吊、绞勒、窒息（X91）　□3）淹溺、沉没（X92）　□4）枪械火器（X93-X95）　□5）爆炸（X96）　□6）烟、火、热气、热物（X97,X98）　□7）锐器、钝器（X99,Y00）　□8）坠落（Y01）　□9）碾压、撞车（Y02,Y03）　□10）暴力（Y04,Y05）　□11）忽视照料（Y06）　□12）其他虐待综合征（Y07）　□13）其他（Y08,Y09）

□（29）意图不确定事件（Y10-Y34）：

□（30）依法处置和作战行动（Y35-Y36）

□（31）医疗和手术的并发症（Y40-Y84）

□（32）外因的后遗症导致的疾病和死亡（Y85-Y89）

确切死因：＿＿＿＿＿＿＿＿＿＿＿＿＿＿＿＿＿＿＿＿＿＿

ICD 编码：＿＿＿＿＿＿＿＿＿

7. 职业： □（1）技术和管理　□（2）商业和服务业　□（3）待业和家务　□（4）农林牧渔

□（5）生产工人　□（6）车辆司机　□（7）学生　□（8）军警　□（9）其他＿＿＿＿＿＿

□（10）无记载

8. 经救护车接回

□（1）是：□1）本院救护车　□2）他院救护车

□（2）否

□（3）无记载

9. 地点： □（1）公共场所　□（2）家中　□（3）其他：＿＿＿＿＿＿＿＿＿

院前急救

1. 接到电话时间： □（1）＿＿＿＿年＿＿月＿＿日＿＿时＿＿分　□（2）无记载

2. 救护车驶出医院大门时间： □（1）＿＿＿＿时＿＿分　□（2）无记载

3. 救护车到达现场时间： □（1）＿＿＿＿时＿＿分　□（2）无记载

4. 救护车返回医院时间： □（1）＿＿＿＿时＿＿分　□（2）无记载

5. 初步诊断： ＿＿＿＿＿＿＿＿＿＿＿＿＿＿＿＿＿＿　ICD 编码：＿＿＿＿＿＿＿

＿＿＿＿＿＿＿＿＿＿＿＿＿＿＿＿＿＿　ICD 编码：＿＿＿＿＿＿＿

＿＿＿＿＿＿＿＿＿＿＿＿＿＿＿＿＿＿　ICD 编码：＿＿＿＿＿＿＿

＿＿＿＿＿＿＿＿＿＿＿＿＿＿＿＿＿＿　ICD 编码：＿＿＿＿＿＿＿

＿＿＿＿＿＿＿＿＿＿＿＿＿＿＿＿＿＿　ICD 编码：＿＿＿＿＿＿＿

6. 到达现场是否已经死亡： □（1）是　**死亡时间：** ＿＿日＿＿时＿＿分　□（2）否

7. 生命支持： □（1）有：□1）人工呼吸　□2）胸部按压　□3）电除颤　□4）气管切开

□5）气管插管　□6）给氧　□7）静脉通道　□8）给药（药名）＿＿＿＿　□（2）无

8. 对症处置： □（1）有　□1）止血　□2）包扎　□3）固定　□4）其他　□（2）无

9. 心电图： □（1）有　□（2）无　□（3）无记载

10. 途中监护： □（1）有　□（2）无　□（3）无记载

11. 重要症状、体征记录： □（1）有记载　□（2）无记载

本病例存在的主要问题及备注：

急诊科急救

1. 到达急诊科时间： □（1）＿＿＿＿年＿＿月＿＿日＿＿时＿＿分　□（2）无记载

2. 首诊医生到场时间： □（1）＿＿＿＿时＿＿分　□（2）无记载

3. 下达首次医嘱时间： □（1）＿＿＿＿时＿＿分　□（2）无记载

4. 二线或上级医生是否到场： □（1）是，到场时间：＿＿日＿＿时＿＿分　□（2）否

5. 血常规： □（1）有　　　　　　　　　　　　□（2）无

1）收到标本时间：□①＿＿＿日＿＿时＿＿分　□②无记载

2）报告时间：□①＿＿＿日＿＿时＿＿分　□②无记载

6. 常规生化： □（1）有　　　　　　　　　□（2）无

　　1）收到标本时间：□①　　　日　　　时　　　分　　□②无记载

　　2）报告时间：□①　　　日　　　　时　　　　分　　□②无记载

7. 心电图检查： □（1）有，报告时间：　　　日　　　时　　　分　　□（2）无

8. B超检查： □（1）有，报告时间：　　　日　　　时　　　分　　□（2）无

9. X射线检查： □（1）有，报告时间：　　　日　　　时　　　分　　□（2）无

10. CT检查： □（1）有，报告时间：　　　日　　　时　　　分　　□（2）无

11. 是否贯彻了首诊医师负责制： □（1）是 □（2）否

12. 专科会诊： □（1）有，会诊人员到达现场时间：　　　日　　　时　　　分 □（2）无

13. 急诊诊断是否明确： □（1）是，诊断：　　　　　　　　□（2）否

_____ ICD编码：_____

_____ ICD编码：_____

_____ ICD编码：_____

_____ ICD编码：_____

_____ ICD编码：_____

14. 漏诊： □（1）有　　□（2）无

15. 误诊： □（1）有　　□（2）无

16. 处理措施： □（1）气管插管　□（2）气管切开　□（3）电除颤　□（4）抗休克　□（5）清创　□（6）心肺复苏　□（7）吸氧　□（8）监护　□（9）给药（药名）_____

17. 输血： □（1）有，输血量：　　　ml，　　　　　　□（2）无

　　1）申请输血时间：□①　　　月　　　日　　　时　　　分　　□②无记载

　　2）输血时间：□①　　　月　　　日　　　时　　　分　　□②无记载

18. 门诊抢救记录详细、规范： □（1）是　　□（2）否　　□（3）无记录

19. 死亡讨论： □（1）有　　□（2）无

　　病房急救

1. 到达病房时间： _____月_____日_____时_____分

2. 首次医嘱下达时间： _____时_____分

3. 首次医嘱执行时间： _____时_____分

4. 二线或上级医生是否到场： □（1）是，到场时间：　　　日　　　时　　　分　　□（2）否

5. 血常规检验： □（1）有　　　　　　　　　□（2）无

　　1）收到标本时间：□①　　　日　　　时　　　分　　□②无记载

　　2）报告时间：□①　　　日　　　时　　　分　　□②无记载

6. 常规生化检： □（1）有　　　　　　　　　□（2）无

　　1）收到标本时间：□①　　　日　　　时　　　分　　□②无记载

　　2）报告时间：□①　　　日　　　时　　　分　　□②无记载

7. 心电图： □（1）有，报告时间：　　　日　　　时　　　分　　□（2）无

8. B超： □（1）有，报告时间：　　　日　　　时　　　分　　□（2）无

9. X射线： □（1）有，报告时间：　　　日　　　时　　　分　　□（2）无

10. CT： □（1）有，报告时间：　　　日　　　时　　　分　　□（2）无

11. 病情讨论：□（1）有，讨论时间：＿＿＿日＿＿＿时＿＿＿分　□（2）无	
12. 专科会诊：□（1）有，时间：＿＿月＿＿日＿＿时＿＿分　　□（2）无	
13. 是否执行了危重患者查房记录制度：□（1）是　　　　□（2）否	
14. 输血：□（1）有，输血量：＿＿＿ml,　　　　□（2）无	
□1）申请输血时间：①＿＿月＿＿日＿＿时＿＿分　　□②无记载	
□2）输血时间：①＿＿月＿＿日＿＿时＿＿分　　　□②无记载	
15. 手术通知时间：□（1）＿＿＿月＿＿日＿＿时＿＿分　　□（2）无记载	
16. 急诊手术：□（1）有，开始时间：＿＿月＿＿日＿＿时＿＿分，□（2）无	
手术名称：＿＿＿＿＿＿＿＿＿＿＿＿＿＿＿＿＿	
17. 是否有危重病员抢救计划：□（1）是　　□（2）否	
18. 是否抢救措施及时、恰当：□（1）是　　□（2）否	
19. 是否有确定性病因治疗：□（1）是　　□（2）否	
20. 最后诊断是否明确：□（1）是，诊断：□（2）否	
＿＿＿＿＿＿＿＿＿＿＿＿＿＿＿＿＿＿＿＿＿	ICD 编码：＿＿＿＿＿
＿＿＿＿＿＿＿＿＿＿＿＿＿＿＿＿＿＿＿＿＿	ICD 编码：＿＿＿＿＿
＿＿＿＿＿＿＿＿＿＿＿＿＿＿＿＿＿＿＿＿＿	ICD 编码：＿＿＿＿＿
＿＿＿＿＿＿＿＿＿＿＿＿＿＿＿＿＿＿＿＿＿	ICD 编码：＿＿＿＿＿
＿＿＿＿＿＿＿＿＿＿＿＿＿＿＿＿＿＿＿＿＿	ICD 编码：＿＿＿＿＿
21. 漏诊：□（1）有　　□（2）无	
22. 误诊：□（1）有　　□（2）无	
23. 抢救记录是否清楚、规范：□（1）是　　□（2）否	
24. 死亡讨论：□（1）有　　□（2）无	

二、急救网络医院应急实力调查表的设计

深圳市急救网络模式是依托各网络医院,许多镇(街道)医院急诊科大部分工作人员属于临时聘用的无编制人员,有的急诊科仅有科主任、护士长是有编制的员工,仅有中级职称。为了加快反应速度、实现广覆盖,所有公立综合医院和部分民营医院纳入了急救网络,急救网络医院达到了 80 家。为了摸清急救实力,设计了以下调查表(**表 1-2**)。

表 1-2　深圳市急救网络医院应急实力调查表
（请各急救网络医院急诊科主任填写）

医院名称：			床位数：	
全院工作人员编制数：		全院实有工作人员总数：		
是否有独立急诊科（请勾选）：□有　　　　□无		有无血库（请勾选）：	□有 □无	
急诊科工作人员情况	高级人数	中级人数	初级人数	合计
医生：				

续表

在编人数				
合同制人数				
轮科人数				
固定院前医生				
护士				
在编人数				
合同制人数				

急诊科是否有以下独立用房（有者打钩）：

□手术室		□急诊检验室	□急诊药房	
□监护室	床位数	□留观室		床位数

急诊科是否有以下设备（有者打钩）：　　　　　　　　　　　　　　　　　□

　　□心电图机　　　　□监护仪　　　　□除颤器　　　　□起搏器
　　□B超　　　　　　□洗胃机　　　　□闭式引流　　　□输液泵
　　□气管插管（全套）□X线机　　　　□呼吸机

救护车	国产	进口	型号	购买日期	已行里程	监护仪	呼吸机
1							
2							
3							
4							
5							

全年出车总次数：	经120调度出车次数：		自行出车次数：	
年接回患者总数：	经120调度接回患者数：		自行出车接回患者数：	
年院前抢救患者总数：		抢救成功数：		抢救成功率：
年急诊患者总数：	抢救患者数：	抢救成功数：		抢救成功率：
年住院患者总数：	住院抢救患者数：	抢救成功数：		抢救成功率：

急诊科主任：　　　　　　电话：　　　　　E-mail：
姓名：　　　　　　　　　手机：

三、心肺复苏调查表

为了了解心肺复苏效果的影响因素，建立心肺复苏数据库，设计了如下调查表（**表1-3**）。

表 1-3　心肺复苏调察表

1. _____ 医院	2. _____ 科	3. 第一目击者急救：□ 1 有　　□ 2 无

4. 开始复苏术时间：_____ 年 __ 月 __ 日 __ 时 __ 分 __ 秒　**5. 心肺复苏术操作者：_____**

6. 姓名：_____	7. 性别：□（1）男 □（2）女	8. 年龄：_____	9. 病案号：_____

10. 职业：□（1）技术和管理　　□（2）商业和服务业　　□（3）待业和家务　　□（4）农林牧渔
□（5）生产工人　　□（6）车辆司机　　□（7）学生　　□（8）军警　　□（9）其他 ___　　□（10）无记载

11. 心肺复苏地点及效果：
□（1）院前　　□ 1）不成功　　□ 2）一度成功但院前死亡　　□ 3）成功并生存送院
□（2）急诊科　　□ 1）不成功　　□ 2）一度成功但在急诊科死亡　　□ 3）成功并生存收住院
□（3）住院科室　　□ 1）不成功　　□ 2）一度成功但院内死亡　　□ 3）成功并生存出院

12. 病因分类：□（1）传染病和寄生虫病　　□（2）肿瘤　　□（3）神经系统疾病　　□（4）内分泌和代谢疾病　　□（5）循环系统疾病　　□ 1）风湿性心脏病　　□ 2）高血压病　　□ 3）缺血性心脏病　　□ 4）心脏停搏（猝死）　　□ 5）其他心脏　　□ 6）脑血管病　　□ 7）其他 _____
□（6）呼吸系统疾病　　□（7）消化系统疾病　　□（8）泌尿生殖系统疾病　　□（9）妊娠、分娩和产褥期　　□（10）起源于围产期的某些情况　　（11）先天畸形（包括先心）　　□（12）其他非外因疾患
　外因
□（13）外伤　　□（14）意外淹溺和沉没　　□（15）其他原因窒息　　□（16）电击　　□（17）烧、烫伤
□（18）中毒　　□（19）药物不良反应和过敏　　□（20）其他 _____

13. 原发病诊断：_____	14. ICD 编码：_____
15. 估计复苏术前呼吸心跳停止时间：_____ 分钟	16. 复苏术用时：_____ 分钟

17. 复苏术前心电图：□（1）室颤　　□（2）无脉搏电活动（电机械分离）　　□（3）心脏静止

18. 复苏术后心电图：□（1）心脏静止　　□（2）正常心电图　　□（3）恢复窦性心律，但有异常
□（4）其他：_____

19. 人工通气：□（1）口对口　　□（2）面罩　　□（3）插管　　□（4）环甲膜穿刺　　□（5）气管切开
□（6）其他 _____

20. 心肺复苏方法：□（1）15:2　□（2）30:2	21. 电除颤：□（1）有　□（2）无
22. 电除颤仪波形：□（1）双相波　□（2）单相波	23. 电除颤总能量 _____ J

24. 电除颤次数　□（1）第一次 _____ J　　□（2）第二次 _____ J　　□（3）第三次 _____ J
□（4）第四次 _____ J　　□（5）第五次 _____ J

25. 复苏用药：□（1）肾上腺素，总计量 _____ mg　　□（2）加压素，总计量 _____ mg
□（3）利多卡因，总计量 _____ mg　　□（4）乙胺碘呋酮，总计量 _____ mg
□（5）阿托品，总计量 _____ mg　　□（6）碳酸氢钠，总计量 _____ mg
□（7）其他：_____，总计量 _____ mg　　□（8）其他：_____，总计量 _____ mg

四、院前急救中遇到的伦理学问题调查表

在院前急救中会遇到一些伦理学冲突,使得医务人员处于尴尬境地。为此对院前医务人员进行了伦理学问题调查,调查表如下(**表 1-4**)。

表 1-4　院前急救中遇到伦理学问题调查表

（由院前急救医务人员填写）

1. 填表人性别：□（1）男 □（2）女	**2. 年龄：** ___ 岁　　**3. 所在队伍：**□（1）专业院前 □（2）兼职院前

4. 填表人职称：□（1）护士　　□（2）护师　　□（3）主管护师　　□（4）高级护师　　□（5）医师　　□（6）主治医师　　□（7）高级医师

5. 填表人学历：□（1）中专　　□（2）大专　　□（3）本科　　□（4）硕士　　□（5）博士

6. 单位：□（1）市综合医院　　□（2）市专科医院　　□（3）区综合医院　　□（4）区专科医院　　□（5）街道医院　　□（6）民营医院

7. 单位所在区：□（1）福田　□（2）罗湖　□（3）南山　□（4）盐田　□（5）宝安　□（6）龙岗

8. 对如何做才符合患者最大利益的判断：□（1）_____% 情况下**难**明确判断　□（2）_____% 情况下**可**明确判断　　（两项之和为 100%）

9. 经评估患者需救护，但患者对处置：□（1）全部拒绝者 _____%　□（2）部分拒绝者 _____%；□（3）不拒绝者 _____%　　（三项之和为 100%）

10. 经评估，患者需转运，但：□（1）患者拒绝占 _____%　□（2）不拒绝者占 _____%（两项之和为 100%）

11. 患者拒绝治疗和转运的原因：□（1）事先不知须付费，知道后拒绝占 _____%　□（2）认为自己不需要占 _____%　□（3）自己想死占 _____%　□（4）难以判断占 _____%　□（5）其他原因占 _____%，如：_____　（五项之和为 100%）

12. 急救费用：□（1）收不到的患者占 _____%　□（2）部分收不到的患者占 _____%　□（3）可全部收到的患者占 _____%　　（三项之和为 100%）

13. 经评估患者处于某种状态,但：□（1）_____% 的患者**拒绝**接受　□（2）_____% 的患者接受　　（两项之和为 100%）

14. 患者需要/想要院前急救和转运，但经评估：□（1）_____% 无此必要　□（2）_____% 应该　　（两项之和为 100%）

15. 患者的要求与院前急救服务的管理规定相冲突（如患者要求将自己转运到大医院，而经评估和管理的要求，更适合将其送到其发病的地段医院）：□（1）_____% 有冲突　□（2）_____% 无冲突　　（两项之和为 100%）

16. 患者的需求超出了院前急救的责任或能力：□（1）_____% 超出　□（2）_____% 未超出　　（两项之和为 100%）

17. 经评估对院前救护需求不是很大的患者要求得到优先救护，而更需要救护的患者不得不等待，这样的患者占所有患者的 _____ %
18. 患者的年龄是否会影响救护者启动心肺复苏：□（1）会　　　□（2）不会
19. 患者的行为（如吸毒）和社会地位是否会影响救护者启动心肺复苏：□（1）会　　□（2）不会
20. 有没有感到自己掌握的技术和理论在院前救治患者时不够的时候： 　　□（1）有，这样的患者占患者总数的 ____%　　□（2）无
21. 在急救中有没有考虑过患者的经济能力能否支付急救费用：□（1）有　　　□（2）无
22. 对患者的最大利益有不同看法时，是否会与同事发生争论：□（1）是　　　□（2）否
23. 履行职责时，是否曾经面临危险：□（1）是，这些危险包括：□1）传染病 ____%　　□2）暴力 ____%　　□3）灾害事故 ____%　　□4）威胁、恐吓 ____%　　□5）其他 ____%（五项之和为100%）　　□（2）否
24. 履行职责时，是否应该牺牲自己的最大利益：□（1）应该　　　□（2）不应该
25. 在私人场合出现时，是否曾被认出是急救人员而被要求施救：□（1）是　　□（2）否
26. 有没有遇到医院不愿接收患者，未完成交接而将患者放在医院自己走人：□（1）有；□（2）无
27. 院前急救网络有关规定与患者最大利益：□（1）有冲突患者占 ____%　□（2）无冲突患者占 ____%
28. 急救网络常规和规定与本人的职业自我定位及职业目标：□（1）有冲突　□（2）无冲突
29. 急救网络常规和规定与本人的个人价值和判断：□（1）有冲突　□（2）无冲突
30. 是否遇到患者选择一定性别的工作人员为其救治：□（1）是，这样的患者占所有患者的 ___%； 　　□（2）否
31. 患者的亲友和旁观者的观点与患者的自我决定：□（1）有冲突者占 ____%　□（2）无冲突者占 ____%
32. 患者的亲友和旁观者的观点与院前急救服务的管理规定： 　　□（1）有冲突者占 ____%　□（2）无冲突者占 ____%　　　（两项之和为100%）
33. 患者的亲友和旁观者的观点与院前急救人员对患者的评估： 　　□（1）有冲突者占 ____%　□（2）无冲突者占 ____%　　　（两项之和为100%）
34. 患者亲友前后的要求：□（1）有冲突者占 ____%　□（2）无冲突者占 ____%　　（两项之和为100%）
35. 患者亲友的要求与其自己的目标：□（1）有冲突者占 ____%　□（2）无冲突者占 ____%（两项之和为100%）
36. 患者的不同亲友或旁观者之间关于患者最大利益的意见： 　　□（1）有冲突者占 ____%　□（2）无冲突者占 ____%　　　（两项之和为100%）

37. 院内医护人员的观点，与网络规章及院前急救人员的判断： □（1）有冲突者占 ____%　　□（2）无冲突者占 ____%　　（两项之和为 100%）
38. 将患者送到医院后，急诊室医生认为自己医院不能满足患者需求： □（1）曾遇到　　□（2）未曾遇到
39. 急诊室医生质疑将患者送到自己医院的合理性： □（1）曾遇到　　　　□（2）未曾遇到
40. 警察等公务人员的观点与院前急救人员对患者的评估： □（1）有冲突者占 ____%　　□（2）无冲突者占 ____%　　（两项之和为 100%）

五、患者和家属满意度调查表

对患者或家属进行电话回访的设计，要选择要点，设计简短，使调查员可以在尽可能短的时间内完成。因为患者或家属刚刚经历了病患急救，心情普遍不好，调查不能问题多、时间长，如果问题多、时间长会引起其反感或敷衍，得到的结果反而不准确。调查表如下（**表 1-5**）。

表 1-5　患者 / 家属对院前急救满意度调查表

接诊医院：_____　接诊时间：_____ 年 ____ 月 ____ 日 ____ 时 ____ 分　　得分：_____

1.您对救护车工作人员的服务态度是否满意？（热情、耐心、指导、告知）
　　□满意 20　　　□较满意 12　　　□不满意 0
不满意的人员是：□医生　　　□护士　　　□司机
2.您对本次医疗急救效果是否满意？
　　□满意 20　　　□较满意 12　　　□不满意 0
3.对拨打 120 后救护车到达速度是否满意？
　　□满意 10　　　□较满意 6　　　　□不满意 0
4.对医生、护士的急救技术是否满意？（包扎、打针等）
　　□满意 20　　　□较满意 12　　　□不满意 0
5.救护车工作人员是否收受红包或礼品？
　　□否 20　　　□是 0
6.本次的收费是否合理？
　　□合理 10　　　□较合理 6　　　　□不合理 0

意见和建议：
　　受访电话：_____　　　调查时间：_____ 年 ____ 月 ____ 日

　　　　　　　　　　　　　　　　　　　　　　　调查员（签名）：_____

（梁实）

第四节　调查中注意的问题和有关说明

在三年调查实践中，各调查组遇到和提出了这样和那样的问题，针对这些问题进行了及时分析和解决，不断积累经验，完善接下来的调查。总结如下。

一、关于调查中注意的问题

（一）收集院前和急诊科急救病例有关资料

请院前急救科和急诊科提供全年急救死亡病历、抢救记录、出车记录本。有的医院院前急救大部分没有病历，急诊科抢救记录和出车记录较为详细。为了采集到尽可能多的有用信息，我们从急诊科死亡病例和抢救记录开始，再回溯到院前和出车记录本。发现许多急诊科记录的病例实为院前死亡病历，有些现场已确定死亡，但家属坚决要求拉回医院急救，有些是现场未死但到达急诊科时已死，这些病例宜归入院前死亡，不必再填写门诊急救有关项目，但诊断和 ICD 编码要查明并填写在院前急救的"5. 初步诊断"一栏。

院前死亡时间有时难以确切到分钟，如：到达现场已死亡者和家属送到急诊科已死亡者，分钟一栏可不填或填写大概时间（可由调度出车记录或患者亲友回顾时间推测）。

（二）收集住院病历

请病案室有关人员打开电脑死亡病历数据库，根据入院时间和死亡时间的差值，选取入院后 3 天内死亡的病例，发现这些病例绝大部分为经急诊入院急救病历。

（三）国际疾病编码（International Code of Diseases, ICD）有关问题

在住院病历首页，诊断和死亡外因的 ICD 编码已经有填写，个别编码有错误。

国际疾病编码是一套疾病诊断和判断病因的体系，有其特别的规定和规律，有时与临床医师的习惯不同。我们发现参加调查的专家大部分没有接受过相关培训，也使得我们反思，认识到对所有临床医师进行 ICD 编码进行培训非常重要，调查前要进行培训很必要，每一个调查员都要掌握查阅 ICD 技术，这对我们日后开展分析研究具有重要意义。

院前死亡和急诊科死亡病例的死因及 ICD 编码需要调查员耐心查 ICD（现在的版本已经是 ICD-11）编码手册。大部分病例是交通伤、其他外伤和心脑血管疾患，开始查时花时间较多，1 天以后熟悉了速度就快了，所以开始时一定要认真耐心查、重复查，从而熟能生巧。尽可能动员所查医院派一名熟悉 ICD 编码的病案室工作人员协助查找，但不能完全依赖他人而不作为。要注意以下几点：

1. 创伤等外因与外因所致疾患不同

要在第二十章"疾病和死亡的外因"查找死因，在第十九章"损伤、中毒和外因的某些后果"查诊断（即外因所致后果），这也是最容易出错的地方。

2. 不易查找的举例

不明原因发热：在第 18 章"症状、体征和临床与实验室所见，可归类在（R00-R99）范围，三位编码为：R50。

脱水：在第 4 章"内分泌、营养和代谢障碍"（E00-E90）范围，确切编码为：E86 血容量缺失，包括：脱水，但不包括：新生儿脱水（P74.1）、血容量减少性休克（非特指的：R57.1，手术

后的:T81.1,创伤性的:T79.4)。

出血性休克:如果因外伤所至,归在创伤性休克(T79.4)。如果为非外伤所致,归类于:血容量减少性休克(R57.1)。

3. 解决难查编码的对策

查 ICD-10 第三册,可由拼音和词目查找,就像查字典一样,简便易行。第三册是按拼音以英文字母 A-Z 顺序编排,其编排和字典一样;第一册是按人体各功能系统编排,便于掌握整个编码体系的全貌。从这两册中能查到一致的确切 ICD 编码,有异曲同工之效。两册书同时使用,攻克难关,游刃有余。

二、关于填写急救病历调查表的说明

(一)关于一般项目

1. 各项目均不得空缺　不详者填"不详",无记载者填写"无记载"。各调查员要签名,各调查组组长复核后签名,各组质控员进行质控后签名。

2. 依病情分科　五官科归入外科,小儿外科归入外科。每个选择项目只选一项,不复选。

3. 年龄　成人详细到岁,儿童详细到月,一岁内婴幼儿、新生儿详细到天。

4. 职业

(1)技术和管理:包括军警以外各行业从事技术和管理工作的人员。

(2)商业和服务业:包括保姆、清洁工等。

(3)待业和家务:指没有外出工作又没有离、退休工资收入的人。

(4)生产工人:指直接生产产品的工人。

(5)其他:要写明具体职业。

5. 死亡地点

(1)公共场所:除家中、救护车运送途中、急诊科、住院科室以外的所有地点。

(2)经救护车接回:包括经 120 调度接回和医院自行派车接回。

(3)死亡时间:要尽可能详细到分钟,如果能判断到日也要填写,如果不详则填写"不详"。

(二)关于死因

1. 如果出现两个以上死因　死因调查按 ICD 设计,在所给的病因分类中打钩选择 1 项主要死因,如果有两项以上死因难以区分主次,则按时间顺序选择一项最先出现的主要死因。打钩选择仅是归类统计,同时给调查员提供查码范围,从而节约时间。为了获得详尽准确的编码,要求归类选择后再写出详尽的死因和 ICD 编码,如果病历上(住院病例首页)有详尽的 ICD 编码,请抄录下来,如果没有,请查阅 ICD 编码手册或请被检查医院病案室编码人员协助查证填写。

2. 要把死亡的外因与诊断区分开来　ICD 第一卷第 1-18 章收录的疾病为非外因所致,其死因和诊断是一致的。

3. 对损伤、中毒和外因有关问题要注意　ICD 第一卷第十九章为损伤、中毒和外因的某些后果(S00-T98),第二十章为疾病和伤亡的外因(V01-Y98)。死因与诊断有所不同,填写外因死因时在第二十章查阅(范围:V01-Y98),填写诊断时在第十九章查阅(范围:

S00-T98）。死因仅填最主要的一个,而诊断（损伤、中毒和外因的某些后果）可以有多个（包括并发症),填写诊断应尽可能全,要尽可能避免漏诊。

（三）ICD 编码系统与医院收治科室习惯不一致的问题

1. 传染病和寄生虫病

（1）包括：一般认为有传染性的和可传染的疾病；新生儿破伤风（A33）、产科破伤风（A34）和 HIV 感染、先天性梅毒（A50）、新生儿传染性腹泻（A00-A09）、围生期淋球菌和 HIV 感染。有传染病的,要先想到有关传染病的编码,如新生儿传染性腹泻采用传染病编码（A00-A09）,而不先考虑消化道疾病。

（2）不包括：传染病病原携带者或可疑携带者（Z22.-）；某些局部感染——见身体系统的有关章节；并发于妊娠、分娩和产褥期（胎盘娩出后 6 周内,妇女）的某些传染病和寄生虫病（O98.-）；特发于围生期的某些传染病和寄生虫病（P35-P39）；流感和其他急性呼吸道感染（J00-J22）。

2. 肿瘤（C00-D48）　包括白血病。

3. 神经系统疾病（G00-G99）

（1）包括：脑血管疾病后遗症。

（2）不包括：脑血管疾病（I60-I69）；起源于围产期（妊娠 28 周至产后 1 周胎儿、新生儿）的某些情况（P00-P96）；某些传染病和寄生虫病（A00-B99,如：脑膜炎双球菌脑膜炎）；妊娠、分娩和产褥期（胎盘娩出后 6 周内,妇女）的并发症（O00-O99）；先天畸形、变形和染色体异常（Q00-Q99）；损伤、中毒和外因的某些其他后果（S00-T98）；肿瘤（C00-D48）；症状、体征和临床与实验室所见,不可归类在他处者（R00-R99）。

4. 内分泌、营养和代谢疾病（E00-E88）

不包括：妊娠、分娩和产褥期（胎盘娩出后 6 周内,妇女）的并发症（O00-O99）；肿瘤（C00-D48）；症状、体征和临床与实验室所见,不可归类在他处者（R00-R99）；特发于胎儿和新生儿的短暂内分泌和代谢疾患（P70-P74）。

5. 循环系统疾病（I00-I99）

（1）包括：脑血管疾病（I60-I69）；食管静脉曲张出血（I85.0）

（2）不包括：脑血管疾病后遗症；起源于围产期（妊娠 28 周至产后 1 周胎儿和新生儿）的某些情况（P00-P96）；某些传染病和寄生虫病（A00-B99）；妊娠、分娩和产褥期（胎盘娩出后 6 周内,妇女）的并发症（O00-O99）；先天畸形、变形和染色体异常（Q00-Q99）；内分泌、营养和代谢疾病（E00-E90,如:甲状腺毒性心脏病 E05.9）；损伤、中毒和外因的某些其他后果（S00-T98）；肿瘤（C00-D48）；症状、体征和临床与实验室所见,不可归类在他处者（R00-R99）；系统性结缔组织疾患（M30-M36）；短暂性大脑缺血性发作。

6. 呼吸系统疾病　当一种呼吸性情况被描述为发生在一个以上的部位并且未被明确地编入索引时,应按较低解剖部位分类（如气管支气管炎归入支气管炎 J40 中）。

（1）包括：流感。

（2）不包括：起源于围产期（妊娠 28 周至产后 1 周胎儿和新生儿）的某些情况（P00-P96）；某些传染病和寄生虫病（A00-B99）；妊娠、分娩和产褥期（胎盘娩出后 6 周内,妇女）的并发症（O00-O99）；先天畸形、变形和染色体异常（Q00-Q99）；内分泌、营养和代谢疾病（E00-E90）；损伤、中毒和外因的某些其他后果（S00-T98,如:呼吸道内异物 T17）；肿瘤

（C00-D48）；症状、体征和临床与实验室所见，不可归类在他处者（R00-R99）

7. 消化系统疾病（K00-K92）

（1）包括：呕血、黑便和未特指的胃肠出血。

（2）不包括：食管静脉曲张出血（I85.0）；起源于围产期（妊娠 28 周至产后 1 周胎儿和新生儿）的某些情况（P00-P96）；某些传染病和寄生虫病（A00-B99）；妊娠、分娩和产褥期（妇女）的并发症（O00-O99）；先天畸形、变形和染色体异常（Q00-Q99）；内分泌、营养和代谢疾病（E00-E90）；损伤、中毒和外因的某些其他后果（S00-T98）；肿瘤（C00-D48）；症状、体征和临床与实验室所见，不可归类在他处者（R00-R99）

8. 泌尿生殖系统疾病（N00-N98）

（1）包括：乳房疾患（N60-N64）。

（2）不包括：起源于围产期（妊娠 28 周至产后 1 周胎儿和新生儿）的某些情况（P00-P96），如：新生儿尿毒症 P96.0）；某些传染病和寄生虫病（A00-B99）；妊娠、分娩和产褥期（妇女）的并发症（O00-O99）；先天畸形、变形和染色体异常（Q00-Q99）；内分泌、营养和代谢疾病（E00-E90）；损伤、中毒和外因的某些其他后果（S00-T98）；肿瘤（C00-D48）；症状、体征和临床与实验室所见，不可归类在他处者（R00-R99）。未特指的肾衰竭不包括肾衰竭伴有高血压（I12.0）

9. 妊娠、分娩和产褥期（妇女）（O00-O99）

（1）不包括：HIV 病（B22-24）；损伤、中毒和外因的某些其他后果（S00-T98）；与产褥期有关的精神和行为障碍（f53.-）；产科破伤风（A34）；产后垂体坏死（E23.0）；产褥期骨软化（M83.0）。

（2）包括：与分娩有关的乳房疾患产科死亡。包括直接和间接的（如产科麻醉意外）死亡。

10. 起源于围产期的某些情况（胎儿和新生儿）（P00-P96）

（1）时段：妊娠 28 周至产后 1 周内所发生的疾病。

（2）包括：起源于围生期的情况但在以后发病或死亡；产伤（P10-P15）。

（3）不包括：先天性畸形、变形、和染色体异常（Q00-Q99）；内分泌、营养和代谢疾病（E00-E90）；损伤、中毒和外因的某些其他后果（S00-T98）；肿瘤（C00-D48）；新生儿破伤风（A33）。

11. 先天性畸形、变形和染色体异常　妊娠 28 周以前已经发生。

（1）包括：各种先天性心脏病。

（2）不包括：先天性代谢障碍（E70-E90）。

12. 其他疾患

包括：血液和免疫机制疾病（D50-D89）、精神和行为障碍（F01-F99）、眼和附器疾病（H00-H57）、耳和乳突疾病（H60-H93）、皮肤和皮下组织疾病（M00-M99）、症状、体征和临床与实验室异常所见不可归类在他处者（R00-R99）。

（四）外因

1. 运输事故（V01-V99）

（1）乘员包括：司机和其他乘客。

（2）摩托车包括：摩托自行车、带跨斗摩托车、机动化自行车、机动小型摩托车。

（3）**摩托车不包括**：三轮机动车。

（4）**小汽车包括**：小公共汽车。

（5）**公共汽车不包括**：小公共汽车。

（6）**其他陆地运输事故包括**：牲畜骑手或畜力车成员（V80）；火车（V81）；市内有轨电车（V82）；厂区内用车（V83）；农用车（V84）；建筑车辆（V85）；越野车（V86）；受害者运输方式不明或车辆类型未特指（V87-V89）。

2. 水上运输事故（V90-V94）

（1）**包括**：赛艇、滑水板、冲浪板；娱乐活动过程中的船舶事故；与水上运输有关的非船舶事故的淹溺和沉没（V92）；非船舶事故的船上事故未引起淹溺和沉没（V93，如：船上跌倒、气体中毒、锅炉爆炸等）、船舶的非乘员事故（V94）。

（2）**不包括**：不涉及事故的游泳者或潜水者；自愿从船上跳入水中发生的淹溺或沉没（W69.-—W73.-）。

（3）**其他包括**：不在轨道上的缆车、陆上快艇等。

3. 跌倒（W00-W19）

（1）**不包括**：加害（Y01-Y02）和故意自害（X80-X81）；跌落（入）（自）：牲畜（W80.-）、燃烧的建筑物（X00.-）、入火焰（X00-X04，X08-X09）、水中（伴有淹溺或沉没）（W65-74）、机械（运转中）（W28-W31）、车辆（V01-V99）.

（2）**包括**：从高处跌落。

4. 暴露于有生命机械力下（W50-W64）

不包括：有毒的动物咬伤、蜇伤。

5. 意外淹溺和沉没（W65-W74）

不包括：由于自然灾害（X34-X39）、运输事故（V01-V99）、水上运输事故（V90.-，V92.-）造成的淹溺和沉没。

6. 暴露于电流、辐射和极度环境气温及气压下（W85-W99）　其气温指人为造成而非自然因素。

7. 操劳过度、旅行和贫困（X50-X57）

（1）**包括**：食物缺乏、营养缺乏、饥饿和水缺乏。

（2）明确属于意外或无目的性、可明确排除故意自害和加害的各种外因分类只见于V00-X59。

8. 故意自害（X60-X84）　有明确意图的各种方式的自杀。

9. 加害（X85-Y09）

（1）有明确意图的各种方式的他杀。

（2）不包括依法处置（y35.-）和作战行动（y36.-）

10. 意图不确定事件（Y10-Y34）　信息不足以区分是意外、自害和加害的事件，如：意图不明确的酒精中毒、意图不明确的麻醉剂（致幻剂）中毒。

（五）院前急救

1. 各时间因素　精确到分钟，如果无记载则打钩选"□2）无记载"。

2. 现场初步诊断　要尽可能写全，死因有时不等同于诊断，因此这一栏必须要填写，尤其是外因方面，死因没有损伤部位因素详细编码，所以填写诊断中要参见损伤、中毒和外因的某些其他后果（S00-T98）。

在损伤方面，烧伤、腐蚀伤、冻伤要单列，其本身有部位编码，既不列入以部位分类的损伤中。有毒的昆虫咬伤或蜇伤也要单列（T63.4）。但有毒的动物（毒蛇等）咬伤其受伤部位编码不单列，其诊断既要有外因诊断又要有部位诊断。

必要时诊断可以写多个，尤其要将其并发症写出来，如：双下肢多部位骨折（T02.5）；创伤性脂肪栓塞（T79.1）；创伤性休克（T79.4）；创伤性无尿（挤压综合征，挤压后肾衰竭）（T79.5）。否则，则可能造成漏诊。

如果病例无记载则填写"无记载"，如果记录为"不详"则填写"不详"。但如果有诊断务必查明并填写 ICD 编码。

3. 心肺复苏和现场对症处置　这两个项目可以复选。

4. 现场心电图、运输途中监护和重要症状、体征记录　这三个项目为单选。

（六）门诊急救

1. 各时间因素　精确到分钟。

2. 诊断　有关问题参照院前急救现场初步诊断，务必查明并填写 ICD 编码。

3. 有关落实制度和服务技术、质量的问题，以《深圳市基本医疗管理制度》（"绿皮书"）、《深圳市医疗服务质量评估办法》（"蓝皮书"）和（"红皮书"）为准。如果拿不准，组内专家讨论决定，如果仍然定不下来，则按落实了制度、无医疗技术质量缺陷选择。

4. 处理措施　可以复选。

（七）病房急救

1. 各时间因素　精确到分钟。诊断有关问题参照院前急救现场初步诊断，务必查明并填写 ICD 编码。

2. 有关落实制度和服务技术、质量的问题，以《深圳市基本医疗管理制度》（"绿皮书"）、《深圳市医疗服务质量评估办法》（"蓝皮书"）和（"红皮书"）为准。如果拿不准，组内专家讨论决定，如果仍然定不下来，则按落实了制度、无医疗技术质量缺陷选择。

（梁实）

第五节　急诊流行病学资料的统计分析方法

急诊医学资料如同其他医学学科的资料一样，在经过严格的科研设计、精心的搜集整理之后，需要围绕研究目的并做进一步的统计分析，但常有一些不尽如人意的地方，如《中华急诊医学杂志》分析其刊物来稿中存在的统计问题时指出，除了"随机"原则混乱等设计问题以外，还存在分析指标选择不正确、等级分组资料统计分析方法选择不合要求等分析问题。有学者认为，其根源在于缺乏基本统计学方法的应用技巧。

本节介绍一种新型的统计学应用策略——"PDTRS"统计学教学模式。

一、PDTRS 的概念

"PDTRS"是目的（purpose）、数据库（database）、变量类型（types of variable）变量间关

系（relationship between variables）、软件（software）的英文首字母组合，具体诠释为"明确分析目的、建好统计数据库、辨明变量的性质类型、正确实施变量间关系分析、操作统计学软件"等。

因此，教学过程中相对只涉及"目的 - 数据库 - 变量类型 - 变量间关系 - 软件"诸内容而完成应用统计学教学的方法，称为"PDTRS"统计学教学模式。它不同于"理论联系实际"等传统统计学的教学方法，最大特点是不涉及统计学的理论原理、公式推导等，因而简单明确、通俗易懂。

二、PDTRS 模式的具体步骤

PDTRS 模式中涉及的内容决定了 PDTRS 教学方法的具体步骤。

（一）明确分析目的

分析目的是统计分析的目标和方向，决定了研究设计，研究对象、研究因素和研究指标。其中研究指标（或称研究数据）是统计分析的"原材料"，如同厨师有了不同的食材，选用什么样的烹饪方法做出什么样的菜品，需要根据客人所点的菜单制作一样，统计分析要根据研究者的不同研究目的选择不同的统计分析方法。换言之，研究目的决定着研究设计、研究指标，研究设计、研究指标决定选择不同统计分析方法，或者说不同的统计方法需要依据不同的研究目的而定。所以，只有明确研究目的，才能根据研究目的决定的研究指标选择正确的统计方法，才能更好地分析不同研究指标的特征及其关系，才能完成或回答科研课题所需要解决的问题，最终实现其研究目的。但在实际应用中，许多初学者拿到一份数据，在没有真正明确自己的分析目的到底是什么的时候，就盲目地去做统计分析，必然会迷失方向、无所适从，最终导致分析的结果解决不了问题，或根本无法下手、不知道如何分析。

所以，统计分析之前必须首先明确研究目的。

（二）建好统计分析数据库

数据库是存放数据的"仓库"，是指将不同研究对象不同观测指标的观察结果逐一有序记录的二维表格形式。二维表中除第一行属于观察指标外，其余每一行代表一个观察对象的所有观察指标值，每一列代表某项观察指标所有观察对象的观察值，如表 1-6 所示的数据库数据。

表 1-6　某单位职工体检情况（数据库数据）

编号	性别	年龄 / 岁	工作类型	婚姻状态	是否高血压	是否糖尿病	…
1	1	45	1	1	1	1	…
2	0	54	2	2	0	1	…
3	0	36	3	3	1	0	…
4	1	60	4	4	0	0	…
…	…	…	…	…	…	…	…

注：数据库的各项观察指标值全部用阿拉伯数字代替，包括分类变量。如性别：1（男）、0（女）；是否患病：0（不患病）、1（患病）……

一般来讲，统计分析需要借助统计分析软件（如 SAS 或 SPSS 等）计算，而统计分析软件都要求有完整、符合要求的数据或数据库。另一方面,建好分析数据库还可以理清分析思路。在调查或实验研究中获取的数据有时多且零散,如果不能进行科学地整理汇总,就会杂乱无章,理不清头绪,抓不住要点,甚至无所适从,最后可能弃之不用,造成数据的极大浪费。相反,建好数据库可以使观察对象的研究指标一目了然,使研究思路清晰明确。可以说,建好数据库数据是正确统计分析的前提和基础。

除了上述的数据库数据外,统计数据还有"均数 ± 标准差"类数据以及频数表数据,后者包括分类变量的频数表数据(表 1-7)、数值变量的频数表数据(表 1-8)。

表 1-7　某急症科不同病情人数

(分类变量的频数表数据)

病情	人数 / 人
轻度	118
中度	210
重度	290

表 1-8　某急症科不同年龄组就诊人数

(数值变量的频数表数据)

年龄 / 岁	人数 / 人
＜ 20	108
20 ～	151
40 ～	203
≥ 60	156

(三)辨明变量的性质和类型

数据库中各个研究对象的每项观察指标都可以看作是一个个分析的变量。一般来说,进行统计分析多涉及两个或两个以上的变量,所以分析之前,还需要弄清楚变量的性质和变量的类型。

统计学把变量性质分为影响变量和结果变量,其中影响变量也称自变量,是指自身变化并影响结果变量变化的量;结果变量又称因变量,是指随影响变量变化而变化的量,看作是影响变量变化的结果。变量性质,是指弄清楚两个变量"谁影响谁,谁受到谁影响",换句话说,就是分清楚"哪个变量是结果变量(因变量)、哪个是影响变量(自变量)"。比如,心肺复苏仪与徒手复苏是否影响心搏骤停患者的复苏成功率,这里两种不同的复苏方式影响心搏骤停患者的复苏成功率,所以"复苏方式"是影响变量,而心搏骤停患者"是否复苏成功"是结果变量。

变量类型分为数值变量和分类变量,其中数值变量又称定量变量,是指能用定量方法测定的、具有数值大小、高低或多少的指标,变量值一般有度量衡单位,可以带小数点,如年龄、体重、血压等。分类变量又称定性变量,是指能用定性方法确定的观察单位某项属性分类或特征分类的指标,具体又可分为:多项有序分类变量,如病情(轻、中、重)、疗效(优、良、中、差);多项无序分类变量,如血型(A、B、O、AB)、民族(汉族、回族、土家族等)和二项分类变量,如性别(男、女)、检测结果(阴性、阳性)等。

因此,变量可分为两大类(数值变量和分类变量)或 4 小类(数值变量、多项有序分类变量、多项无序分类变量和二项分类变量)。在 4 小类中,变量可以按照"数值变量→多项有序分类变量→多项无序分类变量→二项分类变量"顺序转化,称为降级转化,但一般不能升级转化。

(四)正确实施变量间关系分析

统计分析可以看作是有关"结果变量与影响变量间关系"的分析。如果用一张"二维"表的纵标目和横标目分别表示结果变量和影响变量,那么统计学中常用的 20 多种统计分析方法可以分别置于由 4 种结果变量和 4 种影响变量相互交叉组合而成的 4×4=16 种不同情况的"一张表"中,如表 1-9 所示。

表 1-9 两变量关系分析的统计方法

影响变量（自变量）	结果变量（因变量）			
	二项分类变量	多项无序分类变量	多项有序分类变量	数值变量
二项分类变量	四格表卡方检验（两样本率分析）	2×C 卡方检验（两样本构成比分析）	① Wilcoxon 秩和检验 ②两组比较的 Ridit 分析 ③2×C 卡方检验	① t 检验 ② Wilcoxon 秩和检验
多项无序分类变量	R×2 卡方检验（多样本率分析）	R×C 卡方检验（多样本构成比分析）	① Kruskal -Wallis H 秩和检验 ②多组比较的 Ridit 分析 ③R×C 卡方检验	①完全随机设计方差分析 ② K-W H 秩和检验
多项有序分类变量	① 二分类 logistic 回归 ②R×2 卡方检验	① 无序多分类 logistic 回归 ②R×C 卡方检验	① Spearman 等级相关 ②有序多分类 logistic 回归 ③R×C 关联性分析 ④ Kruskal -Wallis H 秩和检验 ⑤多组比较的 Ridit 分析	① Spearman 等级相关 ②完全随机设计方差分析 ③ K-W H 秩和检验
数值变量	① 二分类 logistic 回归 ②R×2 卡方检验	① 无序多分类 logistic 回归 ②R×C 卡方检验	① Spearman 等级相关 ②有序多分类 logistic 回归 ③R×C 关联性分析	①直线相关回归 ② Spearman 等级相关

通过这张表,可以准确地"定位"选择对应的统计学分析方法。例如,如果结果变量为二项分类变量,影响变量也为二项分类变量时,则两个变量关系的分析定位为"二项分类变量与二项分类变量关系"的分析,即采用四格表的 χ^2 检验;如果结果变量为数值变量,影响变量为二项分类变量,则两个变量关系的分析首选"数值变量与二项分类变量关系"的分析,即成组设计的 t 检验;如果结果变量为数值变量,影响变量为多项无序分类变量,则两个变量关系的分析选择"数值变量与多项无序分类变量关系"的分析,即完全随机设计的方差分析……

在"定位"正确的情况下可能有多种统计方法可供选择,当首选统计分析方法(第一种方法）"走不通"时,如当分析条件不能满足时,可通过"降级"(数值变量→多项有序分类变量→多项无序分类变量→二分类变量)转换方式重新选择另一种统计方法,例如"结果变量为数值变量,影响变量为二项分类变量时,两变量间关系的分析"选用 t 检验,若其分析条件不满足,可把结果变量中的数值变量降级为多项有序分类变量,选用 Wilcoxon 秩和检验,或降级为二分类变量选用四格表的 χ^2 检验。注意,降级可以增加假阴性发生率;不宜通过升级转换而选择统计方法,如不能把二项分类变量看成是多项无序分类变量而选择完全随机设计的方差分析等。

这种"定位"方法还可外推至多变量关系的分析,例如,如果结果变量是一个数值变量、影响变量是多个变量(包括多个数值变量或分类变量或混合变量),则多变量关系的分析如果属于"一个数值变量与多个变量之间关系"的分析,即多元线性回归分析;如果属于"一个分类变量与多个变量之间关系"的分析,即 Logistic 回归分析等,构成了医学应用统计学主要的学习内容。

另外,统计分析的内容,除了上表涵盖的两变量间关系分析以外,还包括单一变量分析、多变量关系分析的内容,参见《医学应用统计分析》。

（五）正确运用统计学分析软件

现代统计学分析软件的发展,如 SAS/SPSS、Excel 等,为统计分析提供了强大和便利的计算工具,依据实际情况了解或掌握一二种。限于篇幅,不作赘述。

三、"PDTRS"的应用实例

实例:某研究者为了解某急诊科心脑疾病患者的治疗效果与发病时间(院外历经时间)等因素的关系,收集了该科室某年 1 568 例心脑疾病患者的部分资料如表 1-10 所示。

表 1-10　某医院急诊科 1 568 例心脑疾病患者情况

门诊号	性别	年龄/岁	身高/m	体重/kg	血型	院外历经分钟	血压/mmHg	病情程度	治疗效果
1	1	53	1.72	66	A	150	140/90	重	无效
2	1	50	1.68	75	B	60	150/70	重	有效
3	0	78	1.60	58	AB	88	180/98	轻	有效
4	1	32	1.78	80	O	1 258	80/40	重	无效
5	0	63	1.62	68	A	20	180/105	中	有效
…	…	…	…	…	…	…	…	…	…
1 568	1	71	1.68	67	B	55	155/110	中	有效

该资料属于不太严格的数据库数据(严格的数据库数据还需要将其中的字母和汉字转换为阿拉伯数字,见下),PDTRS 分析的具体步骤如下:

首先,明确分析目的。本实例主要目的是研究 1 568 例入院的心脑疾病患者在医院急诊科的治疗效果受到哪些因素的影响,包括性别、年龄、身高、体重、血型、血压、病情程度等,特别是院外历经时间。如果单从两个变量间关系分析上(文献中常常提到的单因素分析)来看,治疗效果(有效或无效)是结果变量,院外历经时间、性别、年龄、身高、体重、血型、血压、病情程度都是影响变量。

当然,如果本例的研究目的是了解患者的病情程度受到哪些因素的影响,那么病情程度(轻、中、重)就是结果变量,而性别、年龄、身高、体重、血型、院外历经时间、血压就都是影响变量。

可见,结果变量和影响变量是一个相对的概念,随着研究目的的不同而有所变化,本例的"病情程度"变量就是如此。

其次,建好统计数据库。按照统计软件对数据库的原则,将研究收集的资料整理成数据库数据(如 Excel 数据库),此时需将数据中字母、汉字等全部转换为阿拉伯数字,如血型:O 型为 0、A 型为 1、B 型为 2、AB 型为 3;病情程度:轻为 1、中为 2、重为 3;治疗效果:无效为 0、有效 1。同时建议变量名也用英语字母(加数字)表示,并在备注中注明。如门诊号 No、性别 X1、年龄 X2、身高(m)X3、体重(kg)X4、血型 X5、院外历经分钟 X6、血压(mmHg)(拆分为收缩压 X7、舒张压 X8)、病情程度 X9、治疗效果 X10(表 1-11)。

表 1-11　某医院急诊科 1 568 例心脑疾病患者的数据库数据

No.	X1	X2	X3	X4	X5	X6	X7	X8	X9	X10
1	1	53	1.72	66	1	150	140	90	3	0
2	1	50	1.68	75	2	60	150	70	3	1
3	0	78	1.60	58	3	88	180	98	1	1
4	1	32	1.78	80	0	1 258	80	40	3	0
5	0	63	1.62	68	2	20	180	105	2	1
…	…	…	…	…	…	…	…	…	…	…
1 568	1	71	1.68	67	2	55	155	110	2	1

再次,辨明变量的类型。此研究的数据库中,除了门诊号 No 不参与分析不需要确定变量类型外,其他变量需要根据研究目的确定变量类型,如性别 X1 为二项分类变量、年龄 X2 为数值变量、身高(m)X3 数值变量、体重(kg)X4 数值变量、血型 X5 多项无序分类变量、院外历经时间(分钟)X6 数值变量、收缩压(mmHg)X7 数值变量、舒张压(mmHg)X8 数值变量、病情程度 X9 多项有序分类变量、治疗效果(无效、有效)X10 二项分类变量。

最后,正确选择变量间关系分析的统计学方法。有了上述"基础"(目的、数据库、变量性质和类型),通过表 4 两变量关系分析的统计方法,可以迅速、准确地选择(定位)所需要的统计学方法:

治疗效果(无效、有效)是否受到院外历经时间(分钟)的影响? 由于治疗效果(无效、有效)是结果变量,类型为二项分类变量,故统计方法"定位"选择在表 4 中的第一列(简记:结果变量-二项分类变量),有 4 种情况可选;再由于院外历经时间(分钟)是影响变量,类型为数值变量,故统计方法"定位"选择在表 4 中的第四行(简记:影响变量-数值变量),尽管也有 4 种情况,但与上述选择交叉的只有一种选择:二分类的 Logistic 回归分析,即为所选。

治疗效果(无效、有效)是否受到性别(男、女)的影响? 治疗效果(无效、有效)仍然为结果变量-二项分类变量,"定位"选择表 4 中的第一列;而性别(男、女)为影响变量-二项分类变量,"定位"选择表 4 中的第一行,交叉于"四格表的卡方检验(两个样本率的分析)",

即为所求。

同理,治疗效果(无效、有效)是否受到年龄、身高、体重、血压(包括收缩压和舒张压)的影响,应用二分类的 Logistic 回归分析。

但治疗效果(无效、有效)是否受到血型的影响?应用 R×2 卡方检验(多个样本率分析);治疗效果(无效、有效)是否受到病情程度的影响,首选二分类的 Logistic 回归分析,次选 R×2 卡方检验(多个样本率分析)。

至于患者的病情程度(轻、中、重)是否受到性别、血型、年龄、身高、体重、院外历经时间、血压因素的影响,可以类推,分别使用 Wilcoxon 秩和检验(性别)、Kruskal-Wallis H 秩和检验(血型)、二分类的 Logistic 回归分析(年龄、身高、体重、院外历经时间、血压)。至于 Spearman 等级相关,则是分析两个变量之间的相互依存关系,此处不合研究目的。

最后的统计软件计算,请参照有关教科书。

(陈青山,汤月芳)

参考文献

[1] 孟群,刘爱民,王才有,等.国家疾病分类与代码(ICD-10)应用指导手册 [M].北京:中国协和医科大学出版社,2017.

[2] 陈青山.医学应用统计分析 [M].北京:人民卫生出版社,2015.

第二章

急诊流行病学普查的描述性研究

为查找深圳市急救各环节存在的问题,降低急救病死率,评估并进一步完善全市急救网络,对深圳市 2002—2004 年度院前、急诊科和急诊入院急救死亡病例进行了普查。本章以此次调查为例,阐述急诊流行病学普查的描述性研究。

急救之"急"要落实在时间上,急救之"救"要落实在急救技术和质量管理上。本章对深圳市三年急救死亡病例普查进行描述性研究分析,了解了深圳市急救死亡率、死亡年龄、死亡患者性别比、死因谱,在院前急救环节了解了急救死亡病例呼叫时间分布,救护车院内反应时间和到达现场时间、院前急救措施实施情况。在急诊科急救和急诊住院急救环节,了解了首诊医师到场时间、二线或上级医师到场时间、会诊医师到场时间、急救治措施实施及有关管理制度落实情况。

第一节　急救死亡病例的一般情况

一、结果

(一)三年调查急救死亡病例各阶段分布

三年共有急救死亡病例 10 020 例,其中院前死亡 4 011 例,急诊科死亡 1 967 例,急诊住院死亡 4 042 例,各年度分布详见表 2-1。

表 2-1　深圳市 2002—2004 年急救各阶段死亡病例数

单位:例数(%)

急救阶段	2002 年	2003 年	2004 年	合计
院前	1 122(35.61)	1 179(35.97)	1 710(47.62)	4 011(40.03)
急诊科	583(18.50)	726(22.15)	658(18.32)	1 967(19.63)
急诊入院	1 446(45.89)	1 373(41.89)	1 223(34.06)	4 042(40.34)
合计	3 151(100)	3 278(100)	3 591(100)	10 020(100)

(二)急诊人次及病死率

2003 年和 2004 年较 2002 年度急诊总人次、救护车出车车次、院前救治人次均有增加,院内救治病死率下降,详见表 2-2。

表 2-2　深圳市急救网络医院 2002—2004 年急救死亡情况

项目	2002 年	2003 年	2004 年
网络医院急诊患者总人次 / 人次	2 227 862	2 820 489	2 694 686
救护车急救出车车次 / 车次	47 304	73 008	87 854
院前出诊救治人次 / 人次	47 341	57 488	72 833
院前急救死亡例数 / 例	1 122	1 179	1 710
院前出诊患者病死率 /%	2.37	2.05	2.35
急救全程死亡例数 / 例	3 151	3 278	3 591
急救全程病死率 /10 000^{-1}	14.143 6	11.622 1	13.326 2
经急诊科救治死亡例数 * / 例	2 029	2 099	1 881
经急诊科救治病死率 * /10 000^{-1}	9.107 4	7.442 0	6.980 4
急诊科死亡患者数 / 例	583	726	658
急诊患者门诊病死率 /10 000^{-1}	2.623 8	2.574 0	2.441 8

* 包括急诊科死亡和急诊收入院后死亡患者。

（三）性别

三个年度间急救死亡病例男、女性别比分别为 2.11∶1、2.12∶1 和 2.41∶1，三个年度合计男、女性别比为 2.22∶1。

（四）年龄

2002—2004 三个年度合计平均急救死亡年龄 39.87 岁±23.88 岁，死亡患者年龄最小 0.000 1 岁，最大 103 岁。呈现出≤1 岁、16～40 岁和 70 岁以上三个高峰。见图 2-1。

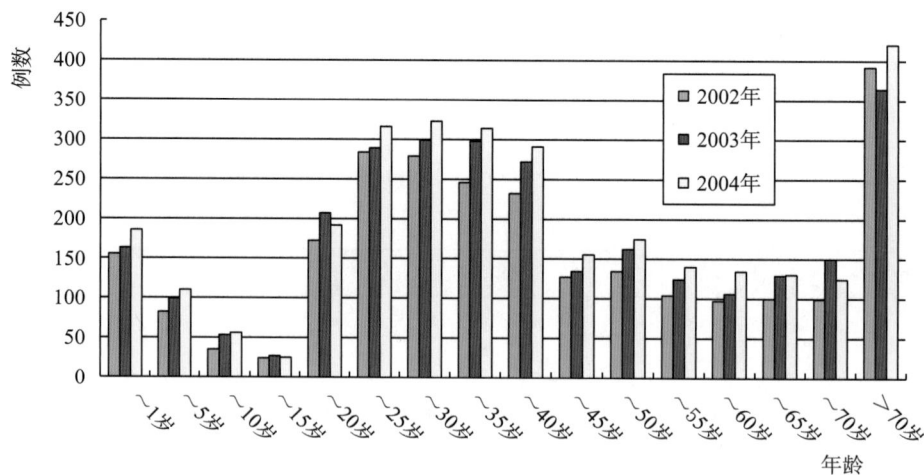

图 2-1　深圳市 2002—2004 年急救死亡病例年龄分布

各区域之间急救死亡病例分布构成见图 2-2。宝安、龙岗、南山三个区域 16～30 岁急救死亡患者数高于 61 岁以上急救死亡患者数，而在罗湖、福田、盐田则不是这样。

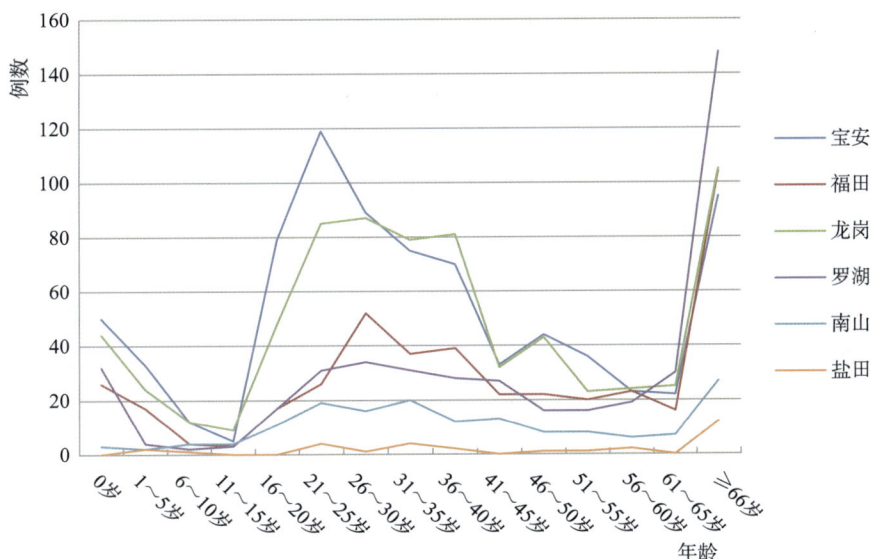

图 2-2　深圳市各区域 2002 年急救死亡病例年龄分布

（五）职业

职业构成情况详见表 2-3，三个年度的前 3 位职业相同，均以产业工作排在第一位，待业、家务、退休排在第二位。生产工人、技术和管理人员构成有减少趋势，车辆司机构成有增加趋势。

表 2-3　2002 年—2004 年深圳市急救死亡病例职业构成

职业	2002 年			2003 年			2004 年		
	例数	构成比 /%	排序	例数	构成比 /%	排序	例数	构成比 /%	排序
生产工人	626	36.06	1	669	33.89	1	819	32.35	1
居家、退休	382	22	2	387	19.6	2	560	22.12	2
农林牧渔	76	4.38	3	76	3.85	4	100	3.95	3
技术和管理	60	3.46	4	43	2.18	6	31	1.22	7
商业和服务业	42	2.42	5	88	4.46	3	93	3.67	4
学生	39	2.25	6	54	2.74	5	46	1.82	6
车辆司机	18	1.04	7	26	1.32	7	57	2.25	5
军警	5	0.29	8	6	0.3	8	4	0.16	8
其他	488	28.11		625	31.66		822	32.46	
合计	1 736	100		1 974	100		2 532	100	

（六）死亡地点

比较 3 个年度急救病例的死亡场所，均以在住院科室死亡数最多，其次为公共场所和家中。但公共场所和家中死亡构成比呈增加趋势，院内死亡构成比呈减少趋势，在救护车运送途中死亡则有减少的趋势（表 2-4）。

表 2-4　2002—2004 年深圳市急救死亡病例死亡地点分布

死亡地点	2002 年		2003 年		2004 年	
	例数	构成比 /%	例数	构成比 /%	例数	构成比 /%
公共场所	427	16.43	688	22.15	1 006	29.67
家中	370	14.24	507	16.32	730	21.53
救护车运送途中	34	1.31	22	0.71	25	0.74
急诊科	416	16.01	586	18.87	478	14.1
住院科室	1 352	52.02	1 303	41.95	1 151	33.95
合计	2 599	100	3 106	100	3 390	100

（七）救护车接诊情况

2002—2004 年度经救护车接诊死亡患者分别占急诊死亡患者总数的 29.83%、33.04% 和 36.00%，经救护车接诊构成比逐年增加。

（八）死因分析

2002—2004 年度急救患者死因详见表 2-5。心脑血管疾患由第 1 位下降至第 3 位，非交通伤由第 3 位上升至第 1 位。交通伤持续排在第 2 位，但交通事故伤占院前急救总人次构成比下降。中毒持续排在第四位。

表 2-5　深圳市 2002—2004 年急救死亡病例死因谱

死因	2002 年			2003 年			2004 年		
	例数	构成比 /%	排序	例数	构成比 /%	排序	例数	构成比 /%	排序
心脑血管等循环系统疾病	654	20.76	1	455	13.88	3	473	13.17	3
交通事故损伤	631	20.03	2	456	13.91	2	586	16.32	2
非交通事故损伤	475	15.07	3	922	28.13	1	875	24.37	1
中毒	156	4.95	4	138	4.21	4	157	4.37	4
呼吸系统疾病	114	3.62	5	92	2.81	7	116	3.23	5
其他非损伤疾患	100	3.17	6	105	3.2	6	44	1.23	8
传染病	95	3.01	7	57	1.74	10	57	1.59	7
肿瘤	89	2.82	8	115	3.51	5	29	0.81	10
消化系统疾病	27	0.86	9	62	1.89	9	39	1.09	9
妇产科	11	0.35	10	10	0.31	13	13	0.36	12
围产期病和先天畸形	—			81	2.47	8	62	1.73	6
内分泌和代谢疾病	—			36	1.1	11	18	0.5	11
神经系统疾病	—			27	0.82	12	13	0.36	12
猝死、原因不明及其他	799	25.36		722	22.03		1 109	30.88	
合计	3 151	100		3 278	100		3 591	100	

二、讨论

需要说明的一点是,对于大样本率的比较,不必进行显著性检验,直接看百分比即可。

(一)三年调查急救死亡病例各阶段分布

由表 2-1 可以看出,第三年院前急救死亡比例增加,其原因主要是院内急救针对前两年调查发现的时间因素、技术因素和管理因素等方面的问题进行了整改,见到了成效,院内急救病死率下降,使得院前急救死亡患者比例相对增加。

(二)急诊人次及病死率

深圳市急救网络 2003 年和 2004 年急诊患者人次、出动救护车车次、院前救治患者人次均有较大幅度增长(表 2-2),说明急救网络在保障广大人民群众生命安全方面,发挥着越来越大的作用,另一方面说明,急救需求在快速增长,急救网络建设和发展的速度要跟上社会需求的增长需要。

三个年度院前呼救患者病死率分别为 2.37%、2.05% 和 2.35%,合计为 2.26%,低于相近年份上海的 4 166/126 877(3.28%)、广州的 3.3%、北京 4.8%、成都的 6.73% 和宁波的 7.2%。院外病死率较低的原因可能与深圳急救网点较多(平均约 1 个 /25km^2)、急救半径较小、急救反应较快有关。与许多城市不同,在医疗资源紧缺的情况下,深圳在国内率先将一些民营医院纳入了急救网络。也可能与年龄和病因有关,当时深圳与其他地区比较,年轻人较多,非致死性外伤较多。

2002—2004 年院内急救病死率分别为 9.107 4/ 万、7.442 0/ 万和 6.980 4/ 万,有逐年下降趋势,主要原因是在 2002 和 2003 年度调查中发现在急救的时间、技术和质量等方面存在一些问题,连续两年在全市年度卫生工作会议上进行了通报,要求各网络医院进行整改,建立健全院内医疗应急体系,结果说明整改有成效。

(三)性别

三个年度合计男、女性别比为 2.22∶1,国内其他城市院前死亡者也都是男性多于女性,但深圳男女比例是最高者。

(四)死亡年龄

三年合计平均 39.87 岁 ±23.88 岁,较其他城市为低,这与深圳人口结构有关。死者大部分是青壮年,是家庭的顶梁柱,也正是为社会创造财富的年龄,应引起有关方面的重视。三个年度患者年龄分布情况(图 2-1),呈现三个高峰,第一个小高峰是≤ 1 岁组,第二个高峰是 16 ～ 40 岁,第三个高峰是 70 岁以后组。但从各区域来看,宝安、龙岗、南山三个区域 16 ～ 30 岁急救死亡患者数高于 61 岁以上急救死亡患者数,而在罗湖、福田、盐田则不是这样。这是因为当时深圳工厂集中在宝安、龙岗和南山,年轻人多,外伤多。1980 年最早建立深圳经济特区时,是从罗湖、福田开始的,经过二十多年变迁,进行本调查时罗湖、福田两区已经改变为以居住和行政为主,工厂已经大部分搬迁到特区外的宝安和龙岗两区。盐田区人口稀少,主要以港口和旅游为主。关于外伤问题后文进一步论述。

(五)职业

三个年度均以生产工人排在第一位,生产安全问题需要关注。技术和管理人员构成比有减少趋势,车辆司机构成有增加趋势,与汽车数量快速增长有关,交通安全问题需要关注。

（六）死亡地点

公共场所和家中死亡构成比呈相对增加趋势,院内死亡构成比呈减少趋势。这与前文所述针对院内急救在时间、技术和质量等方面存在的问题进行针对性整改,通过整改降低了院内急救病死率有关。2003 年和 2004 年度死在救护车运输途中者比例减少,与对院前急救中的整改有关,也从一个侧面反映出院前救治能力增强。

（七）救护车接诊情况

由救护车接诊构成比逐年增加,与通过宣传使市民认识急救电话、急救意识增加有关,但救护车接诊率仍较低。其中也涉及许多伦理学问题,其中一点是当时救护车费用属于自费项目,政府医疗保险不能报销,叫一次车需要近 200 元人民币。现在经过立法深圳市救护车费用已经纳入政府医疗保险报销范围。关于这一问题在后文急救伦理学研究和急救立法章节中将进一步讨论。

（八）死因分析

2002—2004 年度急救患者死因分布并不稳定,总的来说交通伤和非交通伤之和的外伤最多,细分则心脑血管疾患由第 1 位下降至第 3 位,非交通伤由第 3 位上升至第 1 位。交通伤持续排在第 2 位,交通事故伤构成比下降,与深圳从 2003 年开始加强了交通治理有关。在死因明确的患者中,与当时国内其他城市首位急救死因为心、脑血管疾病不同,深圳交通事故和其他原因损伤排在前面,这与当时深圳人口年龄结构、车流量大、部分区域工厂密集和治安情况有关。

近些年随着急救系统建设的加强,死亡率大幅度下降。随着城市治理的完善、产业结构调整、劳动密集型企业外迁、人口年龄和结构变化,外伤已经不再是深圳死因的第一位。2003 年深圳全市居民死亡 5 688 人,死亡率 10.72/ 万,0 岁组死亡率 47.26/ 万,前五位死因:①损伤与中毒 4.72/ 万;②恶性肿瘤 1.30/ 万;③心脏病 1.27/ 万;④脑血管疾病 0.87/ 万;⑤呼吸系统疾病 0.60/ 万。2014 年深圳全市居民死亡 7 212 人,死亡率 6.69/ 万,0 岁组死亡率 4.14/ 万,前五位死因:①恶性肿瘤 1.76/ 万;②心脏病 1.67/ 万;③脑血管疾病 0.77/ 万;④损伤与中毒 0.56/ 万;⑤呼吸系统疾病 0.38/ 万。

（梁实）

第二节　院前急救情况

一、结果

（一）院前急救接警时段分布

详见表 2-6,划分为 4 个时间段:0:00—8:00、8:00—13:00、13:00—18:00 和 18:00—24:00,分别表示下半夜、上午、下午和上半夜。三个年度资料有记载的数据结果一致,均以 0:00—8:00 这一段时间接警构成比最高。经检验年度间分布差异无统计学意义(χ^2=1.674,P=0.947)。

表 2-6 院前 120 接警时段分布表

调度时间	2002 年		2003 年		2004 年	
	病例数	构成比 /%	病例数	构成比 /%	病例数	构成比 /%
0:00—8:00	197	32.24	250	31.53	390	30.83
8:00—13:00	149	24.39	203	25.6	307	24.27
13:00—18:00	112	18.33	142	17.91	250	19.76
18:00—24:00	153	25.04	198	24.97	318	25.14
合计	611	100	793	100	1 265	100

（二）救护车院内反应时间

救护车院内反应时间即从接到 120 指挥调度指令至救护车开出院门这一段时间,2002 年($n=585$)、2003 年($n=727$)和 2004 年($n=1500$)全市平均分别为 2.54 分钟 ±2.25 分钟、2.09 分钟 ±4.68 分钟和 1.23 分钟 ±0.98 分钟,各年度间分布差异有统计学意义($P=0.000$, $\chi^2=486.189$)(表 2-7,图 2-3)。

表 2-7 深圳市 2002—2004 年救护车院内反应时间段构成

	2002		2003		2004	
	例数	构成比 (%)	例数	构成比 (%)	例数	构成比 (%)
≤ 1m	173	29.57	313	43.05	891	73.82
≤ 2m	205	35.04	277	38.1	266	22.04
≤ 3m	98	16.75	78	10.73	38	3.15
≤ 5m	95	16.24	45	6.19	9	0.75
≤ 10m	7	1.2	10	1.38	1	0.08
> 10m	7	1.2	4	0.55	2	0.17
合计	585	100	727	100	1 207	100

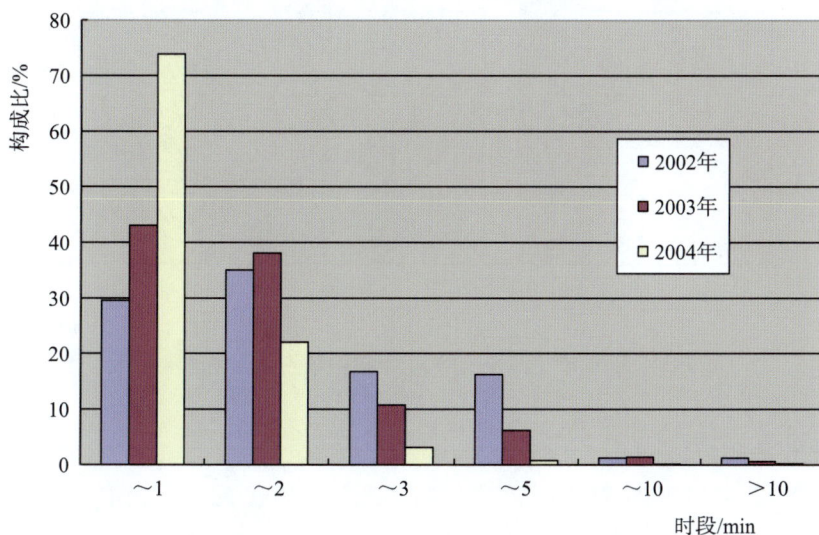

图 2-3 深圳市 2002—2004 年救护车院内反应时段构成

（三）救护车到达现场用时

救护车到达现场用时即从救护车开出院门至到达急救现场这一段时间。全市 2002 年（$n=432$）、2003 年（$n=562$）和 2004 年（$n=1\ 410$）救护车到达现场用时分别为 7.58 分钟 ±4.61 分钟、9.80 分钟 ±9.41 分钟和 9.50 分钟 ±7.52 分钟，三个年度救护车到达现场各时间分段构成见表 2-8 和图 2-4。各年度间分布差异有统计学意义（$P=0.000$，$x^2=60.178$）。

表 2-8　救护车到达现场时段构成

时段 /min	2002 年		2003 年		2004 年	
	例数	构成比 /%	例数	构成比 /%	例数	构成比 /%
≤ 5	187	43.29	145	25.75	296	25.61
≤ 10	170	39.35	273	48.49	556	48.1
≤ 15	53	12.27	79	14.03	188	16.26
≤ 30	21	4.86	57	10.12	96	8.3
> 30	1	0.23	9	1.6	20	1.73
合计	432	100	563	100	1 156	100

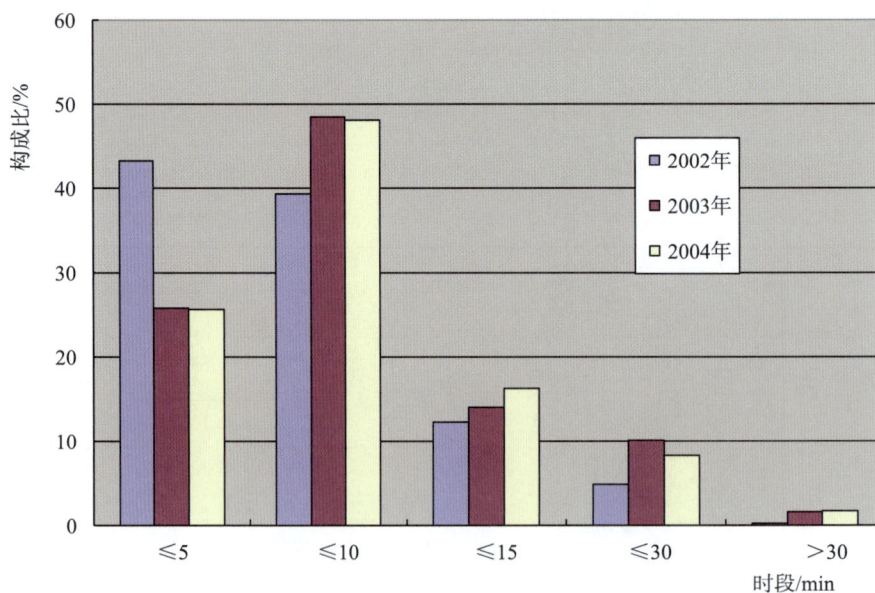

图 2-4　深圳市 2002—2004 年救护车到达现场时段分布

（四）院前急救处置

2002 年、2003 年和 2004 年全市救护车到达现场患者已死亡占所有院外死亡构成比逐年增高，各项院外处置率亦有增高，详见表 2-9。

表 2-9　深圳市 2002—2004 年院外急救死亡患者现场及处置情况 /%

患者及处置情况	2002 年 (*n*=1 122)	2003 年 (*n*=1 179)	2004 年 (*n*=1 710)
到现场患者已死亡	71.56	78.97	87.43
人工呼吸	28.09	38.08	44.80
胸外按压	24.87	45.29	51.17
气管插管或切开	7.12	19.08	17.66
电除颤	4.97	11.70	10.58
外伤处置	21.10	13.40	28.30
心电图	34.54	43.09	72.40
记录重要症状体征	60.75	68.53	78.13

二、讨论

流量分析原是对门诊过程进行管理的"时间－运行"分析技术,是由美国 CDC 提出的,通过分析结果,管理者能清楚地知道哪些环节需要改进。课题借鉴了这一方法,将其应用到了院前、急诊科和急诊入院急救的评估。

(一)院前死亡患者接警时段分布

三个年度资料分布一致,全市急救死亡患者在 0:00—8:00 这一段时间接警构成比最高,而这一时段正是大部分医务人员下班休息时间,应引起注意。

(二)救护车院内反应时间

深圳市《医疗服务质量整体评估管理》中要求:有专业化院前急救队伍的要求接警后 1 分钟内出车,无专业化院前急救队伍的要求 2 分钟内出车。2004 年度较前两个年度反应时间明显缩短,说明工作人员急救意识增强,针对前两个年度存在的问题整改见到了成效。从 2006 年以后,深圳市全市救护车已经达到接警后平均 1 分钟以内出车。

部分出车反应时间长的原因:一是当时大部分医院是由急诊科兼院前急救,接到指令需要向二线交接班,岗位转换的过程需要时间,有时值班医生护士正忙于院内急诊急救,二线替换需要过程;二是个别工作人员急救的时间观念不强,急救意识不强,接到指令动作迟缓;三是仍然有的救护车司机不归急诊科管理,又不在急诊科值班。将救护车司机纳入急诊科或院前急救科管理很重要,这样可以理顺关系,便于考评和绩效挂钩。

(三)救护车到达现场用时

救护车从医院到达急救现场所用时间要求为 5 ～ 10 分钟,总的来看达到了要求,但仍有部分车次超过了 10 分钟,后两个年度到达现场时间较 2002 年度明显延长。主要原因:一是与深圳市汽车数量高速增长有关,随着车流量的增长车速下降了,塞车的情况也多了;二是深圳外来工和流动人员较多,不熟悉地理环境,描述事发地点不准确;三是有些救护车车况不佳。

(四)院前急救处置

急救之救体现在各项急救技术的实施上,要杜绝只拉不救现象。2002 年、2003 年和 2004 年全市救护车到达现场患者已死亡占所有院外死亡构成比逐年增高。各项院外处置率增高,一方面说明更加重视现场处置,另一方面急救文书重视程度提高了,记载更加详细了。同时也说明由于强调了"救",与后文提到的院内急救病死率降低相关。

三个年度气管插管或切开率分别为 7.12%、19.08% 和 17.66%，尽管后两个年度较 2002 年度明显提高，但与国外近年报道的数据比较明显偏低，瑞士和德国 2021 年报道的创伤院前急救气管插管率分别为 31.2% 和 40.1%，直升机急救的比率分别为 34.3% 和 35%。

三个年度记录了主要症状、体征比率分别为 60.75%、68.53% 和 78.13%，这个项目应该达到 100%，之所以没有达到 100%，其原因是深圳急救体系 1998 年才开始运转，当时管理经验不足，制度不完善，对院前急救没有病历要求，没有制定统一的院前急救病历。通过在全市医院工作会议报告急诊死亡病例调查中发现的问题，针对问题整改，建立了院前急救质量控制标准和统一的院前急救病历，相关问题在后文院前急救体系建设有关章节有详述。

（梁实）

第三节　急诊科急救情况

一、结果

（一）患者到达急诊科时间分布

划分为 4 个时间段：0：00—8：00、8：00—13：00、13：00—18：00 和 18：00—24：00，分别表示下半夜、上午、下午和上半夜。2002—2004 年度全市到达急诊科时间分布一致（表 2-10），经检验差异无统计学意义（P=0.164，χ^2=9.171）。

表 2-10　深圳市 2002—2004 年急救死亡患者到达急诊科时间分布情况

急诊时间	2002 年		2003 年		2004 年	
	病例数	构成比 /%	病例数	构成比 /%	病例数	构成比 /%
00:00—08:00	251	29.43	372	31.1	202	28.98
08:00—13:00	220	25.79	310	25.92	150	21.52
13:00—18:00	177	20.75	244	20.4	159	22.81
18:00—24:00	205	24.03	270	22.58	186	26.68
合计	853	100	1 196	100	697	100

（二）患者到达医院多少分钟后首诊医生到场

全市各年度分布情况详见表 2-11，年度间分布差异有统计学意义（P=0.000，χ^2=361.153）。

表 2-11　首诊医生到达时间分布

时段 /min	2002 年		2003 年		2004 年	
	例数	构成比 /%	例数	构成比 /%	例数	构成比 /%
0	530	76.7	993	98.41	666	98.09
≤1	148	21.42	4	0.4	3	0.44

续表

时段 /min	2002 年		2003 年		2004 年	
	例数	构成比 /%	例数	构成比 /%	例数	构成比 /%
≤ 5	7	1.01	5	0.5	6	0.88
≤ 15	3	0.43	1	0.1	2	0.29
> 15	3	0.43	6	0.6	2	0.29
合计	691	100	1 009	100	679	100

（三）患者到达医院多少分钟后下达首次医嘱

此项时间全市各年度分布情况详见表 2-12，年度间分布差异有统计学意义（$P=0.000$，$\chi^2=299.061$）。

表 2-12　下达首次医嘱时段分布

时段 /min	2002 年		2003 年		2004 年	
	例数	构成比 /%	例数	构成比 /%	例数	构成比 /%
0	508	72.78	925	95.56	638	95.22
≤ 1	120	17.19	4	0.41	12	1.79
≤ 5	59	8.45	23	2.38	15	2.24
≤ 15	5	0.72	7	0.72	4	0.6
> 15	6	0.86	9	0.93	1	0.15
合计	698	100	968	100	670	100

（四）二线或上级医生到场用时

此项时间全市各年度分布情况详见表 2-13，年度间分布差异有统计学意义（$P=0.000$，$\chi^2=41.534$）。

表 2-13　二线或上级医生到场时段分布

时段 /min	2002 年		2003 年		2004 年	
	例数	构成比 /%	例数	构成比 /%	例数	构成比 /%
≤ 1	207	62.16	239	66.39	175	51.47
≤ 5	49	14.71	27	7.5	71	20.88
≤ 15	34	10.21	34	9.44	45	13.24
≤ 30	14	4.2	8	2.22	17	5
> 30	29	8.71	52	14.72	32	9.41
合计	333	100	360	100	340	100

（五）会诊医生到达时间

此项时间全市各年度分布情况详见表 2-14，年度间分布差异有统计学意义（$P=0.000$，$\chi^2=47.857$）。

表 2-14 会诊医师到场时间分布

时段 /min	2002 年		2003 年		2004 年	
	例数	构成比 /%	例数	构成比 /%	例数	构成比 /%
≤ 15	52	40.31	136	68.69	99	71.22
≤ 30	35	27.13	15	7.58	13	9.35
≤ 60	19	14.73	18	9.09	12	8.63
≤ 120	8	6.2	9	4.55	10	7.19
> 120	15	11.63	20	10.1	5	3.6
合计	129	100	198	100	139	100

（六）患者到达急诊科后死亡时间分析

此项时间全市各年度分布情况详见表 2-15 和图 2-5，年度间分布差异有统计学意义（ P =0.001, χ^2 =33.938 ）。

表 2-15 门诊急救患者到达后死亡时间

时段	2002 年		2003 年		2004 年	
	例数	构成比 /%	例数	构成比 /%	例数	构成比 /%
≤ 30min	178	33.46	206	33.83	176	31.1
≤ 60min	113	21.24	183	30.05	164	28.98
≤ 3h	133	25	110	18.06	144	25.44
≤ 5h	15	2.82	23	3.78	21	3.71
≤ 1d	54	10.15	52	8.54	38	6.71
≤ 3d	23	4.32	21	3.45	20	3.53
> 3d	16	3.01	14	2.3	3	0.53
合计	532	100	609	100	566	100

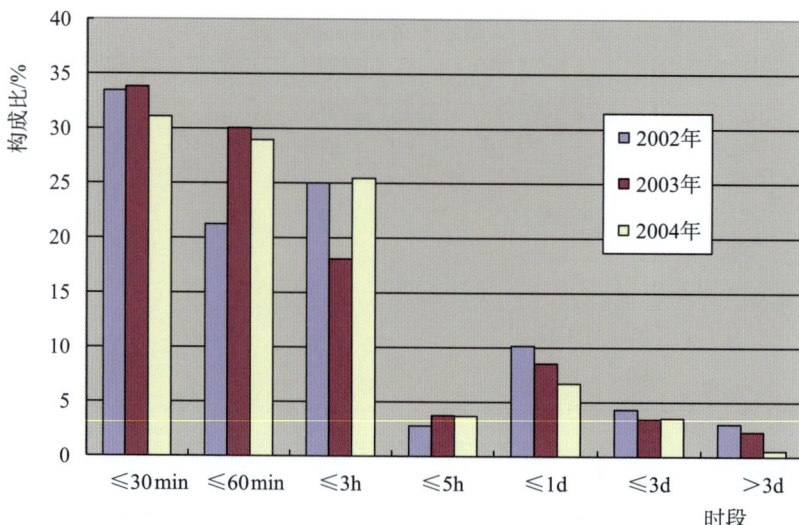

图 2-5 深圳市三年急诊科死亡距到院时间

（七）急诊科急救处置情况

2003 年和 2004 年的调查增加了急救处置项目（表 2-16），除抗休克和清创外，其他各项 2004 年处置率较 2003 年明显增加。

表 2-16 患者在急诊科急救处置情况 /%

处置	2003 年（n=726）	2004 年（n=658）
气管插管	46.03	76.85
气管切开	0.56	1.14
电除颤	17.3	23.01
抗休克	16.03	16.48
清创	1.75	2.27
脑复苏	61.11	84.52
吸氧	62.46	87.64
监护	43.02	77.13
给药	50.16	65.48

（八）落实急救制度和质量控制情况

三个年度落实首诊医师负责制均在 96% 以上，说明情况良好。其他急诊科急救落实制度和质量控制情况逐年有所好转（表 2-17）。

表 2-17 门诊急救落实制度和质量控制情况

项目	2002 年		2003 年		2004 年		χ^2	P
	例数	构成比 /%	例数	构成比 /%	例数	构成比 /%		
落实首诊医师负责制							12.924	0.001
是	769	98.84	1 163	96.59	668	98.53		
否	9	1.16	41	3.41	10	1.47		
合计	778	100	1 204	100	678	100		
专科会诊							0.825	0.666
有	191	25.57	299	24.83	183	26.72		
无	556	74.43	905	75.17	502	73.28		
合计	747	100	1 204	100	685	100		
30 分钟内及时输血							0.445	0.854
是	50	46.73	10	52.63	9	52.94		
否	57	53.27	9	47.37	8	47.06		
合计	107	100	19	100	17	100		
抢救记录详细、规范							54.882	0.000
是	548	76.11	964	81.14	627	90.87		

续表

项目	2002 年		2003 年		2004 年		χ^2	P
	例数	构成比 /%	例数	构成比 /%	例数	构成比 /%		
否	172	23.89	224	18.86	63	9.13		
合计	720	100	1 188	100	100	100		
死亡讨论							24.848	0.000
有	335	38.51	345	38.21	337	49.41		
无	535	61.49	558	61.79	345	50.58		
合计	870	100	903	100	682	100		

二、讨论

（一）患者到达急诊科时间分布

以下半夜 0:00—8:00 这一段时间到达急诊科死亡者构成比最高,这段时间是夜间休息时间,如果急诊科夜诊很忙,医师和护士得不到休息,这段时间是他们最疲劳的时间段,应该引起重视。

（二）首诊医生 1 分钟到场率

根据《深圳市基本医疗管理制度》,急诊值班人员必须坚守岗位,不得擅离职守,如有正当理由需要短时间离开,应有人替班。医护人员出诊后由院内相应科室当班医生负责增援急诊。危重患者到院后必须 5 分钟内开始处置。根据深圳市《医疗服务质量整体评估管理》(下文简称《评估管理》),急诊接诊时间 < 5 分钟,危重顾客立即接诊;急诊抢救患者到院后必须立即处理。三个年度 1 分钟到场率均达到 98% 以上,说明急诊科医生在位率较高,说明一线值班医生急救意识普遍较强。仍有个别患者到达急诊科 1 分钟后医生才到场,主要原因是一些医院急诊科医生兼院前急救,值班医生出诊,二线班未能及时到位顶替。

（三）患者到达医院多少分钟后下达首次医嘱

在急诊科死亡的患者属于病危者,应该本着先救命后治病的原则,迅速展开救治。尽管后两个年度比第一个年度有改进,但仍然有个别患者在到院 15 分钟后才下达首次医嘱。救护车接到危重患者后应及时通知接受医院急诊科,做好救治准备。

（四）二线或上级医生 5 分钟到场率

根据《评估管理》,急诊二线班医师必须在接到通知 5 分钟内赶到现场。尽管逐年有所提高,但三个年度均在 77% 以下,说明要克服二线班的麻痹思想。

（五）会诊医生 30 分钟到场率

三个年度逐年有所提高,但均在 81% 以下,说明对急会诊问题要引起重视。"评估管理"中仅对病房急诊会诊时限作出了 30 分钟以内的具体要求,没有对门诊急救患者会诊时限做出要求,建议对此项目做出具体要求。

（六）患者到达急诊科后死亡时间分析

三个年度总计 30 分钟内死亡 32.81%,60 分钟内死亡 59.76%,3 小时死亡 82.43%,说明争分夺秒抓紧急救的重要性,到院 3 个小时尤为重要,除了抓紧时间检查和处置以外,密切观察病情变化并采取相应措施也很重要。少数病例死亡时间超过了到院后三天,而制度规定留观时间不得超过 3 天。在门诊停留时间过长的原因：一是各项检查和会诊时间长，没能很好地开通绿色通道，及时手术和收容；二是开始对病情严重性估计不足，待恶化后失去住院治疗时机。

（七）急诊科急救处置情况

2003 年和 2004 年的调查增加了急救处置项目，后一年度气管插管、电除颤、脑复苏、吸氧、监护和给药构成比均明显提高，与针对上一年度的检查提出要重视急救处置有关，将急救之"救"落实在抓紧时间有针对性处置上。这也是院内急救病死率下降的原因之一。曾涌（2020）等报道，在急诊科心肺复苏过程中气道管理方面，气囊面罩给氧复苏效果优于气管插管，但 6 个月生存率无显著差异。理论上来说，如果快速插管可以确定给氧可以入肺、避免分泌物和胃反流物入气道。但结果没有达到理想效果，这可能与气囊面罩给氧操作简单易行、而气管插管需要更熟练的技术有关。那么熟练掌握气管插管技术医生到达前正确而有效的面罩给氧就显得十分必要。

（八）落实急救制度和质量控制情况

三个年度落实首诊医师负责制都比较好，但仍有近半数患者到院 30 分钟后才开始输血（《评估管理》要求从申请输血 30 分钟内要开始输血）。尽管文书书写逐年提高，但仍有少数文书记载不详细、不规范。尽管对死亡病例讨论构成比逐年提高，但超过半数没有进行死亡病例讨论，对此应明确要求，对急诊科死亡病例要和住院死亡病例一样，每一例都要进行讨论，有利于提高急救水平。对落实制度和质量控制还需要进一步加强，将急救之"救"切实落实在质量上。

（梁实）

第四节　住院病房急救情况

一、结果

（一）首次医嘱下达距入院时间

各年度分布构成情况见表 2-18。年度间分布差异有统计学意义（$P=0.000$，$\chi^2=210.220$）。

表 2-18　首次医嘱距入院时间分布

时段 /min	2002 年		2003 年		2004 年	
	例数	构成比 /%	例数	构成比 /%	例数	构成比 /%
≤ 5	824	57.06	954	76.5	894	76.8
≤ 15	223	15.44	136	10.91	124	10.65
≤ 30	212	14.68	106	8.5	101	8.68
≤ 60	75	5.19	36	2.89	28	2.41
> 60	110	7.62	15	1.2	17	1.46
合计	1 444	100	1 247	100	1 164	100

（二）上级医生到场距住院时间

各年度分布构成情况见表 2-19。年度间分布差异有统计学意义（$P=0.000$，$\chi^2=80.042$）。

表 2-19　二线或上级医生到场距住院时间分布

时段 /min	2002 年		2003 年		2004 年	
	例数	构成比 /%	例数	构成比 /%	例数	构成比 /%
≤ 5	580	44.48	317	36.35	342	36.42
≤ 15	152	11.66	64	7.34	114	12.14
≤ 30	103	7.9	62	7.11	115	12.25
≤ 60	86	6.6	67	7.68	97	10.33
> 60	383	29.37	362	41.51	271	28.86
合计	1 304	100	872	100	939	100

（三）会诊距入院时间

各年度分布构成情况见表 2-20 和图 2-6。年度间分布差异有统计学意义（$P=0.000$，$\chi^2=367.148$）。

表 2-20　会诊距入院时段构成

时段 /min	2002 年		2003 年		2004 年	
	例数	构成比 /%	例数	构成比 /%	例数	构成比 /%
≤ 15	22	9.09	221	48.57	108	26.41
≤ 30	29	11.98	33	7.25	41	10.02
≤ 60	27	11.16	43	9.45	61	14.91
≤ 120	25	10.33	34	7.47	43	10.51
≤ 180	29	11.98	14	3.08	41	10.02
≤ 300	17	7.02	14	3.08	115	28.12
> 300	93	38.43	96	21.1	0	
合计	242	100	455	100	409	100

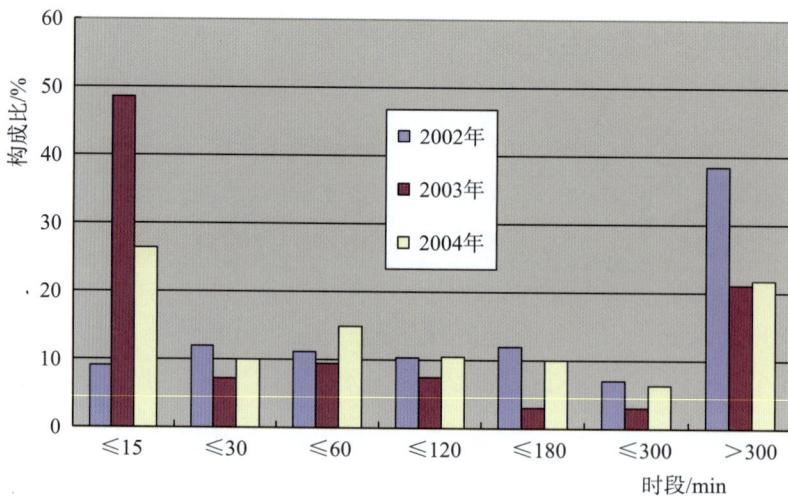

图 2-6　会诊距住院时间分布

（四）申请输血距入院时间

2003 年和 2004 年调查增加了此项内容,分布构成情况见表 2-21 和图 2-7。年度间分布构成差异无统计学意义($P=0.737, \chi^2=1.991$)。

表 2-21　申请输血距入院时间分布

时段 /min	2003 年		2004 年	
	例数	构成比 /%	例数	构成比 /%
≤ 30	168	60.87	186	64.36
≤ 60	21	7.61	21	7.27
≤ 120	18	6.52	22	7.61
≤ 180	10	3.62	11	3.81
> 180	59	21.38	49	16.96
合计	276	100	289	100

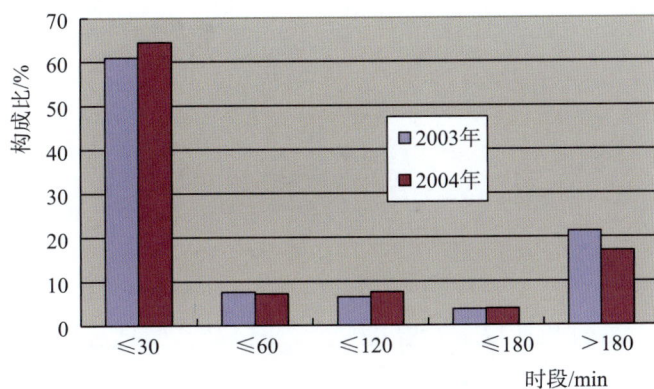

图 2-7　申请输血距入院时间分布

（五）开始输血距入院时间

各年度分布构成情况见表 2-22。年度间分布差异有统计学意义($P=0.000, \chi^2=35.867$)。

表 2-22　开始输血距入院时段分布

时段 /min	2002 年		2003 年		2004 年	
	例数	构成比 /%	例数	构成比 /%	例数	构成比 /%
≤ 30	56	15.77	71	24.07	63	20.26
≤ 60	63	17.75	37	12.54	69	22.19
≤ 120	107	30.14	55	18.64	62	19.94
≤ 180	54	15.21	36	12.2	33	10.61

续表

时段 /min	2002 年		2003 年		2004 年	
	例数	构成比 /%	例数	构成比 /%	例数	构成比 /%
＞ 180	75	21.13	96	32.54	84	27.01
合计	355	100	295	100	311	100

（六）手术通知距入院时间

各年度分布构成情况见表 2-23。年度间分布差异有统计学意义（$P=0.003$，$x^2=29.859$）。

表 2-23　到病房至手术通知时间时段分布

时段 /min	2002 年		2003 年		2004 年	
	例数	构成比 /%	例数	构成比 /%	例数	构成比 /%
≤ 5	121	38.66	93	44.71	85	40.67
≤ 15	41	13.10	14	6.73	31	14.83
≤ 30	35	11.18	16	7.69	21	10.05
≤ 60	21	6.71	23	11.06	23	11.00
≤ 120	15	4.79	22	10.58	8	3.83
≤ 180	13	4.15	6	2.88	13	6.22
＞ 180	67	21.41	34	16.35	28	13.40
合计	313	100.00	208	100.00	209	100.00

（七）手术开始距入院时间

各年度分布构成情况见表 2-24。年度间分布差异有统计学意义（$P=0.005$，$x^2=28.261$）。

表 2-24　到病房至手术开始时间时段分布

时段 /min	2002 年		2003 年		2004 年	
	例数	构成比 /%	例数	构成比 /%	例数	构成比 /%
≤ 5	6	2.96	26	8.90	11	4.49
≤ 15	12	5.91	23	7.88	15	6.12
≤ 30	27	13.30	32	10.96	26	10.61
≤ 60	63	31.03	59	20.21	73	29.80
≤ 120	56	27.59	61	20.89	49	20.00
≤ 180	14	6.90	24	8.22	19	7.76

续表

时段 /min	2002 年		2003 年		2004 年	
	例数	构成比 /%	例数	构成比 /%	例数	构成比 /%
＞ 180	25	12.32	67	22.95	52	21.22
合计	203	100.00	292	100.00	245	100.00

（八）血常规检查报告距入院时间

各年度分布构成情况见表 2-25。年度间分布差异有统计学意义（$P=0.000$，$\chi^2=130.493$）。

表 2-25　血常规检查报告距入院时间

时段 /min	2002 年		2003 年		2004 年	
	例数	构成比 /%	例数	构成比 /%	例数	构成比 /%
≤ 15	146	21.25	140	21.74	143	22.59
≤ 30	229	33.33	134	20.81	159	25.12
≤ 60	168	24.45	146	22.67	162	25.59
≤ 120	104	15.14	56	8.7	44	6.95
＞ 120	40	5.82	168	26.09	125	19.75
合计	687	100	644	100	633	100

（九）生化检查报告距入院时间

各年度分布构成情况见表 2-26。年度间分布差异有统计学意义（$P=0.000$，$\chi^2=103.522$）。

表 2-26　病房急救生化检查报告距入院时间

时段 /min	2003 年		2003 年		2004 年	
	例数	构成比 /%	例数	构成比 /%	例数	构成比 /%
≤ 15	42	9.23	47	9.4	39	7.14
≤ 30	97	21.32	49	9.8	60	10.99
≤ 60	173	38.02	131	26.2	176	32.23
≤ 120	79	17.36	68	13.6	83	15.2
＞ 180	64	14.07	205	41	188	34.43
合计	455	100	500	100	546	100

（十）病房急救落实制度和质量控制情况

详见表 2-27。

表 2-27　病房急救落实制度和质量控制情况

	2002 年		2003 年		2004 年		χ^2	P*
	例数	构成比 /%	例数	构成比 /%	例数	构成比 /%		
危重病抢救计划							93.973	0.000
有	1 263	88.08	1 275	94.3	1 163	97.4		
无	171	11.92	77	5.7	31	2.6		
合计	1 434	100	1 352	100	1 194	100		
抢救措施及时得当							9.351	0.009
是	1 390	97.41	1 335	98.89	1 172	98.6		
否	37	2.59	15	1.11	17	1.4		
合计	1 427	100	1 350	100	1 189	100		
确定性病因治疗							43.361	0.000
有	1 343	94.18	1 280	95.18	1 056	88.9		
否	83	5.82	65	4.83	132	11.1		
合计	1 426	100	1 345	100	1 188	100		
最后诊断明确							22.888	0.000
是	1 354	96.92	1 253	99.29	1 155	98.7		
否	43	3.08	9	0.71	15	1.3		
合计	1 397	100	1 262	100	1 170	100		
抢救记录清楚、规范							299.257	0.000
是	1 160	84.36	1 303	98.86	1 147	98.5		
否	215	15.64	15	1.14	17	1.5		
合计	1 375	100	1 318	100	1 164			
死亡讨论								
有	1 396	97.83	1 308	99.17	1 163	99.1	11.286	0.003
无	31	2.17	11	0.83	10	0.9		
合计	1 427	100	1 319	100	1 173	100		

* Fisher's Exact Test

二、讨论

（一）首次医嘱下达距入院时间

根据《深圳市医疗服务质量评估办法》（下文简称《评估办法》），普通患者到病房后，应在 2 小时内检诊，危重患者立即检诊。2002—2004 年度间首次医嘱下达时间分布差异有统计学意义（P=0.000,x^2=210.220），后两个年度 5 分钟内下达首次医嘱（76.5% 和 76.8%）构成比明显高于 2002 年度（57.06%），说明经过针对性整改有改进。

（二）上级医生到场距住院时间

根据深圳市《医疗服务质量整体评估管理》，普通患者由值班医师处理并报告上级医师，危重抢救患者由二线医生检诊。各年度间分布差异有统计学意义（P=0.000,x^2= 80.042），2003 年度和 2004 年度二线或上级医生 15 分钟内到场构成比较 2002 年更低，说明其急救意识有待加强。与急诊科相比，住院科室上级和二线医师 15 分钟内到场率更低，其在病房的二线医师急救意识不如急诊科二线医师。

（三）会诊距入院时间

根据深圳市《医疗服务质量整体评估管理》，普通会诊 8 小时内到位，紧急会诊 30 分钟内到位，抢救患者会诊 15 分钟内到位。

2002—2004 各年度间分布差异有统计学意义（P=0.000,x^2=367.148），后两个年度 15 分钟和 30 分钟内到场会诊医师构成比增加，但仍有超过 40% 的会诊医生 30 分钟后才到场，主要原因：一是对病情估计不足，没有及时发出会诊通知；二是部分会诊医师急救意识不强，到场不及时；三是一些医院人手不足，能够会诊的医师可能在手术中。

（四）申请输血距入院时间

2003 年和 2004 年调查增加了此项内容，年度间分布构成差异无统计学意义（P=0.737,x^2= 1.991），说明无明显改进。两个年度均有超过 35% 的患者此项时间超过 30 分钟，没有及时申请用血可能与对病情估计不足有关。

（五）开始输血距入院时间

《深圳市医疗服务质量评估办法》要求：急救患者用血，30 分钟内要到位。年度间分布差异有统计学意义（P=0.000,x^2=35.867），尽管后两个年度有所改善，但仍均只有不到 25% 的患者于 30 分钟内得到输血。

（六）手术通知距入院时间

年度间分布差异有统计学意义（P=0.003,x^2=29.859）。2003 年和 2004 年 5 分钟内发出手术通知构成比（44.1% 和 40.67%）比 2002 年 38.66% 提高，但 30 分钟内发出手术通知者均不到 70%。急救意识有待加强。

（七）手术开始距入院时间

年度间分布差异有统计学意义（P=0.005,x^2=28.261）。后两个年度 15 分钟内开始手术构成比高于 2002 年，但后两个年度超过 180 分钟才开始手术者构成比亦高于 2002 年。总的来看三个年度 30 分钟内开展手术的构成比均不到 30%，说明在开通绿色通道以及对患者病情判断方面需要进一步改进。急救意识和管理有待加强。

（八）血常规检查报告距入院时间

《深圳市医疗服务质量评估办法》要求，危重患者常规化验，检验窗口接到标本后 5 分钟内出结果。各年度间分布差异有统计学意义（P=0.000，χ^2=130.493）。后两个年度不仅没有改进，而且 30 分钟内出报告构成比较 2002 年为低。说明不仅临床医生，而且检验工作人员也要进一步提高急救意识，在急救管理上不能忽视检验和检查这一环节。

（九）生化检查报告距入院时间

各年度间分布差异有统计学意义（P=0.000，χ^2=103.522），后两个年度 30 分钟内报告构成比较 2002 年更低。所存在问题与血常规检查相同。

（十）病房急救落实制度和质量控制情况

除有确定性病因治疗一项 2004 年降低以外，其他各项目均较 2002 年提高，这也是院内急救死亡率减低的原因之一。

（梁实）

第五节　创伤急救情况

一、结果

（一）死亡数和病死率

2002—2004 年全市创伤患者院外和院内病死率见表 2-28。

表 2-28　深圳市 2002—2004 年创伤急救患者院外和院内死亡数（病死率）

	2002 年	2003 年	2004 年	合计	χ^2	P
创伤急诊总数	31 387	64 946	65 031	161 364		
院外死亡	360(**1.15%**)	528(**0.81%**)	645(**0.99%**)	1 533(**0.95%**)	27.108	0.000
院内死亡	745(**2.40%**)	873(1.36%)	816(1.27%)	2 434(**1.52%**)	199.647	0.000
χ^2				216.002		
P				0.000		
交通伤急救数	12 925	20 193	20 879	53 997		
院外死亡	174(**1.35%**)	138(**0.68%**)	245(**1.17%**)	557(**1.03%**)	40.127	0.000
院内死亡	457(**3.58%**)	309(**1.54%**)	341(**1.65%**)	1 107(**2.07%**)	189.497	0.000
χ^2				190.494		
P				0.000		
非交通伤急救数	18 462	44 753	44 152	107 367		
院外死亡	186(**1.01%**)	390(**0.87%**)	400(**0.91%**)	976(**0.91%**)	2.693	0.260
院内死亡	288(**1.58%**)	564(**1.27%**)	475(**1.09%**)	1 327(**1.25%**)	25.503	0.000
χ^2				161.030		
P				0.000		

（二）各区域急救死亡情况

深圳市 2002—2004 年经急救网络医院抢救死亡的创伤患者共 3 967 例（包括院外和院内死亡），其区域分布详见表 2-29（各区域人口数来自《深圳市卫生年鉴》），各年度区域间人口年创伤死亡率差异均有统计学意义，均以龙岗最高、宝安次之。全市合计年度间人口年创伤死亡率差异有统计学意义（χ^2=92 003.05，P=0.000）。

表 2-29　深圳市各区域 2002—2004 年创伤急救死亡情况

	罗湖	福田	南山	盐田	宝安	龙岗	合计	χ^2	P
2002 年									
人口 / 万人	71.81	88.59	57.6	14.21	160.62	111.42	504.25		
创伤死亡人数	88	186	79	13	369	370	1 105		
人口年创伤死亡率/10 000^{-1}	1.225 5	2.099 6	1.371 5	0.914 8	2.297 3	3.320 8	2.191 4	124.797	0.000
2003 年									
人口 / 万人	76.66	94.74	62.19	15.33	182.73	125.75	557.41		
创伤死亡人数	78	184	129	28	535	447	1 401		
人口年创伤死亡率/10 000^{-1}	1.017 5	1.942 2	2.074 3	1.826 5	2.927 8	3.554 7	2.513 4	154.898	0.000
2004 年									
人口 / 万人	76.96	99.63	67.1	16.28	198.7	135.88	594.55		
创伤死亡人数	104	183	115	23	561	475	1 461		
人口年创伤死亡率/10 000^{-1}	1.351 4	1.836 8	1.713 9	1.412 8	2.823 4	3.495 7	2.457 3	146.665	0.000

（三）创伤死亡患者在急救各阶段分布

各阶段患者死亡情况详见表 2-30，三个年度各阶段分布差异有统计学意义（χ^2=38.784，P=0.000），院前死亡构成比有逐年增加的趋势，急诊科和住院科室死亡构成比则有逐渐减少趋势。

表 2-30　深圳市 2002—2004 年创伤死亡患者在急救各阶段分布

阶段	2002 年		2003 年		2004 年		合计	
	例数	构成比 /%	例数	构成比 /%	例数	构成比 /%	例数	构成比 /%
院前	360	32.57	528	37.69	645	44.15	1 533	38.64
急诊科	264	23.89	329	23.48	320	21.90	913	23.01
住院科室	481	43.53	544	38.83	496	33.95	1 521	38.34
合计	1 105	100.00	1 401	100.00	1 461	100.00	3 967	100.00

（四）创伤死亡年龄分布

三个年度创伤死亡平均年龄为 29.86 岁 ±15.32 岁，各年龄段分布详见表 2-31、图 2-8，1～5 岁组人数有一小高峰，16～40 岁各组人数形成了大高峰。

表 2-31 深圳市 2002—2004 年损伤急救死亡年龄分布

年龄/岁	2002 年		2003 年		2004 年		合计	
	例数	构成比/%	例数	构成比/%	例数	构成比/%	例数	构成比/%
0	12	1.35	32	2.82	24	2.15	68	2.17
1～5	48	5.39	66	5.81	69	6.19	183	5.83
6～10	24	2.70	36	3.17	40	3.59	100	3.19
11～15	16	1.80	18	1.59	14	1.26	48	1.53
16～20	84	4.20	135	11.89	106	9.52	325	10.35
21～25	174	19.55	168	14.80	180	16.16	522	16.63
26～30	168	18.88	165	14.54	169	15.17	502	15.99
31～35	130	14.61	171	15.07	152	13.64	453	14.43
36～40	108	12.13	122	10.75	124	11.13	354	11.28
41～45	36	4.04	44	3.88	57	5.12	137	4.36
46～50	30	3.37	48	4.23	60	5.39	138	4.40
51～55	18	2.02	38	3.35	31	2.78	87	2.77
56～60	12	1.35	16	1.41	25	2.24	53	1.69
61～65	16	1.80	21	1.85	16	1.44	53	1.69
≥66	14	1.57	55	4.85	47	4.22	116	3.70
合计	890	100.00	1 135	100.00	1 114	100.00	3 139	100.00

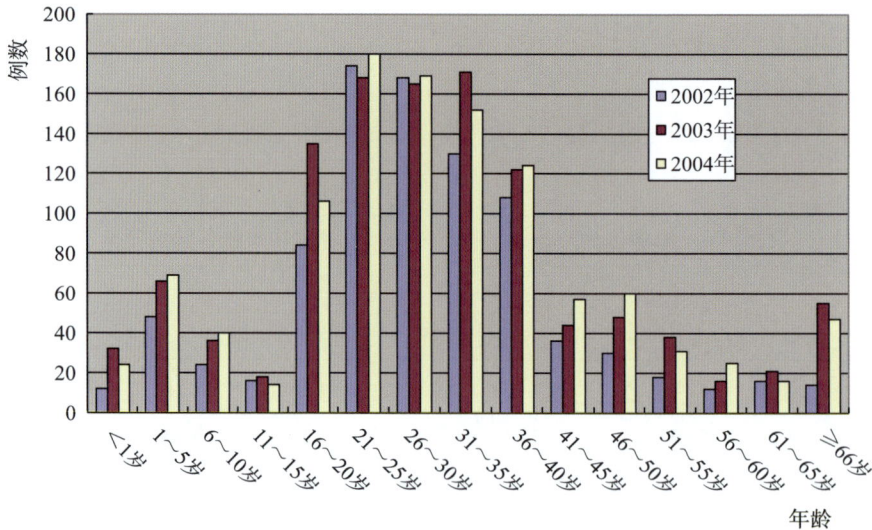

图 2-8 深圳市 2002—2004 年创伤急救死亡患者年龄分布

（五）性别分布和交通伤 / 非交通伤构成

详见表 2-32，所有创伤死亡患者三个年度间性别分布差异无统计学意义（P=0.350，χ^2=2.100），交通伤死亡患者三个年度间性别分布差异无统计学意义（P=0.816，χ^2=0.406），非交通伤死亡患者三个年度间性别分布差异无统计学意义（P=0.063〈双侧〉，χ^2=5.540）。

交通伤与非交通伤之间性别分布差异有统计学意义（P=0.001，χ^2=10.791），男性比例均超过女性的 2 倍。

三个年度间交通伤 / 非交通伤构成（交通伤构成比分别为：630/1 105=57.01%、457/1 401=32.62%、586/1 461=40.11%）差异有统计学意义（P=0.000，χ^2=154.775）。

表 2-32　深圳市 2002—2004 年创伤急救死亡病例分类和性别构成（例数 / 横向构成比，%）

	男	女	合计
2002 年			
交通伤	456/**72.38**	174/**27.62**	630/**100**
非交通伤	381/**80.21**	94/**19.79**	475/**100**
合计	837/**75.75**	268/**24.25**	1 105/**100**
2003 年			
交通伤	325/**71.12**	132/**28.88**	457/**100**
非交通伤	709/**75.11**	235/**24.89**	944/**100**
合计	1 034/**73.80**	367/**26.20**	1 401/**100**
2004 年			
交通伤	415/**70.82**	171/**29.18**	586/**100**
非交通伤	656/**74.97**	219/**25.03**	875/**100**
合计	1 071/**73.31**	390/**26.69**	1 461/**100**
三年合计			
交通伤	1 196/**71.49**	477/**28.51**	1 673/**100**
非交通伤	1 746/**76.11**	548/**23.89**	2 294/**100**
合计	2 942/**74.16**	1 025/**25.84**	3 967/**100**

（六）患者到院后死亡时间分布

图 2-9 示患者到院后 30 分钟内死亡 33.83%，60 分钟内死亡 63.88%，3 小时内死亡 81.94%。

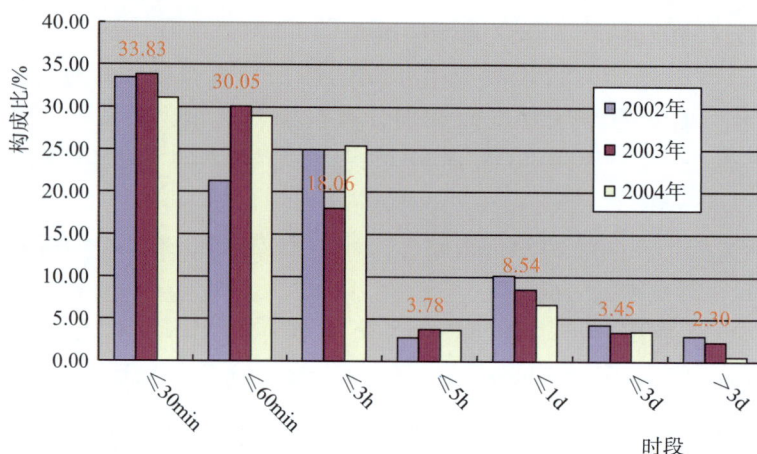

图 2-9　三年外伤患者到急诊科后死亡时间分布

二、讨论

（一）死亡数和死亡率

表 2-28 示三个年度间除非交通伤院外死亡率差异无统计学意义外，其他各项年度间死亡率差异均有统计学意义，后两个年度较 2002 年为低，反映出针对 2002 年检查中发现的问题整改有成效。三年累计创伤院外病死率 0.95%，高于珲春市交通伤的 0 死亡（0/50），低于山东昌邑市医院的 10%（12/120）和聊城市第二医院的 22.58%（7/31），深圳市院前急救病死率较低的原因，可能与急救网点较多、急救半径较小、反应时间较短有关。另外国内文献多为一个医院的小样本报道，可能没有能够反映出一个城市的整体创伤病死率。

三年累计院内病死率为 1.52%，所有创伤、交通伤和非交通伤院内病死率均高于院外。低于荷兰的 2.6%～8.4%。有文献报道，伤员如能及时接受良好的救治，交通伤入院后死亡者中的 40% 本可挽救生命。Gruen RL 等分析 1996—2004 年 2 594 例院内创伤死亡，其中 601 例到院后死亡概率低于 50%，确认救护失误致死 64 例患者（占死亡患者的 2.47%）死亡。主要的失误模式包括：未能成功的气管插管，未注意保护气道（16%），延迟了控制急性腹腔或盆腔出血的手术或血管介入治疗（16%），进行性胸腔出血的延误介入治疗（9%），不足的日代谢量和胃肠道屏障破坏（9%），对不稳定患者过长的手术操作而不是采用损伤控制手术（8%），过度的液体复苏（5%）和饲管合并症（5%）。

无论院外还是院内交通伤与非交通伤死亡率差异均有统计学意义，以交通伤死亡率为高，2004 年度总的创伤死亡率较 2003 年度略有回升，与交通伤患者增多有关。

（二）区域分布

进入 21 世纪以来，深圳人口每年都有大幅度增加，创伤也随之大量增加，宝安、龙岗两区创伤死亡患者占全市总数的约 69.50%，各年度区域间人口年创伤死亡率差异有统计学意义，均以龙岗最高、宝安次之，这两区位于特区关外，地区面积超过特区内面积 3 倍多，人口占全市人口约 3/5，是工业集中区域，有多条高速公路穿过，面积大，人口多，治安也较特区内差。市级医院布局未能跟上人口的变化，均集中在罗湖、福田两区，特别是福田区有市第二人民医院、北大医院、市中医院、市儿童医院、市妇幼保健院,而南山、盐田及特区关外宝安和龙岗广大地区没有市级医院。人口创伤死亡率明显高于特区关内地区(详见下表,各区域人口数据来自《深圳卫生年鉴》)。深圳市卫生局领导已经重视到特区关外医疗救治实力不足的问题,在特区关外建几家市级医院的议案已经通过市人大和政府立项,进入实施阶段。

全市各年度间人口年创伤死亡率差异有统计学意义,后两个年度明显高于2002年度,与人口增加、汽车数量快速增加、创伤增加有关。

(三)急救阶段分布

院前死亡构成比有增加趋势,形成这一趋势的重要因素是,在2002年度的急救死亡病例检查中发现院内急救存在时间、技术和质量等方面的问题,并将这些问题在全市卫生工作会议上进行了通报,要求各医院整改,通过整改有了明显改进,从而降低了院内急救死亡率,院前急救死亡构成比相对增加。这一趋势也说明进一步强化院前急救的重要性,如果患者不能生存入院,那么无论医院条件再好、院内专家水平再高,也无用武之地。

(四)院前创伤死亡患者年龄分布

三个年度创伤死亡平均年龄为29.86岁,低于同期全市所有病因急救死亡患者平均年龄约10岁,低于国内外所有城市创伤死亡年龄,与深圳为一个年轻的城市而且年轻人所占比例高有关。与全市所有死因急救死亡患者数有~1岁组、16~40岁组和≥70岁组三个高峰不同,仅形成1~5岁组和16~40岁组两个高峰。

(五)性别分布和交通伤/非交通伤构成

三个年度间性别分布构成差异无统计学意义,男性均为女性的2倍以上,略高于鞍山的66%/34%、西雅图的69%/31%,但远低于长治的10.58∶1。

交通伤与非交通伤之间性别分布差异有统计学意义,显示出女性在交通伤中性别构成逐年增高,男性则相反。

三个年度间交通伤/非交通伤构成差异有统计学意义,2003年较2002年度交通伤构成比大幅度下降,与2003年开始政府针对交通事故多这一问题开始了综合治理有关。在主要干道中线安装或加高了护栏,横穿马路的人减少了;停止了摩托车发牌;实行交警分段负责制。2004年度交通伤构成比有所增加,与当年国产汽车产量大增、价格大降、购车人数大幅度增加有关。

WTO预计,至2020年,交通伤致死和致残人数,在全球疾病和伤害中的排位将由1990年的第9位跃升至第3位。从2002—2004年全市总的急救死因谱来看,后两年非交通伤超过心脑血管疾病跃居第一位,交通伤3年中稳居第二位。

(六)患者到院后死亡时间分布

三年累计患者到院后30分钟内死亡33.83%,60分钟内死亡63.88%,3小时内死亡81.94%,反映出对创伤急救争分夺秒的重要性。文献报道如果能对严重创伤以最快的速度进行有效的救治,约1/3的死亡人员可能得到挽救。

(梁实)

参考文献

[1] KAI OLIVER JENSEN, MICHEL PAUL JOHAN TEUBEN, ROLF LEFERING, et al. Pre-hospital trauma care in Switzerland and Germany: do they speak the same language? [J].European Journal of Trauma and Emergency Surgery, 2021,47（4）: 1273-1280.

[2] 甘国战,王岁喜. 道路交通伤院前急救体会 [J]. 中国保健营养 ,2020,30（24）: 127.

[3] 陈守民. 初级创伤救治体系在院外急救的临床应用 [J]. 医学食疗与健康 , 2020（20）: 47-48.

[4] 冯立朋,王朝宁 . 严重创伤性骨折患者的院前急救与护理对抢救成功率的影响 [J]. 健康大视野 ,2020, 22:129.

[5] 曾涌,唐国强,赵金川 . 不同心肺复苏术对院前心搏骤停患者心功能、血气指标、神经功能以及预后的影响 [J]. 临床急诊杂志 ,2020,21(12): 969-973.

[6] GRUEN RL, JURKOVICH GJ, MCINTYRE LK, et al. Patterns of errors contributing to trauma mortality: lessons learned from 2,594 deaths[J]. Ann Surg. 2006, 244(3): 371-380.

[7] PAMELA HILTUNEN, HELENA JÄNTTI, TOM SILFVAST, et al. Airway management in out-of-hospital cardiac arrest in Finland: current practices and outcomes[J]. Scandinavian Journal of Trauma, Resuscitation and Emergency Medicine, 2016, 24:49.

第三章
急救心肺复苏效果的影响因素研究

为了查找急救各环节存在的问题,前文以深圳市急救网络运转情况调研为例进行了论述。在此基础上,为了进一步了解心搏呼吸骤停(cardiopulmonary arrest, CA)患者心肺复苏(cardiopulmonary resuscitation, CPR)过程中对救治效果的影响因素,需要进一步研究。本章以深圳经验为例进一步论述。

第一节　影响急救心肺复苏效果的单因素分析

一、资料来源、调查内容和方法

(一)资料来源

2004 年 9 月—2009 年 1 月全市各急救网络医院院前和急诊科进行过心肺复苏的呼吸、心搏骤停病例。

诊断标准

(1)心肺复苏成功并生存:①心搏恢复;②面色(口唇)由发绀转为红润;③出现自主呼吸(规则或不规则呼吸),或由机械通气心搏恢复正常,经皮测血氧饱和度大于 95%;④瞳孔由大变小,并有对光反应或眼球活动。

(2)恢复自主循环(return of spontaneous circulation, ROSC):可探测到的脉搏和灌注节律维持 5 分钟以上。

(二)调查内容和方法

1. 调查方法　设计"心肺复苏观察表",调查内容主要包括:患者姓名、性别、年龄,病因,有无第一目击者急救,复苏术前心脏停搏时间,CPR 前 ECG 图,按压呼吸比,电除颤次数和能量,肾上腺素等药物用量。详见第二章。由市急救中心组织,发文至各急救网络医院,要求各急救网络医院急诊科组织医生对照做过 CPR 的 CA 病历填写"心肺复苏观察表",经科主任审核后上报,市急救中心复核调查表,对有疑问的通过电话再次复核。

2. 统计方法　用 EpiData 建立数据库,每份调查表格由 2 人分别录入并比较纠错,以保证输入数据的正确性。用 SPSS 统计软件进行统计学分析,对复苏效果构成比分布差异采用 χ^2 检验(Pearson Chi-Square,对不满足条件的用 Fisher's Ecact Test 并在结果中标出),两样本均数比较采用 t 检验,多组样本均数比较采用方差分析,均以 $P < 0.05$(双侧)为有统计学意义。

二、结果

（一）不同性别患者的心肺复苏效果

共收集了 2 288 例患者资料,其中经院前急救患者 1 376 例,经急诊科急救患者 935 例(部分有院前急救记录),经住院急救患者 27 例。男 1 633 例(71.37%),女 655 例(28.63%),男：女 =2.49：1。

院前急救中女性患者急救效果优于男性。男性生存到院率 6.26%,ROSC 率 10.09%；女性生存到院率 7.01%,ROSC 率 14.54%。但在急诊科急救中这种差异无统计学意义(表 3-1)。

院前急救组和急诊科急救组间性别构成差异无统计学意义(χ^2=0.366 6,P=0.545)。院前生存到院率 6.74%,急诊科生存入院率 22.46%(χ^2=150.086,P=0.000),以急诊科效果更好。

表 3-1 不同性别心肺复苏效果比较

			不成功	ROSC		合计	χ^2	P
				院前死亡	生存到 / 入院			
院前							8.653	0.013
	男	例数	891	38	62	991		
		构成比 /%	89.91	3.83	6.26	100		
	女	例数	329	29	27	385		
		构成比 /%	85.45	7.53	7.01	100		
	合计	例数	1 220	67	89	1 376		
		构成比 /%	88.66	4.87	6.47	100		
急诊科							0.719	0.698
	男	例数	459	59	144	662		
		构成比 /%	69.34	8.91	21.75	100		
	女	例数	182	25	66	273		
		构成比 /%	66.67	9.16	24.18	100		
	合计	例数	641	84	210	935		
		构成比 /%	68.56	8.98	22.46	100		

（二）不同年龄患者的心肺复苏效果

有年龄记录的患者 2 054 例,占所有病例的 89.77%。最小 0.001 岁,最大 98 岁,平均年龄 38.60 岁 ±23.67 岁,中位数年龄 35 岁,分布情况见图 3-1。仅在院前急救有年龄记录的患者 1 180 例,平均 40.667 岁 ±24.427 岁；经急诊科急救有年龄记载患者 848 例,平均 35.63

岁 ±22.256 岁；以院前组年龄为高（t=4.827 88，P=0.000）。

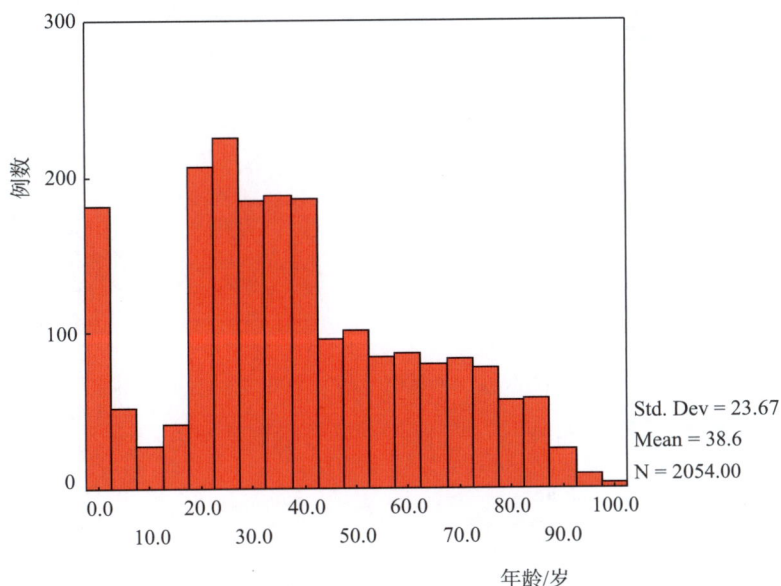

图 3-1　心肺复苏患者年龄分布

院前各年龄段患者 ROSC 率（表 3-2）差异有统计学意义（χ^2=24.122，P=0.002），以 13 ～ 19 岁组最高（18.18%）。生存到院率差异亦有统计学意义（χ^2=27.011，P=0.001），同样以 13 ～ 19 岁组最高（16.36%）。

表 3-2　院前急救各年龄段 CPR 患者 ROSC 和生存到院构成

年龄 / 岁		院前 ROSC			生存到院		
		无	有	合计	否	是	合计
≤1	例数	84	3	87	87	0	87
	构成比 /%	96.55	3.45	100	100.00	0.00	100
2 ～ 12	例数	53	8	61	55	6	61
	构成比 /%	86.89	13.11	100	90.16	9.84	100
13 ～ 19	例数	45	10	55	46	9	55
	构成比 /%	81.82	18.18	100	83.64	16.36	100
20 ～ 29	例数	204	43	247	223	24	247
	构成比 /%	82.59	17.41	100	90.28	9.72	100
30 ～ 39	例数	176	26	202	189	13	202
	构成比 /%	87.13	12.87	100	93.56	6.44	100
40 ～ 49	例数	136	9	145	139	6	145
	构成比 /%	93.79	6.21	100	95.86	4.14	100

续表

年龄/岁		院前 ROSC			生存到院		
		无	有	合计	否	是	合计
50～59	例数	101	12	113	104	9	113
	构成比/%	89.38	10.62	100	92.04	7.96	100
60～80	例数	195	21	216	205	11	216
	构成比/%	90.28	9.72	100	94.91	5.09	100
≥81	例数	85	6	91	90	1	91
	构成比/%	93.41	6.59	100	98.90	1.10	100
合计	例数	1 079	138	1 217	1 138	79	1 217
	构成比/%	88.66	11.34	100	93.51	6.49	100

急诊科各年龄段患者 ROSC 率差异无统计学意义（χ^2=14.431，P=0.007）。生存入院率差异亦无统计学意义（χ^2=10.337，P=0.242）。

（三）病因

按 ICD-10 国际疾病编码（现在 ICD-11 已经公布并使用）分类，病因构成详见表 3-3。

表 3-3　接受心肺复苏患者的病因谱

	例数	构成比/%
传染病	2	0.09
肿瘤	62	2.71
内分泌与代谢疾患	19	0.83
神经系统疾患	31	1.35
循环系统疾患		
风湿性心脏病	17	0.74
高血压	29	1.27
冠心病	60	2.62
猝死	789	34.48
其他心脏疾患	24	1.05
脑血管病	57	2.49
呼吸系统疾患	67	2.93
消化系统疾患	21	0.92

续表

	例数	构成比 /%
泌尿系统疾患	7	0.31
妊娠	5	0.22
围产期疾患	6	0.26
先天畸形	7	0.31
其他非外因疾患	28	1.22
外伤	607	26.53
淹溺	104	4.55
其他原因窒息	52	2.27
电击	106	4.63
烧伤	5	0.22
中毒	149	6.51
药物过敏和副作用	9	0.39
其他外因	25	1.09
合计	2 288	100.00

（四）心肺复苏前心搏骤停时间

有记载此项时间的患者为 2 126 例，最短为 0 分钟（立刻进行），最长为 240 分钟，平均为 19.67 分钟 ±21.26 分钟。其中仅行院前急救的患者为 1 287 例，最短为 0 分钟，最长为 240 分钟，平均为 21.75 分钟 ±21.649 分钟；在急诊科急救为 812 例，最短为 0 分钟，最长为 240 分钟，平均为 16.895 分钟 ±20.42 分钟，以院前组时间为长（t=5.115 069，P=0.000）。

（五）第一目击者急救

在 1 376 例呼吸心搏骤停院前急救患者中，有第一目击者急救者 218 例（15.84%）。院前和急诊科急救复苏效果均显示出目击者急救的作用，均以有第一目击者急救组 ROSC 或生存到 / 入院率为高，有或无第一目击者急救复苏效果分布差异有统计学意义，详见表 3-4。

表 3-4　第一目击者急救对复苏效果的影响

第一目击者急救		不成功	ROSC 死亡	ROSC 生存到 / 入院	合计	χ^2	P
院前						86.593	0.000
无	例数	1 063	32	63	1158		
无	构成比 /%	91.80	2.76	5.44	100.00		
有	例数	157	35	26	218		
有	构成比 /%	72.02	16.06	11.93	100.00		

续表

第一目击者 急救		不成功	ROSC		合计	χ^2	P
			死亡	生存到/入院			
合计	例数	1 220	67	89	1 376		
	构成比/%	88.66	4.87	6.47	100.00		
急诊科						7.698	0.021
无	例数	511	56	160	727		
	构成比/%	70.29	7.70	22.01	100.00		
有	例数	130	28	50	208		
	构成比/%	62.50	13.46	24.04	100.00		
合计	例数	641	84	210	935		
	构成比/%	68.56	8.98	22.46	100.00		

（六）人工通气方法

定为四级，1级为口对口人工呼吸，2级为面罩给氧，3级为气管插管给氧，4级为环甲膜穿刺、气管切开等其他操作。同一患者仅按照曾接受的最高级别通气方法统计。

不同通气方法抢救结果详见表3-5，院前用不同通气方法复苏结果构成差异有统计学意义（$P=0.030$，Fisher's Exact Test），以气管插管组生存到院和ROSC率最高；急诊科用不同通气方法复苏结果构成差异无统计学意义（$P=0.313$，Fisher's Exact Test）。

表3-5　不同人工通气方法患者的复苏效果

		不成功	ROSC		合计
			死亡	生存到/入院	
院前					
1.口对口	例数	52	1	3	56
	构成比/%	92.86	1.79	5.36	100.00
2.面罩给氧	例数	507	21	29	557
	构成比/%	91.02	3.77	5.21	100.00
3.气管插管	例数	551	44	55	650
	构成比/%	84.77	6.77	8.46	100.00
4.其他	例数	11	1	1	13
	构成比/%	84.62	7.69	7.69	100.00
合计	例数	1 121	67	88	1 276
	构成比/%	87.85	5.25	6.90	100.00

续表

		不成功	ROSC		合计
			死亡	生存到 / 入院	
急诊科					
1. 口对口	例数	6	0	2	8
	构成比 /%	75.00	0.00	25.00	100.00
2. 面罩给氧	例数	149	12	56	217
	构成比 /%	68.66	5.53	25.81	100.00
3. 气管插管	例数	444	67	147	658
	构成比 /%	67.48	10.18	22.34	100.00
4. 其他	例数	4	1	2	7
	构成比 /%	57.14	14.29	28.57	100.00
合计	例数	603	80	207	890
	构成比 /%	67.75	8.99	23.26	100.00

（七）心肺复苏前心电图（electrocardiogram, ECG）

详见表 3-6。院前室颤（ventricular fibrillation, VF）、无脉电活动（pulseless electic activity, PEA）和心脏静止（asystole）三组间复苏结果构成差异有统计学意义（χ^2= 169.068，P= 0.000），以 VF 组最高，PEA 组次之，心脏静止组最低。

急诊科不同 ECG 复苏结果构成差异有统计学意义（χ^2 = 74.098，P= 0.000），以 VF 组最高，PEA 组次之，心脏静止组最低。

表 3-6 复苏前不同心电图患者的复苏效果

		不成功	ROSC		合计
			死亡	生存到（入）院	
院前					
VF	例数	58	14	35	107
	构成比 /%	54.21	13.08	32.71	100.00
PEA	例数	77	4	10	91
	构成比 /%	84.62	4.40	10.99	100.00
Asystole	例数	984	48	34	1 066
	构成比 /%	92.31	4.50	3.19	100.00
合计	例数	1 119	66	79	1 264
	构成比 /%	88.66	4.87	6.47	100.00
急诊科					
VF	例数	76	34	53	163
	构成比 /%	46.63	20.86	32.52	100.00

续表

		不成功	ROSC		合计
			死亡	生存到（入）院	
PEA	例数	61	14	16	91
	构成比 /%	67.03	15.38	17.58	100.00
Asystole	例数	419	33	68	520
	构成比 /%	80.58	6.35	13.08	100.00
合计	例数	556	81	137	774
	构成比 /%	68.63	8.99	22.38	100.00

（八）按压呼吸比

不同呼吸按压比复苏结果详见表 3-7，院前用不同呼吸按压比复苏结果构成差异无统计学意义（$\chi^2 = 5.410$，$P=0.067$）；急诊科用不同呼吸按压比复苏结果构成差异无统计学意义（$\chi^2 = 1.114$，$P= 0.573$）。

表 3-7　接受不同按压呼吸比患者复苏效果比较

		不成功	ROSC		合计
			死亡	生存到（入）院	
院前					
15∶2	例数	739	31	53	823
	构成比 /%	89.79	3.77	6.44	100.00
30∶2	例数	481	36	36	553
	构成比 /%	86.98	6.51	6.51	100.00
合计	例数	1 220	67	89	1 376
	构成比 /%	88.66	4.87	6.47	100.00
急诊科					
15∶2	例数	461	65	152	678
	构成比 /%	67.99	9.59	22.42	100.00
30∶2	例数	180	19	58	257
	构成比 /%	70.04	7.39	22.57	100.00
合计	例数	641	84	210	935
	构成比 /%	68.56	8.98	22.46	100.00

（九）肾上腺素对复苏效果的影响

1. 使用或不使用肾上腺素对复苏效果的影响　在院前和急诊科是否使用肾上腺素复苏效果的差异均有统计学意义（表 3-8），以未使用者生存到院和 ROSC 为高。

2. 肾上腺素剂量对 14 岁以上心搏骤停患者复苏效果的影响　对 14 岁以上院前患者使用不同剂量肾上腺素复苏效果分析见表 3-9，不同剂量间差异有统计学意义（$\chi^2=39.378$，

P=0.000），以使用 3mg 组 ROSC 率最高，1mg 组生存到院率最高。

表 3-8　肾上腺素对复苏效果的影响

肾上腺素		不成功	ROSC		合计	χ^2	P
			死亡	生存到院 / 入院			
院前						13.846	0.001
未用	例数	227	2	18	247		
	构成比 /%	91.90	0.81	7.29	100.00		
用	例数	993	65	71	1 129		
	构成比 /%	87.95	5.76	6.29	100.00		
合计	例数	1 220	67	89	1 376		
	构成比 /%	88.66	4.87	6.47	100.00		
急诊科						8.978	0.011
未用	例数	71	2	28	101		
	构成比 /%	70.30	1.98	27.72	100.00		
用	例数	570	82	182	834		
	构成比 /%	68.35	9.83	21.82	100.00		
合计	例数	641	84	210	935		
	构成比 /%	68.56	8.98	22.46	100.00		

图 3-2 示 1 066 例 14 岁以上 CPR 患者使用肾上腺素的剂量 – 效应曲线，提示随着使用肾上腺素剂量增加，ROSC 率也增加，但超过 3mg，ROSC 率明显下降。但除了 1mg 组生存到院率略有上升外，随着剂量增加生存到院率无增高趋势。

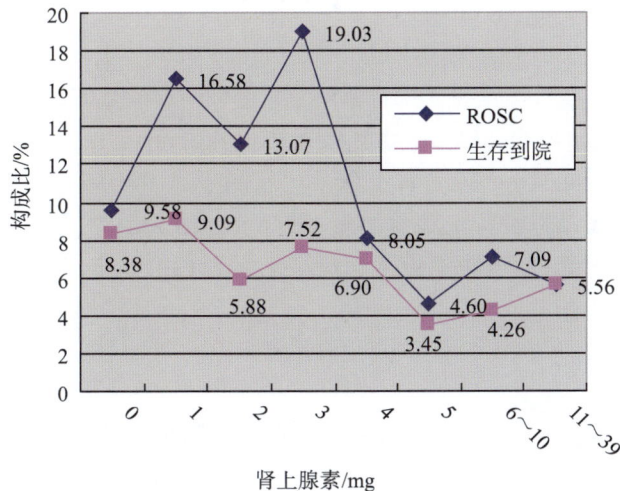

图 3-2　肾上腺素剂量对 14 岁以上患者心肺复苏效果的影响

表 3-9　肾上腺素剂量对 14 岁以上患者心肺复苏效果影响

肾上腺素 /mg		不成功	ROSC		合计
			死亡	生存	
0	例数	151	2	14	167
	构成比 /%	90.42	1.20	8.38	100
1	例数	156	14	17	187
	构成比 /%	83.42	7.49	9.09	100
2	例数	133	11	9	153
	构成比 /%	86.93	7.19	5.88	100
3	例数	183	26	17	226
	构成比 /%	80.97	11.50	7.52	100
4	例数	80	1	6	87
	构成比 /%	91.95	1.15	6.90	100
5	例数	83	1	3	87
	构成比 /%	95.40	1.15	3.45	100
6 ～ 10	例数	131	4	6	141
	构成比 /%	92.91	2.84	4.26	100
11 ～ 39	例数	17	0	1	18
	构成比 /%	94.44	0.00	5.56	100
合计	例数	934	59	73	1 066
	构成比 /%	87.62	5.53	6.85	100

院前复苏不成功（$n=939$）患者肾上腺素用量 3.21mg±3.11mg，ROSC 患者（$n=127$）肾上腺素用量 2.45mg±2.12mg，前者肾上腺素用量高于后者（$t=3.516$，$P=0.001$）。

院前死亡（$n=939$）患者肾上腺素用量 3.16 mg±3.05mg，生存到院患者（$n=73$）肾上腺素用量 2.54 mg±2.57mg，二者差异无统计学意义（$t=1.686$，$P=0.092$）。

急诊科复苏不成功（$n=497$）患者肾上腺素用量 4.51mg±3.97mg，ROSC 患者（$n=236$）肾上腺素用量 3.72 mg±4.31mg，前者肾上腺素用量高于后者（$t=2.415$，$P=0.016$）。

急诊科死亡（$n=552$）患者肾上腺素用量 4.74mg±4.15mg，生存入院患者（$n=181$）肾上腺素用量 2.79mg±3.55mg，前者肾上腺素用量高于后者（$t=6.133$，$P=0.000$）。

三、讨论

（一）性别

本研究中男：女 =2.49：1，略高于同时期泉州（姚照华等，2004）的 2.17：1（19 583/9 007）、北京（万立东等，2007）的 1.93：1（128 625/66 534），与西安（邹向阳等，2005）的 1.36：1（25 631/18 829）、芝加哥（Marina Del Rios 等，2019）的 1.44：1（3 601/2 502）差别

较大，与芬兰（Pamela Hiltunen 等，2016）的男性占 71.0% 接近。

院前心肺复苏生存到院率 6.47%，高于同时期上海的 3.43%（郭荣峰等，2004），深圳市保持较高院前心肺复苏成功率的原因与急救网点多、急救半径小、反应时间快有关。但与芬兰的生存到院率 34.7% 和芝加哥的生存住院率 22.5%～29.4% 差距大。

院前男、女不同组间复苏效果差异有统计学意义（表 3-1），显示出女性复苏效果好于男性，可能与女性胸廓阻力较小、胸外按压较容易达到有效深度有关。

台湾大学医院 Tsai（2007）等报告，心搏骤停患者在急诊科急救，用氢化可的松者 61%（22/36）ROSC，不用者 39%（24/61）ROSC，均高于深圳 31.44% 水平，但其为小样本研究。谭光林（2006）报道急诊科心肺复苏成功率 25.6%，曹义战（2004）等报告两组分别为 41.8% 和 9.4%，两组合并成功率为 25.65%（108/425），均高于本文结果 22.46%，这可能与技术水平和经验等因素有关，前两家样本均来自医科高校附属医院，而本样本来自市、区、镇、民营等 78 家不同等级医院，但能反映全市的平均水平。值得注意的是前两个单位样本中女性构成比均比本样本高 1 倍以上，本文在急诊科男女性别间复苏效果差异无统计学意义，但从数值上看女性抢救成功率较高，而且院前显示出女性复苏效果好于男性，增大样本分析是否有统计学意义有待进一步研究。Aufderheide 等（2005）报道威斯康星州密尔沃基两组经急诊科急救生存入住重症监护病房者分别为 17%（20/116）和 25%（29/114），两组合并生存住院率 21.30%，与本文结果相近。

（二）年龄

本组平均 38.60 岁 ±23.67 岁，高于重庆的 32.15 岁 ±6.35 和 31.46 岁 ±6.08 岁（曾涌等，2020）低于芬兰的 66 岁（Pamela Hiltunen 等，2016）和芝加哥的 62.8 岁 ±16.9 岁（Marina Del Rios 等，2019）。

仅在院前急救患者平均 40.667 岁 ±24.43 岁，经急诊科急救患者平均 35.63 岁 ± 22.26 岁（t=4.827 88，P=0.000），说明有机会生存到医院的患者较年轻。

院前各年龄段患者 ROSC 和生存到院率均以一岁以下组最低，≥81 岁组次之；以 13～19 岁组最高，20～29 岁和 2～12 岁组排在第二、三位。说明年龄对院前心肺复苏效果有影响，以青年组成功率最高。

急诊科各年龄段患者 ROSC 率和生存入院率差异均无统计学意义，考虑到院前 1 岁以内组和 81 岁以上组生存到院率最低，这两个年龄段能生存到达急诊科的患者已很少，这对急诊科各年龄段复苏效果差异有影响。

陈建荣（2006）等报道中年（40～59 岁）和老年组（60～79 岁）病死率高于高龄组（≥80 岁）和青年组（14～39 岁）。不同年龄生存率有差异，但只是一个相对弱的生存预后因素。

文献报道儿童心搏骤停发生率为（2.7～19.6）/100 000，一岁以内发生心搏骤停者占所有儿童心搏骤停的 56%，本组为 60%（163/271）。本组病例中一岁以内组 CPR 效果最差，与组中大部分病例为新生儿有关。由于其独特的病因学和病理生理学，一些儿科复苏专家在分析心肺复苏病例时会把新生儿分离出去单独考虑。

（三）病因构成

病因构成中以循环系统疾病最多，外伤次之（表 3-3），与西安文献报道相似，但本组外伤构成比更高一些。泉州以创伤排在第一位。

（四）心肺复苏术前呼吸心搏停止时间

院前和急诊科急救患者心肺复苏术前呼吸心搏停止时间分别为 21.75 分钟 ±21.65 分钟和 16.90 分钟 ±20.42 分钟（t=5.115 069，P=0.000），这也是急诊科患者复苏成功率高于院前的原因之一。

及时心肺复苏是抢救成功的关键，但救护车到达现场总是需要时间，2002 年度深圳救护车从医院到现场时间全市平均 7.58 分钟 ±4.61 分钟；2004 年度因塞车问题加重从医院到现场时间延长至 9.49 分钟 ±7.63 分钟。采用有线和无线手段对高危患者进行远程监控和围心搏骤停救治是及时施救的发展方向之一。使用急救摩托车施行院前急救先遣可以解决塞车问题，香港有相关实践。

（五）第一目击者急救

院前和急诊科急救复苏效果均显示出第一目击者急救的作用，均以有第一目击者急救组 ROSC 或生存到 / 入院率为高。

院前第一目击者急救率 15.84%（218/1 376），低于芝加哥（2019）的 20.4%（1 028/4 985）和芬兰（2016）的 48.5%（298/614）。

第一目击者急救不是启动急救医疗服务体系（emergency medical service system，EMSS）后专业医务人员进行的急救，而是首先看到患者发生心搏骤停的人员实施的急救，目击者急救对心搏骤停的识别以及启动 EMSS 至关重要。已有报道目击者急救可以肯定提高心搏骤停患者的生存率，但在许多社区，这些行动大多数被明显延迟了。

最有效的解决办法是普及大众的急救知识和技能，国外对非医务人员的培训普及率已经达到了相当高的水平。但在国内医生的心肺复苏水平也令人堪忧，反思我国对医学生培养体制，在心肺复苏教学中存在问题，王晶等（2007）对进入临床实习的医学生进行心肺复苏操作考核，及格率仅 7.8%，急救意识普遍缺乏，心肺复苏理论考试成绩 57.1 分 ±22.1 分。国外有研究显示延长操作模拟训练时间能明显提高学员应急能力，延长记忆保持时间。

深圳市急救中心专门设有培训科，自 1998 年成立至 2010 年已经培训公众第一目击者超过 30 万人次，至今已经超过 100 万人次，各红十字会和急救网络医院培训人数尚未统计在内。后文专有一章讨论社会急救问题。

（六）人工通气方法

在院前采用不同人工通气方法抢救结果构成差异有统计学意义，以气管插管复苏成功率最高。在急诊科急救的结果没有显示出气管插管的优势，与曾涌（2020）等报道的一致。出现院前和院内差异的主要原因是插管的熟练性问题，因为当时我们对全市院前急救每年都组织考核，对院内没有考核，院前工作人员参加培训和主动练习操作的更多。

气管插管的关键在于操作者熟练掌握并经常练习，深圳全市演习考核院前气管插管成功所需时间（从开放气道至胶布固定完成）平均不到 1 分钟。如果操作者不熟练或有插管禁忌，可采用其他方法，插管操作时间过长将人为阻塞气道。因人工通气间断胸部按压的目标时间应控制在 10 秒以内。气管切开和环甲膜穿刺等方法通气效果确切，但受条件限制，并有相应的并发症。

面罩给氧可引起胃胀气并发症，包括反流、吸入性肺炎，还可使膈肌抬高，降低呼吸系统顺应性。在做好插管准备后，及时将面罩更换为插管为宜。

仅做口对口人工呼吸组抢救成功率最低，但并不意味着这种方法要取消，在没有其他人工通气器材的情况下,以这种方法人工通气总比没有人工通气好[28]。在没有准备好其他方式人工通气的情况下,及时行口对口人工呼吸争取时间也是必要的。

曹义战等报告急诊科人员插管心肺复苏成功率为41.8%,而等麻醉科医生来插管复苏成功率9.4%,说明急诊科工作人员掌握插管、及时插管的重要性。

美国心脏病学会《2020心肺复苏指南》对手法开放气道进行了详细的建议,其中一些要点包括:

1. 对于无可疑脊柱损伤的患者,医务人员应采用仰头抬颌法开放气道(1类推荐);

2. 受过培训的施救者在有充分自信可进行人工通气的情况下应采用仰头抬颌法开放气道(1类推荐);

3. 对没有呛咳或反流的无反应患者中采用面罩进行通气时,使用口咽通气道或鼻咽通气道可能是合理的(2b类推荐);

4. 对合并可疑颅底损伤或凝血障碍的患者,口咽通气道优于鼻咽通气道(2a类推荐);

5. 对于合并可疑脊柱损伤的患者,医务人员应采用托下颌法并避免头部后伸(1类推荐);

6. 对于合并头颈部创伤患者,如采用托下颌法结合人工通气道(口咽通气道或鼻咽通气道)仍不能开放气道,应给予仰头抬颌法(1类推荐);

7. 对于合并头颈部创伤患者,旁观施救者不应使用制动设备(有害,3类推荐)。

(七)复苏术前 ECG 改变

院前和急诊科(表3-6)术前ECG为VF、PEA和心脏静止三组间复苏效果差异均有统计学意义,均以VF者复苏效果最好,PEA者次之。心脏静止患者占大多数,与上海数据一致,但远高于洛杉矶。

尽管心脏静止经抢救ROSC和生存到/入院的构成比最低,但人数最多,说明对心脏静止患者也不要轻易放弃抢救。

(八)按压呼吸比

美国心脏病学会(American Heart Association, AHA)于2005年底推出了《2005心肺复苏指南》,与《2000心肺复苏指南》相比改动的内容之一是将按压和呼吸比由15:2改为30:2,深圳市急救中心立即组织了3期培训班对全市院前急救队伍进行了新指南培训。本次调查进行两种按压呼吸比的比较,院前和急诊科复苏效果均未显示出统计学意义(表3-7)。

除按压呼吸比以外,心肺复苏还受其他因素的影响,如按压频率和深度等。Abella等(2005)对院内急救CPR观察,发现ROSC者接受的按压频率为90次/min±17次/min,无ROSC的患者为79次/min±18次/min,二者差异有统计学意义(P=0.003)。Chiang等(2005)研发了一种发声装置,可以每分钟响100次,以提示复苏者跟上频率。现在国内通用的是《2020美国心脏病学会心肺复苏指南》,总的来说高质量CPR要求(黄煜、何庆,2020):

1. CPR应该在发现患者心搏骤停的现场进行(只要现场环境安全并具备实时有效CPR的条件)。

2. 患者最好取平卧位并且位于硬质平面上(如患者处于俯卧位,如院内的气管插管患者,在该体位进行 CPR 也可能是合理的)。

3. 一只手的掌根部放在患者胸部中央(胸骨下 1/2),另一只手掌根部放在其上以双手重叠;按压深度至少 5 cm(避免超过 6 cm),频率 100 ~ 120 次 /min。

4. 按压时胸廓需充分回弹(按压和回弹时间 1 : 1 可能是合理的)。

5. 及时更换按压人员,尽量减少按压中断时间(中断时间包括换人时间、除颤前后的时间、检查脉搏的时间和人工通气的时间等)。

6. 在整个 CPR 中,胸外按压的时间比例应在 60% 以上。

(九)肾上腺素对复苏效果的影响

在院前和急诊科急救中,是否使用肾上腺素复苏效果分布的差异均有统计学意义(表 3-8),以未使用过肾上腺素者效果好。

文献报道儿童病历比较特殊,特别是 1 岁以内组由于病理生理特别,许多文献研究心搏骤停是将其剔除。对 14 岁以上各肾上腺素剂量组间复苏效果构成比较,发现差异有统计学意义,剂量 – 效应曲线(图 3-2)显示使用肾上腺素 4mg 以下时随着剂量增加患者 ROSC 率增高,5mg 以上患者 ROSC 急剧下降,但随着剂量增加生存率却见减低。

ROSC 患者肾上腺素剂量低于复苏未成功者,在急诊科显示出 ROSC 患者肾上腺素用量低于复苏未成功患者,生存入院患者用量低于死亡患者。由此推测肾上腺素用量与心搏骤停患者预后之间有一定关系,但存在由于病情抢救时间长用药量也多的可能,故这种关系的前因后果需要进一步研究。相关问题在下一节多因素分析中进一步讨论。

四、结论

在院前急救中显示出,女性心搏骤停患者心肺复苏效果好于男性,不同年龄组间心肺复苏效果有差别,以 1 岁以内组效果最差,81 岁以上组次之,以 13 ~ 19 岁组效果最好。心肺复苏前心搏骤停时间对预后有重要影响,院前组生存率低于急诊科组,但其心肺复苏前心搏骤停时间长于急诊科组。院前和急诊科均显示出有第一目击者急救的患者 ROSC 和生存到 / 入院率高于没有这种机会者。院前气管插管优于其他人工通气方式。复苏前 ECG 为 VF 者预后最好。按压和呼吸比 15 : 2 与 30 : 2 两组比较复苏效果差异不明显。肾上腺素剂量与救治效果有关,大剂量使用可能无益。

(梁实)

第二节　影响急救心肺复苏效果的多因素分析

上一节对影响心肺复苏(cardio-pulmonary resuscitation, CPR)的各因素进行了单因素分析,为了检验这些因素是否为影响心肺复苏的独立因素,本节进一步采用非条件多因素 logistic 回归方法进行了分析。

一、资料来源和方法

(一)资料来源
使用上一节建立的心肺复苏患者数据库。

（二）分析方法

使用 SPSS 统计软件中两分类逻辑回归程序进行分析。选取的自变量为上一节中有统计学意义的可影响急救心肺复苏的因素,有性别、年龄、心肺复苏前心搏骤停(cardiac arrest,CA)时间,目击急救,人工通气方式、心肺复苏前心电图,电击,肾上腺素用量,共 8 种。采用 forward LR 分析。变量比较:除人工通气 "first" 外,其他均用 "last"。

二、结果

（一）影响院前心搏骤停患者恢复自主循环的多因素分析

1. 数据的基本情况和单因素分析　数据的基本情况和单因素分析具体见上一节。

2. 回归模型运算　以是否恢复自主循环(return of spontaneous circulation,ROSC)为因变量,分析影响 ROSC 的因素。有关自变量的赋值见表 3-10。

模型检验:各步骤模型经检验均为 $P=0.000$,回归方程有显著性意义。

Logistic 回归检验共进行了 7 步运算,当 7 个自变量 [按入选模型顺序:心肺复苏前心电图,目击急救,除颤,心肺复苏前心搏骤停时间,肾上腺素用量分组(0 ～ 4mg 和 ≥ 5mg),性别,年龄分组] 进入回归模型后,模型对因变量变异贡献 39.0%。总体准确率为 89.7%。

表 3-10　多因素分析自变量的赋值

		频数	参数赋值							
			（1）	（2）	（3）	（4）	（5）	（6）	（7）	（8）
年龄分组	≤ 1 岁	74	1	0	0	0	0	0	0	0
	2 ～ 12 岁	51	0	1	0	0	0	0	0	0
	13 ～ 19 岁	46	0	0	1	0	0	0	0	0
	20 ～ 29 岁	207	0	0	0	1	0	0	0	0
	30 ～ 39 岁	179	0	0	0	0	1	0	0	0
	40 ～ 49 岁	123	0	0	0	0	0	1	0	0
	50 ～ 59 岁	99	0	0	0	0	0	0	1	0
	60 ～ 80 岁	184	0	0	0	0	0	0	0	1
	≥ 81 岁	78	0	0	0	0	0	0	0	0
人工通气	口对口	37	0	0	0					
	面罩给氧	445	1	0	0					
	气管插管	550	0	1	0					
	其他	9	0	0	1					
心肺复苏前心电图	室颤	98	1	0						
	无脉搏	75	0	1						

续表

		频数	参数赋值							
			（1）	（2）	（3）	（4）	（5）	（6）	（7）	（8）
	心脏停止	868	0	0						
性别	男	744	1							
	女	297	0							
肾上腺素	≤4mg	795	1							
	≥5mg	246	0							
电击	有	439	1							
	无	602	0							
目击急救	有	194	1							
	无	847	0							

3. 对各变量的解析（表 3-11） 有第一目击者急救是保护因素 OR=2.21（P=0.001，95.0% CI=1.356~3.602）。

性别为男性是危险因素，比女性 ROSC 的可能性要低 OR=0.515（P=0.006，95.0% CI=0.320~0.826）。

年龄差异对 ROSC 影响有统计学意义，以第四组（20～29岁）ROSC 可能性最高，OR=3.241（P=0.026，95.0%CI=1.146~9.138）。

CPR 术前 CA 时间是 ROSC 的危险因素，时间越长预后越差，OR=0.913（P=0.000，95.0%CI=0.887~0.948）。

CPR 术前不同 ECG 对 ROSC 影响的差异有统计学意义，VF 患者 ROSC 可能性最高 OR=5.092（P=0.000，95.0%CI=2.927~8.861）。

电击是 ROSC 的保护因素，OR=3.384（P=0.000，95.0%CI=2.033~5.635）。

肾上腺素 0～4mg 组 ROSC 可能性高于 ≥5mg 组，OR=3.255（P=0.001，95.0%CI=1.606~6.597）。

表 3-11 院前 CA 患者 ROSC 影响因素的多因素 logistic 回归分析

		β	S.E.	Wald	P	OR	95% CI	
							Lower	Upper
Step 7	目击急救（1）	0.793	0.249	10.134	0.001	2.210	1.356	3.602
	性别（1）	-0.664	0.242	7.554	0.006	0.515	0.320	0.826
	年龄			18.695	0.017			
	年龄（1）	-1.033	0.793	1.694	0.193	0.356	0.075	1.686
	年龄（2）	0.949	0.686	1.916	0.166	2.584	0.674	9.905

续表

	β	S.E.	Wald	P	OR	95% CI	
						Lower	Upper
年龄（3）	0.934	0.668	1.956	0.162	2.546	0.687	9.431
年龄（4）	1.176	0.529	4.942	0.026	3.241	1.149	9.138
年龄（5）	0.473	0.548	0.744	0.388	1.605	0.548	4.700
年龄（6）	0.182	0.614	0.088	0.767	1.199	0.360	3.994
年龄（7）	0.629	0.607	1.074	0.300	1.876	0.571	6.163
年龄（8）	0.311	0.549	0.321	0.571	1.365	0.465	4.002
术前停时	−0.091	0.018	26.617	0.000	0.913	0.882	0.945
CPR 前 ECG			33.902	0.000			
CPR 前 ECG（1）	1.628	0.283	33.173	0.000	5.092	2.927	8.861
CPR 前 ECG（2）	0.122	0.388	0.099	0.753	1.130	0.528	2.419
电击（1）	1.219	0.260	21.972	0.000	3.384	2.033	5.635
肾上腺素（1）	1.180	0.360	10.718	0.001	3.255	1.606	6.597
Constant	−2.994	0.671	19.883	0.000	0.050		

（二）影响院前 CA 患者生存到院因素分析

1. 数据的基本情况和单因素分析 数据的基本情况和单因素分析具体见上一节。

2. 回归模型运算 以是否生存为因变量，分析影响生存的因素。自变量的赋值同表 3-10。

模型检验：各步骤模型（Model）经检验均为 P=0.000，回归方程有显著性意义。

模型总体描述：logistic 回归检验共进行了 3 步运算，当 3 个变量（按入选模型顺序：CPR 前 ECG，CPR 前 CA 时间，年龄分组）进入回归模型后，模型对因变量变异贡献 34.4%。总体准确率为 94.6%。

3. 对各变量的解析（表 3-12） 年龄分组第 2 组（2 ~ 12 岁）和第 3（13 ~ 19 岁）组与第 9 组（≥81 岁）两两比较差异有统计学意义，生存到院可能性分别比第 9 组高，OR=12.818（P=0.029, 95.0% CI= 1.299-126.508）和 OR=10.505（P=0.036, 95.0% CI=1.161-95.058）。

CPR 术前 CA 时间是生存到院的危险因素，OR=0.862（P=0.000, 95.0%CI= 0.821-0.906）。

CPR 前不同 ECG 患者间生存到院的差异有统计学意义（P=0.000），VF 患者生存到院的可能性最高，OR=7.330（P=0.000, 95.0%CI= 3.962-13.560）。

表 3-12　院前 CA 患者生存到院影响因素的多因素 Logistic 回归分析

		β	S.E.	Wald	P	OR	95.0% CI Lower	Upper
Step 3	年龄			14.291	0.074			
	年龄（1）	−4.932	10.360	0.227	0.634	0.007	0.000	4 748 711.965
	年龄（2）	2.551	1.168	4.769	0.029	12.818	1.299	126.508
	年龄（3）	2.352	1.124	4.379	0.036	10.505	1.161	95.058
	年龄（4）	1.945	1.057	3.385	0.066	6.991	0.881	55.497
	年龄（5）	1.268	1.086	1.364	0.243	3.555	0.423	29.869
	年龄（6）	1.412	1.118	1.596	0.206	4.105	0.459	36.722
	年龄（7）	1.821	1.107	2.709	0.100	6.180	0.707	54.062
	年龄（8）	0.990	1.087	0.829	0.363	2.691	0.319	22.678
	术前停时	−0.148	0.025	34.903	0.000	0.862	0.821	0.906
	CPR 前 ECG			40.280	0.000			
	CPR 前 ECG（1）	1.992	0.314	40.274	0.000	7.330	3.962	13.560
	CPR 前 ECG（2）	0.780	0.450	3.006	0.083	2.182	0.903	5.269
	Constant	−2.730	1.071	6.497	0.011	0.065		

（三）影响急诊科心搏骤停患者恢复自主循环的多因素分析

1. 数据的基本情况和单因素分析　数据的基本情况和单因素分析具体见上一节。

2. 回归模型运算　以是否 ROSC 为因变量，分析有关影响因素。自变量的赋值同表 3-10。

模型检验：各步骤模型（Model）经检验均为 $P=0.000$，回归方程有显著性意义。

模型总体描述：Logistic 回归检验共进行了 4 步运算，当 4 个变量（按入选模型顺序：CPR 前 ECG，CPR 前 CA 时间，电击，肾上腺素分组）进入回归模型后，模型对因变量变异贡献 19.6%。总体准确率为 74.0%。

3. 对各变量的解析（表 3-13）　CPR 术前不同 ECG 患者 ROSC 差异有统计学意义（$P=0.000$），VF 较心脏静止患者 ROSC 可能性大，$OR=3.071$（$P=0.000$，95.0%$CI=$ 2.019-4.670）。PEA 较心脏静止患者 ROSC 可能性大，$OR=1.730$（$P=0.036$，95.0%$CI=$ 1.036-2.890）。

电击是 ROSC 的保护因素，$OR=1.574$（$P=0.015$，95.0%$CI=$ 1.093-2.265）。

肾上腺素 0～4mg 组 ROSC 可能性较≥5mg 组大，$OR=1.483$（$P=0.037$，95.0%$CI=$ 1.024-2.147）。

CPR 术前 CA 时间是 ROSC 危险因素，$OR=0.961$（$P=0.000$，95.0% $CI=$ 0.946-0.976）。

表 3-13　急诊科 CA 患者 ROSC 影响因素的多因素 Logistic 回归分析

		β	S.E.	Wald	P	OR	95.0% C.I.for EXP（B）	
							Lower	Upper
Step 4	CPR 前 ECG			28.008	0.000			
	CPR 前 ECG（1）	1.122	0.214	27.512	0.000	3.071	2.019	4.670
	CPR 前 ECG（2）	0.548	0.262	4.390	0.036	1.730	1.036	2.890
	电击（1）	0.453	0.186	5.954	0.015	1.574	1.093	2.265
	肾上分组（1）	0.394	0.189	4.351	0.037	1.483	1.024	2.147
	术前停时	-0.040	0.008	24.813	0.000	0.961	0.946	0.976
	Constant	-1.196	0.228	27.545	0.000	0.302		

（四）影响急诊科心搏骤停患者生存入院的多因素分析

1. 数据的基本情况和单因素分析　数据的基本情况和单因素分析具体见上一节。

2. 回归模型运算　以是否生存为因变量,分析有关影响因素。自变量的赋值同表 3-10。

模型检验:各步骤模型（Model）经检验均为 $P=0.000$,回归方程有显著性意义。

模型总体描述:Logistic 回归检验共进行了 3 步运算,当 3 个变量（按入选模型顺序:CPR 前 CA 时间,肾上腺素分组,CPR 前 ECG 进入回归模型后,模型对因变量变异贡献 16.0%。总体准确率为 79.1%。

3. 对各变量的解析（见表 3-14）　CPR 前不同 ECG 生存差异有统计学意义（$P=0.007$）,VF 患者生存可能性大于心脏静止患者生存可能性,$OR=2.013$（$P=0.002$,95%CI =1.299－3.121）。

肾上腺素 0～4mg 组生存可能性较≥5mg 组大,$OR=2.289$（$P=0.000$,95%CI=1.487-3.524）。

CPR 术前 CA 时间是急诊科患者生存入院的危险因素,$OR=0.951$（$P=0.000$,95%CI=0.933-0.969）。

表 3-14　急诊科 CA 患者生存入院影响因素的多因素 Logistic 回归分析

		β	S.E.	Wald	P	OR	95.0% CI	
							Lower	Upper
Step 3	CPR 前 ECG			9.957	0.007			
	CPR 前 ECG（1）	0.700	0.224	9.791	0.002	2.013	1.299	3.121
	CPR 前 ECG（2）	0.368	0.295	1.557	0.212	1.445	0.811	2.574
	肾上腺素（1）	0.828	0.220	14.171	0.000	2.289	1.487	3.524
	术前停时	-0.050	0.010	27.129	0.000	0.951	0.933	0.969
	Constant	-1.508	0.245	37.924	0.000	0.221		

三、讨论

（一）第一目击者急救

Spaite 等（2008）对 15 559 例院前 CA 行逻辑回归分析发现，第一目击者急救是院前急救生存的独立影响因素（保护因素），Morrison 等（2007）对 16 岁以上心脏病 CA 患者行回归分析发现，第一目击者急救是生存出院的独立影响因素（保护因素）。台湾省的高雄（Huang 等，2021）排除了 20 岁以下和因创伤、烧伤、溺水导致 CA 患者资料显示第一目击者急救是 75 岁以下组生存出院的保护因素，但不是 75 岁以上组的保护因素，但对两组患者有第一目击者急救开放气道均是保护因素。在单因素分析中，院前和急诊科急救中均显示出第一目击者急救对心肺复苏效果的影响，但在本节二分类 logistic 回归分析中，发现其仅在院前是影响 ROSC 的独立影响因素，在院前生存到院、急诊科 ROSC 和生存住院分析中，未能进入方程，不是独立影响因素。与其他报道的差异可能与第一目击者急救的质量有关，调查本组病例的当时深圳启动第一目击者急救计划还是几年内的事，普及率和熟练程度远没有欧美和台湾报道的高。也可能与我们的研究没有排除儿童和创伤病例有关。

本组院前 CA 患者第一目击者急救率为 15%，美国洛杉矶一组资料为 36%，新加坡为 21.5%，匹兹堡为 55.5% 并且显示第一目击者急救是 ROSC 的独立预期因素。总的来说，第一目击者急救意义重大。

（二）患者性别

在单因素分析中显示出，不同性别患者院前急救效果构成差异有统计学意义，但在二分类 Logistic 回归分析中，发现其仅是院前影响 ROSC 的独立影响因素，在院前生存到院分析中，未能进入方程，不是独立影响因素。

Copper（2006）等对 2 121 例院内成人 CA 患者 CPR 行回归分析显示，性别不是 24 小时生存率和生存出院率的独立影响因素。台湾省的高雄（Huang 等，2021）资料也显示性别不是独立影响因素。

（三）患者年龄

年龄差异对院前 ROSC 影响有统计学意义，以第四组（20 ～ 29 岁）ROSC 可能性最高，期望值是第 9 组（≥ 81 岁）的 3.241 倍（$P=0.026$, $95.0\%CI=1.146 \sim 9.138$），是影响院前患者 ROSC 的独立因素。

年龄差异对生存到院影响有统计学意义，以第 2 组（2 ～ 12 岁）为高，是影响院前 CPR 患者生存到院的独立因素。

台湾高雄（Huang 等，2021）资料显示在院前心肺复苏中无论 75 岁以上还是 75 岁以下年龄都是影响因素。Copper 等（2006）对院内成人 CA 患者行 Logistic 回归分析显示，69 岁以下各组 24 小时生存率和生存出院率均高于 70 岁以上组，年龄是独立影响因素。与他们的研究相比，本组急诊科急救病例在单因素分析时未显示出各年龄组之间复苏效果的差异，未剔除未成年人病例可能是原因之一。

（四）心肺复苏术前心搏骤停时间

在我们的研究中 CPR 术前 CA 时间是院前 / 急诊科 ROSC、生存到 / 入院的独立危险因素。Copper 等将 CPR 术前停搏时间分为 15 分钟以上组和 15 分钟以下组，显示出这一因素是生存的独立影响因素。Spaite（2008）等对院前 CA 行 Logistic 回归分析发现，院前急救反

应时间是院前急救生存的独立影响因素,而救护员到达后救护车返回时间不是院前生存和
ROSC 的独立影响因素。台湾省的高雄(Huang 等,2021)资料显示在院前心肺复苏中无论
75 岁以上还是 75 岁以下院前救护人员到达时间都是影响因素。

(五)心肺复苏术前心电图

CPR 术前 ECG 是院前 / 急诊科患者 ROSC 和生存到 / 入院的独立影响因素,以 VF 预
后为好。

Copper(2006)等对 2 121 例院内成人 CA 患者行回归分析发现,室速或 VF 患者 ROSC、
24 小时生存率和生存出院率均显著高于 PEA 和心脏静止患者,是独立影响因素。Morrison
(2007)等对 16 岁以上心脏病 CA 患者行回归分析发现,起始心律为 VF/VT(室速)是生存出
院的独立影响因素(保护因素)。与本组结果一致。Lo 等发现心脏静止是院前成人 CA 患者
ROSC 的独立阴性影响因素。Spaite(2008)等对 15 559 例院前 CA 行 Logistic 回归分析显示,
VF/VT(室速)是院前急救生存的独立影响因素。台湾省的高雄(Huang 等,2021)资料显示
可除颤的心率是 75 岁以下组的影响因素,对 75 岁以上组不是影响因素。

本组院前记录到的心电图为:VF 107 例,PEA 91 例,心脏静止 1 066 例,VF/PEA =
1.18/1。美国洛杉矶一组院前资料为 VF105 例(22%),PEA 143 例(30%),心脏静止 230
例(48%),VF/PEA= 0.73/1,队列研究显示近些年 VF 相对 PEA 构成比减少与广泛应用
β-blocker 相关。关于近些年 CA 患者 VF 较以前减少、PEA 增加的问题欧美其他作者也有
报道。

(六)电击

在本研究中电击是影响 ROSC 的独立因素。是否接受电击在院前 / 急诊科患者生存到 /
入院分析中,未能进入回归方程,不是影响患者生存到 / 入院的独立因素。

Morrison 等对 16 岁以上心脏病 CA 患者行回归分析发现,电击是生存出院的独立影响
因素(保护因素)。与其比较,本组未显示出其对生存的影响,可能与未排除 15 岁以下和非
心脏病患者有关。台湾省的高雄(Huang 等,2021)资料显示自动除颤仪对 75 岁以下和 75
岁以上组都是保护因素。

美国心脏病学会《2020 AHA 心肺复苏指南》中关于除颤建议的相关要点包括:

1. 需给予 CPR 直至有除颤器(或自动体外除颤器)可供使用;

2. 双向波优于单向波;

3. 在无持续监测时,单次除颤可能优于多次除颤的策略;

4. 在怀疑顽固性心律失常时,根据除颤器厂家提供的建议进行能量选择(单次电击能
量、能量递增或固定能量策略),如无厂家建议,可考虑选择最大能量作为初始能量;

5. 根据施救者的技能水平,使用除颤器时可选择手动模式;

6. 对于未监测的心搏骤停,在初始心律分析和给予除颤之前(用于安放电极、心律分析
和充电等过程的时间)给予一段时间的 CPR 是合理的,对于持续监测下或目击发生的短时
间心室颤动 / 无脉性室性心动过速(ventricular fibrillation/pulseless ventricular tachycardia,
VF/pVT),立即给予除颤是合理的;

7. 与除颤后暂停 CPR 进行心律检查相比,除颤后立即恢复 CPR 是合理的;

8. 目前尚无充足研究证据支持辅助技术在除颤中的使用,包括心电滤波功能进行心电
分析和心室颤动波形分析;

9. 不支持双重连续除颤。

（七）肾上腺素

在本研究中，肾上腺素剂量是影响 CA 患者 ROSC 的独立因素，也是影响急诊科患者生存入院的独立因素，0～4mg 组较≥5mg 组复苏效果好。在院前两组肾上腺素用量影响生存到院的分析中，未能进入回归方程，不是影响患者生存到院的独立因素。

Ong 等（2006）在新加坡对院前 8 岁以上非创伤性 CA 患者进行用和不用肾上腺素两组干预治疗，进行回归分析，发现两组生存出院率、生存入院率、ROSC 率均无明显改变，并且用药组现场救护时间轻微延长。

Deakin 等（2016）用脑血氧仪连续测定住院心搏骤停患者的脑氧合值。心肺复苏术中，给药 1mg 肾上腺素，在第一次给药前第 5 分钟和第一次给药后第 5 分钟分析脑氧合值，给药后第 5 分钟的平均脑氧合值增高 1.40%（$P = 0.005\,9$），但脑氧合值的总变化率与单次注射肾上腺素前 5 分钟、后 5 分钟比较，差异无统计学意义，结论：在心肺复苏过程中，静脉注射 1mg 肾上腺素，在给药后 5 分钟内脑氧合值有微小但无临床意义的增加。这是首次有临床资料证明肾上腺素在心肺复苏时对脑 rso2 的影响。

全日本院前急救队（非医生）383 811 例 18 岁以上成人心肺复苏数据统计显示，ROSC 虽然肾上腺素的使用与所有 OHCA 患者的存活率增加有关，它仅与 OHCA 患者在第 15～19 分钟时段内进行 CPR 的神经结果改善相关。考虑到这些发现，得出结论，给 OHCA 患者使用肾上腺素可能是产生良好结果的一种手段。由于很难用观察性数据讨论肾上腺素给药对 OHCA 患者的影响，现在需要一项大规模的、随机对照的肾上腺素给药试验。

Shao 等（2020）肾上腺素的使用与改善短期生存（ROSC）有关。然而，似乎在院外心肺复苏时使用肾上腺素对出院生存率或术后良好神经功能预后无益处，它可能会产生有害的影响。需要更大规模的安慰剂对照、双盲、随机对照试验来确定肾上腺素的作用。

静脉注射肾上腺素用于治疗 CA 从 1906 年就开始了，从一开始就成为高级心脏生命支持的标准用药，在当今世界上对 CA 患者广泛使用肾上腺素的做法和观念已经根深蒂固，所以难以给一个受约束的评价，但对大剂量肾上腺素对长期生存不利的证据已逐渐被接受，并在临床上不再被推荐。在 CPR 中使用血管活性药物可维持脏器灌注压，但可能增加脏器氧耗，增加氧化应激和炎症激活从而导致脏器损伤加重的可能。与肾上腺素相比，血管加压素或血管加压素联合肾上腺素在提高 ROSC、生存率与神经功能恢复方面都没有更好的效果。

美国心脏病学会《2020 心肺复苏指南》建议：

1. 在心搏骤停时使用肾上腺素（1 类推荐）。

2. 每 3～5 分钟给予肾上腺素 1 次。

3. 对于不可除颤心律的心搏骤停，尽早给予肾上腺素是合理的，对于可除颤心律的心搏骤停，在最初数次除颤尝试失败后给予肾上腺素是合理的（2a 类推荐）。

4. 在心搏骤停时可考虑单独使用血管加压素或血管加压素联合肾上腺素，但作为肾上腺素的替代治疗，其并未体现出任何优势（2b 类推荐）。

5. 不建议常规使用高剂量肾上腺素（无获益，3 类推荐）。

四、本研究结论

院前 CA 患者 ROSC 的独立影响因素有：CPR 前 ECG，第一目击者急救，电击，CPR 前

CA 时间,肾上腺素剂量,性别,年龄分组。

院前 CA 患者生存到院独立影响因素有:CPR 前 ECG,CPR 前 CA 时间,年龄分组。

急诊科 CA 患者 ROSC 的独立影响因素有:CPR 前 ECG,CPR 前 CA 时间,电击,肾上腺素剂量。

急诊科患 CA 者生存入院的独立影响因素有:CPR 前 CA 时间,肾上腺素剂量,CPR 前 ECG 图。

(梁实)

第三节 改善心搏骤停患者生存的策略与数据库建设

院外心搏骤停(out-of-hospital cardiac arrest,OHCA)是全球重大的医疗挑战和公共卫生负担,全球成年人中院外心搏骤停的平均发生率为 55/10 万人。在美国每年大约有 15 万~45 万例心搏骤停患者,出院生存率仅为 10.6%。英国每年有 3 万人心搏骤停,出院生存率仅为 8%。欧洲每年有 27.5 万人心搏骤停,发病率 80/10 万人,出院生存率仅为 10%。亚洲每年 52.5/10 万人的发生院外心搏骤停,2015 年亚太地区院外心搏骤停出院生存率仅为 0.5%~8.5%。

我国院外心搏骤停发病率高,生存率低,每年有超过 2.3 亿心血管疾病患者,每年有 55 万人经历心搏骤停。来自北京 2012 年一份记录具有心脏病因的 1 693 例院外心搏骤停病例中,11.4%(193 例 /1 693 例)有旁观者行心肺复苏(cardiopulmonary resuscitation,CPR),5.0%(85 例 /1 693 例)恢复自主循环(return of spontaneous circulation,ROSC),出院生存率仅 1.3%(22 例 /1 693 例)。2016—2018 年郑州市院外心搏骤停患者 7 728 例,其中 3 891 例在救护人员到达现场时已临床死亡,1 413 例放弃抢救,最后仅有 51 例 ROSC,ROSC 率仅 2.1%(51 例 /2 424 例)。

"中国人群心搏骤停发病率、死亡率及危险因素调查"初期数据:统计时间至 2020 年 12 月 31 日,18 城市急救中心服务人口 6 488 万;院外心搏骤停 117 914 例,其中接受过心肺复苏(含电除颤)者 35 021 例(占 29.9%),存活至出院者 411 例,出院存活率 1.17%(411 例 /35 021 例)。如何缩短我国与欧美等发达国家 OHCA 生存率的巨大差距已迫在眉睫!

一、改善心搏骤停患者生存的策略

为了提高院外心搏骤停的生存率,研究人员和医疗工作者长期以来一直在寻找更好的措施,以防止心搏骤停或减少死亡人数。其中美国心脏协会(AHA)不仅制定了 CPR 和心血管急救指南,并从生存链各环节着手,早期识别和启动紧急医疗服务(emergency medical service system,EMSS)、早期心肺复苏、早期电除颤和早期高级生命支持,均是改善院外心搏骤停患者生存重要环节。这些措施在过去 50 年来为拯救世界各地数十万人的生命做出了贡献,尽管取得了这一成功,但在全球范围内院外心搏骤停的存活率仍然很低。

2015 年,美国医学会发表了一份题为《改善心搏骤停生存的策略:采取行动的时候》的报告,提出了 8 大策略:①建立一个国家心搏骤停登记处;②通过公众意识和培训来培养行动文化;③提高紧急医疗服务系统的能力和绩效;④制定医院与紧急医疗服务系统心搏骤停有关的国家认证标准;⑤紧急医疗服务系统、医疗保险系统和医院应采取正式的、持续的质量改善计划以应对心搏骤停;⑥加快心搏骤停病理生理学、新疗法和科学方法研究;⑦加快对心搏骤停治疗方法的研究和评估;⑧创建一个国家性的心搏骤停合作组织。

二、建设心搏骤停登记数据库的重要性

心搏骤停登记数据库主要登记两大部分内容,即院前及院内两大部分。院前主要包括发生地点、旁观者发现时间、EMSS 启动时间、EMS 响应时间、旁观者 CPR、公共电除颤及现场 ROSC。院内情况,生命支持(例如静脉给药,高级气道管理)以及专业的复苏后护理(低温管理、体外膜肺氧合管理)。有数据表明院外心搏骤停患者存活率主要取决于以下五个方面:旁观者发现时间、EMSS 启动时间、旁观者提供心肺复苏、使用 AED 以及现场 ROSC。在收集心搏骤停数据的过程中能够发现院外心搏骤停患者生存很大程度上取决于院前干预的质量和及时性,若能及时得到"第一反应人"现场心肺复苏和使用 AED 必能提高院外心搏骤停患者生存率。

创建一个全国性的心搏骤停登记处需要多个组织和团体,其中包括国家和省、市卫生部门、120 急救中心、EMSS 和医院、疾病控制和预防中心、医疗保险和医疗补助服务中心。应建立全国心搏骤停监测系统,包括儿童和成人人群院内和院外心搏骤停的数据。数据应统一、公开、透明,国家和市政组织需授权心搏骤停报告中心,并确保向公众提供数据。医院和医疗保险账单代码应更新,以反映最先进的心搏骤停相关程序和服务。建立心搏骤停登记数据库可涉及 EMSS 服务、区域或整个国家。心搏骤停登记注册中心可以描述发病率、生存率和各种治疗模式随时间的变化。在 OHCA 中测量的一个重要的可改变因素是旁观者CPR,它最能反映社区参与治疗这种紧急情况。心搏骤停登记数据库能够提供院外心搏骤停发病率、病死率及危险因素调查等基线数据,通过分析找出影响一定区域心肺复苏效果的影响因素,用于院外心搏骤停持续监测和质量改进。因此建立心搏骤停登记数据库是持续改进院外心搏骤停救治质量的第一步,也是最重要的一步。

三、心搏骤停登记数据库应用介绍

目前国际上公认较为权威的心搏骤停登记数据库有:加强生存心搏骤停登记处(cardiac arrest registry to enhance survival, CARES)、北美心肺复苏结局联盟心搏骤停流行病学注册中心(resuscitation outcomes consortium, ROC)、欧洲心搏骤停登记处(european registry of cardiac arrest, EuReCa)、澳大利亚和新西兰院外心搏骤停登记处(australian resuscitation outcome consortium, Aus-ROC)、全日本 Utstein 登记处和泛亚复苏结果登记处(Pan-Asian Resuscitation Outcomes Registry, PAROS)。

(一)加强生存心搏骤停登记处(CARES)

CARES 数据库建立于 2005 年,是美国埃默里大学医学院与美国疾病控制及预防中心共同参与,用于院外心搏骤停持续监测和质量改进。自成立以来,CARES 已发展到横跨31 个州 > 800 家 EMSS 机构,覆盖人口总数达 8 500 万人,占美国人口 25%,截至 2015 年

收集了 147 415 例年龄 ≥ 18 岁的院外心搏骤停患者。CARES 数据收集采用 Utstein 风格的模板——一个由国际复苏专家开发统一的临床变量和研究结果报告指南的标准化模板。CARES 主要从 911 调度中心、EMSS 机构、接收医院 3 个机构收集院外心搏骤停数据,其中:① 911 调度中心主要收集:事件发生地点、调度中心接到呼叫时间、第一反应人被调度时间、EMSS 调度时间和 EMSS 到达现场时间;② EMSS 机构主要记录:是否心搏骤停、是否心律失常、是否旁观者心肺复苏及关键急救措施的实施;③接收医院:诊疗信息及结局(入院、死亡或转移)、患者预后(出院、转第二家医院或康复单位、死亡)。

由于 911 调度中心、EMSS 机构和接收医院收集和汇编数据的不同,需要特定程序来上传每个来源的信息。911 调度中心管理人员可以分批上传数据或提交单个记录,一旦相关的信息输入后,CARES 就会自动计算出呼叫和响应时间的间隔时间,以确保社区报告的准确性。EMSS 机构有 3 种方式提交数据:纸质版送至特定扫描仪中心上传、使用 EMSS 专业配置电脑可以直接上传数据至 CARES 网站或 EMSS 进入 CARES 程序编辑数据。接收的医院的护理部门有专业人员上传患者的结果。CARES 数据库是一个低成本、有高影响力的公共卫生监测系统,主要目的是确定参与地区心搏骤停生存链中最薄弱的环节,是一个共享的数据平台,收集到的数据经过分析报告相关结论并纳入 AHA 的复苏指南。

(二)北美复苏结果联盟心搏骤停流行病学注册中心(ROC)

ROC 是一项多中心的前瞻性队列研究,成立于 2004 年,覆盖北美的 11 个地区,包括美国的 8 个州及加拿大的 3 个省,服务 2 370 万人,涉及 264 个 EMS 机构和 287 个接收医院。ROC 数据采集基于 Utstein 模式,主要收集 EMSS 机构区域内所有发生并经过专业急救人员评估的院外心搏骤停患者,包括婴儿、儿童和成人,不论是否接受过心肺复苏。数据由专业工作人员收集,他们遵循统一的数据采集程序并及时将数据上传,以确保有效性和准确性,数据协调中心人员基于 ROC 网站数据输入和批量上传过程中进行检查,来确保数据质量。ROC 心搏骤停注册的所有数据最终呈报给美国西雅图华盛顿大学数据调度中心的数据库进行分析。

研究人员在每个站点与 EMSS 系统和当地医院合作并进行研究,正在研究更好的方法来帮助心搏骤停或严重创伤的患者,研究包括复苏使用的药物、工具和技巧等治疗方法。对心搏骤停和严重创伤患者潜在新疗法进行研究,为 EMSS 和医院提供更好的培训方法和未来实践指导的支持,改善这些危重症患者的结局。例如 2012 年在胸外按压率和心搏骤停结果关系中,ROC 通过数据分析得出胸部按压率与现场 ROSC 有关,推荐下一版心肺复苏指南胸外按压频率至少每分钟达 100 次。气道管理仍是院外心搏骤停复苏的一个重要组成部分,但气道管理的最佳方法尚不清楚,2016 年 ROC 开始开展气道管理最佳方法的研究,将比较气管插管和喉管插入对成人院外心搏骤停 72 小时生存率哪个更有优势。

(三)欧洲心搏骤停登记处(EuReCa)

自 Uutstein 模式发布后,欧洲已经有部分国家开始开展心肺复苏注册。2007 年,欧洲复苏委员会(European Resuscitation Council, ERC)成立了欧洲心搏骤停登记处,即 EuReCa,是一项国际性、前瞻性、多中心的项目。目标是描述欧洲心搏骤停发生率和复苏开始、过程和结局,确定 OHCA 共同点及差异,以提高对 OHCA 的认知,并制造一个高质量复苏程序。EuReCa 覆盖欧洲 3 500 万公民,大约 70 % 的欧洲国家 / 地区参与,其中 5 个国家全面覆盖欧洲心搏骤停登记表,即瑞典、比利时、西班牙、德国及荷兰。EuReCa 数据收集也是基于

Uutstein 模式,主要强调是否有旁观者行心肺复苏及 AED 的使用两大数据的收集。

关于欧洲心搏骤停流行病学目前的状态,在《欧洲复苏委员会 2021 年指南》中指出存在以下几大状态:①各国各地区数据采集差异大;②院外心搏骤停发病率每年在增加;③各国之间和国家内部之间旁观者心肺复苏率不同(平均 58%,范围在 13%~83%);④75%的国家拥有 AED 注册中心,但 AED 使用比例仍然很低(平均 28%,范围为 3.8%~59%);⑤出院生存率低且各国差异大(平均为 8%,范围为 0%~18%)。并提出 5 条建议:①卫生管理机构应有基于院外心搏骤停登记处,监测心搏骤停的发生率、病死率和生存率;②欧洲各国心搏骤停注册管理机构数据采集应遵守 Utstein 模式;③采集数据应及时上报、分析并报告结果为院外心搏骤停急救规划提供反馈信息;④鼓励欧洲国家全国参与 EuReCa 合作,增加对欧洲流行病学和院外心搏骤停信息了解;⑤需要对复苏后的护理进行更多的研究。

(四)泛亚复苏结果登记处(PAROS)

2009 年来自亚太地区七个国家和地区建立了泛亚复苏结果研究临床研究网络,是整个亚太地区 OHCA 的国际、多中心、前瞻性注册机构。PAROS 网络的任务是"通过促进高质量的复苏研究来改善整个亚太地区 OHCA 的院前和急诊服务体系"。该网络在新加坡设有调度中心,由当地的急诊医师担任主席,2010 年由来自日本,韩国和中国台湾的急诊医师和大学教授担任联席主席。PAROS 覆盖亚太地区 8 900 万人,随后,该网络 2016 年扩大到菲律宾、中国(浙江与深圳宝安)、巴基斯坦、越南、印度和阿联酋阿布扎比。

PAROS 样本采集遵循 Utstein 模式建议,采集由 EMSS 传达或在医院急诊科(ED)评估的所有 OHCA,包括心脏病因和非心脏病因的心搏骤停患者。通过调查表收集来自成员的数据,调查表主要包括旁观者 CPR,公共除颤,EMSS 响应时间,高级生命支持例如静脉内药物、高级气道管理(如气管内插管或替代性气道设备),以及专业的复苏后信息护理(脑复苏、冠脉造影、体外膜氧合管理)等。收集的数据包括来自调度中心、救护车和医院提供,每个参与国负责管理自己数据收集过程,数据通过与 CARES 合作开发的互联网数据捕获平台(ePAROS)安全共享,ePAROS 由调度中心免费提供给参与 PAROS 的国家和地区使用共享。

(五)心搏骤停登记数据库在 OHCA 生存率研究中的应用

在 141 项研究中纳入 4 610 669 例接受 EMSS 和旁观者 CPR 的 OHCA 患者中,出院生存率(1976—1999 年为 8.6%,2010—2019 年为 9.9%),1 个月生存率(2000—2009 年为 8.0%,2010—2019 年为 13.3%)和 1 年生存率(2000—2009 年为 8.0%,在 2010—2019 年为 13.3%),在过去的 40 年中,接受 EMSS 或旁观者心肺复苏的患者全球生存率有所提高。欧洲法国院外心搏骤停登记 6 918 例患者中,随着旁观者心肺复苏术和电除颤使用的相应增加,心搏骤停患者出院存活率随着时间的推移从 4.9% 增加到 10.4%。来自 ROC 为期四年病例收集研究中,EMSS 对 85 553 名患者进行了评估,虽然北美院外心搏骤停发病率在增加,但随着 AED 使用率(3.9% 增至 5.2%)和旁观者心肺复苏率(41.3% 增至 44.9%)在增加,出院生存率从第 1 年 10.9% 提高到第 4 年 11.3%。2016 年初,PAROS 小组在新加坡发布了为提高院外心搏骤停生存率而实施的提高旁观者心肺复苏率措施研究。结果表明,在 11 465 例院外心搏骤停病例中,OHCA 发病率从 2011 年的 26.1/10 万人增加到 2016 年 39.2/10 万人。旁观者行心肺复苏从 21.9% 增至 56.3%,公共电除颤率也从 1.8% 增至 4.6%,

30 天生存率从 11.6% 增至 23.1%，出院生存率从 3.6% 提高到 6.5%。

四、实践

本书主编在深圳市急救中心工作时以由急救网络医院急诊科填写调查表的方式收集建立了 2 288 例心肺复苏患者数据库，并于 2018—2010 年在《中国急救医学》《中华急诊医学杂志》《中国危重病急救医学》杂志发表了影响院前和急诊科心肺复苏的单因素和多因素分析论文。近几年张文武主任医师牵头深圳市宝安区社会急救工作，并进一步推动了心肺复苏数据库建设。

深圳市宝安区是深圳市的经济和人口大区，覆盖大空港、紧邻前海，是粤港澳大湾区的核心地带。全区面积 397km²，辖 10 个街道、126 个社区，常住人口约 448 万，管理人口约 560 万。自 2017 年 9 月起，秉承"健康宝安，急救先行"、"急诊医学，要还'救'于民"的理念，在宝安区创建了"政府主导、部门协同、专业指引、科技支撑、社会参与"的全覆盖社会急救（培训）体系既"宝安模式"，已完成了 18 万公民的急救培训工作（占宝安区常住人口 4.74%）。2019 年经亚洲急诊医学协会邀请，深圳市宝安区 7 家公立医院在 2019 年 3 月正式加入 PAROS，成为正式会员单位，并使用汉化版本的《深圳市宝安区心搏骤停患者登记表》收集数据。2019 年 3 月—2021 年 3 月数据库 1 097 例院外心搏骤停患者数据中，旁观者 CPR 实施率 17.87%，出院生存率 4.65%（51 例）。未来将继续借鉴新加坡等发达国家与地区的经验，构建借助 5G 智慧急救平台与物联网技术整合急救资源和社会急救力量，打造 5 分钟社会救援圈。

五、展望

我国社会正处于不均衡发展阶段，且人口老年化及生活节奏增快，面临院外心搏骤停发病率高、群体庞大，救治现状却异常严峻的局面；另一方面，急救知识与技能普及程度和心肺复苏水平与北美、欧洲、新加坡等发达国家和地区之间有较大的差距，只有少数城市及地区自愿开展心搏骤停登记。因此，应在政府主导下建立心搏骤停登记数据库，开展中国人群心搏骤停发病率、病死率及危险因素调查，建立全面共享性的心搏骤停监测网络，以便对院外心搏骤停生存率提高措施的有效性提供指导与评估，为院前和院内急救人员的持续质量改进提供统一的标准，从而提高院外心搏骤停生存率，也是贯彻落实"健康中国战略"的重要举措。

（林锦乐，陈春兰，卫剑，张文武，梁实）

参考文献

[1] 曾涌,唐国强,赵金川. 不同心肺复苏术对院前心搏骤停患者心功能、血气指标、神经功能以及预后的影响 [J]. 临床急诊杂志,2020,21（12）: 969-973.

[2] 黄煜,何庆. 2020 AHA 心肺复苏指南解读（三）——成人基础和高级生命支持（中）[J]. 心血管病学进展, 2020, 41（12）: 1338-1344.

[3] CHARLES D. DEAKIN, JIE YANG, ROBERT NGUYEN, et al. Effects of epinephrine on cerebral oxygenation during cardiopulmonary resuscitation: A prospective cohort study[J]. Resuscitation, 2016, 109:

138–144.

[4] HUAN SHAO, CHUN‐SHENG LI. Epinephrine in Out‐of‐hospital Cardiac Arrest: Helpful or Harmful?. Chinese Medical Journal[J], 2017, 130（17）: 2112-2116.

[5] PERKINS GD, QUINN T, DEAKIN CD, et al. Pre-hospital assessment of the role of adrenaline: measuring the effectiveness of drug administration in cardiac arrest（PARAMEDIC-2）: trial protocol[J]. Resuscitation, 2016, 108: 75–81.

[6] PERKINS GD, JI C, DEAKIN CD, et al. A randomized trial of epinephrine in out-of-hospital cardiac arrest[J]. N Engl J Med, 2018, 379: 711–721.

[7] KARL CHARLTON, JOHN FRANKLIN, REBEKAH MCNAUGHTON. Phenomenological study exploring ethics in prehospital research from the paramedic's perspective: experiences from the Paramedic-2 trial in a UK ambulance service[J]. Emerg Med J 2019, 36: 535–540.

[8] NARAYAN SM, WANG PJ, DAUBERT JP. New concepts in sudden cardiac arrest to address an intractable epidemic: JACC state-of-the art review[J]. J Am Coll Cardiol, 2019, 73（1）: 70-88.

[9] NEUMAR R W, EIGEL B, CALLAWAY C W, et al. American Heart Association response to the 2015 Institute of Medicine report on strategies to improve cardiac arrest survival[J]. Circulation, 2015, 132（11）: 1049-1070.

[10] CHAN PS, MCNALLY B, TANG F, et al. Recent trends in survival from out-of-hospital cardiac arrest in the United States[J].Circulation, 2014, 130: 1876–1882.

[11] TANAKA H, ONG M E H, SIDDIQUI F J, et al. Modifiable factors associated with survival after out-of-hospital cardiac arrest in the Pan-Asian resuscitation outcomes study[J]. Ann Emerg Med, 2018, 71（5）: 608-617.

[12] HASEGAWA K, TSUGAWA Y, CAMARGO JR CA, et al. Regional variability in survival outcomes of out-of-hospital cardiac arrest: the All-Japan Utstein Registry[J]. Resuscitation, 2013, 84: 1099–1107.

[13] YAN S, GAN Y, JIANG N, et al. The global survival rate among adult out-of-hospital cardiac arrest patients who received cardiopulmonary resuscitation: a systematic review and meta-analysis[J]. Critical Care, 2020, 24（1）: 1-13.

第四章
院前急救伦理学冲突研究与满意度调查

　　凡是涉及健康和生命的价值与标准的情况,均与伦理学有关。当这一价值和标准与医护人员的作用一致时,则不存在冲突,否则,则存在。无论救护的背景如何,所有应需提供救护的人员都会面对伦理学冲突,院前救护也不例外。所有医护人员都应该有一个明确的道德伦理态度:保证使患者尽可能得到最好的救护和治疗,得到公平的资源分配。但以此为出发点也相应遇到伦理学冲突,这些冲突会影响到急救的进程,使急救人员处于两难的境地,以至于反过来又影响到患者的最大利益。本章以深圳为例对影响急救和心肺复苏进程的伦理学冲突进行了分析和探讨,并从患者及其家人的角度进行了满意度调查分析。

　　由于紧急性、时间限制和所涉及的地点,基于院前急救的研究具有独特的伦理考虑。在院前急救最常见问题存在于心肺复苏的开始和结束以及大型灾难事故的检伤分类后送中。课题从患者最大利益判定、患者的自我决定与急救人员判断的冲突、急救人员专业定位与工作现实的冲突、急救人员专业角色和自我定位与工作现实的冲突、急救网络资源管理规定和组织形式与工作实际的冲突、社会理想与工作现实的冲突、患者亲友和旁观者观点与工作现实的冲突、其他医务人员与院前急救人员观点的冲突、警察等其他专业人员与院前急救人员观点的冲突等方面进行了调查和讨论。

第一节　对院前急救医护人员有关伦理学的
问卷调查

一、资料来源和方法

(一)资料来源

　　对参加 6 期全市急救培训班的急救网络医院院前急救工作的医生和护士进行问卷调查,共发问卷 400 份,收回 328 份,回收率 82%。其中发给医生 100 份,回收了 80 份(80%),发给护士 300 份,回收了 248 份(82.67%)。

(二)调查内容

　　主要内容包括:患者最大利益判定、患者的自我决定与急救人员判断的冲突、急救人员专业定位与工作现实的冲突、急救人员专业角色和自我定位与工作现实的冲突、急救网络资源管理规定和组织形式与工作实际的冲突、社会理想与工作现实的冲突、患者亲友和旁观者观点与工作现实的冲突、其他医务人员与院前急救人员观点的冲突、警察等其他专业人员与院前急救人员观点的冲突。

（三）调查方法

设计"院前急救中遇到伦理学问题调查表"，在全市急救培训班上发放，请参加培训的各急救网络医院院前急救医生和护士匿名填写。

（四）统计方法

用 EpiData 建立数据库，每份调查表格由 2 人分别录入并比较纠错，以保证输入数据的正确性。用 SPSS 统计软件进行统计学分析，对构成比均数差异采用两个样本非参数检验（Two-Sample Kolmogorov-Smirnov Test）或多个样本非参数检验（Kruskal Wallis Test），对构成比分布差异采用 χ^2 检验（Pearson Chi-Square，对不满足条件的用 Fisher's Exact Test 并在结果中标出），对均数差异采用 t 检验或方差分析，均以 $P < 0.05$（双侧）为有统计学意义。

二、调查结果

（一）接受调查医生、护士的一般情况

调查对象中有 248 名护士，其年龄 30.21 岁 ±6.38 岁，80 名医生，其年龄 35.68 岁 ±6.08 岁，医生的平均年龄大于护士（t=6.734，P=0.000）。

各职称组年龄情况见表 4-1，各组间年龄差异有统计学意义（F=81.116，$P = 0.000$）。其他一般情况见表 4-2。

表 4-1 不同职称调查对象年龄情况

职称	n	$\bar{x}$	s	最小值	最大值
护士	113	25.752	4.372	20	50
护师	67	30.612	3.916	24	40
主管护师	66	36.970	4.151	28	49
高级护师	2	46.000	2.828	44	48
医师	25	30.400	3.291	26	38
主治医师	42	36.738	4.231	30	48
高级医师	13	42.385	7.054	37	65
合计	328	31.546	6.722	20	65

注：F=81.116，$P = 0.000$。

表 4-2 填写调查表人员一般情况

		护士	护师	主管护师	高级护师	医师	主治医师	高级医师	合计
性别	男	38	2	3		25	38	12	118
	女	75	65	63	2		4	1	210
	合计	113	67	66	2	25	42	13	328
所在队伍*	专业院前	56	7	9	1	7	5		85
	兼职院前	57	60	57	1	18	37	13	243

续表

		护士	护师	主管护师	高级护师	医师	主治医师	高级医师	合计
学历	中专	50	21	16		2	2		91
	大专	58	35	34	2	6	12		147
	本科	5	11	16		16	28	9	85
	硕士					1		3	4
	博士							1	1
单位属性	市综合医院	3	7	8			1	1	20
	市专科医院	3	2	3		1			9
	区综合医院	17	20	16	1	4	3		61
	街道医院	58	20	26	1	17	23	11	156
	民营医院	32	18	13		3	15		82
所在区域	福田	13	9	11		1	7		41
	罗湖	2	3	6		1			12
	南山	3	8	2			1		14
	盐田	3	1	1					5
	宝安	58	21	25	2	16	18	12	152
	龙岗	34	25	21		7	16	1	104

注：专业院前指仅随救护车出车而不在急诊科值班的专职院前急救队伍；兼职院前指在急诊科坐诊同时值院前急救班的兼职院前急救队伍。

（二）有关患者最大利益的判断

每个调查对象根据自己的经验给出一个百分数，说明难判断如何做才符合患者最大利益患者的比例。328 名院前急救医生和护士认为有 30.79%±24.47% 的情况难以明确判断，69.21%±24.47% 的情况可以明确判断。以该百分数作为一个指标，得到不同人员的判断结果（表 4-3）。

表 4-3　对如何做才符合患者最大利益判断的比较（%）

判断	分组	n	$\bar{x}$	s	平均秩次	Z^*	P^*
专业与兼职院前队伍之间						0.630	0.822
难明确	专业	85	32.36	26.78	167.24		
	兼职	243	30.24	23.65	163.54		
可明确	专业	85	67.64	26.78	161.76		
	兼职	243	69.76	23.65	165.46		
民营与公立医院人员之间						0.446	0.989
难明确	民营	82	30.30	24.21	163.82		

续表

判断	分组	n	$\bar{x}$	s	平均秩次	Z*	P*
	公立	246	30.95	24.61	164.73		
可明确	民营	82	69.70	24.21	165.18		
	公立	246	69.05	24.61	164.27		
医生与护士之间						1.618	0.011
难明确	医生	80	23.09	18.25	138.44		
	护士	248	33.27	25.71	172.91		
可明确	医生	80	76.91	18.25	190.56		
	护士	248	66.73	25.71	156.09		
中高级与初级医师之间						0.663	0.771
难明确	中高级	55	20.84	15.06	38.42		
	初级	25	28.04	23.42	45.08		
可明确	中高级	55	79.16	15.06	42.58		
	初级	25	71.96	23.42	35.92		
不同年龄组医生之间						0.400	0.997
难明确	≥35	66	23.14	18.67	41.20		
	<35	14	22.86	16.72	39.50		
可明确	≥35	66	76.86	18.67	39.80		
	<35	14	77.14	16.72	41.50		
不同学历组医生之间						1.007	0.197
难明确	≥本科	58	20.81	15.52	38.18		
	≤专科	22	29.09	23.38	46.61		
可明确	≥本科	58	79.19	15.52	42.82		
	≤专科	22	70.91	23.38	34.39		
中高级与初级护士之间						0.675	0.752
难明确	中高	68	31.46	24.39	121.76		
	初级	180	33.96	26.22	125.54		
可明确	中高	68	68.54	24.39	127.24		
	初级	180	66.04	26.22	123.46		
不同年龄组护士之间						0.795	0.552
难明确	≥30岁	111	30.94	23.46	120.51		
	<30岁	137	35.17	27.34	127.73		
可明确	≥30岁	111	69.06	23.46	128.49		
	<30岁	137	64.83	27.34	121.27		

续表

判断	分组	n	$\bar{x}$	s	平均秩次	Z^*	P^*
不同学历组护士之间						1.375	0.046
难明确	≥本科	32	26.28	19.71	110.42		
	≤专科	216	34.31	26.36	126.59		
可明确	≥本科	32	73.72	19.71	138.58		
	≤专科	216	65.69	26.36	122.41		

（三）患者的决定与救护人员判断及管理制度的冲突

1. 需要救护的患者对救护的态度　院前急救人员评估,患者需要救护,但部分患者(至少在开始时)拒绝(或部分拒绝)配合。每个调查对象根据自己的经验给出一个百分数,说明拒绝救护患者的比例。经对 328 名院前医护人员问卷调查,以该百分数作为一个定量指标,得到完全拒绝的患者为 8.05%±6.99%,部分拒绝为 14.54%±10.56%,无拒绝的为 77.410%±14.534%。

2. 需要救护车转运的患者对转运的态度　经院前急救人员评估,患者需要救护车转运,但部分患者(至少在开始时)拒绝配合。每个调查对象根据自己的经验给出一个百分数,说明对救护车转运持不同态度患者的比例。经对 328 名院前医护人员问卷调查,以该百分数作为一个定量指标,得到拒绝的患者占 14.451%±14.747%,无拒绝的占 85.549%±14.747%。

3. 患者拒绝治疗和转运的原因　每个调查对象根据自己的经验给出一个百分数,说明不同拒绝原因患者的比例。经对 328 名院前医护人员问卷调查,以该百分数作为一个定量指标,得到患者拒绝治疗和转运的原因构成,见表 4-4。

表 4-4　患者拒绝救治和转运原因判断构成比较 (%)

原因	n	均数 $\bar{x}$	标准差 s
不知须付费,知道后拒绝	328	23.52	19.79
认为自己不需要	328	22.22	20.84
不想活	328	4.77	5.47
难以判断	328	19.44	18.65
其他原因	328	30.08	25.78

4. 急救收费情况　在深圳市院前急救中,对一些患者部分或全部收不到急救和出车费用。每个调查对象根据自己的经验给出一个百分数,说明收不到急救费用患者的比例。经对 328 名院前医护人员问卷调查,以百分数作为一个定量指标,显示 22.613%±14.379% 的患者全部收不到费用,15.756%±9.579% 的患者部分收不到费用。

5. 患者对医护人员判断其处于某种状态的态度　经院前急救人员评估,患者处于某种状态(如贫困),但部分患者拒绝承认。每个调查对象根据自己的经验给出一个百分数,说明不同态度患者的比例。经对 328 名院前医护人员问卷调查,以该百分数作为一个定量指标,得到拒绝的患者占 20.31%±16.66%,接受的患者占 79.69%±16.66%。

6. 对患者转运要求判断分析 患者需要／想要救护车转运，每个调查对象根据自己的经验给出一个百分数，说明患者所提出要求必要性的比例。经对 328 名院前医护人员问卷调查，以百分数作为一个定量指标，得到平均 29.66%±24.02% 的患者无此必要。

7. 患者的要求与院前急救服务管理规定相冲突 有时患者的要求与院前急救服务管理的规定相冲突（如患者要求将自己转运到大医院，而经评估和管理的要求，更适合将其就近送到其发病地段的医院）。经对 328 名院前医护人员问卷调查，以百分数作为一个定量指标，得到平均 22.11%±19.52% 患者的要求有冲突。

（四）与院前急救人员的专业目标发生的冲突

1. 患者的要求超出院前急救责任和能力 经对 328 名院前医护人员问卷调查，以百分数作为一个定量指标，得到 19.11%±17.92% 患者的要求超出了院前急救的责任和范围。

2. 患者要求优先照顾 经评估部分对院前救护需求不是很大的患者要求得到优先救护，而更需要救护的患者不得不等待。经对 328 名院前医护人员问卷调查，以百分数作为一个定量指标，得出这样的患者占所有患者的 15.011%±14.528%。

3. 患者的年龄、行为和地位 有 1.790%±0.408% 的院前急救人员回答患者年龄会影响其启动心肺复苏，1.838%±0.369% 回答患者的行为（如：吸毒）和社会地位会影响其启动心肺复苏。经对 328 名院前医护人员问卷调查，以百分数作为一个定量指标，得到护士和医生答卷比较见表 4-5，通过平均秩次比较，患者年龄对护士的影响要大于对医生的影响。

表 4-5 患者年龄和行为影响护士和医生启动心肺复苏比较（%）

影响启动复苏因素	分组	例数 n	均数 $\bar{x}$	标准差 s	平均秩次	Z	P
患者年龄						−2.574	**0.010**
	护士	248	1.823	0.383	169.903		
	医生	80	1.688	0.466	147.750		
患者行为						−1.421	0.155
	护士	248	1.855	0.353	167.194		
	医生	80	1.788	0.412	156.150		

不同性别工作人员答卷比较见表 4-6，通过平均秩次比较，患者年龄对女性工作人员的影响要大于对男性工作人员的影响。

表 4-6 患者年龄和行为影响不同性别工作人员启动心肺复苏比较（%）

响因素	分组	例数 n	均数 $\bar{x}$	标准差 SD	平均秩次	Z	P
患者年龄							
	男	118	1.729	0.446	154.525	−2.023	**0.043**
	女	210	1.824	0.382	170.105		
患者行为							
	男	118	1.822	0.384	161.814	−0.603	0.546
	女	210	1.848	0.360	166.010		

4. 院前急救人员的知识和技能　有 228 例（69.51%）医生和护士曾经感到自己的知识和技能不能满足患者的急救需求。经对这 228 名院前医护人员问卷调查，以百分数作为一个定量指标，得到这样的患者占患者总数的 10.30%±9.99%。

曾经感到自己的知识和技能不能满足患者的急救需求的护士 173 例，占护士总数的 69.76%；医生 55 例，占医生总数的 68.75%。

行两个独立样本非参数检验，55 例医生与 173 例护士间问卷关于患者构成比的差异无统计学意义（Z=-0.639，P=0.522）。

5. 患者的经济能力　患者的经济能力对急救也可能产生影响，在急救中 24.39% 急救人员曾考虑过患者能否支付急救费用的情况。

来自不同类别医院人员考虑患者支付能力情况见表 4-7，各类别单位之间差异无统计学意义（χ^2=2.655，P=0.617）。

表 4-7　不同类别医院人员间考虑急救中患者支付能力构成

单位类别		是否考虑过患者支付能力		合计
		有	没有	
市综合医院	例数	4	16	20
	构成比 /%	20.00	80.00	100
市专科医院	例数	3	6	9
	构成比 /%	33.33	66.67	100
区综合医院	例数	16	45	61
	构成比 /%	26.23	73.77	100
街道医院	例数	33	123	156
	构成比 /%	21.15	78.85	100
民营医院	例数	24	58	82
	构成比 /%	29.27	70.73	100
合计	例数	80	248	328
	构成比 /%	24.39	75.61	100

注：χ^2=2.655，P=0.617。

（五）院前急救人员专业角色与自我定位的冲突

1. 为患者的最大利益与同事的冲突　关于对患者的最大利益有不同看法时是否会与同事发生争论，39.94% 的工作人员回答会争论。

2. 履行职责时面临的危险　有 306 例（93.29%）院前急救人员问卷回答曾在履行职责时面临危险。经对 306 名院前医护人员问卷调查，以百分数作为一个定量指标，说明院前履行职责面临的危险。护士答传染病危险构成高于医生的答卷，医生回答受到威胁构成高于护士答卷，差异均有统计学意义（表 4-8）。

表 4-8　院前急救护士和医生履行职务时遇到的危险统计

		例数 n	均数 $\bar{x}$	标准差 s	平均秩次	Z	P
传染病	护士	228	21.439	16.793	160.985	-2.577	**0.010**
	医生	78	15.923	14.270	131.622		

续表

		例数 n	均数 $\bar{x}$	标准差 s	平均秩次	Z	P
	合计	306	20.033	16.343			
暴力	护士	228	21.618	14.892	150.932	-0.882	0.378
	医生	78	24.410	17.917	161.006		
	合计	306	22.330	15.735			
威胁	护士	228	17.553	13.283	144.640	-3.032	**0.002**
	医生	78	24.385	17.570	179.397		
	合计	306	19.294	14.770			
灾害	护士	228	12.952	11.400	155.638	-0.740	0.460
	医生	78	11.897	9.488	147.250		
	合计	306	12.683	10.939			
其他	护士	228	26.439	24.945	154.748	-0.425	0.671
	医生	78	23.385	20.036	149.853		
	合计	306	25.660	23.796			

3. 履行职责与牺牲个人最大利益的冲突　在履行职责时是否应该牺牲个人的最大利益,有 10 例(3.05%)没有回答这一问题,318 例问卷中 59.43% 认为应该。

4. 在私人场合被认出并要求施救　23.48% 回答曾在私人场合被认出并要求施救。

5. 未完成交接自己走人　院前急救人员常被期望快速作出决定完成自己的职责,但有时院内工作人员不愿接收。11.28% 回答曾未完成交接而将患者放下自己走人。

6. 与组织结构和资源管理的冲突

(1)急救网络规定与患者最大利益相冲突:经对 328 名院前医护人员问卷调查,以百分数作为一个定量指标,得到院前急救网络管理有关规定在 15.97%±14.38% 情况下与患者最大利益有冲突,84.03%±14.38% 情况下与患者最大利益无冲突。

(2)急救网络常规和规定与本人的职业自我定位及职业目标相冲突:关于急救网络常规和规定与本人的职业自我定位及职业目标是否冲突,27.74% 医生与护士的回答有冲突。

(六)社会理想

1. 个人价值和判断与急救网络常规和规定相冲突　24.39% 的医生与护士回答有冲突。

2. 是否曾遇到指定性别工作人员服务的患者

(1)279 例(85.06%)工作人员回答曾遇到。89.11% 的护士和 72.50% 的医生回答曾遇到(χ^2=13.137,P=0.000)。

(2)74.58% 的男性和 90.95% 女性工作人员回答曾遇到(χ^2=15.944,P=0.000)。

(3)88 名男性工作人员作出肯定回答的,每个调查对象根据自己的经验给出一个百分数,说明不同患者的比例,以该百分数作为一个定量指标,得到判定指定性别服务患者占患者总数的 3.11%±3.67%(平均秩次 116.50)。191 例作出肯定回答的女性工作人员判定指定性别服务患者占患者总数的 5.02%±5.22%(平均秩次 150.83),两组间差异有统计学意义(Z=-3.790,P=0.000),女性工作人员判断这类患者构成比高于男性患者的判断。

（七）患者的亲友和 / 或旁观者

1. 患者的亲友和旁观者的观点与患者的自我决定相冲突　328 例问卷认为有 16.573%±13.215% 病例有冲突。

2. 患者的亲友和旁观者的观点与院前急救服务的管理规定相冲突　328 例问卷认为有 17.430%±12.563% 病例有冲突。

3. 患者的亲友和旁观者的观点与院前急救人员对患者的评估　328 例问卷认为有 16.003%±12.909% 病例有冲突。

4. 患者亲友前后的要求相冲突　328 例问卷认为有 16.893%±13.691% 病例有冲突。

5. 患者亲友的要求与其自己的目标相冲突　328 例问卷认为有 16.771%±15.079% 病例有冲突。

6. 患者的不同亲友或旁观者之间关于患者最大利益的意见相冲突　328 例问卷认为有 16.634%±14.947% 病例有冲突。

（八）与非院前急救医护人员和其他专业人员的冲突

1. 院内医护人员的观点与急救网络规章及院前急救人员的判断的冲突　328 例问卷认为有 9.958%±11.202% 病例有冲突。

2. 急诊室医生认为自己医院不能满足患者需求　75.91% 的工作人员回答曾遇到这种情况。

3. 急诊室医生质疑将患者送到自己医院的合理性　61.59% 的工作人员回答曾遇到这种情况。

4. 警察等公务人员的观点与院前急救人员对患者评估的冲突　328 例问卷认为有 13.753%±14.721% 病例有冲突。

三、讨论

本研究对于院前急救中的伦理学冲突做了一个初步的研究,关于急救伦理深入研究国内开展不多,有一定探索意义。提出了一些初步的问题,为解决院前急救中的矛盾冲突提供参考。

（一）接受调查医生、护士的一般情况

护士年龄 30.21 岁 ±6.38 岁,医生年龄 35.68 岁 ±6.08 岁。护士较医生年轻($t=6.734$,$P=0.000$)。各职称组间年龄差异亦有统计学意义($F=81.116$,$P=0.000$),职称高者年龄较大。

男 : 女 =118 : 210=0.56 : 1。有 43 名护理人员是男性,男性护士在院前急救中广受欢迎,重要原因是有力抬担架。在伊朗,所以院前急救人员包括急救员和护士都是男性。

85 名(25.91%)工作人员来自专业院前急救队伍,即专职值院前急救班的医生和护士,不兼职急诊科的接诊工作。

护士中以大专学历为主,占护士总数的 52.02%。医生中以本科学历为主,占医生总数的 66.25%,护士受教育程度较医生低。

在调查当时深圳市院前急救网络有其特殊性,以街道医院最多,市级三级综合医院仅 4 家,在宝安、龙岗、南山、盐田人口约占全市总人口数 80% 的 4 个区无市级医院,许多街道医院院前急救量超过了区级医院。近十五年深圳加大了建设医院的力度,新建扩建了许多三

级医院,特别在原特区以外区域新建医院最多,当前三甲医院已经达到32家,还有许多家三级规模的医院待评级。

(二)有关患者最大利益的判断

在当今大多数社会中,高质量的院前救护是必不可少的组成部分。在院前救护中,时间可能意味着生与死、严重残疾与正常生活之间的差异。为了使院前救护人员能够在最短的时间内提供及时的救护并评估患者的状态,他们必须具备有效的临床决策技能,能够在无法预测的情况下为患者作出正确的救护决策。对于需要紧急救护的患者,院前救护人员离开医院,必须在不可预测的危急条件下工作,在事故现场会遇到复杂的情况,这不可避免地会影响他们的临床决策。院前急救人员的中心任务就是根据患者最大的利益进行救护,当难以明确判定如何选择才符合患者最大的利益时,将产生伦理学冲突。如选择或不选择心肺复苏。

328名院前急救医生和护士问卷调查分析,认为有30.79%±24.47%的情况难以明确判断,护士难以判断的构成比高于医生,说明医学专业知识对判断能力有影响。大专以下学历护士难以判断的构成比高于本科以上学历者,说明受教育程度对此判断有影响。专职与兼职、民营与公立、职称、年龄等其他因素对此判断的影响不大。

Høyer CB等对工龄小于5年的72名年轻医生在救护车中模拟心搏骤停急救中的表现进行观察分析,结果显示在治疗和分派任务方面能够胜任工作,但在领导艺术方面需要进一步培训。年轻医生在院内习惯于从属角色,但在院前急救中,离开了整个医院团队的强大支持,是救护车组的总指挥,要发挥决定性作用。针对院前急救的特点,要做好这一角色的转变。医生不仅自己要发挥好个人的作用,还要在必要的时候请求车组人员的配合。一个车组的表现除了医生发挥好作用(如评估和指派任务等)以外,另一个重要方面就是车组人员间的良好沟通,通过沟通形成连贯一致的工作程序。沟通和任务安排是危机资源管理(crisis resource management,CRM)中的关键因素,通过CRM培训可以提高复苏团队的工作表现。

从哲学上讲,护理研究历来侧重于分析性的经典的决策过程,这包括一种理性的方法,即在对完整的选项列表进行评估后,通过正式选择理想选项。然而经验丰富的决策者并不使用这一经典方法,而是基于先前的经验进行模式匹配,并在没有意识到已作出决策的情况下进行干预,这导致了自然主义决策(naturalistic decision making,NDM)的发展。

除了决策过程中经验的重要影响外,还强调决策过程中的前后关键因素,关键因素包括不可控、多变、有时间限制的高压环境的影响。环境通常包括影响决策的团队和整体文化,NDM被发现有助于理解许多需要时间有限、高风险决策的职业的决策。然而,使用NDM作为急救护理研究的概念指南是有限的。NDM可提供一个重要的框架,以提高对急诊护理决策的理解,并指导进一步理解急性病护理中的护理决策,为护理实践、教育和未来研究提供新信息。

护士经验和相关因素经验与实习时间有关。研究发现,护士的临床判断更多地受先前经验的影响,而不受作出决定的实际临床情况的影响。护士的经验与临床实践相关,经验与信心、直觉和对决策、规则使用及同事协作的影响有关。当护士的时间对制定护理决策产生了积极影响,如:经验增强了自信,这种自信提升了提问、决策和实施干预的能力。自信的增强与沟通技能、支持决策、确定干预措施和紧急情况管理相关。

　　与经验丰富的同事合作影响紧急护理环境中的护士决策。经验丰富的护士同事向其他急症护理护士提供建议和想法确认。经验在护理决策中的价值很高,事实上,护士更倾向于有经验的同事或自己的经验提供的信息。对于其他来源的信息,一些护士认为在时间有限的情况下很难参考标准方案,同事提供的信息比方案更适用于患者护理情况。除了重视经验丰富的同事的建议外,护士可能会发现在时间有限的关键决策环境中,与同事的接触更有效,更具体。他们将决策描述为一种社会经验,认为向同事征求社会性的建议在决策过程中是支持性的,也是重要的。与循证决策相比,他们更倾向于决策支持的社会来源。非正式地选择有经验的护士作为决策支持资源引起关注。研究发现,护士将同事视为信息资源的依据是员工的个人看法,而不是员工是否会提供基于证据的指导。护士们还认为,在时间有限的情况下,同事提供的信息比基于证据的资源更具体,同事的建议更容易获得。对经验丰富的护士而不是证据的依赖引起了与临床决策中纳入偏见相关的担忧。需要加强对护士使用证据的支持,因为这项审查发现护士认为这对他们的决策没有帮助。循证对于获得最佳患者护理结果至关重要。

　　经验也影响了标准方案在护理实践中的整合。对于有经验的护士来说,使用标准方案已成为实践中的第二天性,对于不寻常的情况、缺乏经验的护士、支持决策、增强决策信心以及患者安全都很有用。有选择地使用方案表明,护士有时会对自己作出针对患者的决定的能力更有信心,而不是简单地遵循方案。对基于经验而非证据的决策的偏好表明,在如何最好地用证据支持护士决策方面,在理解上存在差距。

　　在急症护理中,经验对决策的影响最大。经验有助于护士建立自信,使用无意识的理论指导决策,并为在决策过程中与同事合作提供基础。经验对决策的影响包括积极因素和消极因素。例如,尽管信心改善了护理实践中的沟通和绩效,但它与更有效的决策没有联系。此外,经验丰富的护士可能决定不使用基于循证的方案来促进决策。这引起了人们的关注。循证对于急症护理中理想的患者结果至关重要。未来的研究必须探索如何最好地支持护士在实践中作出决策时使用证据。

　　信心不是决策过程中一贯的积极因素,也有研究报道临床实践的年数与有效的临床决策无关,在确定干预措施、激活团队支持或提高情境意识时,经验本身是最佳临床决策的弱指标。虽然有经验的护士对他们的实践更有信心,但这种信心可能不会导致决策的改进,基于经验的先入为主可能导致错误。经验丰富的决策者采用的直觉也不包括有意识的理由,同样与患者的状态相关,而不是基于发现特定患者的问题而作出决策。一项研究发现,使用基本原理作为决策基础的分析型决策者更有经验,在单位工作的时间更长,年龄更大,这与早期关于直觉的研究形成对比,早期的研究表明,经验与直觉在护理实践中的运用有关。

　　模式识别被描述为有意识地使用直觉。以往经验的模式匹配会影响护理实践,例如,模式有助于识别患者护理情况中的重要特征。模式识别为护士决策提供了指导,护士们还使用模式匹配来识别患者护理情况的差异,以提供决策指导。因此,不符合以往经验的患者情况促使护士扩大对患者的评估,以促进决策。

　　Mostafa Bijani 等采取对院前急救人员访谈的方式进行调查研究,专业能力是从参与者的经验中提取到的最引人注目的主题,该主题包括临床能力和心理承受力。临床能力包括临床知识、临床经验、临床技能、团队合作技能、时间管理技能和临床判断技能。心理承受力包括情绪稳定性和韧性。较高的耐受阈值是院前急救人员必备的心理素质。一些专业知识和技能好的人员在危急情况下或在受伤人数众多的情况下失去耐心,可能会导致无法管理事故现场并作出合乎逻辑的临床决定。

有报道以改善临床护理实践和加强临床决策为重点的正式课程包括注册护士课程和毕业后课程,并没有使临床决策的改善。然而也有研究确实发现教育对决策有积极影响,急救中四年制项目的护士优于两年制项目的护士。教育还提高了专业环境中的情境意识,被认为有助于患者管理。

了解患者状况与知识相联系,有助于决策。为了更好地了解患者的状态,必须投入时间与患者的接触,以支持更高层次、更全面的决策,这是基于对患者个体反应的更深入理解。在急症护理的时间限制环境中,投入时间深入了解患者的状态表明,优先安排与患者相处的时间对于支持决策具有高度价值。对患者状态的理解包括生理线索的收集,护士以各种方式利用患者信息和生理线索,建立患者情况的心理模型,帮助决策。主要关注的生理线索包括心率、胸痛、气道阻塞和呼吸频率。收集信息后,各种因素会影响护士在作出决定时的反应,例如患者病情逐渐的变化和病情的突然变化导致护士作出不同的反应。了解患者状况是护士决策的一个重要而复杂的部分,为了了解患者状况,护士必须投入时间,收集生理线索,确定哪些线索是重要的,进行技术互动,并确定如何响应所收集的信息,作为其决策过程的一部分。

职业和环境因素也是影响决策的挑战和障碍,职业因素包括任务时间、任务地点、疲劳和职业倦怠和患者状况。有时,院前急救人员必须在夜间、完全黑暗或恶劣的天气条件下执行任务,这种情况会对人员决策的速度和准确性。患者的状态和事故现场的情况是影响临床决策的其他因素,如患者失去知觉或者患者耳聋或有语言障碍,无法交流,在这种时候,不可能获得有关患者状态的可靠数据并作出正确的决定。急救人员疲劳和职业倦怠也影响决策,工作超负荷、经验丰富的员工短缺导致疲劳和倦怠,这些对我们的注意力、精神敏锐度和决策产生负面影响。环境因素包括事故现场的条件和传染病的传播,如现场还有枪战和打斗,环境有毒害的物质。当埃博拉病毒、禽流感或新冠状病毒肺炎等危险传染病暴发时,有时紧急护理人员的决定与患者的需求之间会发生冲突。即使我们判断病人病情危重,决定转院,病人或病人家属可能也不在乎我们的决定,因为害怕疫情在院内传播而拒绝转院。

临床决策中的主要挑战和障碍的另一个主题是低效的组织管理,它包括以下几类:结构性挑战,以及人力资源和医疗设备的挑战。结构性挑战包括管理层在决策存在错误和遇到法规问题以及调度中心效率低下的情况下未能支持救护人员。管理层未对决策错误、法规冲突和操作手册中内容不明确等问题进行根本的原因分析并纠正。管理人员在决策失误和法律纠纷的情况下未能支持救护人员。如果出现法律问题并且患者对工作人员提出指控,他们的领导未能给予充分支持,管理人员没有采取有效措施来分析临床错误的根本原因或采取纠正措施。法规冲突和缺乏明确的操作手册是影响决策的另一个问题。调度中心的效率是结构性挑战的另一个方面。许多急救调度中心调度员是大专以下护理专业,有的甚至是与医疗和护理无关的专业毕业,缺乏临床实践,知识水平参差不齐,在院前需要专业指导意见的时候有时难以给出,因此有人提出在调度中心设专家值班给予支持。

组织因素和单位文化影响急性护理临床环境中的决策。通常,非正式规则指导会影响护士对快速反应小组的激活,并影响单位内的信息共享。团队工作包括护理实践中的非特异性挑战,其他对决策重要的因素可能与组织文化有关,例如,护士的情境意识受到领导能力、个人性格的影响,单位内的组织决策因素非正式地影响护士的决策,从而影响病人的护理。在持续实践环境中存在的文化影响可以通过非特定和以患者为中心的方式影响决策。与经验的影响类似,没有证据作为基础的决策可能会导致糟糕的结果。安全文化与通过团队合作获得支持的护士相关。

临床决策是选择实现预期目标最佳行动的重要过程,在很大程度上决定了急救质量、患者安全和未来并发症的可能性。临床决策是救护人员提高救护效果和质量最重要的专业能力之一。作为医务人员专业职责的重要组成部分,临床决策包括分析信息、作出决策并根据这些决策采取行动以实现预期目标。为了对患者病情的快速变化作出适当的反应,救护人员应该能够快速作出决定:他们应该知道如何对患者的状态进行快速评估,确定临床优先级,并实施正确的干预措施。对院前急救人员的培训很重要,不仅需要对急救技术培训,对相关法规和现场组织能力也应该进行培训。对院前急救人员应进行必要的心理辅导,特别是经历过大型灾害事故救援以后应及时进行心理辅导和座谈总结。有研究表明投入时间和资源为院前救护人员提供面对面的培训和个性化反馈可以促进参与并优化绩效。

(三)患者的决定与急救医护人员判断及管理制度的冲突

美国急诊医师学会制定的伦理学准则中明确,要尊重患者的自主权,同时要维护患者的最大利益。但由此出发二者之间在一定条件下可能产生了一系列冲突。由于对社会公众关于心肺复苏知识的普及不够,公众对心肺复苏的认识有偏差,对心肺复苏成功的期望值在50%～60%,而实际上没有那么高,最终能生存出院者仅0%～10%。利用录像对公众进行普及教育可改进其对心肺复苏的认识,并影响其对心肺复苏选择的参数。为了便于操作,Sasson等提出对院外不显效的心搏骤停制定国家统一的终止复苏规程。

1. 需要救护的患者对救护的态度　经院前急救人员评估,患者需要救护,但完全拒绝的患者占8.046%±6.990%,部分拒绝的占14.544%±10.558%。

美国社会公众对自己现年龄下心搏骤停时侵入性急救处置项目接受率分别为:心肺复苏74%,口对口人工呼吸65%,电除颤61%,静脉给药54%,气管插管48%,人工呼吸42%,颈或腹股沟静脉插管31%,未经证明的实验性技术13%,以上全选32%。由于地点的不可预测性,基于救护车的研究也不同于其他紧急情况研究设置,例如事故可能发生在公共场所、患者的家中或救护车上,所有这些都可能抑制患者参与同意过程的能力。此外,时间压力意味着评估能力的冗长程序可能是行不通的。

经院前急救人员评估,患者需要救护和转运,但患者(至少在开始时)拒绝(或部分拒绝)配合,对此在一些情况下要评估患者是否有作出正确判断的能力。通常对患者拒绝治疗的评估会进入两个途径,其一是患者缺乏决策能力,其二是患者有决策能力但违背医嘱(against medical advice, AMA)。通过这两个途径考虑,很容易使我们跳进有关能力的讨论,模糊了我们对这类患者最基本的义务:了解和明确(如果可能)其拒绝救治的潜在原因。在多数情况下,针对这类患者不是能力问题,而是沟通问题,患者没能理解我们,我们也没能理解患者。对这些患者如果我们简单地判断其AMA,则没有尽到伦理学责任,我们有义务尽力帮助患者克服不情愿而接受符合其最大利益的救治。这需要我们与患者沟通,了解患者关心什么,并对这些关心作出反应。即使患者缺乏决策能力,沟通也有助于我们制定从伦理学和技术上最适合应对患者的方案。

好的医患沟通至少和判断患者决策能力的能力同等重要,可以使我们避免跳进"AMA/

无能力"二分法的陷阱。通常沟通和能力判断是平行进行的,如果患者缺乏决策能力不证自明,则需要我们立即找到可以作出决策的替代者(如果环境允许)。

受到意外伤害或生命垂危的病人,会感到恐惧、孤独无助,家属忧郁不安、害怕、焦虑、紧张,害怕失去亲人的心情,患者及家属迫切要求及时得到合理的治疗,此时医护人员要以娴熟的技术、快速敏捷、准确无误的动作、有条不紊、忙而不乱的进行抢救,取得病人及家属的信任,增加安全感。

在院前进行临床研究中,同意过程将推迟干预、延迟治疗可能导致额外的压力或伤害时,越来越多的研究寻求在未经患者同意的情况下继续进行。代理同意是一种常见的方法,代理者被要求按照患者的"最大利益"行事。最常见的代理同意是由患者的亲属或亲密朋友作出的,但有些地方规定允许医疗专业人员作为代理人。另一种常见的选择是紧急放弃同意(有时被称为"延迟同意"),在这种情况下,患者在没有事先同意的情况下接受了干预,随后对持续参与和数据的使用表示同意。在无法寻求替代同意及时治疗的情况下,这一点尤其重要。美国和英国的研究发现,虽然大多数患者认为这种形式的登记是可以接受的,但一些人对延迟同意所带来的自主性丧失表示担忧。在院前研究中,关于立法的正确适用的模糊性,特别是关于能力下降的参与者的模糊性,可能是具有挑战性的,并被强调为需要澄清的一个方面。

2. 需要救护车转运的患者对转运的态度　经院前急救人员评估,患者需要救护车转运,但拒绝的患者占 14.451%±14.747%。印度泰米尔纳德邦 58.3% 的道路交通事故病例由救护车服务转运至医院并接受院前护理,而 41.7% 的患者选择了自己的运输方式,因此在转运过程中未接受任何院前护理。这些情况比较复杂,有可能是患者对疾病的认识问题,没认识到疾病的严重性,这需要耐心说服。也有可能有其他原因,下文继续讨论。

N. Rees 等报道通过访谈研究发现院前急救工作者在救护自杀自残患者时会面临专业、法律和伦理学的紧张局势。这一系列因素会影响决策,其中包括担心患者可能会在采取行动后自杀;他们在自己的专业角色中感到孤立和不受支持;他们还认为院前急救服务体系支持他们与自杀的人一起作出决策的能力有限。这导致救护人员处于一种两难的境地,他们不得不坚持他们通常孤立地作出的决定,尽管他们知道这样做可能会被依法追究责任,认识到他们的方法可能是错误的,并且与专业标准背道而驰,但所有护理人员都报告说,他们认为他们对有关照顾自杀患者的法律有合理的理解。然而,他们报告说对其应用还是缺乏信心,合法性与救护人员判断之间出现了伦理学冲突——尤其是在照顾拒绝被送往医院接受持续护理的人时。尽管他们发现了法律要求与似乎最符合患者最大利益之间的冲突,但他们的首要动机是为患者提供最好的救护,这导致救护人员采取生命保护者的立场,为患者的最大利益行事,即使违背患者的意愿并且患者有能力作出决定。他们知道这可能会侵犯患者决定自己利益的权利,但他们觉得他们面临的情况迫使他们以这种家长式的方式行事。无论自杀的程度如何,他们经常假设患者仍然有自杀意图,总的来说,当真正要平衡道德、法律或专业实践的考虑时,拯救生命是首要任务。

救护人员经常在各种情况下与警方合作。主要有三个方面:程序、历史实践和秘密策略。护理人员表示,动员警察接听涉及自杀的电话是标准做法,尽管这种做法的起源尚不确定。警察到场的理由是为了避免进一步伤害——对患者、医护人员或第三方:"要么是警察让仍然手持刀子的病人丧失行为能力,他们在我们面前继续割伤自己,你知道,显然,他们的意图是要对自己造成真正的伤害。"这种存在也被视为拘留自残患者的一种手段："如果有必要,他们会被部署以武力挽救那个人的生命",这一类别再次揭示了救护人员在道德、法律和专业方面的严重压力。警察可以通过武力挽救一个人的生命的观念与他们在法规下的权力有关。救护人员意识到以这种方式拘留自杀的人可能违反道德和法律原则,但他们报告说,他们对这方面缺乏信心,这几乎使决策陷入瘫痪。这导致所有涉及自杀的事件,无论动机或严重程度如何,都将以该患者在必要时强行入院结束。救护人员报告了为实现这一目标而采用的策略,最受青睐的选择是让患者同意就诊,如果不成功,他们会胁迫;如果需要,他们会在此过程中对患者撒谎,在患者拒绝去医院后,警方和救护人员之间的一项非官方秘密策略被揭露:此人将被引诱到家外(一些国家法律规定未经允许任何人包括警察不得擅自闯入私宅),然后警察可以根据法规行使权力。救护人员对自己所处的这个境地感到不安,并认为这些策略是在培训、能力和立法不支持他们的决策的情况下产生的,医护人员报告说有时警方对这种情况也不满意,而且对于双方来说,处理自杀可能非常耗时。

3. 患者拒绝治疗和转运的原因　超过 20% 患者因为费用问题拒绝上救护车。调查时期深圳市救护车收费标准为每次出车 4 公里以内收出车费 58 元,每超过 1 公里加收 3 元,院前急救费 40 元,出诊费医护各 15 元,担架员费 20 元,起步价合计 148 元,其他处置费用另收。对医院来说这一标准低于成本价,要亏损,但对低收入人群来说是一笔值得考虑的费用。现在深圳市已经将院前救护费用纳入了医保覆盖,没有医保的贫困患者还可以得到医疗救助基金以及民政部门和红十字救助基金的救助,现在已经解除了费用之忧。

医生和护士分别遇到有 3.99% 和 5.01% 的患者自己想死。Sprung CL 等对欧洲 6 国加强护理单元(intensive care unit, ICU)医生、护士、患者和家人进行有关生命终末观点调查报告,关于回答如果自己在生命的末期生活质量和生命价值哪个更重要,医生各有 88% 和 12%,护士各有 87% 和 13%,患者各有 51% 和 49%,患者家人各有 63% 和 37%。但医生和护士对患者生活质量和生命价值哪个更重要的选择与对自己的观点不同,医生各占 31% 和 69%,护士各占 35% 和 65%。如果自己被诊断为疾病末期,对住 ICU、心肺复苏、上呼吸机和安乐死的选择,医生分别有 19%、6%、7%、34%,护士分别有 22%、10%、12%、41%,患者分别有 62%、54%、49%、44%,患者家人分别有 55%、45%、39%、54%。如果自己将永远丧失意识,对住 ICU、CPR、上呼吸机和安乐死的选择,医生分别有 7%、3%、4%、40%,护士分别有 13%、7%、9%、50%,患者分别有 47%、40%、38%、46%,家人分别有 40%、32%、33%、51%。

Marco 等对美国 38 个州 1831 名公众调查,假设自己 25 岁、平时健康、近乎溺死,选择心肺复苏者 94%;假设自己 75 岁、平时健康、近乎溺死,选择 CPR 者 79%;假设自己 25 岁、有终末期疾患、近乎溺死,选择心肺复苏者 40%;假设自己 75 岁、有终末期疾患、近乎溺死,选择心肺复苏者 28%。

做心肺复苏或不做(do-not-resuscitate, DNR)是伦理学冲突的焦点,DNR 的目的是使垂死的患者免受无益的心肺复苏而平静地死,影响这一决定的因素主要有两个,一个是疾病的性质,另一个是年龄。患者、家人和医生的观点有时是有分歧的。在西方国家与患者本人讨论和让患者本人签订 DNR 常见,在瑞士 17%～48% 的患者参与 DNR 决定,爱尔兰 20%,72% 的芬兰医生总是或经常与患者本人讨论 DNR 的决定。77.1% 的美国人认为到急诊科后医生和护士会问患者有关救治的提前指令(advance directives)。

4. 急救收费情况 在进行该调查时全市 22.613%±14.379% 患者全部收不到急救和出车费用,15.756%±9.579% 患者部分收不到费用。急诊科是能够反映一个地区人口及其生活条件的地方,工作人员可以很快知道最贫困和最脆弱的患者来自哪里。对于贫困人口来说,慢性疾病可能会拖下去不到医院治疗,但危及生命的创伤和急危重症会立即被送到急诊科,因此欠费问题比较突出。

深圳紧邻香港,来往的人较多。在香港急救医疗仅收 100 元港币(包括救护车和急诊科挂号费用)封顶费用,有些来自香港的患者对救护车和急诊医疗收费不适应,因此也产生了一些矛盾和冲突,甚至产生欠费现象。

卫生和急救管理部门要求各医院对急诊急救患者争分夺秒积极治疗,不允许因患者交不出钱而耽误救治。当时大部分医院不是政府全额拨款单位,还有许多民营医院,都是自负盈亏,但欠费患者的费用由谁来交这一问题曾经有一段时间得不到明确的答复。这影响了医院的运作,也直接影响到急诊科工作人员的福利待遇和稳定性。有作者调查显示,奖金较低是影响急诊科工作人员职业稳定性的因素之一。单位对院前急救人员的福利待遇要给予政策上的照顾。现在深圳市已经把院前救护和救护车费用纳入医保覆盖,还设立了疾病应急救助基金,民政部门和红十字基金会也会对需要急救的贫困人群给予救助,这一问题在深圳已经得到了解决。

5. 患者对医护人员判断其处于某种状态的态度 院前急救人员评估患者处于某种状态(如贫困),拒绝的患者占 20.31%±16.66%。一方面要考虑可能判断有误差,短时间内接触不可能了解的全面、深入,另一方面要注意维护患者的自尊。

6. 对患者转运要求判断分析 有时患者需要 / 想要院前急救和转运,但经院前急救人员评估无此必要,或者经评估这样做将危害其他患者的最大利益。

平均 29.66%±24.02% 患者的转运要求与工作人员的判断有冲突,对于这一问题的判断,大部分文献是根据急救专业人员的观点进行统计的。

从患者的角度对呼叫救护车的原因进行分析:一是必须得到紧急帮助,因为正经历难忍的痛苦或他人指出需要紧急救助;二是认为其他选择浪费时间,要克服自己的犹豫或认识到自己的局限性;三是认为救护车是最安全和最快的运输方式;四是强调需要人救护,而不是简单的转运。

对等待时的感觉进行分析:一是感觉时间长;二是焦虑、害怕,感到被忽视和孤独;三是回避了责任,感到解脱,经历了安全和信赖的感觉。

香港院前急救由消防处救护总区负担,专职院前服务。在进行本调查期间,香港人口不到 800 万,但每天出动救护车 1 600 多辆次;而深圳人口超过 1 000 万,每天出动救护车 400 辆次左右。与香港救护总区有关人员交流时问及有无救护车被滥用之虞,他们的观点是患者有需要我们就应该提供服务;与香港一些医院急诊科医生进行交流,他们对这一问题的回答是有可能。香港特区政府规定出动救护车一次收费 100 元,包括所有救护、运输、急诊挂号及诊金费用,无论如何这个费用比搭出租车便宜。

第一部分对深圳市 2002—2004 年度急救死亡病例普查资料中已报告,院前、急诊科和急诊住院急救死亡患者中,经救护车急救者不到 40%。说明还有一些真正需要救护车的患者没有叫车。

7. 患者的要求与院前急救服务管理规定相冲突 有时患者的要求与院前急救服务管理

的规定相冲突,如患者要求将自己转运到大医院,而经评估和管理的要求,更适合将其就近送到其发病地段的医院。问卷分析,平均 22.11%±19.52% 患者的要求有冲突。这需要我们对有关规章制度和管理规定进行重新考量,如有不合理、不符合当前深圳具体情况的,要进行修改、完善。另一方面需要加强宣传,与公众多沟通,使患者深入了解深圳急救网络运作模式和有关规定,多一些理解,少一些误会。

(四)与院前急救人员的专业目标发生的冲突

1. 患者的要求超出院前急救责任和能力　问卷认为 19.11%±17.92% 患者的要求超出了院前急救的责任和范围,按照院前急救人员专业的自我定位,他们应该对那些需要院前急救的患者实施救护。但有时患者的需求超出(或院前急救人员自我判定超出)了院前急救的责任或能力,此时将产生冲突,如院前急救人员难以解决的心理学或社会因素的需求,要对患者耐心做好解释工作,避免冲突升级。

2. 患者要求优先照顾　专业目标还包括向所有患者提供公平救护的抱负。对院前急救人员来说,不同患者的利益意味着一个伦理学冲突,如经评估部分对院前救护需求不是很大的患者要求得到优先救护,而更需要救护的患者不得不等待。问卷认为这样的患者占所有患者的 15.011%±14.528%,这种现象在大型灾害事故中会常见到,往往救护车一到,轻伤员蜂拥而上,重伤员动弹不得,上不了救护车,形成先到医院的伤员可能不需要住院治疗、而真正需要到院急救的患者延迟到院的局面。针对这种情况,急救人员要熟练掌握检伤分类标准,快速判断事实;对想抢先上车的轻伤员要做好解释工作,如果现场环境不允许,要坚持按章办事。

3. 患者的年龄、行为和地位　有 1.790%±0.408% 的院前急救人员回答患者年龄会影响其启动心肺复苏,1.838%±0.369% 回答患者的行为(如:吸毒)和社会地位会影响其启动心肺复苏。患者年龄对护士的影响要大于对医生的影响。患者年龄对女性工作人员的影响要大于对男性工作人员的影响。

专业目标不考虑年龄和社会地位,但又是这一理念在实施中有时会发生与患者最大利益的冲突。如当接到一个心搏骤停患者需要救护的电话,患者的年龄将影响决定是否启动心肺复苏。同样,吸毒者的社会地位可能对救护的实施有影响,因为吸毒者的行为缺乏亲和力。印度泰米尔纳德邦调查道路交通事故伤员显示,32.9% 的酒驾司机受到了歧视,而没有得到尊重和应有的关注。

4. 院前急救人员的知识和技能　建立救护关系的专业目标有时与院前救护人员的实际能力相冲突。多位国外学者论文报道都把救护人员知识和能力问题摆在了重要位置。认识到自己的不足,就要加强学习,努力提高急救技术水平,提高满意率。

5. 患者的经济能力　将患者当作一个单一个体的专业目标,有时与实际操作相冲突。患者的经济能力对急救也可能产生影响,因为现有体制和国情没有规定急救免费,也没有明文规定穷困患者急救医疗费用究竟由谁支付,工作人员处于两难的境地,急救会受到一定影响。深圳市设立疾病应急救助基金的做法值得推广。

(五)院前急救人员专业角色与自我定位的冲突

1. 为患者的最大利益与同事的冲突　关于对患者的最大利益有不同看法时是否会与同事发生争论,39.94% 的工作人员回答是。在专业角色中,院前急救人员强调与同事的协作,对同事忠诚、不在公共场合批评同事等自我定位。如有时同事不按规范操作也不干预。如院前急救人员对患者的最大利益有不同看法时,会克制自己不与同事就此发生争论。这有时与考虑患者的最大利益产生冲突。

维护患者利益包括尊重患者的价值观,包括"保护隐私/保密"、"尊重患者的意见和信仰"和"尊重患者的意愿"三个类别。促进职业道德和救护质量的第一步是从患者的角度就意见、价值观和道德规范达成一致。急救人员在进行任何干预之前,会尝试了解任务区域的文化和习俗,并使其适应客户的习俗。在院前执行转移或治疗时如果患者或其家属能够一起参与决策以表达对其价值观和信仰的尊重,可能取得更好的效果。

2. 履行职责时面临的危险　有 306 例(93.29%)院前急救人员问卷回答曾在履行职责时面临危险,护士回答传染病危险构成高于医生的答卷。医生回答受到威胁构成高于护士答卷。遇到威胁的问题其他国家和地区也存在,问题是如何做好防范,作为急救管理者也要采取必要措施,保障好工作人员的安全。Mohammad Torabi 等的论文提到伊朗院前救护人员到达犯罪现场并为事故受害者和患者提供紧急救护,有时出任务时压力大、不可预测性甚至会危及生命。因此道德决策已成为不可避免的挑战。

对美国密歇根急诊医师学院 171 名急诊医师调查问卷显示,74.9% 医生 1 年内受到过语言威胁,28.1% 受到过身体攻击,3.5% 受到过偷袭,11.7% 在急诊科外受到过阻挠,女医生比男医生经历过更多的身体暴力,81.9% 的医生偶然会害怕工作场所的暴利现象,9.4% 经常害怕,42% 的医生寻求各种形式的保护,18% 带枪,20% 带匕首。

3. 履行职责与牺牲个人最大利益的冲突　专业的自我定位,意味着作为院前急救人员在履行这一角色的职责时,反过来不涉及牺牲自己的最大利益。有时这与照顾患者的最大利益相冲突。在履行职责时是否应该牺牲个人的最大利益,318 例问卷中有 189 例(59.43%)回答是,护士和医生之间差异无统计学意义,可见选择牺牲自己最大利益构成比还是比较高的,这与当今中国文化氛围有关。即使回答否,也并不能认为其不对、思想有问题,患者的生命重要,但施救者的生命同样重要。

这也涉及维护职业尊严的问题。职业尊严可以定义为一个复杂的概念,由社会因素和人的先天特征组成。院前救护人员尊重职业尊严,尤其是在与院前救护接受者和其他专业人员互动方面。首先与维护患者尊严有关,这被院前急救人员呈现为一种内在价值。第二个方面是关于职业价值观和地位的维护。院前急救人员相信尊重患者的价值观,在专业间和专业内的关系中表现出尊重,适当地履行专业角色可以提高他们的专业和社会地位。尊重他们的职业尊严,并通过观察其外表、适当的行为以及与患者和医疗团队其他成员的良好接触来展示他们在照顾需要他们帮助的人中的重要性。

4. 在私人场合被认出并要求施救　作为院前急救人员这样一个角色,还包含着对工作角色与私人角色的区分。有时他们在私人场合出现时,被看作救护者而处于一个冲突的处境之中,被期望照顾患者的最大利益而牺牲自己的利益。

5. 未完成交接自己走人　按照院前救护人员对自己职业定位的观点,院前急救人员常被期望快速作出决定完成自己的职责,但有时院内工作人员不愿接收,这时可能出现未完成交接而将患者放下自己走人。来自不同类别医院人员间答卷构成分布一致。

这一现象常见于院内人员对救护车将患者拉回治疗不认同,也见于院间转诊患者。按照当时深圳市有关转诊制度,院间转诊要经两个医院之间协商好以后再进行,但仍存在一些下级民营医院违反制度的做法,对无支付能力的患者强行转诊,甚至将患者放到上级医院门口再拨打呼救电话申请出车急救。

针对这一问题,2018年6月27日深圳市第六届人民代表大会常务委员会第二十六次会议通过了《深圳经济特区医疗急救条例》,第四十一条规定:"医疗机构接到医疗急救人员有关抢救急危重症患者的通知后,应当及时做好救治准备。""医疗急救人员将患者送达医疗机构后,医疗机构应当在十五分钟内完成与医疗急救人员的交接手续,不得拒绝、推诿或者拖延,不得留滞院前急救车辆以及车载设备、设施。"第七十二条规定:"违反本条例第四十一条第二款规定,医疗机构未按照规定完成交接手续或者留滞院前急救车辆、车载设备、设施的,由卫生行政部门责令改正,处三万元罚款;医疗机构拒绝、推诿或者拖延救治患者的,由卫生行政部门责令改正,处十万元罚款。"经过这一系列的措施,深圳现在已经杜绝了这一现象。

(六)与组织结构和资源管理的冲突

1. 急救网络规定与患者最大利益相冲突　院前急救的组织有一定的指南和常规,院前救护人员对此要遵守。在特定的情景下,常规要求对患者按流程进行一些救护,但每个患者都可能有特殊情况,或许有些操作不符合患者的最大利益,甚至规程本身与患者的自我决定(院前救护人员又必须尊重)相冲突。

遇到这种情况急救医护人员应及时向急救指挥部门报告,并提出有关建议,经批准后实施。急救指挥部门应记录相关情况,定期组织专家对相关情况进行分析研究,必要时更新相关制度和规定。

2. 急救网络常规和规定与本人的职业自我定位及职业目标相冲突　急救医疗调度中心的组织常规,有时可能与院前急救人员的职业自我定位及职业目标相冲突。如:在一个患者死后,要求院前急救人员尽快撤回,准备接受新的调度任务,而同时院前急救人员发现需要多陪伴死者亲友一段时间。

院前急救的组织结构是按照合法的权威架构建立的,但有时其与院前救护人员符合患者最大利益的判断相冲突。如:有时急救中心的专家要求进行一些操作,但这些操作与院前急救人员关于患者最大利益的观点不一致。

遇到这种情况急救医护人员应及时向急救指挥部门报告,并提出有关建议,经批准后实施。

(七)社会理想

1. 个人价值和判断与急救网络常规和规定相冲突　社会理想要求我们要忠实于我们自己的个人价值、观点和判断。院前急救人员的个人价值和判断,有时与组织上的指南和常规相冲突。

社会要求男女平等,有时这将与一些院前急救人员的职业自我定位相冲突。只要患者需要,都得抬担架,但性别之间体力是有差别的。当前国内许多地区已经在急救车配备了担架员。

2. 是否曾遇到指定性别工作人员服务的患者　279例(85.06%)工作人员答曾遇到,医生与护士答卷之间差异有统计学意义,护士较医生遇到的此类患者多。

不同性别工作人员答卷之间差异有统计学意义,女工作人员遇到的此类患者较男工作人员多。男女间判定有差别。

要求男女平等的理想,有时与照顾患者最大利益的职业目标相冲突。这也会受到文化和宗教准则的影响,如:有些女性患者要求女性来救护她们;救护涉及隐私之处时,有些男性不愿接受女性的处置。如果患者没有生命危险,可尽量满足患者要求将患者送医院处理。伊朗 Mostafa Bijani 等论文反映伊朗院前急救员拥有急救专业的副学士学位或学士学位,拥有学士或硕士学位的护士也可能会受雇于院前急救,但均为男性,对女性患者施救时会遇到医学伦理与宗教风俗之间的冲突。但在尽可能满足患者要求和保护其隐私的前提下,还是救命要紧。

(八)患者的亲友和/或旁观者

在医疗实践中与患者家人和旁观者意见的冲突在所难免,由于患者突然患病且病情危重或病情忽然加重,家属往往在短时间内不能接受现实,情感很受打击,表现为否认、紧张、焦虑、绝望心理,为此实行人性化服务很重要。医务人员要考虑到患者家人处在忧伤之中,要尝试理解患者家人的心情,而不是仅试图改变其想法,通过沟通找到一个一致的关于是否对患者进行加强治疗的决定。

Marco 等对美国 38 个州 1 831 名公众调查,关于医生对患者作出是否行心肺复苏决定时要列为重要或非重要考虑因素的答卷结果为:患者的愿望 87%,家人的愿望 60%,患者健康状况 58%,医生的观点和预期 54%,年龄 37%,患者职业和社会角色 14%,国籍 10%。患者和家人的愿望排在前面,说明公众对此项目的重视程度,医务人员要理解。

Holzhauser 等对有关患者亲属到场问题综述:有 7 篇文章中多数赞成患者亲属出现在复苏现场,理由:对其忧伤过程有帮助;能更快得到这段历史;使患者更安定;对一些决定可很快听取家人的意见。有 3 篇文章中多数反对患者亲属出现在现场,理由:增加了诉讼和抱怨;工作人员操作受影响;干扰复苏;亲属会看到或听到令他们不安的事物;亲属会变得哀伤。如何解决好这类冲突,根本上要从患者的最大利益出发,具体问题具体分析,向患者家属做好解释工作,请其理解和配合。

患者的亲友关于患者最大利益的观点和要求,有时可能与组织的结构及资源的管理相冲突。如:有时患者的亲友因地理位置的原因要求将患者送往特殊的医院,但组织的结构和资源的管理要求只能在其管辖区域内救治。对此要做好解释工作。

患者的亲友及旁观者关于患者最大利益的观点和要求,有时可能与院前急救人员关于患者的需要及最大利益的评估(基于有经验救护者的专业自我定位)相冲突。对此要做好耐心解释工作。

院前急救人员面临患者亲友前后矛盾的要求,如其开始时提出做心肺复苏,以后又提出其他的考虑。对此,急救人员要给出专业的意见。

基于有经验救护者的专业自我定位,经院前急救人员评价,患者亲友的要求与其自己的目标相矛盾。如:患者亲友认为其自己能够照顾好患者,而院前急救人员认为其过于紧张而不能。对此要做好说服解释工作。

他们对院前急救人员提出不同的要求,使工作人员左右为难,会影响救治进程。造成这一局面的原因比较复杂,其中一个原因是患者亲友对医学知识一知半解,又不能相互说服,此时急救人员要给出专业的意见。

(九)与非院前急救医护人员和其他专业人员的冲突

1. 院内医护人员的观点与急救网络规章及院前急救人员的判断的冲突 由于院内和院前所处工作环境和规范不同,院内工作人员对院前急救特点和规定认识有偏差,从而会发生与院前工作人员的冲突。解决办法是相互沟通,有条件的单位可让院内工作人员轮流到院前值班,加强相互了解。

2. 急诊室医生认为自己医院不能满足患者需求　其他医护人员无能力照料患者需求时,在院前急救人员对患者院前急救需求的自我判断和满足患者(院前或院内)需求的职业目标之间会产生冲突。如:将患者送到医院后,急诊室医生认为自己医院不能满足患者需求。75.91% 的工作人员曾遇到此情况,说明这是常见的问题。有关规定急救管理部门需要对这一问题考量,对调度原则和规定是否有需要调整的地方,要考虑是否应该保留单位急救网络医院资格或降低等级。

3. 急诊室医生质疑将患者送到自己医院的合理性　其他医护人员关于自己责任的观点可能与患者的权利相冲突,此时院前急救人员会被夹在中间,患者有权利选择被运到的医院,但医院的人质疑将患者运到他们医院的合理性。61.59% 的工作人员曾遇到此类情况。无论如何要按法规办事,但急救管理部门应记录有关事件,对有关规定需要进一步考量,对调度原则和规定是否有需要调整的地方。

4. 警察等公务人员的观点与院前急救人员对患者的评估的冲突　关于患者最大利益的专业自我判定和目标与专业角色和责任之间可能产生冲突,如;当警察要对一个重伤患者录口供时,院前急救人员需要将其带走救治。当警察于夜间在路边发现睡着的流浪者时,要求院前急救人员将其送医院,而这些人不属于急救系统救治范围。当警察发现自称有艾滋病的吸毒人员时,要求院前急救人员将其送医院,而这些人不需要急救,浪费了急救资源。有时辖区地方领导人要求到场的救护车将死尸拉走,尽快消除社会和政治影响,而按照急救网络规定救护车是不能拉死人的,死人应该由殡仪馆出车拉走。针对这些问题要对相关人员宣讲有关法规,依法办事。

四、结论

在深圳市院前急救过程中,关于如何做才符合患者最大利益,护士感到困难的情况多于医生,学历低的护士感到困难的情况多于学历高者。

在深圳市院前急救中存在着一些影响急救进程的伦理学冲突:患者的自我决定与急救人员判断的冲突、急救人员专业定位与工作现实的冲突、急救人员专业角色和自我定位与工作现实的冲突、急救网络资源管理规定和组织形式与工作实际的冲突、社会理想与工作现实的冲突、患者亲友和旁观者观点与工作现实的冲突、其他医务人员与院前急救人员观点的冲突、警察等其他专业人员与院前急救人员观点的冲突。

Giulia Inguaggiato 等认为,在当今多元化的社会中,不同道德背景之间的冲突需要解决,以便就如何采取行动达成一致意见。临床伦理咨询不能依靠一套预设的规则和原则来适用于特定的情况,因为这种方法会强加一种教条化的、跨文化的道德,从而否定不同和不同背景的存在。临床伦理学支持需要克服这种基础的缺乏,对利害关系差异的尊重与为临床实践中遇到的伦理问题找到共享和可行的解决方案。Giulia Inguaggiato 等认为一种实用主义的方法进行临床伦理学支持,在当今以伦理多元化为特征的临床环境中,以 William James、John Dewey 和 Charles Sanders Peirce 的哲学理论为基础可以帮助实现为道德问题找到实际解决方案的目标。在其论著中描述临床伦理支持中实用主义方法的四个核心元素,它们与体现实用主义态度相关,介绍解决道德困境的方法,并重构了这个方法,指出每个步骤如何代表所描述的核心元素的实际应用,还提供了一个案例示例,并在结束时对这种方法的优点和局限性作了一些说明。

(梁实)

第二节　对院前急救患者及家属的满意度调查

院前急救病人及家属满意度不仅是院前急救医疗管理质量水平的一个标志,同时也是急救过程中伦理学研究的指标,满意度调查可为质量管理和伦理学研究提供依据。

一、资料来源和方法

(一)资料来源

2008年11—12月,对全市73家急救网络单位进行过院前急救的患者或家属电话问卷调查的资料。除大亚湾核电门诊部和市儿童医院因调度出车少只分别调查到4例和2例外,其他单位每家调查了5例,共361例。

(二)调查方法

设计"满意度电话调查表",由市急救中心调度科进行电话回访调查并填写调查表。

(三)统计方法

用EpiData建立数据库,每份调查表格由2人分别录入并比较纠错,以保证输入数据的正确性。用SPSS统计软件进行统计学分析,对各区域间和各类医院间满意度比较用多个独立样本非参数检验中的Kruskal Wallis Test,对满意、较满意和不满意分别赋值1、2、3,以平均秩次低者满意度高,$P < 0.05$(双侧)为有统计学意义。

二、调查结果

(一)全市总体情况

关于"院前急救工作人员是否收受红包和物品"这项目,361例全部回答否,其他项目满意度比较见表4-9,各项目满意度差异有统计学意义,比较平均秩次,救护车速度满意度最高,收费满意度最低。

表4-9　院前急救满意度调查汇总

项目	满意		较满意		不满意		例数	平均秩次
	例数	构成比/%	例数	构成比/%	例数	构成比/%		
服务态度	231	63.99	127	35.18	3	0.83	361	786.745
急救效果	191	52.91	167	46.26	3	0.83	361	886.302
车辆速度	280	77.56	81	22.44	0	0.00	361	661.102
医护技术	215	59.56	145	40.17	1	0.28	361	824.111
收费	1	0.277	359	99.446	1	0.277	361	1 356.740

注:$\chi^2=501.959$,$P=0.000$。

（二）不同区域间比较

不同项目各区域间满意度比较见表4-10。比较平均秩次,服务态度满意度最高的是3区,最低的是6区;救治效果满意度最高的是1区,最低的是6区;车辆速度满意度最高的是1区,最低的是6区;救治技术满意度最高的是4区,最低的是6区。对于收费情况各区域差异无统计学意义。

表 4-10　各区域间院前急救满意度比较

项目	区域	例数 n	平均秩次	χ^2	P
服务态度	1	40	178.650	20.293	0.002
	2	42	154.357		
	3	25	151.800		
	4	15	175.667		
	5	110	172.955		
	6	119	207.891		
	7	10	151.800		
救治效果	1	40	122.850	42.111	0.000
	2	42	159.929		
	3	25	160.440		
	4	15	167.600		
	5	110	178.909		
	6	119	218.555		
	7	10	149.700		
车辆速度	1	40	163.063	31.871	0.000
	2	42	170.583		
	3	25	176.600		
	4	15	176.600		
	5	110	163.473		
	6	119	211.790		
	7	10	140.500		
救治技术	1	40	135.000	47.835	0.000
	2	42	176.571		
	3	25	158.400		
	4	15	132.000		
	5	110	165.273		
	6	119	223.571		
	7	10	180.000		

续表

项目	区域	例数 n	平均秩次	χ^2	P
收费	1	40	181.000	5.922	0.432
	2	42	176.714		
	3	25	181.000		
	4	15	181.000		
	5	110	182.636		
	6	119	181.000		
	7	10	181.000		

（三）不同类别医院间比较

不同项目各区域间满意度比较见表 4-11。比较平均秩次，服务态度、车辆速度和收费满意度差异无统计学意义；救治效果满意度以公立专科医院最高，以民营医院最低；急救技术以公立专科医院满意度最高，以民营医院满意度最低。

表 4-11 各类医院间院前急救满意度比较

项目	单位类别	例数 n	平均秩次	χ^2	P
工作态度	公立综合医院	205	174.820	2.475	0.290
	公立专科医院	41	185.854		
	民营医院	115	190.287		
救治效果	公立综合医院	205	171.093	32.681	0.000
	公立专科医院	41	130.927		
	民营医院	115	216.513		
车辆速度	公立综合医院	205	181.883	3.002	0.223
	公立专科医院	41	162.512		
	民营医院	115	186.017		
急救技术	公立综合医院	205	180.000	10.896	0.004
	公立专科医院	41	143.122		
	民营医院	115	196.287		
收费	公立综合医院	205	180.122	2.443	0.295
	公立专科医院	41	181.000		
	民营医院	115	182.565		

三、讨论

在调查中有近 20% 的患者或家属不愿参与调查，在调查对象选择上存在选择偏倚，但鉴于是本地区同类调查的第一次，仍有一定参考意义。

（一）全市总体情况

关于"院前急救工作人员是否收受红包和物品"这项目，361 例均回答否，说明全市院前急救人员在廉洁自律方面表现完美。

各项目满意度比较平均秩次，患者对救护车反应速度满意度最高，对急救效果满意度最低。深圳市救护车反应速度在国内排在前列，2008 年全市平均救护车院内反应时间为 56 秒。深圳市急救网络医院多，近 80 家，在保证反应速度有益，但技术水平层次参差不齐，有些单位急救技术和水平有待改进。

（二）不同区域间比较

对救护车工作人员的服务态度以区域 3 满意度最高，区域 7 次之，以区域 6 最低。除区域 6 有 3 例（2.52%）不满意外，其他区域无不满意者。

对医疗急救效果满意度，以区域 1 最高，区域 7 最低。全市仅区域 5 有 2 例（1.82%）、区域 7 有 1 例（0.84%）不满意。

对拨打 120 后救护车到达速度满意度以区域 1 最高，区域 7 最低。对此项目全市没有不满意者。

对医生、护士的急救技术满意度以区域 4 最高，区域 7 最低。全市仅区域 7 有 1 例（0.84%）不满意。

对急救的收费普遍认为较合理，回答合理和不合理各 1 人。

值得注意的是，作为分布着 24 家急救网络医院的大区 6 区在救护车工作人员的服务态度、医疗急救效果、救护车到达速度和医生、护士的急救技术四个方面满意度均排在最后，尽管不满意人数很少，但相对来说明其急救综合质量有待于进一步提高。

（三）不同类别单位间比较

对工作人员的服务态度、救护车到达速度、收费三个方面，各类别单位间差异均无统计学意义

救治效果方面对公立专科医院满意度高，对民营医院满意度低。对公立医院没有不满意者，对民营医院不满意者占 2.61%。

对医生、护士的急救技术以公立专科医院满意度高，民营医院满意度低。

民营医院的急救技术需要进一步提高。

（四）局限性、遇到的问题和解决办法

本次调查目的集中于对不同区域和不同类别医院之间院前急救满意度调查比较，是与质量考评工作相结合的满意度分析。限于篇幅和课题侧重点，未对影响满意度的各方面因素进行研究，未对患者个体化情况进行分类调查研究，而对这方面研究的作者比较多。人口学和社会学中诸多因素会对患者满意度是有影响的，病人对医疗服务的期望，社会心理特征（如病人的偏好）会影响满意度。

作者开始设计的调查表要详细很多，但经过电话预调查发现，尽管调查时间在救护车急救一周以后，但许多患者经历了急危重症或意外事件，许多在生理和心理上还未完全康复，问卷时间长了患者或家属会不耐烦，答卷简单应付以求快速结束而影响准确性，因此对问卷进行了精简，力争每个问卷 3 分钟内做完，使得到的结果少而精，取得了较好效果。

四、结论

在调查时期,6区在救护车工作人员的服务态度、医疗急救效果、救护车到达速度和医生、护士的急救技术四个方面满意度均排在全市最后,说明其急救综合质量有待于进一步提高。民营医院在急救效果和急救技术方面的满意度低于公立医院,需要加强学习和培训。

(梁实)

参考文献

[1] SANDMAN L AND NORDMARK A. Ethical Conflicts In Prehospital Emergency Care[J]. Nursing Ethics, 2006, 13 (6): 592-607.

[2] HØYER CB, ERIKA F. CHRISTENSEN EF, EIKA B. Junior physician skill and behaviour in resuscitation: A simulation study[J]. Resuscitation, 2009, 80: 244–248.

[3] NIBBELINK CW, BREWER BB. Decision-making in nursing practice: an integrative literature review[J]. J Clin Nurs, 2018,27(5–6): 917–928.

[4] SASSON C, MCNALLY B, KRASS D, et al. Creation of a National Model Protocol on Termination of Resuscitation for Refractory Out-of-Hospital Cardiac Arrest: Identifying Public Policy Concerns for Controversial EMS Issues[J]. Annals of Emergency Medicine, 2008, 52(4): S69.

[5] POCOCK H, THOMSON M, TAYLOR S, et al. Optimising ambulance service contribution to clinical trials: a phenomenological exploration using focus groups[J]. British Paramedic Journal, 2019, 4(3): 8–15.

[6] JEYALYDIA J. "Post crash" care: ethical implications arising out of behavioral and health system determinants[J]. Commun Health Nurs, 2019, 7(2): 24-30.

[7] Junod Perron N, Morabia A, De Torrente A. Evaluation of do not resuscitate orders (DNR) in a Swiss community hospital[J]. J Med Ethics, 2002, 28(6): 364–367.

[8] McNamee J, O'Keeffe ST. Documentation of do-not-resuscitate orders in an Irish hospital[J]. Ir J Med Sci, 2004, 173(2):99–101.

[9] Kowalenko T, Walters BL, Compton S. Workplace Violence: A Survey of Michigan College of Emergency Physicians[J]. Annals Emerg Med, 2003, 42 (4): S6.

第五章

地理信息技术在流行病学、卫生决策和急救管理中的应用

　　本章对地理信息技术在流行病学、卫生决策和急救管理中的应用进行了研究。地理信息技术对疾病分布、预测研究以及医疗资源布局的科学决策具有重要作用。

　　现代地理信息科学（geographic information science, GIS）是在传统地图学的基础上，由地理学、数学、计算机科学等领域进步推动形成的新兴技术科学。

　　在远古时期，地图伴随着文字而出现，地图学发展史悠长久远。西方的地图学起源于天文观测和大地测量，生活在古希腊时代的地图学家托勒密（C. Ptolemy）集成前人研究完成了《地理学指南》一书，该书确立了 360° 的地球经纬度概念，并初步设计了简单的圆锥投影和球面投影，具有重要的时代意义。在中国古代，地图在军事、行政、经济等方面发挥着重要作用，例如战国时期的"督亢地图"就是荆轲刺秦王事件的重要机遇条件，表明了地图在当时的重要价值。我国存世最早的地图是绘制于公元前 239 年的甘肃放马滩出土地图，我国早在 1800 多年前就已确立了成熟的勾股定理、重差术等数学基础和计里画方、制图六体等制图方法，并涌现出裴秀、贾耽等古代地图学家，在世界古代地图学发展史中独树一帜。到了现代，根据毛赞猷等学者的定义，地图被认为是遵循相应的数学法则，将地球（或其他星体）上的地理信息，通过科学地概括，并应用符号系统表示在一定载体上的图形，以传递它们的数量和质量在空间和时间上的分布规律和发展变化。

　　随着人类对地球环境认识的持续加深和计算机技术的不断进步，积累的古代地图学经验、知识开始向现代地理信息技术迁移，实现了更为复杂的信息可视化、空间分析及模拟任务，降低了专业制图、数学量算等工作难度。地理信息技术是一类旨在采集、存储、操作、分析、管理和显示空间或地理数据的信息技术，并以空间分析功能作为区别于计算机辅助制图（computer aided mapping, CAM）技术的本质特征。缓冲区分析、叠加分析、网络分析等空间分析方法已广泛应用于自然资源管理、城乡规划、环境保护等领域，在流行病学和急救管理等方面发展了一系列重要应用，推动了相关研究的现代化进步。近年来，地理信息系统技术的快速发展为流行病学和急救管理提供了新方案，获得了政府、学者及产业界的广泛关注与重视。特别是在美国，地理信息分析已成为疾病预防控制中心日常的工作内容和信息发布的重要手段。在新冠病毒感染疫情中，各国的防控防治工作中也随处可见各类疫情地图和空间分析的身影，证实了现代地理信息技术在流行病学和急救管理中的广泛应用和重要地位。

第一节　流行病学中的疾病制图方法

一、约翰·斯诺（John Snow）的霍乱地图

约翰·斯诺（John Snow, 1813—1858）是一名英国内科医生（图 5-1），因为在追踪 1854 年伦敦霍乱疫情源头方面所做的优秀工作，被认为是现代流行病学的奠基人之一。

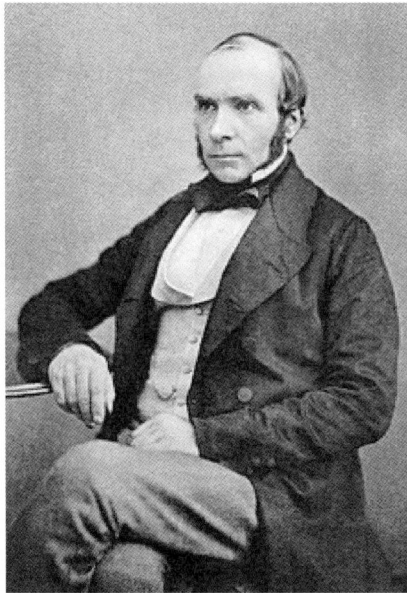

图 5-1　约翰·斯诺（John Snow）医生

霍乱起源于印度，随着频繁的贸易活动而传播至欧洲，它是一种因摄入的食物或水受到霍乱弧菌污染而引起的急性腹泻性传染病，但当时的人们对此还一无所知。在 1831—1854 年间，英国多次暴发的霍乱疫情造成超过 1.4 万人的死亡。因为霍乱通常暴发于卫生条件较差的区域，这些地方臭气熏天，所以主流医学界始终认为霍乱是通过空气传播的。

约翰·斯诺是一位对医学诸多方面都感兴趣的内科医生，凭借一线工作经历和经验判断，他长期以来都认为被污染的水才是霍乱的真正病因。斯诺医生曾在 1849 年发表过一篇文章，以概述了他的理论，但主流医生和科学家都认为他走错了方向，坚持了当时流行的观点，即霍乱是由吸入蒸汽或"大气中的瘴气"引起的。

1854 年 8 月，伦敦再次暴发了大规模的霍乱疫情。根据约翰·斯诺的记录，在剑桥街（Cambridge Street）与布罗德街（Broad Street）交界处的 250 码范围内，10 天内出现了超过 500 起的霍乱死亡病例。疫情发生后，斯诺医生冒着极大的风险去实地调查每一个街区的死亡病例，以阻止疫情传播并证实他的理论。在此过程中，地图被选择使用，作为一种更加直观的方式来解释他的霍乱疫情发生原理。如图 5-2 所示，斯诺医生在一幅伦敦地图上，将所有的霍乱病例标注出来，以黑色的短横线表示一定的死亡人数。

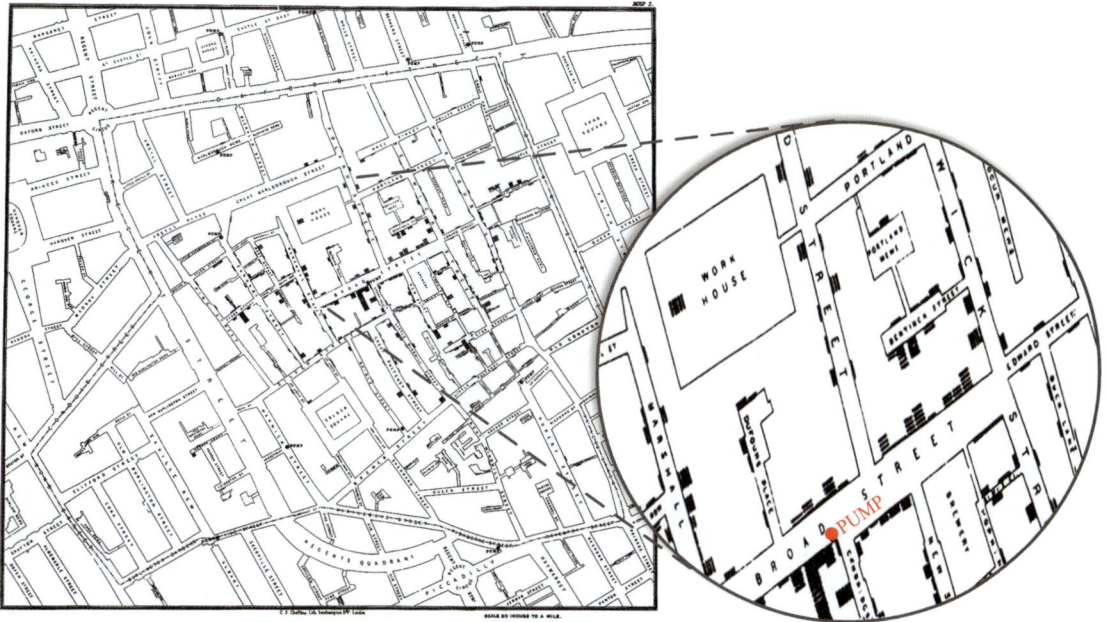

图 5-2　约翰·斯诺绘制的伦敦霍乱地图

　　基于地图的可视化分析结果表明,这些感染病例分布于布罗德街上的一眼公共水泵周边,且感染人数随着与水泵的位置距离增加而逐渐减少。经过调查确认,感染病例几乎都是常年饮用此处水源的人,而位于布罗德街附近却没有出现霍乱感染的啤酒厂和监狱则拥有自己的水源获取渠道,这些都证实约翰·斯诺的理论猜想。1854 年 9 月 7 日,斯诺医生向地方政府报告了自己的研究结果,地方政府相信并采纳了他的意见,并于第二天取下布罗德街水泵的把手,关闭了水源。不久,该地区的霍乱疫情便奇迹般地消失了。

　　约翰·斯诺的霍乱研究开启了大规模流行病学调查的先河,所使用的地图方法成为流行病学调查的得力方案。正是在此基础上,伦敦才得以在霍乱弧菌被发现和分离出来之前十余年,就能有效阻止霍乱疫情的暴发扩散,并重视城市给排水系统建设。最终,斯诺医生被医学界公认称为"流行病学之父",而地图也因其内容丰富、主题突出的优点为流行病学调查所接受和广泛应用。

二、流行病空间计算方法

　　约翰·斯诺将霍乱病例以黑色短横线的方式绘制到地图上,是最初的流行病空间计算方法探索,可以更直观、准确地表达流行病在空间上的分布模式信息。实际上,GIS 领域存在很多空间计算方法,可实现类似的内容信息表达目的,如核密度估计、空间插值及层次贝叶斯平滑都是经典的空间计算方法,且在流行病空间制图方面具有良好的应用价值。

　　接下来,我们将简单介绍着这三种方法。

(一)核密度估计

　　核密度估计方法本质上是非参数估计方法的一种,将已知的密度函数在观测点上平均化,生成一条光滑的估计曲线,基本原理如图 5-3 所示。

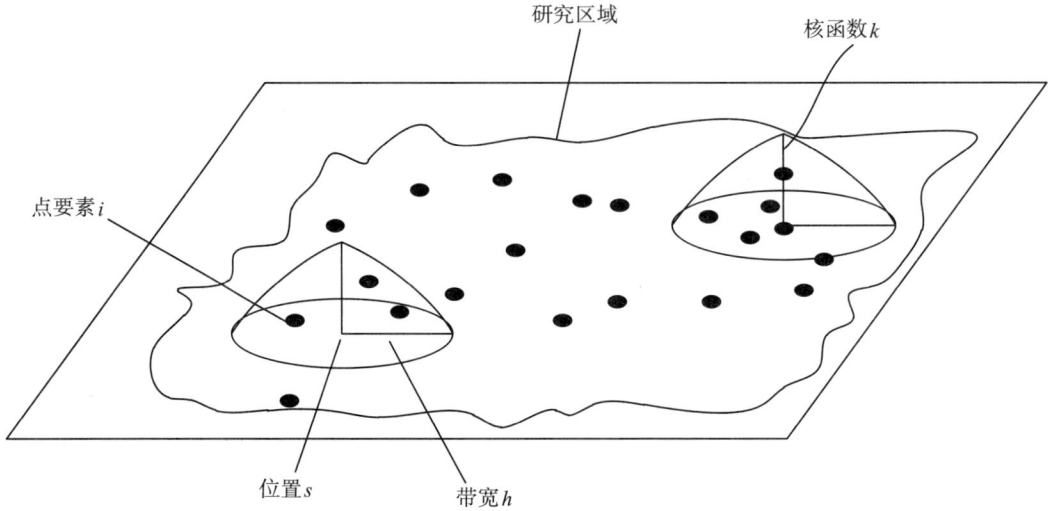

图 5-3　核密度估计的基本原理

核密度估计方法以聚集性为基础的基于密度分析的点模式分析方法,采用非参数的方法讨论空间数据的一阶属性。核密度估计方法通过计算每个要素在其周围领域中的密度,并将相同位置处的密度进行叠加,得到整个区域的分布密度,而平面空间上点事件的密度估计算子如下:

$$\lambda(s) = \sum_{i=1}^{n} \frac{1}{\pi r^2} k(\frac{d_{is}}{r})$$

式中:

$\lambda(s)$ ——位置点 s 的密度;

r ——核密度估计的搜索半径(带宽),只有在 r 内的点才能用来估算 $\lambda(s)$;

$k(\frac{d_{is}}{r})$ ——距离 s 点 d_{is} 的 i 点的权重,取局部平均;

s ——核密度估计中的核函数,是关于距离 d_{is} 和半径 s 的比率的函数,密度估计中充分考虑了距离衰减效应,中心位置处密度最大,随距离衰减,到极限距离处密度为 0。

核函数的选择是核密度估计的第一步。根据距离衰减的方式的不同,常用的四种核函数是高斯核函数、四次方(Quartic)核函数、最小方差核函数、二次核函数:

(1)高斯核函数

$$\begin{cases} k(\frac{d_{is}}{r}) = \frac{1}{\sqrt{2\pi}} \exp(-\frac{d_{is}^2}{2r^2}), 0 < d_{is} \leq 1 \\ k(\frac{d_{is}}{r}) = 0, d_{is} > r \end{cases}$$

(2)四次方核函数

$$\begin{cases} k(\frac{d_{is}}{r}) = K(1-\frac{d_{is}^2}{r^2}), 0 < d_{is} \leq r \\ k(\frac{d_{is}}{r}) = 0, d_{is} > r \end{cases}$$

式中：

K——尺度因子，确保四次方曲线的总值是 1；

k——常用取值是 $3/\pi$ 或 0.75，如下：

$$k(\frac{d_{is}}{r}) = \frac{3}{\pi}(1 - \frac{d_{is}^2}{r^2})$$

或：

$$k(\frac{d_{is}}{r}) = \frac{3}{4}(1 - \frac{d_{is}^2}{r^2})$$

（3）最小方差核函数

$$\begin{cases} k(\frac{d_{is}}{r}) = \frac{3}{8}(3 - 5\frac{d_{is}^2}{r^2}), 0 < d_{is} < r \\ k(\frac{d_{is}}{r}) = 0, d_{is} > r \end{cases}$$

（4）二次核函数

$$k(\frac{d_{is}}{r}) = \frac{1}{2}\exp\left(-\frac{|d_{is}/r|}{\sqrt{2}}\right) \cdot \sin\left(\frac{|d_{is}/r|}{\sqrt{2}} + \frac{\pi}{4}\right)$$

现有研究证明，核函数曲线形状对核密度估计结果的影响小于搜索半径 r，即如果样本量足够大，核函数的选择对于密度估计结果的可靠性影响不是至关重要的。当样本数固定时，核密度估计的好坏更多地取决于带宽 r 的选择，当 r 取得越大，d_{is}/r 经过平均化，淹没了密度的细节部分，密度表面越光滑而且概化程度越高；反之 r 取得越小，随机性的影响会增加，从而导致密度曲线呈现不规则的形状，进而掩盖密度表面的重要特性。

带宽的选择取决于估计精度，带宽的值分为固定带宽和自适应带宽。带宽的选择除了受研究区域尺度的影响外，研究要素的自身特征也会影响带宽的选择。例如：调查研究表明某类污染物的传播半径为 1km 以内，大于 1km 的范围内污染物完全散去，那么对于该类污染物的核密度估计时，带宽选择应尽量选择大于 1km，才能充分考虑周边污染物对目标位置的影响。

（二）空间插值

空间插值是将空间上离散分布的测量数据转换为连续分布的数据曲面的过程，插值方法有克里金法、反距离加权平均插值法、趋势面法、样条函数法等。其中，克里金法是应用最广泛的基础空间插值手段，又被称为克里格插值，它是以南非金矿工程师丹尼·克里格（Danie G. Krige）来命名，是为解决矿床储量估算和误差估计而发展起来，对地理科学、环境科学、大气科学等领域的地图绘制方面具有重要辅助作用。

克里金插值的基本原理是空间距离相关和方向相关，其核心是根据样本点来确定研究对象随空间位置而变化的规律，以此去推算未知点的属性值，即半变异函数，计算公式为：

$$r(h) = \frac{1}{2N(h)}\sum_{i=1}^{N(h)}\left[Z(x_i + h_x, x_j + h_y) - Z(x_i, y_i)\right]^2$$

式中：

$r(h)$——距离 h 对应的半变异函数（半方差）；

$N(h)$ ——距离为 h 的所有点对的个数；

$Z(x_i, y_i)$ ——位置 (x_i, y_i) 处的观测值。

在二阶平稳假设下有：

（1）均值不变

$$E\left[Z(x_i, y_i)\right] = E\left[Z(x_i + h_x, y_i + h_y)\right]$$

（2）协方差函数只与随机变量位置间的距离 h 有关，即

$$Cov\left[Z(x + h_x, x + h_y), Z(x, y)\right] = C(h)$$

根据样本点求得 h 和 $r(h)$ 后，需进行半变异函数的拟合，最常用的理论模型主要有线性模型、指数模型、球状模型、高斯模型、圆形模型等。克里金差值是一种广义的最小二乘回归算法，其最优目标定义为误差的期望值为零，方差最小。设 z_i 为 (x_i, y_i) 地点的观测值，对 (x_s, y_s) 地点的值的进行克里金估计的一般表达形式为：

$$Z(x_s, y_s) = \mu(x_s, y_s) + e(x_s, y_s)$$

式中：

均值 $\mu(x_s, y_s)$ 反映空间趋势，为空间坐标的函数；$e(x_s, y_s)$ 为误差向量。一个待估点变量值的估计值可通过其周围影响范围内的 n 个样本观测值的线性组合，令 $Z^*(x_0, y_0)$ 是位于点 (x_0, y_0) 的估计值，则有：

$$Z^*(x_0, y_0) = \sum_{i=1}^{n} \lambda_i Z(x_i, y_i)$$

在二阶平稳条件下，为使估计值无偏差，无偏条件和最优条件为：

$$\sum_{i=1}^{n} \lambda_i = 1$$

$$\sum_{i=1}^{n} \lambda_i r(h_{i,j}) + \mu = r(h_{j,0}), j = 1, \cdots, n$$

式中：

μ ——拉格朗日乘子；

λ_i ——未知权重系数；

$h_{i,j}$ ——一对样本点 (x_i, y_i) 和 (x_j, y_j) 间的距离；

$h_{j,0}$ ——样本点 (x_j, y_j) 与所求点 (x_0, y_0) 间的距离。

利用上述两个条件可以求出权重系数 λ_i，进而得到待插点的局部最优线性无偏估计值。

（三）层次贝叶斯模型

层次贝叶斯模型是基于贝叶斯统计的层次模型。传统贝叶斯推断都是在同一层次的各个因素之间进行统计推断，而层次贝叶斯模型则是考虑了这些因素背后的因素，层次贝叶斯模型是现代贝叶斯方法的典型代表，在不同层次上将参数之间的复杂关系进行分离，把复杂的分布估计过程简化为估计每个参数或每个参数的参数条件分布问题，解决了传统贝叶斯方法对参数分布估计的困难。针对疾病数据，层次贝叶斯模型通过引入空间关系和概率分布，将数据的不确定性和空间依赖关系包含在模型之中，"借助"其他子区域的属性值对目标子区域的疾病相对风险进行调整或平滑。

贝叶斯方法的基本原理是根据先验信息对不确定的数据进行统计推断。先验分布与似然共同构成了关于问题的基本信息来源，似然通过数据本身来提供信息，先验分布则是通过假设。当样本量有限时，先验分布的作用更为明显。层次贝叶斯模型对每个子区域 i 的观测病例数 O_i 提出先验分布假设，常用两种分布假设：二项分布模型和泊松分布模型。

（1）二项分布：即重复一定数目的独立的伯努利试验，每次试验只有两种结果且相互对立，不同的试验间保持独立。用 p_i 表示子区域 i 疾病事件发生的可能性，N_i 表示相应区域的人口数量，假设观测病例数 O_i 为相互独立，且满足：

$$O_i \sim \text{bin}(p_i, N_i)$$

n 表示子区域的数目，则似然定义为：

$$L(O_i \mid p_i, N_i) = \prod_{i=1}^{n} \binom{N_i}{O_i} p_i^{O_i} (1-p_i)^{(N_i-O_i)}$$

二项分布在分析出生人口的性别比和研究出生人口中出生缺陷等方面应用效果最好，例如出生婴儿畸形、神经管畸形疾病风险制图等方面的研究。

（2）泊松分布：泊松分布是小地域汇总数据疾病制图中最常用的模型，描述单位时间或空间内随机事件发生的次数。该分布假设可应用于大多数的疾病制图研究，特别适用于每个子区域的观测病例数较少而人口数却相对较大的情况。通常假设每个子区域的观测病例数为独立的，满足泊松分布，且平均值是 u_i，表示为：

$$O_i \sim \text{Poisson}(u_i)$$

式中似然表示为：

$$L(O_i \mid u_i) = \prod_{i=1}^{n} \binom{N_i}{O_i} u_i^{O_i} \exp(-u_i) / O_i!$$

泊松分布广泛应用于小地域疾病制图研究和空间分析中，下面以泊松分布为例进行后续阐述。

Lawson（2008）指出平均值 u_i 由两部分组成：表达背景人口的影响和表达子区域内额外的风险。背景人口的影响通常采用期望病例数 E_i 表示，而子区域内的疾病风险则认为是疾病相对风险 RR_i。同样，在假设观测数据独立分布的前提下：

$$E(O_i) = u_i = E_i \times RR_i$$

由于观测病例数 O_i 和期望病例数 E_i 均可以计算得到，所以层次贝叶斯模型建模的重点是描述相对风险 RR_i。普遍的做法是假定 RR_i 具有对数正态分布，并转换成线性预测模型：

$$\log(RR_i) = \alpha_0 + \beta X + \varepsilon_i$$

式中：

α_0——是常数，为 $\log(RR_i)$ 的期望；

X——表示一系列协变量组成的矩阵，可以是患者个体指标（如年龄、性别、是否吸烟等），也可为环境因素（如空气污染和土壤污染等）；

β——表示与协变量对应的回归系数矩阵；

ε_i——表示残差项。通常残差项 ε_i 是近似正态分布，但由于空间异质性和空间自相关等随机效应的影响，此假设难以成立，因而将残差项进一步区分为两个部分：u_i 反映子区域的随机变化,与具体的空间位置无关;S_i反映子区域i与相邻区域的空间关系,即表示空间自相关,在不包含解释变量的情况下,模型进一步表示为:

$$\log(RR_i) = \alpha_0 + U_i + S_i$$

进一步指定各参数的先验分布,对于常数项α_0,通常指定先验分布为无信息先验分布,例如均匀分布和平态分布;或弱信息先验分布,例如具有较大方差的正态分布,本研究采用均匀分布。U_i和S_i的先验分布均为正态分布,并且空间结构化参数S_i的先验分布为条件自回归高斯分布。各参数的先验分布指定如下:

$$\alpha_0 \sim \mathrm{U}(-\infty, +\infty)$$

$$U_i \sim \mathrm{N}(0, \tau^2)$$

$$S_i \sim \mathrm{CAR}(\sigma^2)$$

层次贝叶斯模型还需为正态分布的方差τ^2和σ^2指定分布,这种反映"参数的参数"的层次结构是层次贝叶斯模型最主要的特点。方差的倒数是分布精度,一般的做法是指定精度的分布为 Gamma 分布,但是 Gelman(2006)建议使用较大范围的均匀分布,因其具有更好的性能。

贝叶斯推理最复杂的部分就是推断参数的后验分布,尽管层次贝叶斯模型采用层次结构方式简化了参数推断问题的复杂性,但有由于其计算上的复杂性,应用一直没有得到推广。不过随着 MCMC(markov chain monte carlo)方法,变分法,INLA(intergrated nested laplace approximation)等复杂推理方法的提出,层次贝叶斯模型才得到了广泛的应用。MCMC 是层次贝叶斯模型中推断参数最常用的技术,解决了在推断过程中参数期望不能直接计算得到的问题,如果根据合理的定义和实施,MCMC 总能得到一条或几条收敛的马尔科夫链,该马尔科夫链的极限分布就是所需的后验分布。常用的 MCMC 算法主要有:Metropolis-Hastings 算法、Componentwise Metropolis-Hastings、Gibbs sampling 和 Metropolis within Gibbs 等,使用 Gibbs sampling 可能会加快马尔科夫链的收敛。

三、流行病地图制作工具

近年来,地图学与 GIS 分析技术发展迅猛,地图制作理论和方法不断发展更新,各类制图软件或工具如雨后春笋般涌现。因为流行病地图制作与其他领域的地图制作并无实质性区别,各类制图软件或工具的在流行病地图设计与制作方法具有广泛的适用性,技术集成较好者有如 ArcGIS、QGIS 等软件,而与互联网结合较好的 Openlayer、Mapbox、Leaflet 等前端开发工具包也具有较好的应用前景。

(一)ArcGIS

ArcGIS 是美国环境系统研究所(Environmental Systems Research Institute, ESRI)公司全面整合了 GIS 与数据库、软件工程、人工智能、网络技术及其他多方面的计算机主流技术之后,成功地推出的代表 GIS 最高技术水平的全系列 GIS 产品。ArcGIS 产品线为用户提供一个可伸缩的、全面的 GIS 平台,可在桌面、服务器、移动终端为个人或群体用户提供 GIS 的功能,包括数据处理、空间数据库建设、空间分析、地图设计、制作及发布等。

ArcMap Desktop 是 ArcGIS 系列软件中的专业桌面端应用套件(图 5-4),涵盖了

ArcMap、ArcGIS Pro、ArcCatalog、ArcToolbox 等应用程序,可以轻松实现地理数据收集与管理、专业地图创建、传统或高级的空间分析等功能。ArcMap Desktop 堪称应用最为广泛的专业地图数据编辑、管理和发布程序,是流行病地图制作的常用软件之一,更多详细信息参见 https://desktop.arcgis.com。

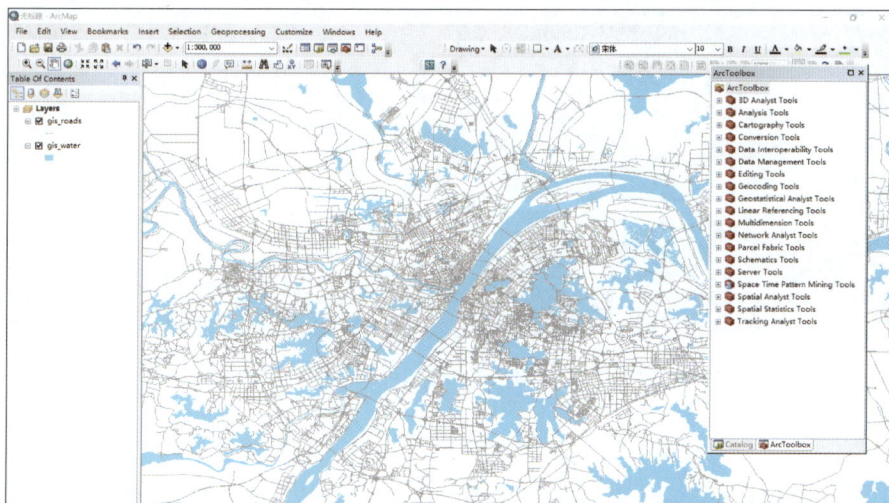

图 5-4　ArcGIS Desktop(ArcMap)程序界面示例

2020 年以来,新冠病毒感染疫情暴发,接连引发各国医疗危机和民众恐慌情绪,而疫情地图在发展趋势判断、传染源追溯、信息公开等方面受到普遍关注。特别是,ArcGIS 系列中的 Web 应用组件 ArcGIS Dashboard 得以广泛应用,如图 5-5 和图 5-6 所示,约翰·霍普金斯大学系统科学与工程中心(The Center for Systems Science and Engineering, CSSE)、中国疾病预防控制中心等都基于 ArcGIS Dashboard 开发了全球新冠病毒感染疫情数据可视化网页,成为实现疫情实时追踪的有效工具。

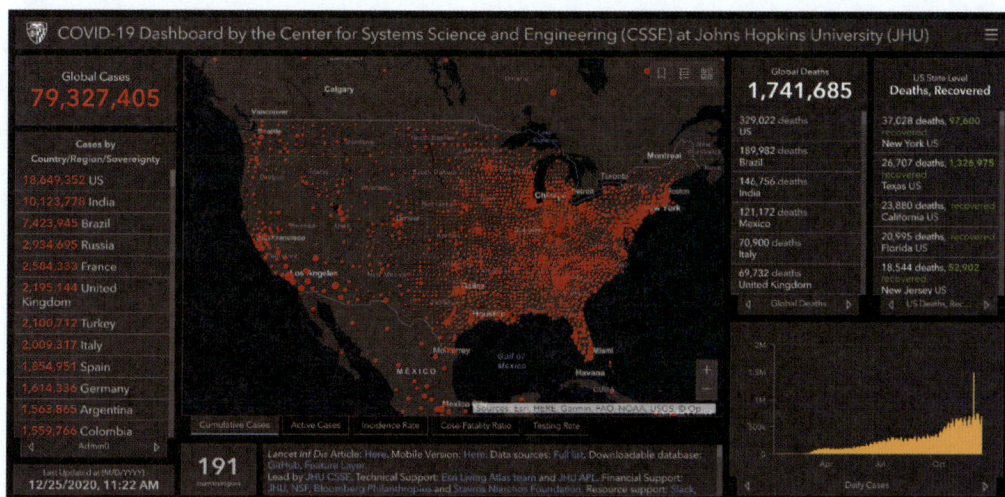

图 5-5　约翰·霍普金斯大学系统科学与工程中心开发的 COVID-19 数据可视化

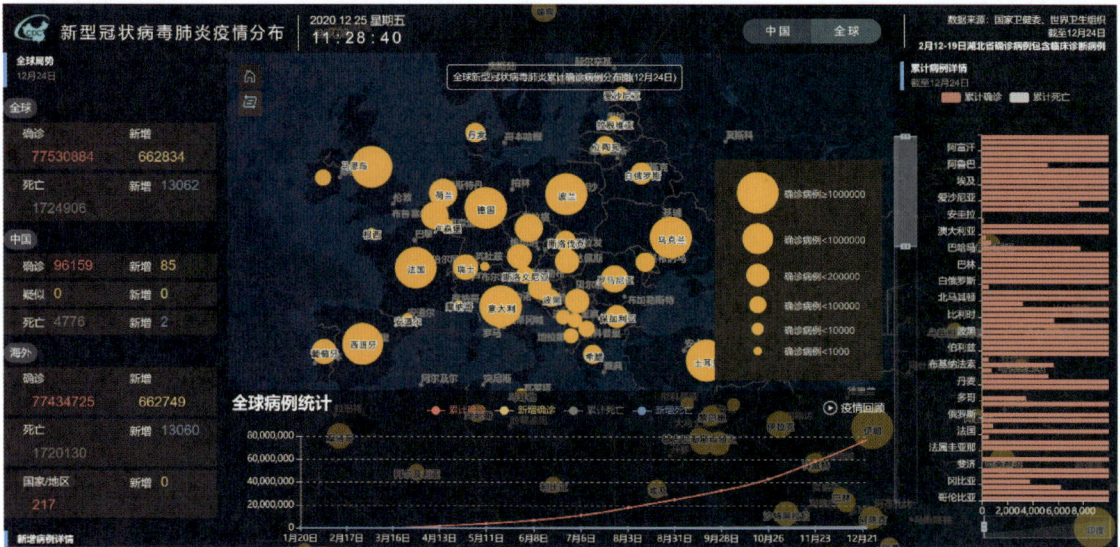

图 5-6　中国疾病预防控制中心开发的 COVID-19 数据可视化

（二）QGIS

QGIS（quantum GIS）是一款桌面端 GIS 软件，可适用于流行病空间数据的管理、分析、制图等应用。QGIS 具有突出的特性和优点，它开源免费，功能插件丰富，用户界面友好，硬件要求低，可跨平台运行于 Linux、Unix、Mac OSX 和 Windows 等系统，可以很好地满足个性化地图应用需求，受到了越来越多的关注（图 5-7）。

关于 QGIS 的更多详细信息参见 https://www.qgis.org/。

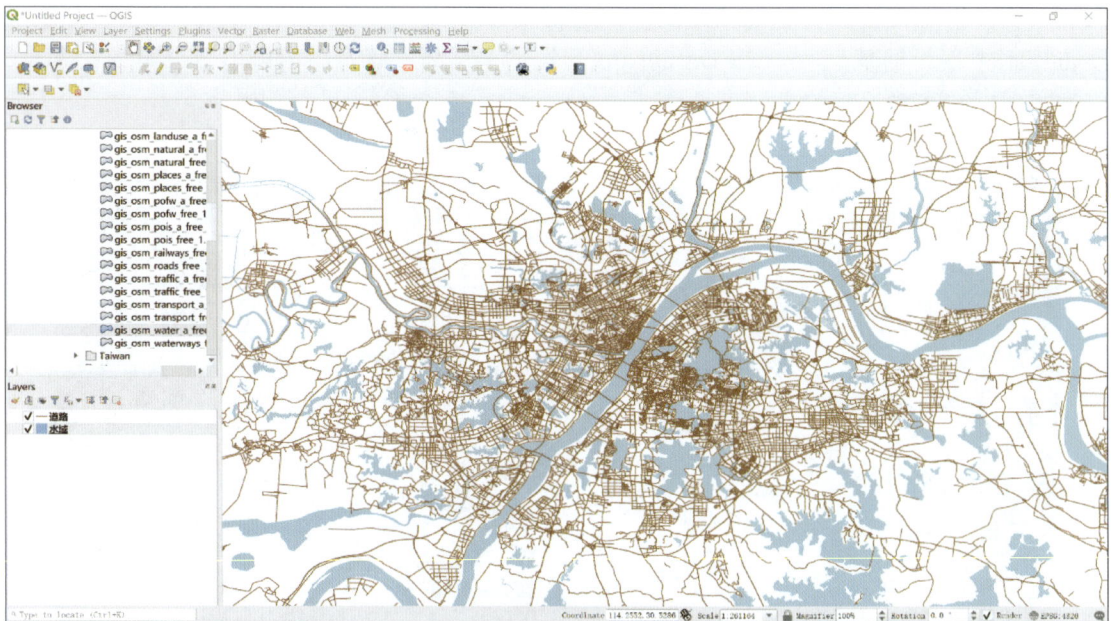

图 5-7　QGIS 软件界面示例

（三）其他制图工具

1.Openlayers　OpenLayers 是一款性能强大、功能丰富的 JavaScript 工具包。作为 WebGIS 交互式地图开发中广泛应用的开源地图引擎，OpenLayers 的 GIS 数据访问方法能较好地符合行业标准规范，支持运行 HTML5 或 ECMAScript 5 的几乎所有主流浏览器（如 Chrome、Firefox、Safari、Edge 等），并且具有完全开源免费的特征。

详细信息参见：https://openlayers.org/

2.Mapbox　Mapbox 提供了比 Openlayers 更强大的在线地图制作环境，包含更多的地图制图工具，覆盖了从细粒度对象到粗粒度对象的制图需求，并可为用户提供线上或线下的部署方案。Mapbox 可利用分包组织方法实现矢量瓦片数据组织，通过建立相应的数据索引来实现所需数据高效、有效调度。Mapbox 的数据存储是基于 SQLite 轻型数据库，支持 Windows、Linux 等主流操作系统，具有占用内存非常少、处理速度快等特点。

Mapbox 提供的地图渲染能力包括浏览器渲染引擎（Mapbox GL JS）和移动终端渲染引擎（Mapbox GL Native）。前者是一个 JavaScript 库，可使用 Web GL 方式渲染交前端交互式矢量瓦片地图和栅格瓦片地图，能够解析各种来源的矢量数据，然后在客户端实时渲染生成带有几何图形、文字标注、图示符号 3D 场景地图，渲染性能较好。后者能够渲染大数据量的地图要素，拥有流畅的交互以及动画效果，可以显示立体地图，是一款十分优秀的 Web GIS 开发框架。（解冰，2018）

详细信息参见：https://www.mapbox.com/

3. 其他

（1）Leaflet，一款开源的轻量级 JavaScript 地图库，能兼容运行于移动端和 PC 端浏览器，具备完整且强大的在线地图功能，并有很好的可扩展性（详见 https://leafletjs.com/）。

（2）Echart，一款商业级 JavaScript 数据图表库，可跨平台运行在 PC 或移动设备，兼容当前主流浏览器，支持折线图、柱状图、散点图、饼图等基本类型图表，支持专题地图、热力图、迁徙图等地理数据可视化图表，支持漏斗图、仪表盘等商务智能表达图表，支持主题河流图、象形柱图、水球图、三维可视化效果图等形象化图表，并且支持任意维度的堆积和多图表混合展现（详见 https://echarts.apache.org/）。

（3）Cesium，一款面向三维地球和地图的 JavaScript 开源产品，支持用户方便、快速地搭建零插件虚拟地球 Web 应用，并在性能、精度、渲染质量、跨平台及易用性等方面上都有高质量保证（详见 https://cesium.com/）。

四、讨论

实际上，地图学的起源远早于 GIS，但近年来快速发展的 GIS 全面推动了传统地图制图技术的革新和进步，数字化的地图设计与制作方式已普遍应用，且具有高维、动态、时空、海量等特征的空间数据可视化方法日新月异。

本节从 John Snow 将地图与伦敦霍乱疫情流行病学调查相结合的渊源故事出发，表明地图在疾病制图中的重要价值和悠久历史。如今，GIS 技术在传统地图学理论和方法的基础上实现了全面革新，在流行病学调研中的应用也不断深化和扩展，涌现出许多新的空间计算方法和地图制作工具。我们重点介绍了核密度估计、空间插值、层次贝叶斯模型等新型流行病空间计算方法，重点介绍了 ArcGIS、QGIS 及前端可视化工具等地图制作工具，以适应不断深化的流行病和急救管理地图制作需求。

（杜清运，任福，杨任飞）

第二节　流行病统计数据的空间化

流行病学的原始数据大部分都是非空间数据，虽然许多数据属性中含有空间地址信息，但这些地址信息多以文本格式储存管理，缺少空间化的数据分析基础。如何把非空间数据空间化是本研究的第一关键技术，只有把流行病学的非空间数据空间化之后才能开展后续的疾病制图、聚类分析、不同时空尺度下的疾病流行规律研究和医疗服务优化配置等，非空间数据空间化的准确度直接影响流行病时空传播规律的分析发现。

一、医学统计数据空间化的地址匹配方法

地址匹配是为每一个特定的地理位置或者地理实体对应一个独一无二的标识码和空间坐标信息，从而达到准确定位的目的。地址匹配是实现非空间数据空间化的重要技术，通过地址匹配获取空间坐标信息达到流行病病例落地的目的，实现在同一信息数据基底上多层数据的叠加和可视化。很多学者对地址匹配展开了理论方面深入的研究。现在学者提及最多最经典的地址匹配案例即是英国学者 John Snow 的霍乱研究，主要靠人工把霍乱患者的地址信息一个个标点到地图上，该方法效率低下，如果标点个数太多的话会是一项巨大的工程，非常容易出错，而且标点的准确性受标点者的能力或主观经验影响较大。经过多年的发展，国内外学者提出了很多流行病数据空间化的模型，包括空间插值、多源数据融合、基于遥感和 GIS 的空间化方法，但这些模型和方法都存在匹配不精确、误差太大等缺点，现在最为常用的方法即是地址匹配。并且随着流行病数据量的增加和地址匹配技术的进步，流行病数据的空间化方法由早期的人工标点方法向批量智能匹配转变。

二、地址匹配方法及实现

地址匹配的核心技术包括地址模型构建、地址数据库及地址匹配引擎等三部分。地址匹配模型的构建要求符合中文地址构造实际情况，能够反映本地地址特点；地址数据库用于存储审核后的标准地址数据，其数据量多少直接关系到匹配质量的好坏；地址匹配引擎即地址匹配的核心算法和计算过程，包括解析地址实体、与标准地址库匹配、对匹配结果集过滤排序等，最终实现地址与坐标的正向或逆向转化。

（一）地址模型

在地址匹配过程中，传统的国外地址模型由于语言差异不能直接应用在中文地址模型中，而国内的地址模型大都采用人工归纳的方法，得到的地址模型不具有城市代表性。在详细分析国内外城市地址数据的特点基础上，我们以地址中最基本的部分地址要素为基础，通过统计地址要素中的特征尾词并对其进行分类分析，探索不同的地址要素之间的关联规则和组合模式，提出一种基于关联规则的自适应地址模型构建方法，为基于地址的扩展应用和匹配服务提供合适的地址模型，从而架起空间数据和非空间数据整合的桥梁。

关联规则是数据挖掘中的重要研究内容之一,其主要目的是发现大量数据项集之间的关联或相关联系,基本思想是通过计算项集之间的支持度和置信度来确定项集之间的相关关系。

$$S = \frac{X \cup Y}{T}$$

$$C = \frac{X \cup Y}{X}$$

式中:

S 和 C——分别表示项集 X 和项集 Y 之间的支持度和置信度,而项集 X 和项集 Y 都是由地址数据库中的事物 T 自由组合而成,即事物集 T 包含项集 X 和项集 Y。

基于关联规则的自适应地址模型是根据地址要素之间的关联频率来实现关联的,算法的核心内容包括在地址数据库中找出高于阈值的高频地址要素组。不同的地址要素组通过特征尾词进行关联,然后根据高频要素组的组合方式抽取关联规则。我们把地址数据库中前后出现频率较高的地址要素看作地址要素组(X, Y),地址数据库总量为 T,地址要素组合出现的频率称之为支持度,地址要素组合出现的次数在地址要素中所占的比例称之为置信度。

基本计算步骤如下:

1. 遍历地址数据库,通过特征尾词库找出全部地址要素 $i_1, i_2, i_3 \cdots i_n$。

2. 根据支持度和置信度计算地址要素组(i_1, i_2)的支持度和置信度,如果(i_1, i_2)的支持度和置信度大于设定的最小阈值,则(i_1, i_2)为满足条件的高频地址要素组。

3. 找到满足条件的高频地址要素组 High-Frequency-Address 之后,再寻找更长的高频地址要素组 High-Frequency-Address+1(i_1, i_2, i_3),直到无法找到满足更长的高频地址要素为止。

4. 最终高频地址要素产生新的关联规则($i_1, i_2, i_3 \cdots i_k$),其支持度、置信度可以根据关联规则公式求得,满足最小支持度、最小置信度的地址要素组合得到的规则称之为地址关联规则,从而根据关联规则($i_1, i_2, i_3 \cdots i_k$)组合成自适应关联规则地址模型。

(二)地址数据库

建立基于关联规则的自适应地址模型后,需要把地址记录按照模型存储到数据库中以便提供地址匹配服务,这个过程中不可缺少的重要一环就是地址匹配数据库设计。

如图 5-8 所示,我们设计的地址数据库可覆盖地址信息、电子地图、地名、公共设施、建筑物等数据资料,整理建设为行政区划、网格、道路、公共设施、片区、门牌等多个子数据库,而地址数据库中的逻辑设计如图 5-9 所示。

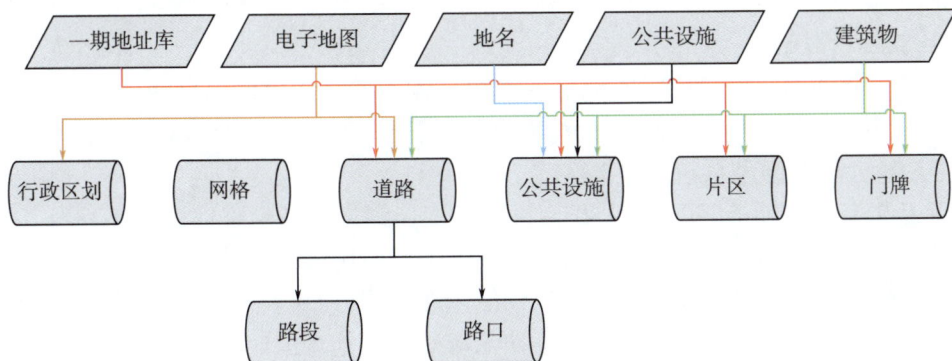

图 5-8 地址数据库概念模型

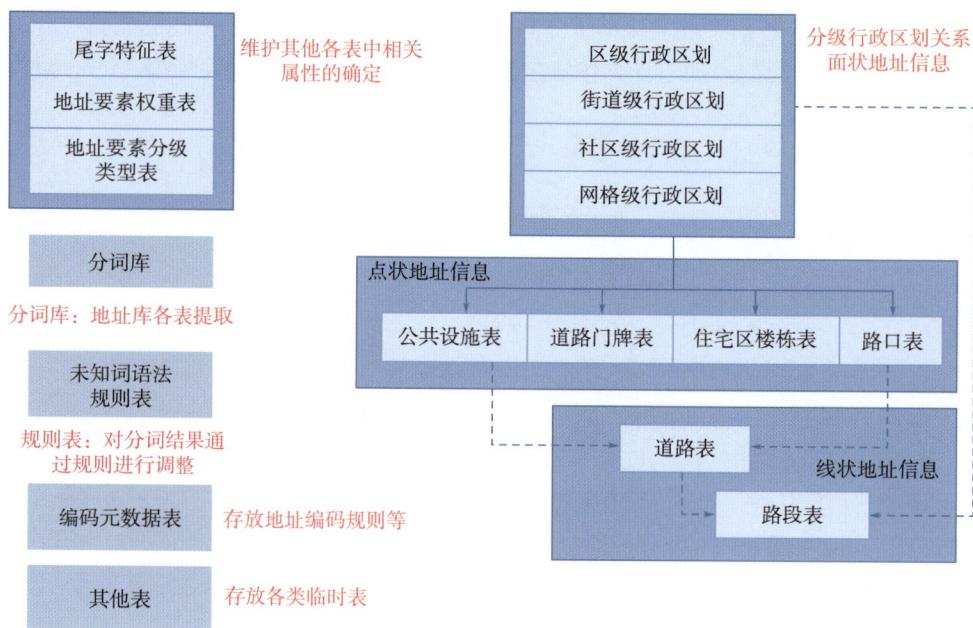

图 5-9　地址数据库逻辑模型

实际上,地址匹配数据库设计包括了数据库总体设计、地址属性库设计、地址空间库设计、数据库入库流程、地址数据的标准化流程和数据质量检查等内容。

(三)地址匹配引擎

简单地说,城市地址匹配引擎包括下几个方面:

1. 标准地址匹配　标准地址是指符合地址匹配数据库系统中描述的规范地址记录。当用户输入标准的地址时,地址匹配引擎根据用户输入的字符串进行检索,自动确定该地址的空间位置,并在电子地图中准确地定位。

2. 随机地址匹配　地址匹配引擎根据用户输入的随机地址,先将随机地址进行拆分,并对拆分的地址要素进行标准化,最后自动确定标准化的地址空间位置,并在电子地图中标明。

3. 批量地址匹配　批量地址匹配是指用户上传一个批量地址记录文件,指定该文件中需要进行批量地址匹配的部分,地址匹配引擎逐条匹配该文件中的地址部分,并返回该地址的标准化地址和空间坐标。用户既可以选择在电子地图中显示,也可以保存该文件获得批量地址的空间坐标,也可以同时显示、保存,批量地址匹配主要为用户解决大量的非实时大批量地址数据处理任务。

4. 逆向地理匹配　反向地址匹配是根据用户输入的空间坐标信息和半径距离,返回以半径范围内以该坐标为圆心的地址记录,该功能实现了由空间图形查询地址的过程。

(四)地址匹配原型系统

基于上文介绍的地址匹配模型,我们设计了面向深圳市的地址匹配原型系统。该原型系统的技术架构如图 5-10 所示,可以细分为地理编码应用系统和地理编码核心系统。地理编码应用系统采用 B/S 架构,可结合调用 Web 地图底图服务来辅助显示空间数据,提供地址查询、批量匹配、逆向匹配、地图浏览、地址纠错等功能。地理编码核心系统由地理编码数据库及数据库管理系统、地理编码引擎、地理编码匹配服务组成。

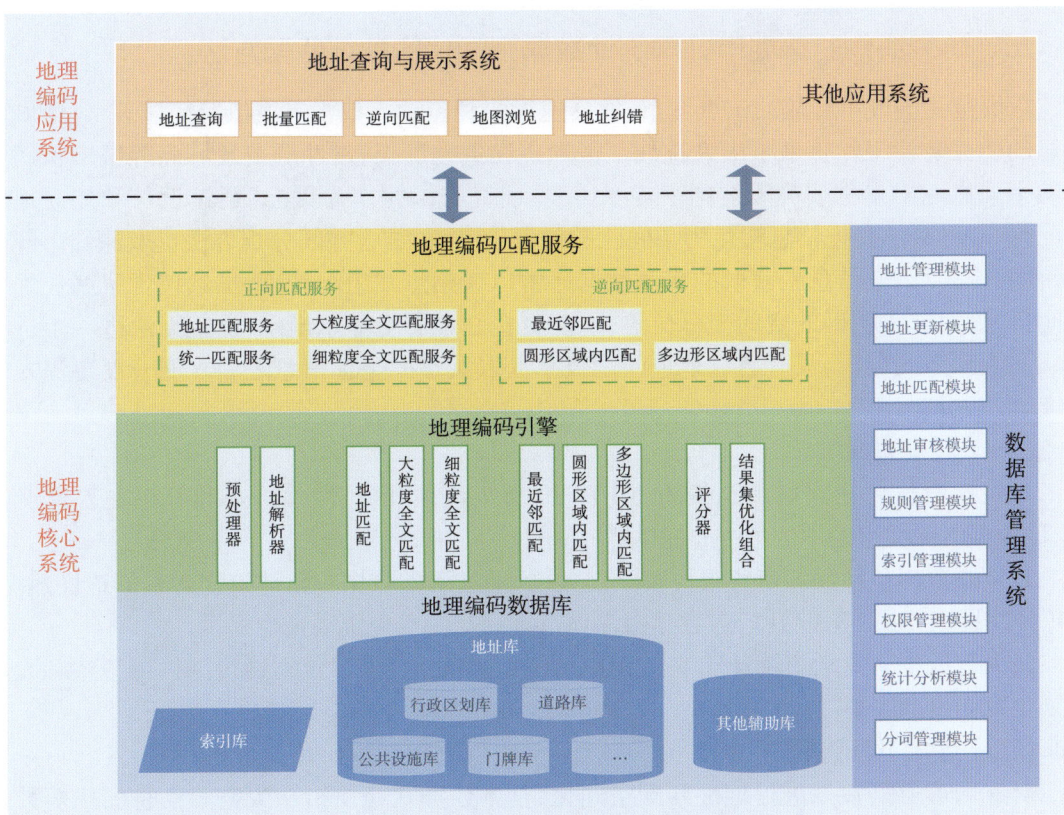

图 5-10　武汉大学地理编码系统结构

　　系统的操作流程也相当简要，允许用户自己上传需匹配的地址原始数据，上传之后选择数据中的地址字段进行批量匹配并生成 ESRI Shape 文件，可对匹配的结果进行分析，也可以直接下载批量匹配的结果（图 5-11）。

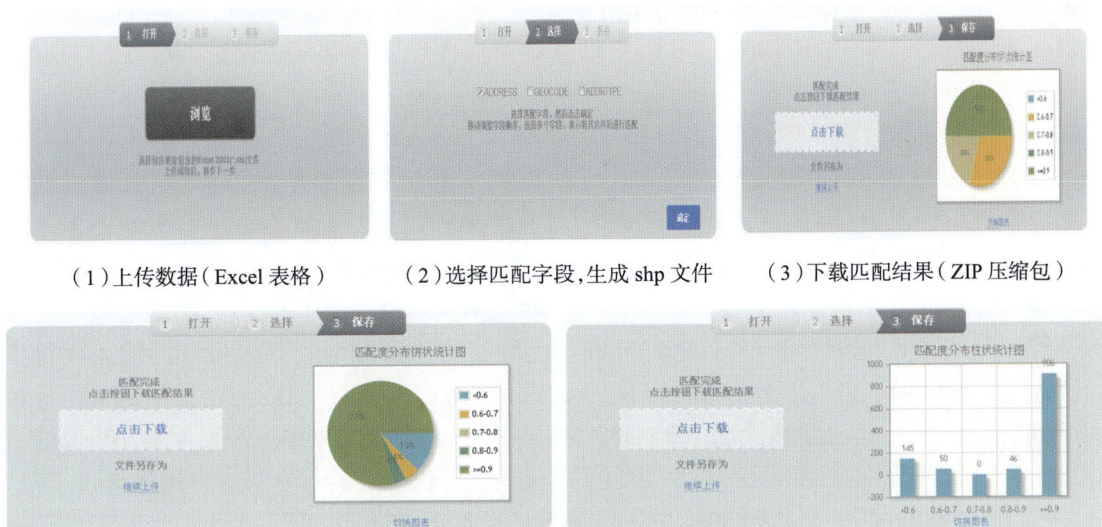

（1）上传数据（Excel 表格）　　　（2）选择匹配字段，生成 shp 文件　　　（3）下载匹配结果（ZIP 压缩包）

图 5-11　地址匹配原型系统的工作流程

三、研究实例：深圳市肝病统计数据空间化的地址匹配方法

深圳是我国改革开放的试点城市,发展速度快和流动人口多等城市特征显著,这给城市疾病的防控防治工作带来了很大挑战。深圳市在急性肝炎、慢性肝炎及肝癌等城市疾病方面的平均患者数量都要高于全国平均水平,本研究将以此作为目标:通过设计和建立地址匹配程序,将医学登记信息转化为空间化的位置信息,再结合空间分析方法提取深圳市肝病的空间特征。医学信息中获取的疾病数据通常以表格形式组织管理,虽然包含家庭住址等空间信息,但缺少明确的空间坐标位置,不能直接在地图上显示出来,也就无法进一步进行疾病制图和空间分析,只有通过地址匹配技术获取其空间坐标信息之后才能开展更深入的研究。

（一）数据来源

1. 疾病数据包括深圳市收集的 2010—2012 年急性肝炎、慢性肝炎和肝癌住院注册数据,该数据由深圳市医学信息中心提供。

2. 地图数据包括深圳市各级行政区划数据,地址匹配数据包括建筑物普查的地址数据、POI 公共设施数据、道路数据,该数据由深圳市规划与国土资源委员会提供。

3. 人口数据从深圳市统计年鉴（2010—2012）中获取,人口数据通过深圳市卫生和人口计划生育委员会收集。

（二）地址匹配过程

对深圳市肝病数据进行地址匹配空间化,基本任务就是要给缺少空间信息的疾病数据赋予其空间坐标信息。基本思路是利用基于关联规则的自适应地址模型和地址匹配算法对深圳市肝病数据进行地址匹配以赋予其空间位置信息,匹配之后的数据就可以在地图上显示和进一步的疾病制图和空间统计分析。

深圳市肝病数据来源于深圳市医学信息中心统计的 2010—2012 年深圳急性肝炎、慢性肝炎、肝癌的住院注册数据,数据格式为 access 格式,数据内容包括患者的基本情况信息,隐去了患者的姓名,只保留性别、年龄、入院日期、籍贯、职业、民族、家庭住址、治疗效果和工作单位等信息。考虑到家庭生活习惯对于肝病的影响比单位环境的影响更大,且部分患者只提供了家庭住址而缺失单位地址,本研究以患者家庭住址为基础采用地址匹配技术对肝病数据进行落地。

（三）结果与分析

通过批量地址匹配,原始格式为 access 的深圳市肝病数据地址字符串信息,通过地址匹配引擎进行匹配分析可以得到该字符串所对应的坐标信息及地址匹配率。地址匹配率越高,表示该字符串匹配的坐标信息越准确可靠,地址匹配率越低,表示该字符串匹配的坐标信息准确度越低。如果地址匹配的匹配率为 100%,表明该地址字符串与标准地址数据库中的字符串是完全匹配吻合的,并且返回标准地址数据库中匹配地址的坐标作为输入字符串的坐标,匹配率达到 80% 以上的都可以认为是基本准确匹配的,在该匹配度上的地址坐标较为准确。通过统计分析发现深圳市 15 352 例肝病数据进行批量匹配,匹配率为 100% 的有 6 015 条记录,匹配率在 90% ～ 100% 之间的地址信息有 5 663 条,分别占总疾病地址记录,39.18% 和 36.89%;匹配率达到 80% 的占总流行病数据的 95.07%,结果表明地址匹配的效果非常好。

结果统计表和地址匹配结果图分别如表 5-1 和图 5-12 所示：

表 5-1　深圳市肝病数据地址匹配结果统计

匹配度	地址匹配数	百分比
100%	6 015	39.18%
[90%,100%)	5 663	36.89%
[80%,90%)	2 918	19.01%
＜ 80%	542	3.53%
未匹配	215	1.4%
总计	15 352	100%

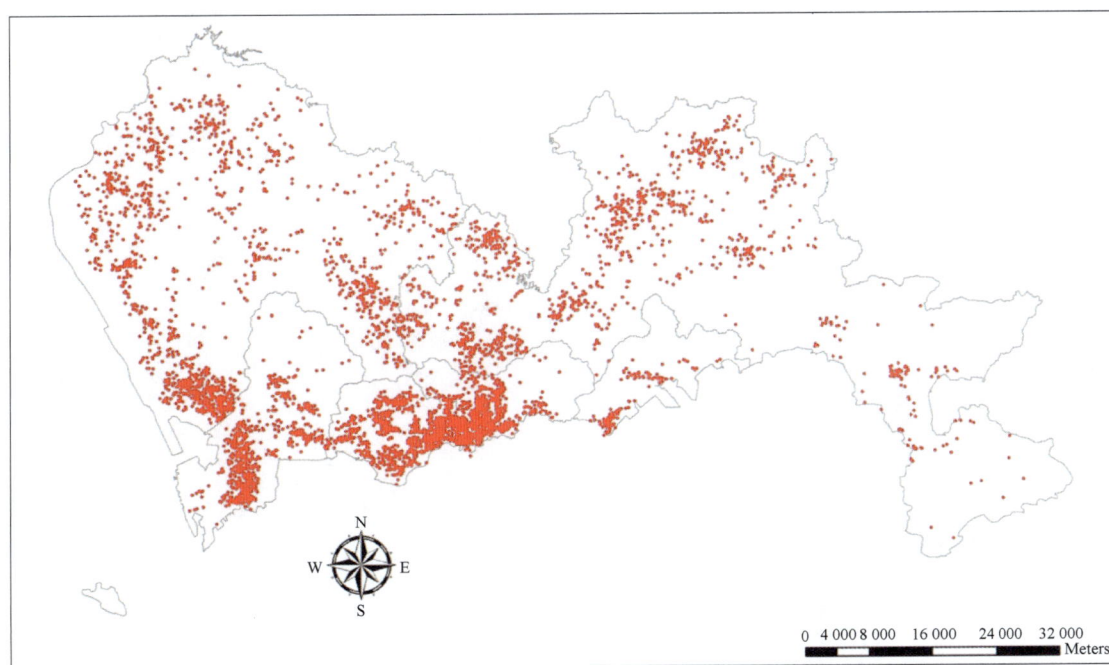

图 5-12　深圳市肝病数据地址匹配结果统计分布图

从地址匹配的详细情况看来大部分的地址匹配度达到了 90%，少许的地址匹配度低于 80%，但也都匹配到了街道、道路级别，总体良好的匹配结果验证了地址匹配技术在流行病数据空间化过程中的有效性。地址匹配技术对于从小区域细粒度多尺度疾病制图分析提供了新的思路，减少了人工打点的烦琐低效工作。此外，该方法也对医院或公共卫生部门在统计患者地址信息时尽可能提供标准化记录格式提出了更强烈的需求。

四、讨论

地址匹配是医学统计数据空间化的重要基础性方法，是推动已有医学数据开展时空分析的必要工具，但当前的地址匹配方法在准确率和应用推广等方面还存在许多困难。一方面，除深圳市肝病统计数据的空间化外，虽然地址匹配率达到 80% 以上，即可认为匹配结果是基本准确的,但未匹配成功的地址会对后续空间分析结果产生怎样的影响仍有待深入研究;另一方面,由于语言语法、词性、词义等方面的差别,美国发展的 DIME、TUGER 等地址模型在国内并不完全适用,甚至国内不同城市之间的地址匹配模型也存在迁移困难,普适性的地址模型和方法还有待发展。

目前,由武汉大学杜清运、任福教授团队设计研发的地理编码系统具有领先的中文地址匹配效果,并已在科学研究和深圳市空间信息管理和规划实践中得到长期应用验证,对高血压、心脏病及禽流感等疾病数据的地址匹配率均保持在 80% 以上,效果良好(表 5-2)。

表 5-2　深圳市肝病数据地址匹配结果统计

应用数据类别	应用数据年份或子类	地址匹配数	匹配率
卫生委高血压数据	2009 年	9 210	85.76%
	2010 年	10 873	85.93%
	2011 年	11 422	84.98%
	2012 年	14 904	86.54%
卫生委心脏病数据	2009 年	10 507	89.02%
	2010 年	11 299	88.73%
	2011 年	17 326	87.32%
	2012 年	16 980	87.55%
禽流感相关数据	患者分布	20	100%
	活禽市场	401	99.75%
	日常药店	18 331	99.8%

（杜清运,任福,杨任飞）

第三节　流行病学空间分析方法

一、空间分析方法的流行病应用

传统流行病学研究中,数据通常为定量数据(数值型数据)或定性数据(名义型数据),没有考虑地理空间要素或环境健康因素。因此,诞生了从时空维度上研究人群疾病或健康与地理环境间关系的全新学科——空间流行病学,旨在研究人群疾病与人口、环境、行为、社会经济、遗传和传染风险等因素之间的关系。经过长期的发展,如今的流行病学研究也已不再局限于简单的空间计算和数字制图,还需要我们对已获得的疾病空间数据开展专业分析,从而探测流行病在空间上的分布模式、聚集特征、影响因素、传播风险等等,相关的空间自相关分析、空间回归分析、空间模拟与建模分析、地统计分析等方法得到极大发展。事实上,这些空间分析方法正是 GIS 的重要研究领域之一,是 GIS 的核心概念,是 GIS 区别于一般的信息系统、计算机制图系统或电子地图系统的重要特性。

空间分析在流行病学研究中的应用极广。本文从功能应用的视角,将流行病学调研的空间分析方法归纳为三个大类:流行病时空格局分析、致病因素分析、空间传播风险预测。

(一)流行病的时空格局分析

流行病的产生与其所处的地理环境密切相关,并受其影响而形成特定的空间格局。对流行病时空分布格局的探测有助于理解疾病的空间分布、产生及传播特征。时空格局分析的目标包括两部分,一部分是从全局的视角判断流行病的时空分布特征,另一部分则是从局部的视角探测具体的特征分布位置。

(二)流行病的致病因素分析

当地理环境的异常超出人体承受限度时,疾病随之发生。空间数据分析技术通过探究各类环境变量与人群流行病之间的关系,可在一定程度上揭示某些疾病发生的原因或者环境致病因子。疾病成因分析在流行病学研究中有非常重要的作用,特别是在一些疾病的致病机制尚不明确的情况下,成因分析可有效地探究疾病的环境致病因子,指出疾病病因研究的方向。

(三)流行病的空间传播风险预测

流行病在空间上的传播总会受到人口流动、温度、湿度、海拔等地理环境因素的支持或约束,通过对传染源、传播强度、地理环境变量的模拟即可实现流行病空间传播风险预测,特别是对突发公共卫生事件的防控防治意义重大。

二、流行病学调研中的空间分析方法

GIS 空间分析方法在流行病学调研中的应用主要体现在流行病时空格局分析、致病因素探测及空间传播风险预测等方面。接下来,我们将围绕这三方面介绍具体的分析方法。

(一)时空格局分析

1. 空间自相关分析　经典的地理学第一定律指出:"任何事物都是与其他事物相关的,只不过相近的事物关联更紧密",即空间上临近分布的地理事物之间并非完全独立存在,而是在空间互作用、空间扩散等因素影响下相互依赖。在地理学领域,我们把一定区域范围内不同位置的地理事物在某一属性上表现出来的相互依赖性质称为空间自相关。

针对某一特定属性而言,空间自相关体现了区域内地理事物间的相关性,并可以划分为正相关和负相关,正相关表明该地理事物的属性变化与其邻近地理事物具有相同变化趋势,而负相关则相反。进一步,我们还可以根据相邻地理事物间的空间自相关性质变化,判断它们的该属性中空间在所表现出来的聚集、规则或随机分布形式。总的来说,空间自相关是度量地理事物空间分布格局的最有效的基础方法之一。

莫兰指数(Moran's I index)是应用最为广泛的一种空间自相关性质衡量指标,由澳大利亚统计学家帕克·莫兰(Patrick·Moran)于 1950 年提出。Moran's I 的计算方法为:

$$Moran's\ I = \frac{\sum_{i=1}^{n}\sum_{j=1}^{n}(x_i - \overline{x})(x_j - \overline{x})}{S^2 \sum_{i=1}^{n}\sum_{j=1}^{n}W_{ij}}$$

$$S^2 = \frac{1}{n}\sum_{i=1}^{n}(x_i - \overline{x})^2$$

$$\overline{x} = \frac{1}{n}\sum_{i=1}^{n} x_i$$

式中：

x_i——空间对象 i 的流行病观测值；

W_{ij}——区域范围内空间对象 i 和邻近空间对象 j 的空间权重所构成的矩阵，空间权重矩阵包括基于距离或基于邻接关系的计算方法，当空间对象 i 和空间对象 j 不存在空间交互作用时的权重值取为 0。

Moran's I 指数的值分布在 [-1, 1] 范围内，值接近 -1 时表示高度的空间负相关，值接近 1 时表示高度的空间正相关，而 0 则表示没有空间相关性。Moran's I 指数的显著性可以通过标准正态分布检验：

$$Z = \frac{\text{Moran's I} - \text{E}\left(\text{Moran's I}\right)}{\sqrt{\text{Var}\left(\text{Moran's I}\right)}} \sim N\left(0,1\right)$$

式中：

E——数学期望；

Var——方差；

N——变异数。

2. 空间热点探测 区域全局尺度的 Moran's I 指数，在流行病的空间自相关性探测方面已有广泛应用。虽能有效判断流行疾病是否在空间上集聚，但无法判断具体表现为高值集聚或低值集聚，即空间上的热点或冷点分析。因此，进一步衍生出局部 Moran's I 指数和局部空间关联指标（local indicators of spatial association，LISA）

$$\text{Moran's I}_i = z_i'\sum_{j=1}^{n} W_{ij} z_j'$$

式中：

z_i' 和 z_j' 是经过标准差标准化的观测值，局部 Moran's I 指数的显著性检验与全局 Moran's I 指数的相同。在计算结果基础上，比较局部和全局 Moran's I 指数的 z 值和 p 值，就可以生成 Moran's I 指数散点图和 LISA 集聚地图，可将流行病的集聚状态区分为四类：高值 - 高值集聚（HH）、高值 - 低值集聚（HL）、低值 - 高值集聚（LH）、低值 - 低值集聚（LL）。其中，HH 集聚对象和 LL 集聚对象就分别代表了流行病在空间上分布的热点或冷点。

另外，Getis-Ord Gi* 统计也是一种常见的空间热点探测方法：

$$G_i^*\left(d\right) = \frac{\sum_{j}^{n} W_{ij}\left(d\right) x_i}{\sum_{j}^{n} x_j}$$

Getis-Ord Gi* 的参数含义与 Moran's I 指数相同，计算过程也比较类似：通过比较 G_i^* 值的显著性指标，判断空间上的热点或冷点。

3. 质心迁移分析 质心是源自物理学领域的概念，指物质系统上被认为质量集中于此的一个假想点。在地理信息领域，也将空间上分布的多个地理事物点假想集中于某一个点，

可以化繁为简的方式来表达流行疾病空间分布的显著特征,这一质心点可以直接用坐标对 (x', y') 来表示:

$$(x', y') = \left(\sum_{i=1}^{n} \frac{x_i}{n}, \sum_{i=1}^{n} \frac{y_i}{n} \right)$$

式中:

x_i 和 y_i 分别表示空间对象 i 的经纬度坐标;

n 是空间对象的总数量。

简单质心坐标所能表达的空间格局特征有限,还需要加入新的参数实现扩展。

首先,可以在质心计算过程中加入权重因子 w(例如人口数量、发病率等),实现加权质心计算:

$$(x', y') = \left(\frac{\sum_{i=1}^{n} x_i w_i}{\sum_{i=1}^{n} w_i}, \frac{\sum_{i=1}^{n} y_i w_i}{\sum_{i=1}^{n} w_i} \right)$$

其次,可以引入标准差椭圆的计算方法,扩展质心分析至方向分布特征。标准差椭圆的质心坐标计算方法为:

$$(x', y') = \sqrt{\frac{\sum_{i=1}^{n} (x_i - \overline{x})^2}{n}}, \sqrt{\frac{\sum_{i=1}^{n} (y_i - \overline{y})^2}{n}}$$

标准差椭圆的旋转角 θ 的计算方法为:

$$\tan\theta = \frac{A + B}{C}$$

$$A = \left(\sum_{i=1}^{n} (x_i - \overline{x})^2 - \sum_{i=1}^{n} (y_i - \overline{y})^2 \right)$$

$$B = \sqrt{\left(\left(\sum_{i=1}^{n} (x_i - \overline{x})^2 - \sum_{i=1}^{n} (y_i - \overline{y})^2 \right)^2 \right) + 4 \left(\sum_{i=1}^{n} (x_i - \overline{x})(y_i - \overline{y}) \right)^2}$$

$$C = 2 \sum_{i=1}^{n} (x_i - \overline{x})(y_i - \overline{y})$$

标准差椭圆的长短轴 σ_x、σ_y 的计算方法为:

$$\sigma_x = \sqrt{2} \sqrt{\frac{\sum_{i=1}^{n} \left((x_i - \overline{x}) \cos\theta - (y_i - \overline{y}) \sin\theta \right)^2}{n}}$$

$$\sigma_y = \sqrt{2} \sqrt{\frac{\sum_{i=1}^{n} \left((x_i - \overline{x}) \sin\theta - (y_i - \overline{y}) \cos\theta \right)^2}{n}}$$

此外,还可以结合多时序资料加入时间变量 t,绘制质心迁移地图,以地学图谱的方式描述流行疾病的时空扩展过程。

4. 时空扫描统计　热点分析能够探测到流行病在空间上的集聚区域,质心分析可以扩展应用于流行病时空发展过程研究。若同时考虑上述两类需求,探测流行疾病的时空集聚区域,时空扫描统计量是一种很好的解决方案。

SatScan 是一款成熟的开源时空扫描统计软件,由哈佛大学公共医学院的 Martin Kulldorff 和 Information Management Service In.c 联合开发。Kulldorff 等所提出的扫描统计法,以不断变化的窗口对整个研究区域进行移动扫描,计算窗口内外的发病差异,计算似然比(likelihood ratio,LLR):

$$LLR = \log\left(\frac{O_{in}}{E_{in}}\right)^{O_{in}}\left(\frac{O-O_{in}}{O-E_{in}}\right)^{O-O_{in}}$$

式中:

O_{in} 和 E_{in} 分别表示窗口内实际和预期的病例数量,该方法将 LLR 值最高的窗口作为最大似然聚集区,并确定窗口范围并计算相对风险度(relative risk,RR)。

除进行时空集聚探测及其显著性分析外,SatScan 软件仍可以进行片面的空间或时间集聚探测,其空间集聚探测效果与局部 Moran's I 指数或 Getis-Ord Gi* 指数的热点探测效果类似。

(二)致病因素分析

1. 相关性分析 在探讨潜在致病因素对疾病的影响的时,通常考虑的就是对两份数据开展相关性分析,而 Pearson 相关系数是相关性分析的有效工具。Pearson 相关系数可以解释两个变量间的联系度,计算公式为:

$$r = \frac{1}{n-1}\sum_{i=1}^{n}\left(\frac{x_i-\overline{x}}{\sigma_x}\right)\left(\frac{y_i-\overline{y}}{\sigma_y}\right)$$

式中:

r——两个变量的相关性系数;

n——样方数量;

x_i 和 y_i 分布——两个变量的观测值;

$\overline{x}$ 和 $\overline{y}$ 分布——两个变量的均值;

σ_x 和 σ_y 分布——两个变量的标准差。

Pearson 相关系数的值分布在 -1 至 1 范围内:当 r 大于 0 时,表明两个变量呈现出正相关关系;当 r 小于 0 时,两个变量为负相关关系;当 r 趋于 0 时,表明两个变量间的相关性弱或不相关。在已有研究的基础上,可根据表 5-3 对变量间的相关性作出判断。

表 5-3　皮尔逊相关系数的解释

相关性	Pearson 相关系数（$r > 0$）	Pearson 相关系数（$r < 0$）
不相关	0 ~ 0.09	-0.09 ~ 0
弱相关	0.1 ~ 0.3	-0.3 ~ -0.1
中度相关	0.3 ~ 0.5	-0.5 ~ -0.3
高度相关	0.5 ~ 1.0	-1.0 ~ -0.5

2. 地理加权回归分析 流行病传播通常并非仅由某一种致病因素导致,而是在人口流动、环境卫生条件等多因素作用下的复杂过程。因此,当我们面对多种因素时与流行病的相关性分析时,Pearson 相关系数难以评价整体作用,而需要引入回归分析方法。

回归分析是一种可以确定两种以上变量间相互依赖的定量关系统计方法。按照自变量和因变量之间的关系类型,回归分析可以分为线性回归分析和非线性回归分析。其中,普通最小二乘法(ordinary least square, OLS)是一种有效的非线性回归分析方法,它通过最小化误差的平方和寻找数据的最佳函数匹配,计算公式如下:

$$y_i = \beta_0 + \sum_{j=1}^{n} x_{ij} \beta_j + \varepsilon_i, (i = 1, 2, \cdots, m; j = 1, 2, \cdots, k)$$

式中:

y_i——表示第 i 个流行病观测数据;

x_{ij} 和 β_j——分别表示致病因素变量 j 及其回归参数;

ε——残差项。

通常,会根据模型的拟合效果来判断分析结果是否可靠,通过拟合计算得到的 β_j 参数及其显著性来判断致病因素变量对流行病的作用力。

在 GIS 领域,我们将空间对象的地理坐标(u_i, v_i)引入传统的 OLS 模型,即可扩展为地理加权回归(geographically weightedregression, GWR)模型,计算公式如下:

$$y_i = \beta_0 (u_i, v_i) + \sum_{j=1}^{n} x_{ij} \beta_j (u_i, v_i) + \varepsilon_i, (i = 1, 2, \cdots, m; j = 1, 2, \cdots, k)$$

GWR 模型是空间分析领域的经典模型,亦可结合时间序列数据实现时空回归或模拟预测等功能。

(三)空间传播风险预测

1. 灰度预测模型 根据邓聚龙等的理论,将信息完全未确定的系统称为黑色系统,将信息完全确定的系统称为白色系统。灰色系统就是介于黑白之间的系统,一部分信息是已知的,另一部分信息是未知的,系统内各因素间有不确定的关系。灰色系统理论是处理小样本预测问题的有效工具,而对于小样本预测问题的回归和神经网络效果都不太理想。

灰色系统理论包括以灰色朦胧集为基础的理论体系,以灰色关联空间为依托的分析体系,以灰色序列生成为基础的方法体系,以灰色模型(grey model, GM)为核心的模型体系。灰色预测是基于 GM 模型作出的定量预测,按照其功能和特征可分为多种类型。GM(1, 1)模型灰色预测模型中的一种,是基于一阶微分方程的时间序列预测模型,它由三个基本操作组成:累积生成、逆累积生成和灰色建模。GM(1, 1)的预测过程如下:

第一步:假设初始时间序列由 $n+1$ 值组成:

$$X = \{x_0, x_1, \cdots, x_t, \cdots, x_n\}$$

式中:

要求 n 大于 3 的,而 x_t 为时刻 t($t = 0, 1, 2, \cdots, n$)的流行病观测值。

第二步:在初始序列 X 的基础上,通过累积生成操作,建立新的时间序列 Y,以减少建立 GM 的不一致性,减弱变化趋势。Y 的计算方法如下:

$$Y = \{y_0, y_1, \cdots, y_t, \cdots, y_n\}$$

式中：

$t=0, 1, 2, \cdots, n$，且 $y_t = \sum_{i=0}^{t} x_i$；

然后，再基于累积序列 Y 计算平均时间序列 Z，即：

$$Z = \{z_0, z_1, \cdots, z_t, \cdots z_n\}$$

如上，$t=0,1,2,\cdots,n$，且 $z_t = \dfrac{y_t + y_{t-1}}{2}$；

第三步：根据一阶微分方程构造 GM（1，1）：

$$\frac{dY}{dt} + \alpha Y = \mu$$

求解微分方程，可得如下：

$$y_t = \left(x_0 - \frac{\mu}{\alpha}\right) \times e^{-\alpha t} + \frac{\mu}{\alpha}$$

式中：

$t=0, 1, 2, \cdots, n$，且

$$\mu = \frac{\left(\sum_{t=1}^{n} z_t^2\right)\left(\sum_{t=1}^{n} x_t\right) - \left(\sum_{t=1}^{n} z_t\right)\left[\sum_{t=1}^{n}(x_t z_t)\right]}{n\left(\sum_{t=1}^{n} z_t^2\right) - \left(\sum_{t=1}^{n} z_t\right)^2}$$

$$\alpha = \frac{\left(\sum_{t=1}^{n} z_t\right)\left(\sum_{t=1}^{n} x_t\right) - n\left[\sum_{t=1}^{n}(x_t z_t)\right]}{n\left(\sum_{t=1}^{n} z_t^2\right) - \left(\sum_{t=1}^{n} z_t\right)^2}$$

第四步：计算 t 时刻下的 x_t 预测值：

$$x_t = y_t - y_{t-1} \quad (t=0,1,2,\cdots,n)$$

最终，还可通过计算后验偏差比 c 和小误差概率 P 来评价预测结果。

2. 贝叶斯时空模型 疾病时空格局分析的目的是识别疾病随时间和空间的变化规律及时空分布特征，并不能反映整体研究区域及子区域的疾病风险随时间的动态变化。基于层次贝叶斯模型的疾病相对风险制图可有效地反映疾病风险的空间分布特征，该模型包含空间结构效应和空间非结构效应分别表示空间依赖性和空间异质性，也可称为贝叶斯空间模型。传统的疾病风险制图假定各子区域的疾病风险保持不变，但是由于受到各类因素（如环境、社会经济、人口组成等）的影响，不同子区域的疾病风险通常具有空间异质性，同时疾病风险又受到邻近区域间的空间依赖性影响，因此传统的统计制图手段难以提供准备的疾病风险估计。而基于贝叶斯空间模型的疾病相对风险调整则考虑了子区域观测数据的抖动和整体空间分布趋势的影响，力求在改进的精度和引入的偏差间找到平衡，因此贝叶斯模型更为合理。

贝叶斯时空模型是贝叶斯空间模型的扩展，即在空间模型的基础上计入时间维，该时间维通过时间自相关、时间异质性等时间随机效应来表达，采用时空模型对疾病数据进行分析，不仅可以了解疾病的空间分布特征，还可以了解疾病随时间变化的规律。

三、研究实例 1：深圳市高血压就诊患者的空间变化分析

世界卫生组织将高血压定义为导致心脑血管疾病死亡的首要原因和最常见的慢性病，

并且高血压是导致脑卒中、心肌梗死和心血管及动脉疾病的重要致病因素。高血压分为原发性高血压和继发性高血压,其中大约 90% 以上的高血压为原发性高血压,即病因尚未明确的高血压病。高血压及其并发症的治疗会消耗大量的医疗和社会资源,美国心脏协会(American Heart Association, AHA)曾预计在 2015 年美国治疗和控制高血压的费用将会达到 900 亿美元以上。根据《2010 年中国高血压防治指南》,在 1991—2002 年间,我国高血压患者的知晓率、治疗率和控制率均取得了一定进步,但是与发达国家相比,仍然处于较低的水平。同时,该指南还指出我国高血压患病率连年增加,预计全国高血压患者至少有 2 亿,并且有 1.3 亿高血压患者没有得到确诊。

高血压的风险因子很多,例如年龄、种族、家庭患病史、低维生素 D 和低钾摄入、过量饮酒、体重超重、缺乏锻炼和长期精神压力等。同时,高血压也是一种受到地理环境因素和社会经济因素等的影响。目前我国对高血压的研究主要集中于生活习惯调整、预防与控制、与身体健康的关系和临床治疗等,缺乏对高血压病的空间流行病学研究。

本节从地理空间的角度来研究高血压,有助了解高血压病的空间分布模式,并采用层次贝叶斯模型制作相对风险疾病地图,有助识别高风险地区,为以后高血压防控和医疗资源配置提供重要依据。

(一)数据来源

本案例的实验数据为深圳市医学信息中心提供的 2011 年高血压住院患者数据,人口数据则是采用我国 2010 年人口普查分乡、镇、街道资料。由于所获得的人口普查数据是在城市街道级的汇总,因此本案例选择深圳街道级空间信息网格作为基本空间统计单元,根据每个病例中的家庭住址按街道进行统计,得到 57 个街道办网格的高血压病例区域数据。深圳市从 2006 年在行政区划的基础上开始进行全市统一基础网格划分的研究,到 2007 年初,已经形成一套符合深圳市市情的空间信息基础网格数据,确定以“市区级—街道办级—社区级—基础网格”的网格金字塔体系进行划分的方法。各级别的空间信息网格可用于多尺度的空间分析,而空间分析的尺度往往取决于数据获取的能力,即在获取的数据和空间统计单元之间找到“平衡”。

(二)研究方法

1. 高血压住院率(hospitalization rate, HR)计算　HR 是指某地某类人群在某一时期内的住院次数与该时期内的人口数量的比值,一般表示每千人住院次数,街道 i 的住院率 HR_i 计算为:

$$HR_i = \frac{O_i}{N_i} \times 1000$$

式中:

O_i——街道 i 的高血压病例数;

N_i——相应街道的总人口。

2. 空间自相关分析　对于疾病数据的空间分析,其实是在探讨疾病的空间聚类情况。本案例以全局 Moran's I 指数分析深州市街道尺度的高血压疾病空间聚类情况,假设空间统计单元的病例数表现为空间随机模式,然后根据计算所得的 P 值和对应的 Z 得分判断是否拒绝零假设。

3. 空间热点探测　全局 Moran's I 指数引导的空间自相关分析仅能判断深圳市高血压

疾病是否在街道尺度上存在空间聚类。本案例进一步利用 Getis-Ord Gi* 指数开展了局部的聚类分析,局部聚类分析可以直观呈现聚类出现的空间位置,并可根据 Z 得分制作分级统计图反映聚类的位置及其统计学意义,辅助判断深圳市高血压疾病住院率的空间分布热点和冷点。

(三)结果与分析

1. 深圳市年高血压疾病的空间分布 2011 年,深圳市街道尺度的住院病例数量分布在 [16, 576] 间,各街道的每千人的住院率差别较大,最低的街道仅为 0.40,最高的街道住院率达为 3.42,高血压住院病例和住院率的分布图可见图 5-13。

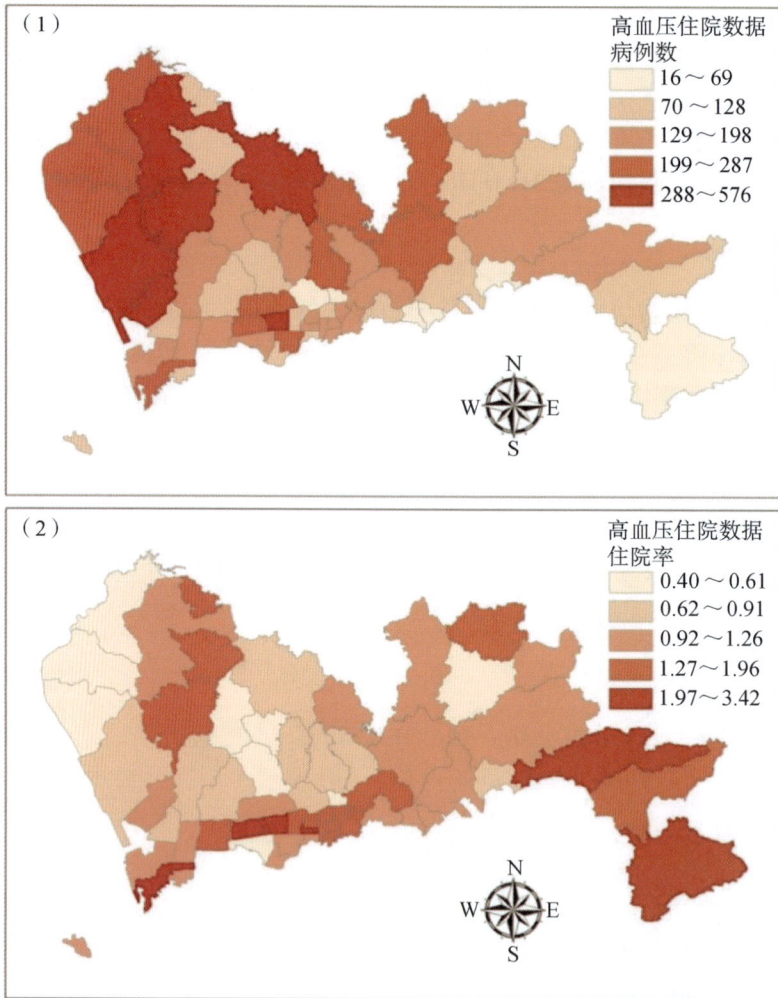

图 5-13 高血压住院病例(1)和住院率(2)的分布图

2. 深圳市高血压疾病的全局聚类分析 深圳市高血压病例数在街道级空间统计单元为全局空间聚类统计结果如表 5-4 所示,对应的 P 值和 Z 得分分别为 0.000 281 和 3.632 655,该聚类分布的置信水平为 99%,具有显著的统计学意义,表明深圳市街道尺度的高血压病例数空间分布存在显著的集聚效应。

表 5-4　高血压病例的全局 Moran'I 指数分析结果

观测统计指数	期望统计指数	方差（Variance）	P 值	Z 得分	空间分布模式	置信水平
0.274 996	−0.017 857	0.006 499	0.000 281	3.632 655	空间聚类	99%

3. 深圳市高血压疾病的空间热点探测　全局聚类分析仅能判断是否存在空间聚类分布,而局部聚类分析可以直观地呈现聚类的空间位置。深圳市高血压疾病的空间热点探测结果(Z 值)如图 5-14 所示,可以判断深圳西北区域是全市高血压发生的热点区域。

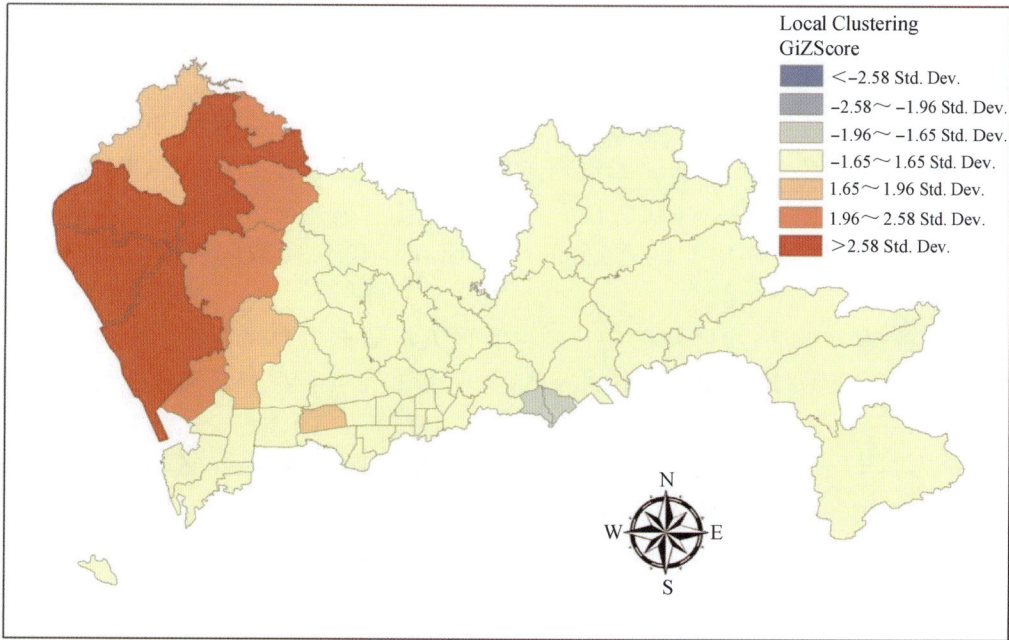

图 5-14　高血压住院病例局部聚类分析

此外,根据街道尺度高血压住院病例数的全局空间自相关分析和局部热点探测分析,结合住院率的分级统计图,可以得知以下结论:

（1）子区域的病例数与该区域的住院率不存在明显的相关关系,甚至可能产生相悖的结果,即病例较多的区域,住院率反而小,反之亦然;

（2）深圳市高血压住院病例存在显著的空间自相关,并且表现为高值聚类。

四、研究实例 2：深圳市缺血性心脏病就诊患者的时空分布及预测研究

缺血性心脏病(ischemic heart disease, IHD)又称冠心病,是一种由冠状动脉内壁上的斑块积聚引发的疾病,它使动脉变窄从而减少了流向心脏的血液流量;IHD 在全世界范围内引起了大量死亡事件。2004 年,与 IHD 有关的死亡人数为 720 万,占所有死亡人数的 12.2%,占所有生命损失年数的 5.8%,有 2 320 万人因 IHD 导致中度或重度残疾。据美国心脏协会估计,IHD 作为最常见的心脏病类型,预计总治疗费用将从 2015 年的 468 亿美元增加到

2030 年的 1 064 亿美元,增长 123.75%。在中国,心脏病死亡率在 1990 年、1995 年、2000 年、2005 年和 2010 年的 15 种城市居民主要疾病中分别排在第 3、4、3、3 和 2 位,心脏病已成为过去 20 年里的主要致死疾病。特别是 2011 年,中国每 10 万人中约有 95.97 人死于 IHD,约占心脏病总死亡人数的 72.64%。

深圳,作为中国的一座国际化大都市,其城市公共卫生和医疗管理面临着越来越沉重的缺血性心脏病负担,亟有必要应用创新型的空间统计和空间分析的方法对 IHD 住院患者的时空分布与变化格局进行分析,并运用灰色模型 GM(1,1)预测与 IHD 相关的住院人数、发病率以及相应的医疗服务负担,以期这些时空分析有助于深圳市卫生管理部门制定适当的、针对具体区域的预防和管理 IHD 的措施。

（一）数据来源

1. IHD 数据　2003—2012 年的 IHD 住院患者数据来自深圳市医学信息中心。这些数据包括年龄、性别、地址、诊断和其他信息。

IHD 诊断信息是根据 ICD-10 记录的,该分类对疾病、体征和症状、异常发现、投诉、社会环境和伤害或疾病的外部原因进行了编码。受试者被分为 IHD（ICD-10 I20-I25）、心绞痛（ICD-10 I20）、其他急性缺血性心脏病（ICD-10 I24）、慢性缺血性心脏病（ICD-10 I25）、急性心肌梗死（ICD-10 I21）、急性心肌梗死（ICD-10 I23）或随后的心肌梗死（ICD-10I22 段）。

2. 人口数据　2003—2011 年的各行政区年度人口数据主要来源于 2004 年至 2012 年的《深圳市统计年鉴》,2012 年人口数据摘自《深圳市 2012 年国民经济和社会发展报告统计公报》。

由于 2007 年、2009 年和 2011 年行政区划的变化,光明（2004—2006 年）、平山（2004—2007 年）、龙华（2004—2011 年）和大鹏（2004—2011 年）的人口数据未列入深圳统计年鉴,因此利用 2004—2011 年的宝安、龙岗统计年鉴提供缺失数据。

3. GIS 数据　为了分析 IHD 的空间位置,需要引入包括行政区划、道路等信息的深圳市空间数据集,并通过地址匹配方法将 IHD 数据转换为空间数据,转换为空间数据如图 5-15 所示。

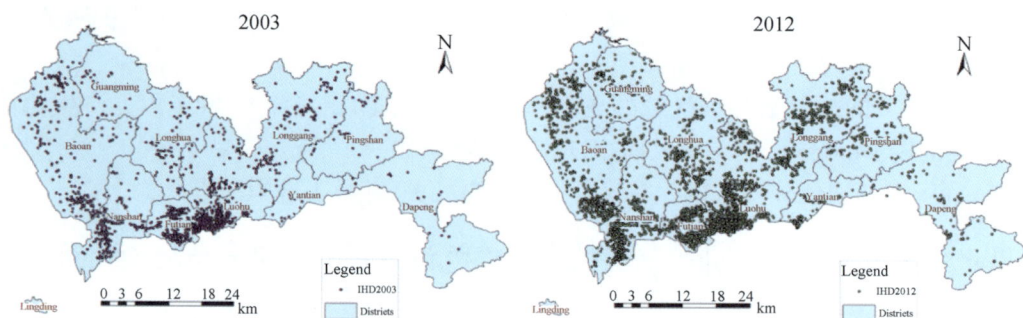

图 5-15　年度 IHD 就诊患者空间分布图（以 2003 年和 2012 年为例）

另外,本案例还引入了 2011 年的综合医院空间位置数据（图 5-16）,并结合 2013—2015 年 IHD 就诊患者预测数据来分析医疗服务资源的潜在不平等负担。

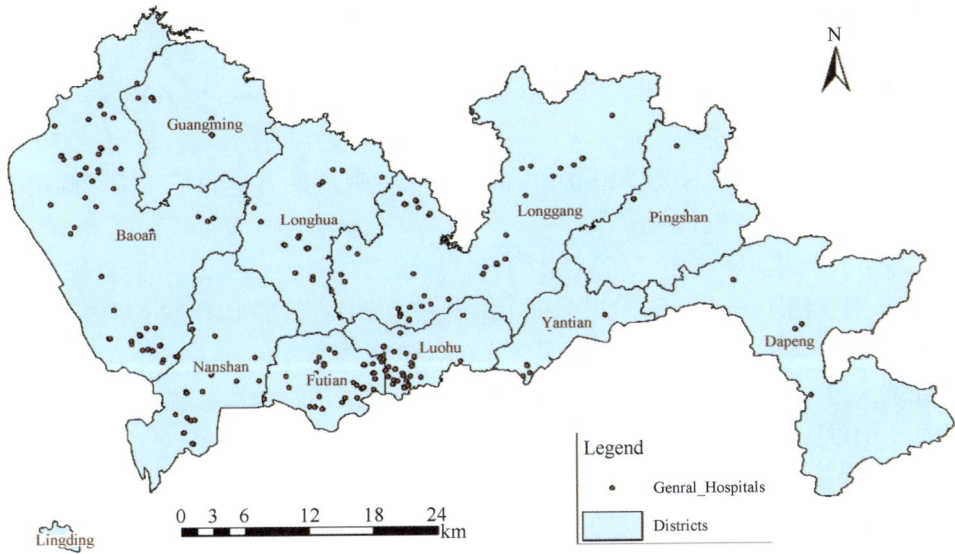

图 5-16　深圳市综合医院空间位置分布图（2011 年）

（二）研究方法

1. IHD 发病率及标准化率计算　本案例采用每千人的 IHD 发病率（incidence rate，IR）和标准化率（standardized rate，SR）来表示深圳市的 IHD 疾病风险，以确定风险较高或较低的地区，并研究其时空变化。

IR 以深圳市各区的总人口为基准，表示每 1 000 名居民的 IHD 住院人数比率。

SR 表示深圳市各区的 IHD 观察病例数与总人口中预期病例数之比。

2. 时空变化分析　本案例利用 ArcGIS 10.1 软件来绘制 2003—2012 年深圳市的年度 IR 地图，并对各区的 IR 进行质心和标准差椭圆分析，以显示时间分布和模式。

首先，根据标准差将 2003—2012 年各区的平均 IR 分为四个等级：第一级为 0.350～0.710，第二级为 0.711～1.180，第三级为 1.181～1.650，第四级为 1.651～2.070。

其次，对各区的年度 SR 进行分析，以显示各地区的 IHD 相对风险，即 IHD SR 的年度空间分布。基于 K-mean 聚类法将 SR 分为 5 个等级，第一级 SRs 为 0～0.580，代表各地区相对风险最低；第二级 SR 为 0.581～0.890，代表相对风险较低；第三级 SR 为 0.891～1.270，代表相对风险中等；第四级 SR 从 1.271 到 1.840 代表较高的相对风险；第五级 SR 从 1.841 到 2.500 代表最高的相对风险。

此外，将整个研究期以 3 年为间隔等分，对每个地区的 IHD 的 SR 变化进行分析，以确定 SR 等级的变化。

3. 时空聚类分析　本案例选择 SatScan 软件开展时空聚类分析，基于离散 Poisson 模型的 Kulldorff 时空扫描统计方法，对 2003—2012 年的深圳市各区 IHD 聚类进行了检测。在本研究中，我们选取预设的最大空间聚类大小 50% 来进行时空聚类分析，将各地区每年的 IHD 住院人数和人口以及各地区的坐标计算在内，得出各地区和时间范围的 LLR 最大、相对风险最大的潜在空间集群。

4. 趋势预测分析 本案例利用灰色模型 GM（1,1）对深圳市 IHD IR 的发展趋势及近期医疗负担进行预测。GM（1,1）是一种时间序列预测模型，包含累积生成、逆累积生成和灰色建模等三类基本操作。模型预测效果可通过计算后验偏差比 c 和小误差概率 P 来评价，具体可分为四类：① $P > 0.95$ 和 $c < 0.35$，则结果为"优秀"；② $P > 0.80$ 和 $c < 0.50$，则结果为"良好"；③ $P > 0.70$ 和 $c < 0.65$，则结果为"合格"；④否则结果为"不可靠"。

基本思路分为三步：首先，基于 GM（1,1）模型，以 2003—2012 年的 IR 作为初始时间序列数据，分别预测了未来三年（2013—2015 年）深圳市各区的 IHD IR；其次，使用 2003—2012 年的 IHD 住院人数作为初始时间序列数据，分别预测各区未来三年（2013—2015 年）的 IHD 住院人数；最后，通过将各区 IHD 住院人数的预测值除以医院数量，计算 2013—2015 年的深圳市 IHD 医疗负担。

（三）结果与分析

1. 深圳市 IHD 时空分布 2003—2012 年的深圳市 IHD 就诊患者统计分布如图 5-17 所示，图形颜色深浅代表了各区 IHD 的多年平均 IR 水平，条形图则说明了各区的年度 IR 变化。IHD 平均发生率最大的是福田区，其次是罗湖；中等的是南山、龙岗、平山、大鹏；IR 最小的是宝安、光明、龙华、盐田。年度分析表明，各区的 IR 都经历了逐渐浮动增长的趋势，所有区都在 2011 年或 2012 年出现了最大值。

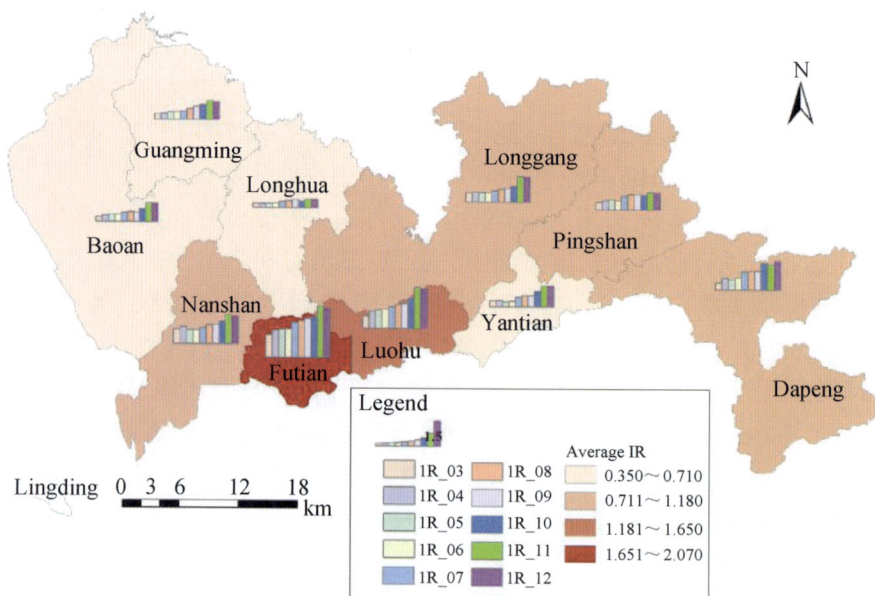

图 5-17　2003—2012 年深圳市各区 IHD 就诊人数和 IR 分布图

2003—2012 年深圳市各区的 IHD 相对风险如图 5-18 所示。深圳市各区比较来看，福田的 SR 最高，而罗湖区次之，龙华区的相对风险最低。2011—2012 年间，各区的相对风险没有明显变化。因此，福田和罗湖今后应加强对 IHD 的预防和控制。

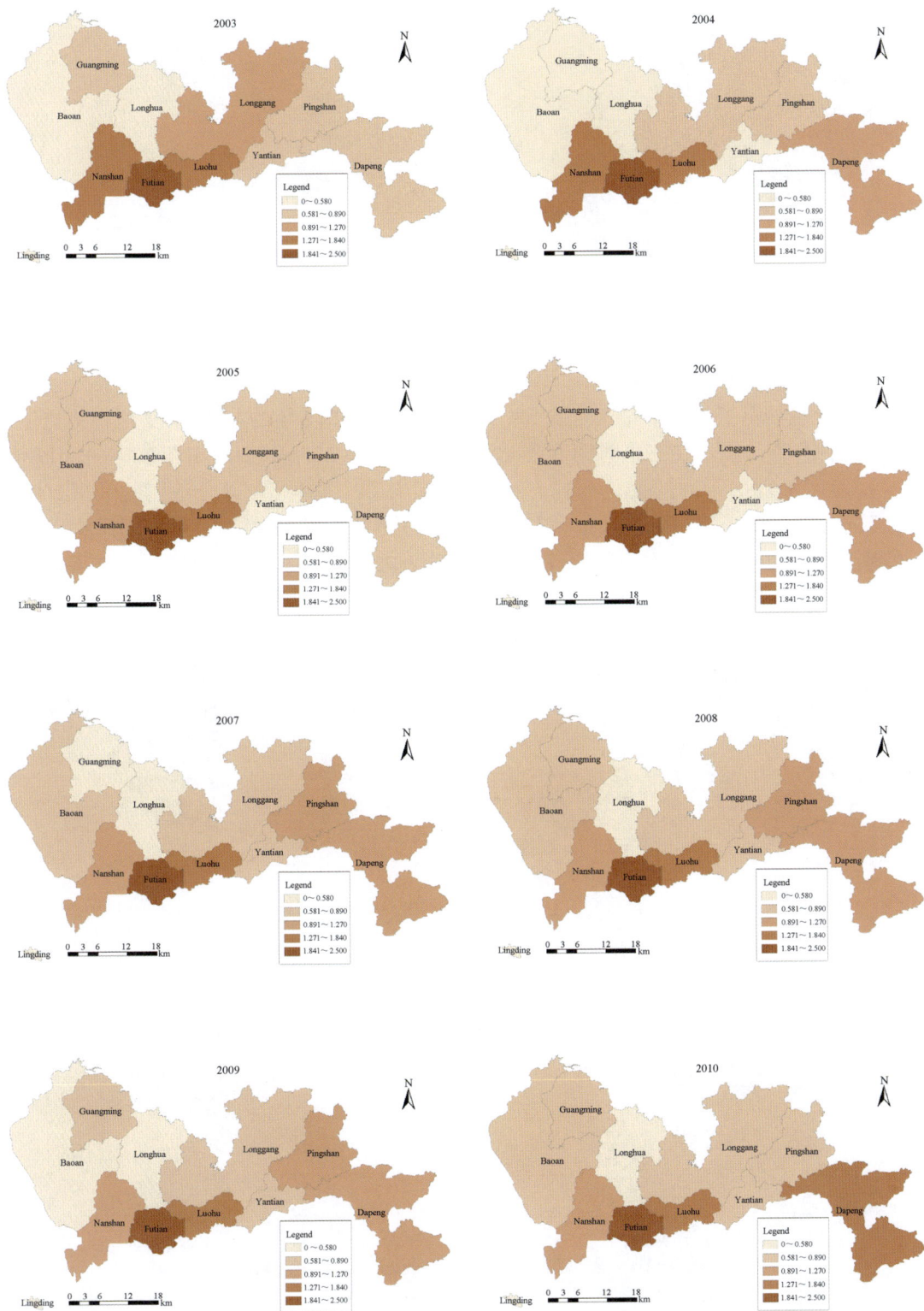

图 5-18　2003—2012 年深圳市各区 IHD 就诊人数和 IR 分布图

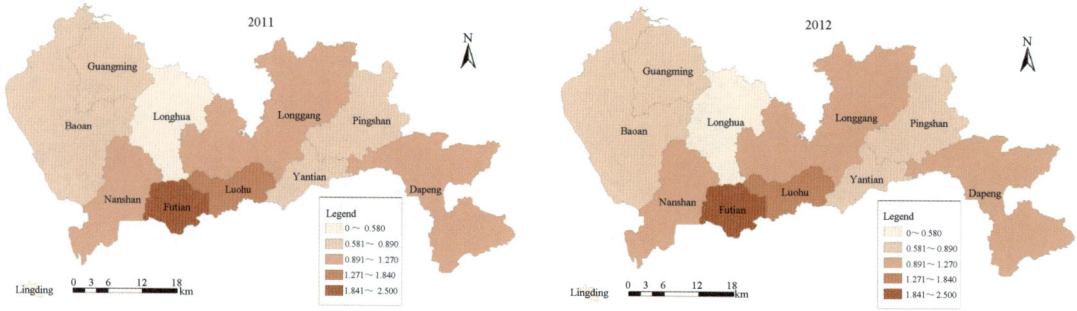

图 5-18　2003—2012 年深圳市各区 IHD 就诊人数和 IR 分布图（续）

图 5-19 则显示了深圳市每三年的 SR 变化及 2003—2012 年的总变化，变化趋势透过地图的颜色层次来凸显。在三个时间间隔（2003—2006 年、2006—2009 年和 2009—2012 年）内，这些地区呈现出不同的变化模式。除南山、宝安和大鹏外，大部分地区的 SR（2003—2012 年）没有明显变化。总体而言，深圳市过去 10 年中的 IHD 相对风险空间结构是一致的，特别是南山和宝安可以作为其他地区成功预防 IHD 的范例，而大鹏则应尽可能采取措施防止 IHD 风险的进一步增加。

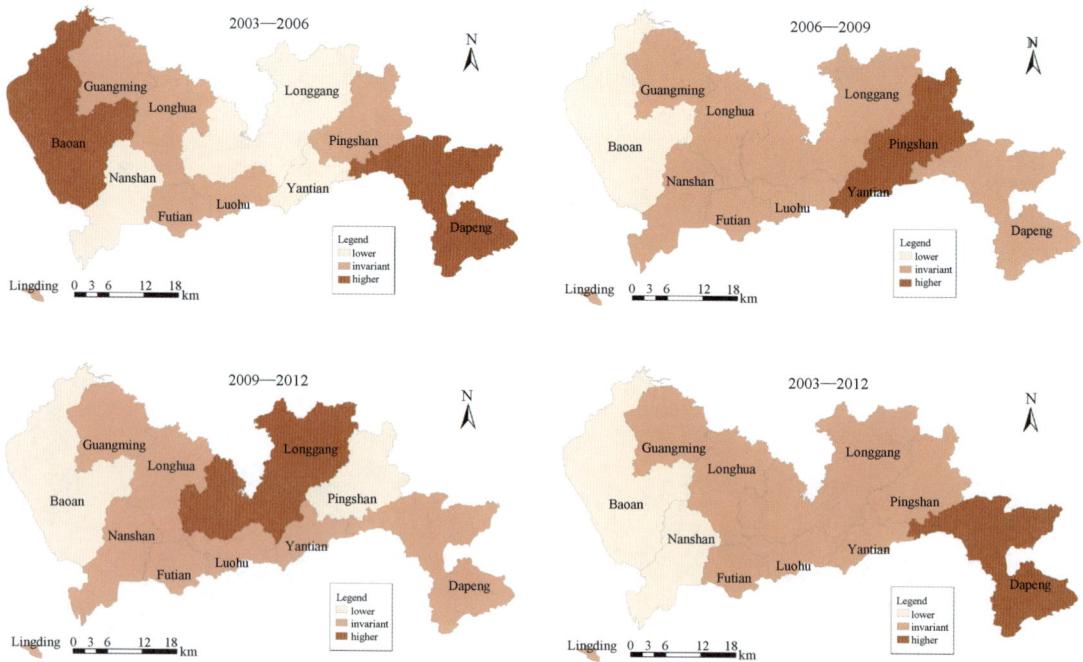

图 5-19　深圳市 3 年度及总体 IHD SR 变化趋势图

2. 深圳市 IHD 时空变化　质心（center of mass，MC）和标准差椭圆（standard deviational ellipse，SDE）分析结果显示，2003—2012 年深圳市 IHD 的质心（图 5-20）均位于龙华区东南部，这是由于附近的福田和罗湖具有整个区域最高的 SR。除了 2003 年和 2006 年外，质心和标准差椭圆均表现出轻微的北移。大多数质心点的空间位置都是相邻的,大多数标准差椭圆也出现在相邻位置,且具有相似的形状,大小和方向(东—西向)。

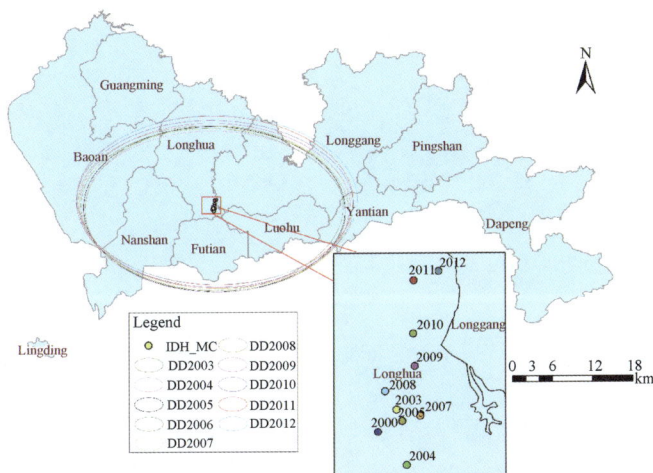

图 5-20　2003—2012 年深圳市 IHD 年度质心和迁移方向图

　　从迁移方向来看,深圳市 IHD 就诊患者逐渐向北扩展,这可能是由于人口的北向迁移所致。如图 5-21 所示,人口质心也在 2005—2009 年间略微向西北移动,并 2010—2012 年逐渐向东北移动。因此,应制定适应人口空间流动趋势的健康政策,以预防或控制这种趋势所可能引发的 IHD 健康风险。

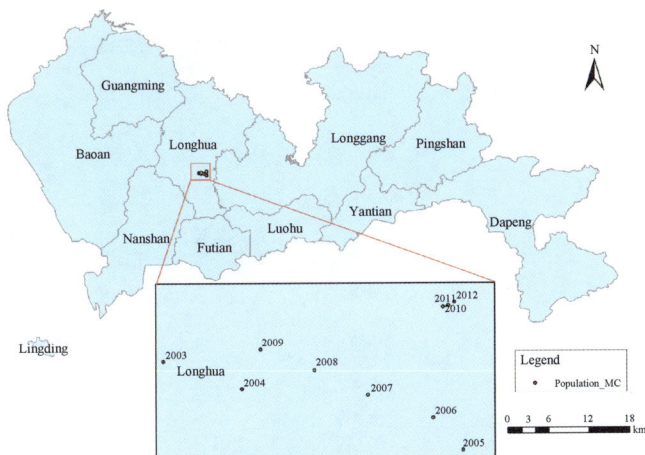

图 5-21　2003—2012 年深圳市人口年度质心和迁移方向图

　　3. 深圳市 IHD 时空集聚　　基于 SatScan 时空扫描统计软件,得到的深圳市区级 IHD 时空分布聚类分析结果。如图 5-22 所示,深圳市 IHD 在时空分布上表现出具有统计学意义的聚类模式,南山、福田和罗湖在 2008—2012 年间的相对风险最高(2.54,$P < 0.000\ 1$)。结果表明,在研究时段内,与聚集区相关的因素可以用来分析深圳地区发生 IHD 的原因,为今后的 IHD 预防管理提供依据。

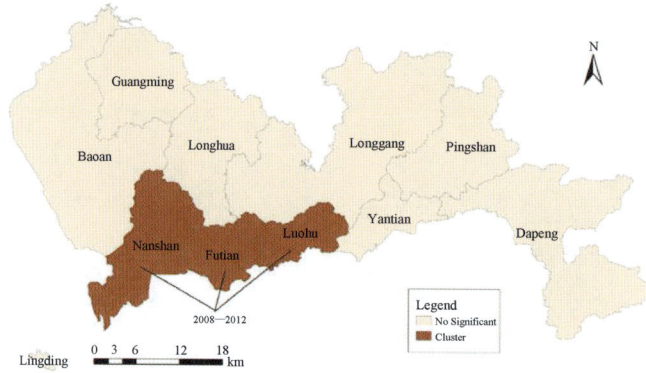

图 5-22　2003—2012 年的深圳市 IHD 相对风险时空集聚图

4. 深圳市 IHD 医疗负担预测　2013—2015 年的深圳市 IHD IR 和住院人数的预测结果可分别见表 5-5 和表 5-6。总体而言，GM（1,1）模型的预测效果较好，特别是对 IHD 就诊人数的预测效果评估都是"优秀"，而对 IHD IR 的预测效果评估也令人满意，仅部分模型评估结果显示为"良好"。

表 5-5　基于 GM（1,1）模型的 IHD IR 预测

区	预测值			S_1	S_2	c	p	效果
	2013 年	2014 年	2015 年					
宝安	1.23	1.44	1.67	0.250 9	0.075 7	0.301 714	1	优秀
大鹏	1.96	2.22	2.51	0.370 4	0.105 3	0.284 287	1	优秀
福田	3.2	3.48	3.78	0.480 3	0.117 6	0.244 847	1	优秀
光明	1.3	1.5	1.74	0.258 5	0.059	0.228 24	1	优秀
龙岗	1.66	1.95	2.28	0.345 1	0.112	0.324 544	1	优秀
龙华	0.56	0.6	0.66	0.093 8	0.037 3	0.397 655	0.888 9	良好
罗湖	2.65	3	3.4	0.490 3	0.127 3	0.259 637	1	优秀
南山	1.79	1.97	2.18	0.300 5	0.116 3	0.387 022	0.888 9	良好
坪山	1.13	1.22	1.33	0.177 5	0.072 9	0.410 704	0.888 9	良好
盐田	1.58	1.91	2.3	0.341	0.080 2	0.235 191	1	优秀

表 5-6　基于 GM（1,1）模型的 IHD 就诊患者数量预测

区	预测值			S_1	S_2	c	p	效果
	2013 年	2014 年	2015 年					
宝安	3 532	4 197	4 988	739.538 6	157.684 9	0.213 221	1	优秀
大鹏	263	300	343	51.190 3	12.778 3	0.249 623	1	优秀

续表

区	预测值			S_1	S_2	c	p	效果
	2013 年	2014 年	2015 年					
福田	4 461	4 970	5 537	773.729 6	164.624 2	0.212 767	1	优秀
光明	670	807	972	144.279 4	35.003	0.242 606	1	优秀
龙岗	3 498	4 264	5 196	762.759 8	168.621 3	0.221 067	1	优秀
龙华	862	1 032	1 237	182.398 1	37.197 5	0.203 936	1	优秀
罗湖	2 540	2 923	3 364	492.638 4	112.528 6	0.228 42	1	优秀
南山	2 157	2 477	2 843	415.768 9	85.967 8	0.206 768	1	优秀
坪山	396	467	551	81.877 7	17.217 6	0.210 284	1	优秀
盐田	342	416	506	73.918 5	16.049 3	0.217 122	1	优秀

　　由表 5-5 和表 5-6 的预测结果可知,龙岗的 IHD 住院人数可能会在 2014 年以后超过宝安,从而使龙岗在区级排名中升至第 2 位。在深圳市各区中,福田、罗湖和大鹏的 IHD IR 最高,而预测结果显示它们仍将保持高位。

　　基于以上预测结果,2013—2015 年深圳市各区的 IHD 医疗负担比较结果如图 5-23 所示。各区比较来看,坪山、龙岗、南山和福田等区所面对的 IHD 医疗负担值最高。值得注意的是,福田的就诊人数和 IR 都是最高,但医疗资源也相对丰富,医疗负担相对低于坪山和龙岗。分析结果表明,在预测期内坪山和龙岗应该优先分配更多的医院资源和与相关健康资金支持。

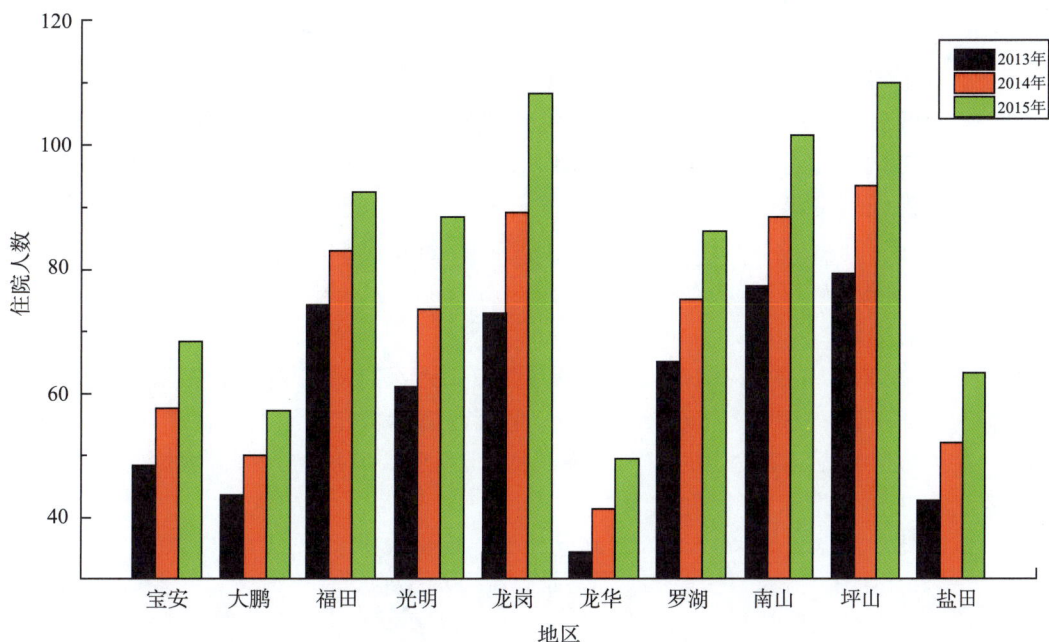

图 5-23　深圳市各区综合医院的 IHD 平均住院人数预测

五、研究实例3：深圳市肝癌相对风险的时空分析

全世界约有 3.5 亿的乙肝病毒携带者，我国就占了四分之一，约有 9 300 万，而我国近九成的肝癌与乙型肝炎关系密切。2014 年 2 月 3 日，世界卫生组织发布了《全球癌症报告 2014》，该报告指出中国新增癌症病例为 307 万，高居世界第一，其中肝癌的新增病例和死亡人数均居世界首位。目前，我国的肝癌发病率约为 25.7 例 /10 万人，其死亡率仅次于胃癌、肺癌。肝癌的高发年龄在 40 岁以后，以中老年人居多，男性患者明显多于女性。除了乙型肝炎，肝癌还有许多其他致病因子，例如摄入黄曲霉素、饮水污染以及酗酒、吸烟等不良生活习惯。同时，长期吃霉变的花生、玉米以及地沟油炸出来的油条等，可使肝癌的发病率增加三成以上。

深圳由于其特有的人口组成，尚未面临严重的老龄化问题。2004 年深圳年龄中位数为 25.3 岁，而上海和北京则分别为 38.41 岁（2005 年）和 35.9 岁（1998），因此深圳具有相对较低的癌症发病率和死亡率。但是当利用性别和年龄组成对发病率调整之后，癌症的患病率和发病率较高，特别是恶性肿瘤的发病率达到了相当高的水平，发病率从 2000 年的 29.48 例 /10 万人增至 79.64 例 /10 万人。肝癌时空分析，可有助于识别肝癌发病的时间和空间趋势，并利用贝叶斯空间模型制作肝癌相对风险的平滑地图，研究肝癌风险的时空变化趋势，为公共卫生行动和揭示病因提供参考依据。

（一）数据来源及预处理

本案例的实验数据为深圳市健康信息中心提供的 2010—2012 年间的肝癌住院患者数据，主要包含就诊医院名称、所属行政区域、患者性别、年龄、职业以及家庭详细住址等信息，ICD-10 的编码为 C22.901。2010—2012 年间的肝癌病例数分别为 1 411 例、1 437 例和 1 381 例。

人口数据则是采用我国 2010 年人口普查分乡、镇、街道资料（国务院人口普查办公室，2012）。由于公开的人口普查数据是在城市街道级的汇总，因此本案例选择深圳街道级行政区划作为基本空间统计单元，根据每个病例中的家庭详细住址按街道进行统计，得到 57 个街道 2010—2012 年的肝癌病例汇总数据，形成时空分析的数据源。

基于离散泊松分布的时空扫描统计则需要地理位置坐标、背景人口数据和对应位置的发病数，在 SatScan 软件中对应的文件后缀名分别为：.geo、.pop 和 .cas。地理位置坐标是深圳市各街道区划的中心点坐标，可利用 ArcGIS 进行解算，字段为："街道 ID""X""Y"，其中 XY 坐标可以为经纬度坐标，也可为笛卡儿坐标；背景人口数据则是各街道人口普查数据，字段为："街道 ID""年份""人口数"；街道发病数则是各年份的发病汇总数据，字段为："街道 ID""发病数""年份"。

（二）研究方法

1. 肝癌发病率 本案例 2010—2012 年深圳市街道级行政区划的肝癌新发病例计数数据，计算肝癌发病率。发病率（incidence rate）是流行病学研究常用的统计指标，表示在一定时期内，一定人群中某病新发生的病例出现的概率，是反映疾病对人群健康影响和描述疾病分布状态的一项测量指标，计算方式为：

$$发病率 = \frac{肝癌新发病例数}{同时期暴露人口数} \times k$$

式中：

k 为 1 000/ 人，10 000/ 人等单位人数，此处选择 k=100 000，即反映每十万人中新发肝

癌的病例数。

2. 时空扫描统计　本案例基于 SatScan 软件实现深圳市肝癌数据的时空扫描统计,将肝癌发病数据(.cas)、背景人口数据(.pop)和地理位置数据(.geo)导入软件中,采用基于离散泊松分布概率模型的回顾性时空扫描统计,用于描述深圳市 2010—2012 年间肝癌发病的时空分布模式。

首先,将回顾性时空扫描统计的扫描窗口大小设定为小于等于背景人口的 50%。初步分析结果显示,最大聚集的扫描窗口半径为 7 290.31 m,因此设置扫描半径的上限为 7 000m;然后将扫描半径在 7 000 m 以下依次选取,选择不同扫描半径上限进行回顾性时空扫描分析。通常认为,聚集的个数一般不宜超过所研究地理区域总数的 3/4,最大聚集所覆盖的地理区域个数不宜超过总数的 1/10。本研究总共涉及 57 个街道,当扫描半径设置为 4 000m 时的分析结果符合要求。

3. 贝叶斯时空模型　对于时空数据的局部集聚过程,本案例将基于贝叶斯层次模型研究深圳市肝癌数据的时空过程。该模型可将 2010—2012 年深圳市肝癌时空发展过程分解为总体空间效应、总体时间效应及时空交互效应等三个子过程,分布阐述研究区域在时间内的共同空间趋势(U_i+S_i),共同时间趋势(b_0t+v_t),以及由时空交互作用导致的局部趋势与共同趋势的偏差($b_{1i}t+\varepsilon_{it}$),称为局部坡度(Local Slope)。

此外,我们在 WinBUGS 软件中为该模型设置 2 条并行的 MCMC,进行 200 000 次迭代,基于 MCMC 推断过程的基本条件是应在马尔可夫链达到收敛的情况下进行,因此将前 150 000 次迭代作为预迭代,并用 Gelman-Rubin 统计量进行收敛诊断。

(三)结果与分析

1. 深圳市肝癌发病率时空分布　2010—2012 年深圳市街道级别的肝癌病例数和发病率可见图 5-24,病例数和发病率的空间分布并不一致。深圳市西北的宝安和光明区具有较多的病例数,但发病率相对较低;而深圳市东南部的大鹏新区虽然病例数较少,但发病率相对较高。

这是由于病例数和发病率的概念区别所致。病例数计算了特定时间内一定人群中的某疾病的新旧病例总数,无论疾病患者是新发病还是旧病,只要在特定时间内尚未痊愈,就记为病例数;而发病率计算仅将一定时间内暴露人群中的新发病例数目作为分子,暴露人群中新发生的某疾病称为"新病例"。发病率是由发病报告或队列研究获得的疾病频率,主要是用来反映新发生病例的出现情况,是本案例研究的内容。

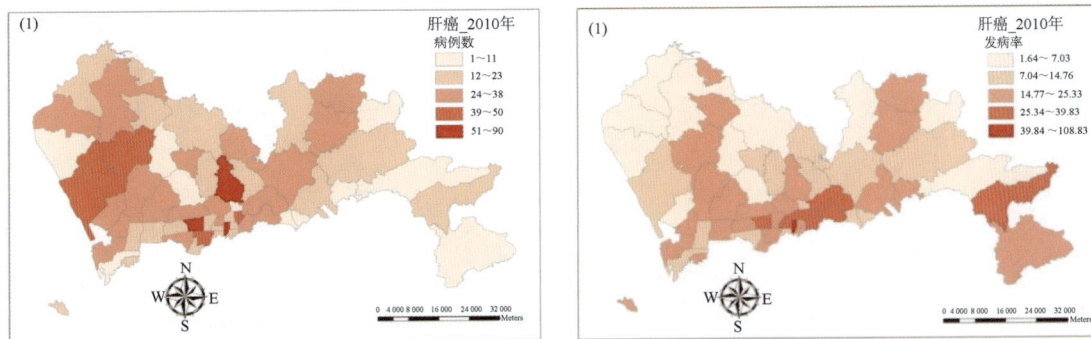

图 5-24　2010—2012 年深圳市肝癌病例数(左)和发病率(右)图

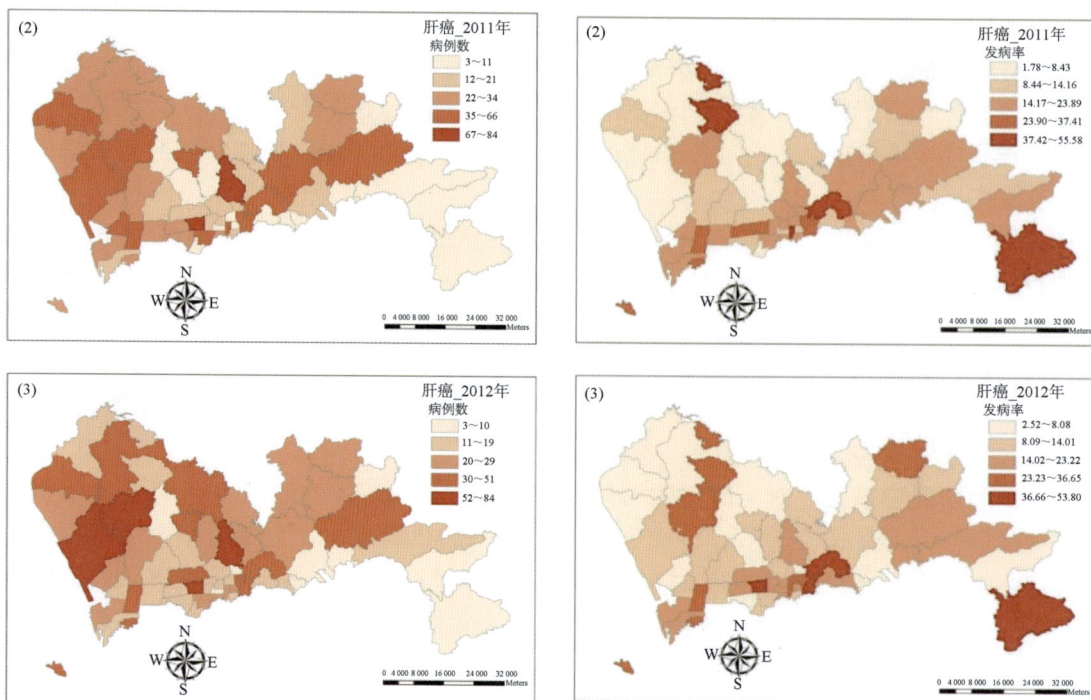

图 5-24　2010—2012 年深圳市肝癌病例数（左）和发病率（右）图（续）

2. 深圳市肝癌发病率时空聚集　时空扫描统计的结果（图 5-25）显示，2010 年深圳市肝癌的时空分布形成了以黄贝街道为中心半径的 3 116 m 范围内的时空聚集，该聚集为一类聚集（Most Likely Cluster）。扫描统计是根据聚集 LRR 的大小进行排序，除了可以识别最有可能的聚集，还可探测时空数据集中次级聚集。这些次级聚集并不能提供关于时空分布的重要信息，其存在的意义是说明时空扫描统计分析结果的不确定性，即难以确定准确聚集边界。若一些次级聚集与一类聚集没有邻接时，则这些次级聚集是有意义的。

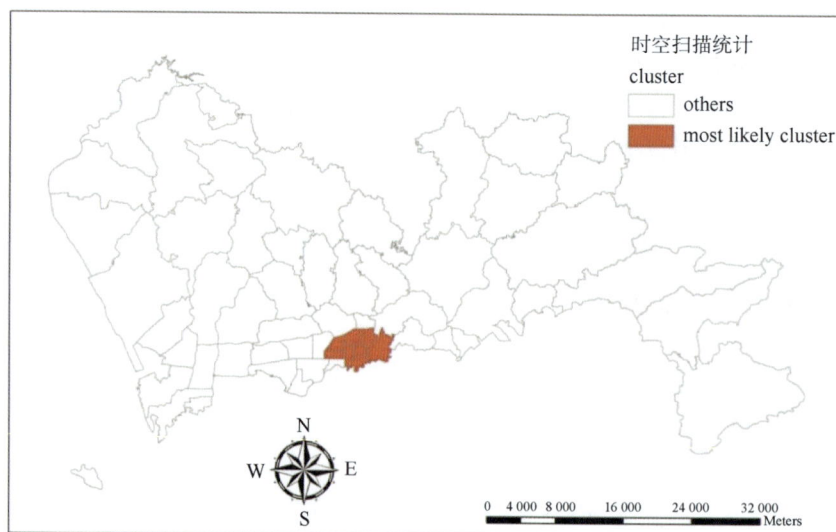

图 5-25　深圳肝癌发病时空扫描统计的一类聚类分布

3. 深圳市肝癌发病率时空趋势　基于贝叶斯时空模型的疾病相对风险估计可由三部分构成：总体空间趋势（空间相对风险）、总体时间趋势（时间相对风险）和时空交互作用，我们将总体空间趋势和总体时间趋势总合并称为总体趋势，局部坡度反映某个特定区域的局部趋势与总体趋势的偏离情况。

图 5-26 反映了深圳市肝癌的相对风险总体空间趋势、总体时间趋势和局部坡度变化。从总体空间趋势上看，2010—2012 年间位于深圳北部、西北部地区的街道所面临的肝癌发病相对风险较高；从总体时间趋势来看，肝癌发病相对风险在 2010—2011 年间有所增加，而在 2011—2012 年间则为减少；从局部趋势来看，局部坡度呈现较为明显的东－西划分，与总体时间趋势比较，深圳东北部及南部的部分街道表现出肝癌发病相对风险的较快增加（b_{1i} 为正值），而深圳西北部及北部的部分街道，其肝癌发病相对风险表现出缓慢的增加或减少。

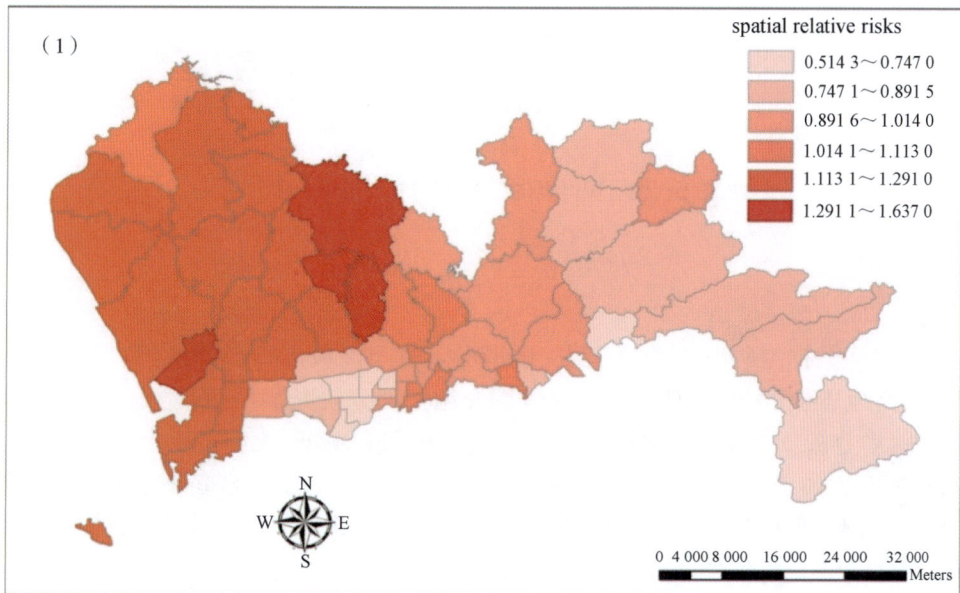

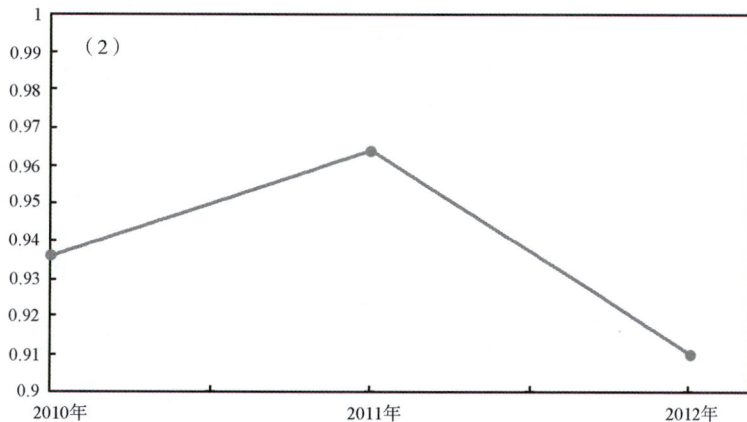

（1）总体空间趋势；（2）总体时间趋势；

图 5-26　贝叶斯时空模型的估计结果

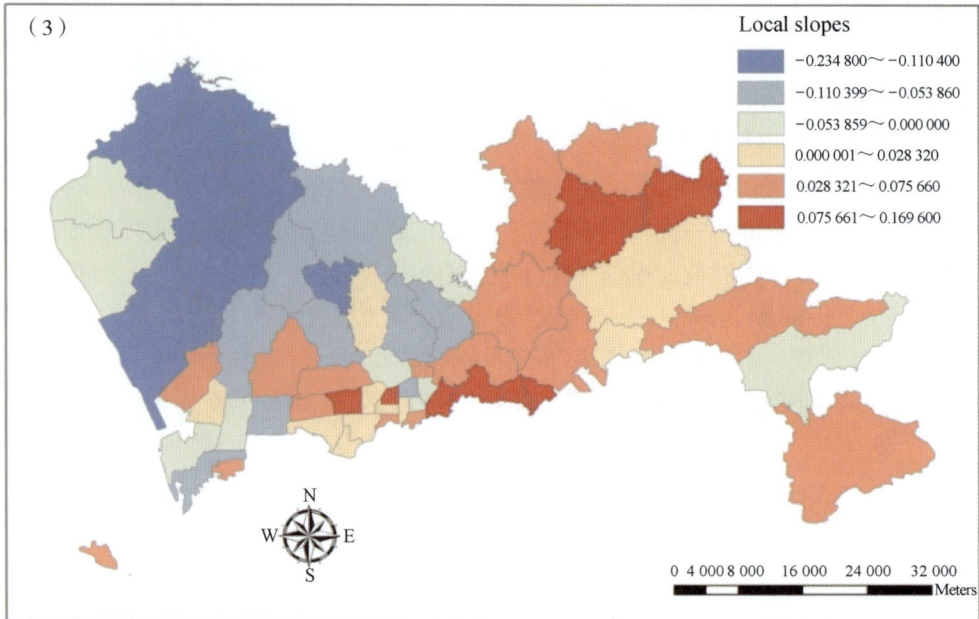

（3）局部坡度。

图 5-26　贝叶斯时空模型的估计结果（续）

六、讨论

本节从疾病数据空间分析角度出发,逐步引入时间资料,深入对时空数据的分析,并结合深圳市的高血压、缺血性心脏病及肝癌数据介绍了部分研究案例,阐述了流行病时空格局分析、致病因素分析及空间传播风险预测等研究方法和应用。

其中,时空扫描统计和贝叶斯时空建模是流行病学时空分析的有效手段。时空扫描统计通过圆柱形扫描窗口进行时间-空间两个维度上的扫描统计,并利用对数似然比检验窗口内外区域之间的发病率差异,在确定最大对数似然比的基础上,进而识别具有最大可能性的时空聚集。然而,时空扫描统计并不能反映各子区域的疾病发病风险的时空变化和识别出疾病发病风险的热点和冷点。针对此问题,本节进一步应用贝叶斯时空模型于深圳市缺血性心脏病研究,将疾病相对风险的空间趋势、时间趋势和时空交互进行统一建模。当然,这些方法在急诊流行病学研究中也同样适用。

（杜清运,任福,杨任飞,梁实）

第四节　公共卫生设施的空间布局与优化

一、公共卫生设施的空间位置意义

空间位置是商业设施吸引人流客源的重要手段,是工业企业在用工、技术、市场、物流等方面的成本和利润考量,是地理学领域经久不衰的研究主题。而对于公共卫生设施而言,合适的空间位置布局有利于实现医疗服务范围最大化、医疗设施配置最优化、医疗紧急救援更及时等目标,积极作用显著且影响深远。

如图 5-27 所示,合适的空间位置布局包含两个层面的内涵:评价与优化。空间位置评价是对已有或规划公共卫生设施的区位效应展开分析,确定其提供专项或综合医疗服务的能力、效率、覆盖范围、服务对象、公平性等。空间位置优化是在分析评价基础上的直接空间决策辅助程序,协调顾及医疗服务需求与供给条件所得出空间位置内容,涵盖建设位置、规模和服务对象、成本等内容。

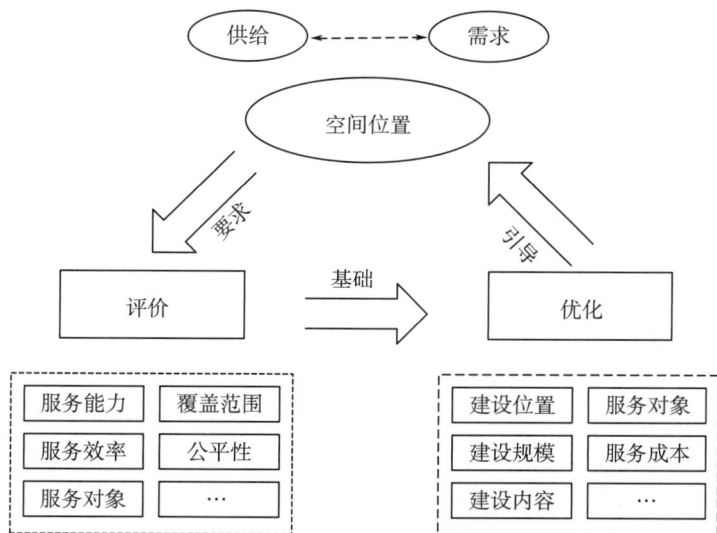

图 5-27 空间位置评价与优化的关系及内涵

二、空间位置评价与优化的主要方法

本节以公共卫生设施的空间位置评价与优化为目标,引入 GIS 领域的空间可达性评价与空间位置选址优化模型,重点介绍两步移动搜索法和位置分配模型的理论与应用内涵。

(一)两步移动搜索法

空间可达性的评价方法众多,而重力模型和两步移动搜索(two-step floating catchment area method, 2SFCA)法的应用最为广泛。本节着重介绍 2SFCA 方法,其基本原理是分别从供给和需求两方面来计算搜索阈值范围内的供需资源比例,所获资源量越多表示可达性越好。2SFCA 方法的操作性和实用性都优于重力模型,被诸多公共卫生设施可达性评价研究视为可靠手段。

2SFCA 方法的计算公式如下:

$$R_j = \frac{S_j}{\sum_{k \in \{d_{kj} \ll d_0\}} D_k}$$

$$A_i^F = \sum_{j \in \{d_{ij} \ll d_0\}} R_j = \sum_{j \in \{d_{ij} \ll d_0\}} \frac{S_j}{\sum_{k \in \{d_{kj} \ll d_0\}} D_k}$$

式中：

i 和 k——公共卫生服务需求点；

j——公共卫生服务供给点；

S_j——公共卫生服务点 j 的供给规模；

D_k——公共卫生需求点 k 的需求规模；

R_j——公共卫生服务点 j 的供需比例；

d_0——搜索阈值；

d_{ij}、d_{kj}——i-j 和 k-j 的服务成本；

A_i^F——公共卫生需求点 i 的可达性。

2SFCA 方法具有很强的可扩展性，在计算过程中引入幂函数、指数函数、对数函数等、核密度函数、高斯函数等距离衰减函数即可实现适宜的模型调整。所以，选择适宜的距离衰减函数是扩展 2SFCA 方法以计算公共卫生设施可达性的关键。

（二）空间选址模型

自 20 世纪 60 年代至今，选址问题研究的热度一直持续，各式各样的选址模型层出不穷，可从大体上归纳为基本选址模型和综合选址模型两大类。其中，基本选址模型包括中心模型、中值模型以及覆盖模型，而覆盖模型还可以细分为集合覆盖模型与最大覆盖模型，它们是最经典的三大选址模型，其他的大部分选址模型都是基于此发展起来的。

1. 中心模型　中心模型最早是由 Hakimi 在 1964 年提出的，目标是在给定设施数目的情况下，使任一需求点到相对它最近设施的最大距离最小化，又称为"最大最小化"模型。中心模型中每个需求点都同等重要，更加注重公平性。

中心模型中的相关参数如下：

设 $I=\{i|i=1, 2, \cdots, m\}$：需求点集合；

$J=\{j|j=1, 2, \cdots, n\}$：设施点集合；

d_{ij}：从需求点 i 到设施点 j 的距离；

D：距离阈值，即任一需求点与设施点之间的最大距离；

p：给定的设施点数量（$p \leqslant n$）；

$$X_j = \begin{cases} 1,\text{若候选设施点 } j \text{ 被选中} \\ 0,\text{否则} \end{cases}$$

$$Y_{ij} = \begin{cases} 1,\text{若候选设施点 } j \text{ 为需求点 } i \text{ 服务} \\ 0,\text{否则} \end{cases}$$

中心问题的数学模型：

$$\text{Minimize } D$$

此目标函数是使需求点与最近的候选设施点之间的最大距离 D 最小化。

$$\text{Subject to } \sum_{j \in J} y_{ij} = 1 \qquad \forall i \in I$$

此约束条件保证任一需求点 i 都可被一个候选设施点 j 响应，并有且只被一个候选点响应。

$$\sum_{j \in J} x_j = p$$

此约束条件保证该模型最终选定的设施点数目为 p。

$$y_{ij} - x_j \leqslant 0 \quad \forall i \in I, j \in J$$

此约束条件保证唯有最终被选定的设施点才可以为需求点提供服务。

$$D \geqslant \sum_{j \in J} d_{ij} y_{ij}$$

此约束条件保证需求点 i 到设施点 j 的距离不超过最大距离阈值。

$$x_j \in \{0,1\} \quad \forall j \in J$$
$$y_{ij} \in \{0,1\} \quad \forall i \in I, j \in J$$

以上两个约束条件和保证变量的取值只能为 0 或 1。

2. 中值模型 中值模型(中位模型)也是由 Hakim 于 1964 年提出,目标是在已知所需设施数目的情况下,使需求点到设施点的总加权距离最小化,又称为"最小和"模型。中值模型侧重的是整体值最小化,更加注重效率,经常运用到图书馆、银行、仓库、学校等公共设施的选址中,又被形象地称为"集体福利性""经济效应性"模型。

中值模型中的相关参数如下:

设 $I = \{i | i = 1, 2, \cdots, m\}$:需求点集合;

$J = \{j | j = 1, 2, \cdots, n\}$:设施点集合;

h_i:需求点 i 的权重;

d_{ij}:从需求点 i 到设施点 j 的距离;

p:给定的设施点数量($p \leqslant n$);

$$X_j = \begin{cases} 1, \text{若候选设施点 } j \text{ 被选中} \\ 0, \text{否则} \end{cases}$$

$$Y_{ij} = \begin{cases} 1, \text{若候选设施点 } j \text{ 为需求点 } i \text{ 服务} \\ 0, \text{否则} \end{cases}$$

中值问题的数学模型:

$$\text{Minimize } z = \sum_{i \in I} \sum_{j \in J} h_i d_{ij} y_{ij}$$

此目标函数是使需求点到设施点的总加权距离最小化。

$$\text{Subject to } \sum_{j \in J} y_{ij} = 1 \quad \forall i \in I$$

此约束条件保证任一需求点 i 都可被一个候选设施点 j 响应,并有且只被一个候选点响应。

$$\sum_{j \in J} x_j = p$$

此约束条件保证最终选定的设施数目为 p 个。

$$y_{ij} - x_j \leqslant 0 \quad \forall i \in I, j \in J$$

此约束条件保证只有最终被选定的设施点才可以服务需求点。

$$x_j \in \{0,1\} \quad \forall j \in J$$

$$y_{ij} \in \{0,1\} \quad \forall i \in I, j \in J$$

以上两个约束条件保证变量的取值只能为 0 或 1。

3. 覆盖模型　随着选址模型的广泛应用,对于急救中心、消防站等这类包含服务范围的应急服务设施,用"最小和"的中值模型无法得出最佳选址结果。这类设施选址主要关注设施点对需求点的覆盖程度,应采用覆盖模型求解,同时根据选址目标的不同可划分为集合覆盖模型和最大覆盖模型两大类。

(1)集合覆盖模型:又称"最小化设施点数"模型,最早是于 1973 年提出的,目标是在保证覆盖所有需求点的情况下使得选址结果花费最少的设施建设成本,当设施建设成本相同时,简化为在保证覆盖所有需求点的情况下使得设施数量最小化。

集合覆盖模型中的相关参数如下:

设 $I = \{i | i = 1, 2, \cdots, m\}$:需求点集合;

$J = \{j | j = 1, 2, \cdots, n\}$:设施点集合;

c_j:设施点 j 的建设成本;

N_i:在一定的阈值(覆盖距离 D 或响应时间 T)内,能服务需求点 i 的设施点 j 的集合。

$N_i = \{j \in J | d_{ij} \leqslant D \text{ or } t_{ij} \leqslant T\}$;

d_{ij}:从需求点 i 到设施点 j 的距离;

t_{ij}:从需求点 i 到设施点 j 所需时间;

D:距离阈值,即任一需求点与设施点之间的最大距离;

T:时间阈值,即任一需求点到设施点所需的最长时间;

$$X_j = \begin{cases} 1, \text{若候选设施点 } j \text{ 被选中} \\ 0, \text{否则} \end{cases}$$

集合覆盖问题的数学模型:

$$\text{Minimize } z = \sum_{j \in J} c_j x_j$$

此目标函数是使设施建设的总成本最小化。一般情况下,设施的建设成本大致相同,因此目标函数中的 c_j 直接简化为 j,即目标函数是使选出的设施数量最小化。

$$\text{Subject to } \sum_{j \in N_i} x_j \geqslant 1 \quad \forall i \in I$$

此约束条件保证任一需求点 i 都可被至少一个候选设施点 j 响应。

$$x_j \in \{0,1\} \quad \forall j \in J$$

此约束条件保证变量的取值只能为 0 或 1。

(2)最大覆盖模型:由于集合覆盖模型要覆盖所有的需求点这一要求,容易出现为保证覆盖几个偏远的需求点而增加了设施数目,使最终得到的设施数目普遍偏多并导致超支,因此最大覆盖模型应运而生。最大覆盖模型的目标是在已知设施数的情况下尽可能覆盖更多的需求点,使覆盖需求点的总价值最大化。

最大覆盖模型中的相关参数如下:

设 $I=\{i|i=1, 2, \cdots, m\}$：需求点集合；

$J=\{j|j=1, 2, \cdots, n\}$：设施点集合；

w_i：需求点 i 的权重；

d_{ij}：从需求点 i 到设施点 j 的距离；

p：给定的设施点数量（$p \leqslant n$）；

$$X_j = \begin{cases} 1, 若候选设施点 j 被选中 \\ 0, 否则 \end{cases}$$

$$Y_{ij} = \begin{cases} 1, 若需求点 i 被覆盖 \\ 0, 否则 \end{cases}$$

最大覆盖问题的数学模型：

$$\text{Maximize } z = \sum_{i \in I} \omega_i y_i$$

此目标函数是使选出的设施点所覆盖的需求点数量最大化。当权重 w_i 表示在该点请求服务的需求次数，则目标函数是使选出的设施点所覆盖的点请求服务的需求次数最大化。当权重 w_i 表示在该点请求服务的概率值时，则目标函数是使选出的设施点所覆盖的点请求服务的概率值最大化。

$$\text{Subject to } y_i \leqslant \sum_{j \in N_i} x_j \quad \forall i \in I$$

此约束条件保证模型选出的设施点可以为需求点提供服务

$$\sum_{j \in J} x_j = p$$

此约束条件保证最终选定的设施数目为 p 个。

$$x_j \in \{0,1\} \quad \forall j \in J$$

$$y_i \in \{0,1\} \quad \forall i \in I$$

以上两个约束条件保证变量的取值只能为 0 或 1。

三、研究实例 1：深圳市乙肝医疗服务资源的可达性分析

乙型肝炎病毒（hepatitis B virus，HBV）是世界上最常见的病毒感染之一，每年导致许多相关的肝病死亡事件。HBV 也是中国重要的公共卫生问题，自 20 世纪 70 年代以来进行的全国性调查一再表明，普通人群中 HBV 感染的发病率相当高。为了应对这一挑战，许多学者现在使用不同的方法（例如，病理学，免疫学和流行病学）来研究乙肝疾病防控，遗憾的是这些方法都没有很好地利用空间信息。随着 GIS 技术的快速发展，得以在流行病学中的广泛应用，发展了挖掘流行病空间信息的空间流行病学研究。空间流行病学是流行病学的一个分支，它使用空间信息来扩展对疾病分布和危险因素的分析，这些信息可作为流行病学研究的有力分析工具，并且将来可能会显示出更大的意义。

疾病预防控制是空间流行病学研究的主要目标，特别是从空间视角研究怎样获得医疗卫生服务是一项重要而有意义的工作。从空间的角度来看，获得医疗卫生服务是指克服空间上的障碍以获取医疗卫生资源的可达性。在已有的空间可达性评价方法中，

重力模型和两步移动搜索法(2SFCA)应用最为广泛。但是,这两种方法都有缺陷。重力模型过于抽象,难以理解;2SFCA方法忽略了相同搜索范围内需求点的空间可达性差异和搜索范围之外需求点的空间可达性,且为每个医疗机构设置合理的搜索半径也很困难。

鉴于此,本研究将通过改进2SFCA模型来克服这些限制,通过设置加权距离值来考虑距离衰减的影响,这种模型改进可为每个医疗机构设置合理的搜索半径,可以有效地提高医疗卫生服务空间可达性评价的准确度。

(一)数据来源

1. 基本地理数据 深圳分区的行政数据是从深圳市城市规划和国土资源委员会获得的。

2. 人口统计学数据 这些数据覆盖了所有的57个不同的街道行政区域,均来自第六次全国人口普查。

3. 乙肝病例数据 数据来源于深圳市卫生和计划生育委员会直接管理的深圳市卫生信息中心,数据整理自住院患者的病历,包括患者的住址,年龄,性别等。

4. 医疗机构数据 这些数据也是从深圳市卫生信息中心获得的,其中包括大多数医院的地址和服务等级。

(二)研究方法

本案例对经典2SFCA方法作改进,以测量区域内乙肝患者与医院间的潜在空间相互作用。主要改进内容包括两个两方面:首先,考虑距离衰减在搜索范围内的影响,从而克服经典2SFCA在搜索范围内所有需求点具有相同可达性权重的缺点。其次,我们还提出了一种搜索半径设置方案,可以根据医院级别来设置搜索半径,并为各级医院都设置一组(3个)梯度搜索半径值,以提高空间可达性评价精度。

主要计算步骤如下:

1. 设定搜索半径值 根据深圳的平均人口密度和医院提供医疗服务的人数,计算出不同级别医院的搜索半径值。结果表明,A级医院搜索半径为6.0 km,B级医院搜索半径为3.0 km,C级医院搜索半径为1.7 km。

为了更准确地确定医院服务半径值,我们还为相同级别的医院设置了一组梯度搜索半径。由于深圳缺乏医疗资源,搜索半径值应放大一些。所以,对于A级医院,梯度搜索半径值分别设置为6.0 km、9.0 km、12.0 km;对于B级医院,分别设置为3.0 km、4.0 km、5.0 km,对于C级医院,分别设置为1.7 km、2.0 km、2.3 km。

2. 计算供求比例 基于不同的搜索半径值,对医疗资源空间可达性的计算可分为三组。具体来说,第一组半径值分别为6.0 km、3.0 km、1.7 km为半径值;第二组半径值分别为9.0 km、4.0 km、2.0km;第三组半径值分别为12.0 km、5.0 km、2.3km。

根据各组搜索半径值,计算搜索范围内的乙肝病例点数,确定每个区域中的对应点,并计算每个医院的供需比例。

3. 计算空间可达性 分别为A、B和C级医院设定对应的等级系数为3、2、1,并计算据居民区与医院的空间距离,代入2SFCA的空间可达性计算流程,即可求出可达性值。

然而,某些偏远街道可能未包含于任何半径的搜索范围内,这表明无法为该街道将无法获得服务,事实上是不太可能的。因此,我们选择距该街道最近的医院,并使用相同的流程计算其空间可达性。

4.空间可达性的克里金插值　另外,我们使用了克里金插值方法来优化医疗资源的可达性制图,并使用对数转换的方法,将各街道的空间可达性数据进行了转换,以近似正态分布并满足平稳数据假设。

（三）结果与分析

1.深圳市乙肝医疗服务资源的空间分布　根据深圳市医学信息中心的统计,2010年深圳市共有139家医院,其中65家医院具有肝病防治一级证书。我们根据医院的医疗规模和水平,将医院按降序分为三级:A级、B级和C级（图5-28）。

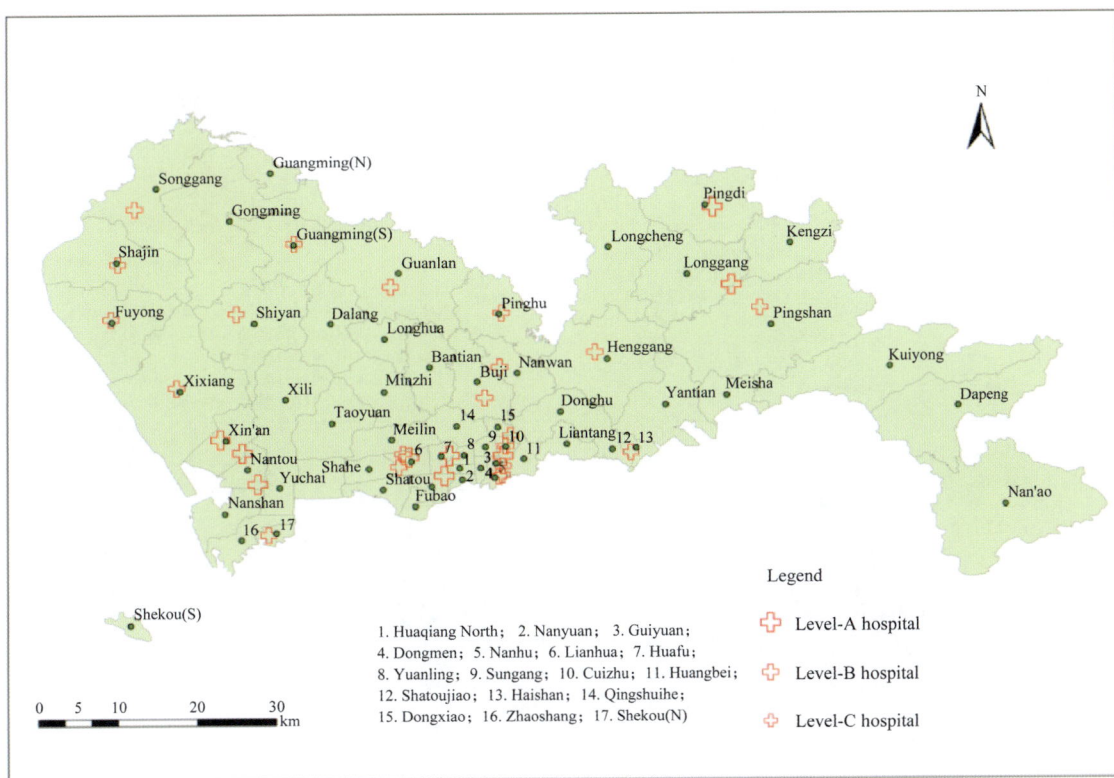

图5-28　深圳市肝病医院的空间分布

就医院总体分布而言,大多数医院位于深圳市西南部和南部。具体来看,深圳市有9家A级医院,在图中以最大的红十字符号表示;具有22家B级医院,以稍小的红十字符号表示;以及用最小的红十字符号表示的C级医院共34家,且大多数具有较高服务能力的医院也位于深圳市西南部和南部。总体而言,深圳市缺乏优质医疗资源,肝病医院的数量和质量都表现出严重的空间分布不均匀特性。

2.深圳市乙肝医疗服务资源的空间可达性　图5-29显示了三个不同搜索半径组中各街道的空间可达性评价结果。图5-29a中的搜索半径值分别为6.0km、3.0km和1.7km,对应于A、B、C级医院。同样,图5-29b和图5-29c中的搜索半径值分别为9.0km、4.0km、2.0km和12.0km、5.0km、2.3km,也分别与医院级别有相同的对应关系。在这三个组别中,深圳市东部和西北部地区获取乙肝医疗服务资源的空间可达性最差,而相对的南部和西南部地区的空间可达性较好,特别是翠竹、华强北、华富等街道是获取乙肝医疗服务资源最便捷的街道。

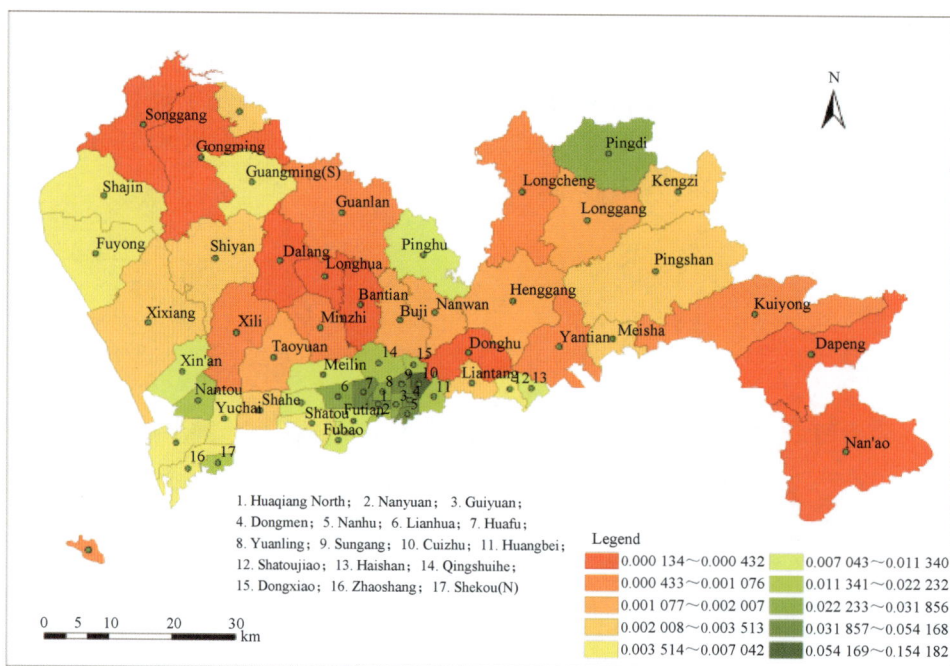

a

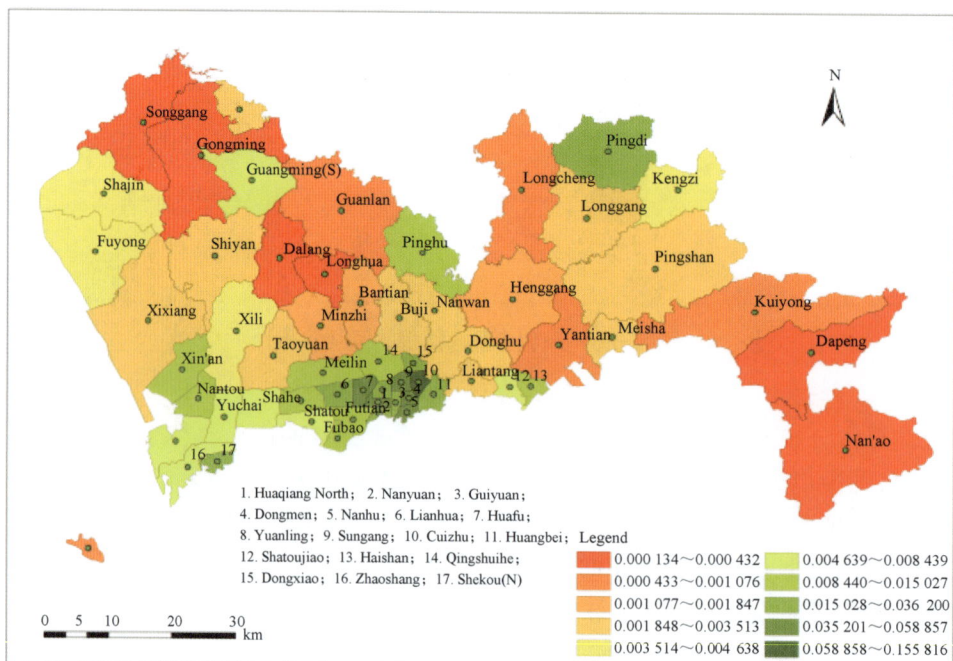

b

a. 6km、3km、1.7km;b. 9km、4km、2km;

图 5-29　深圳市分街道的乙肝医疗服务资源空间可达性值

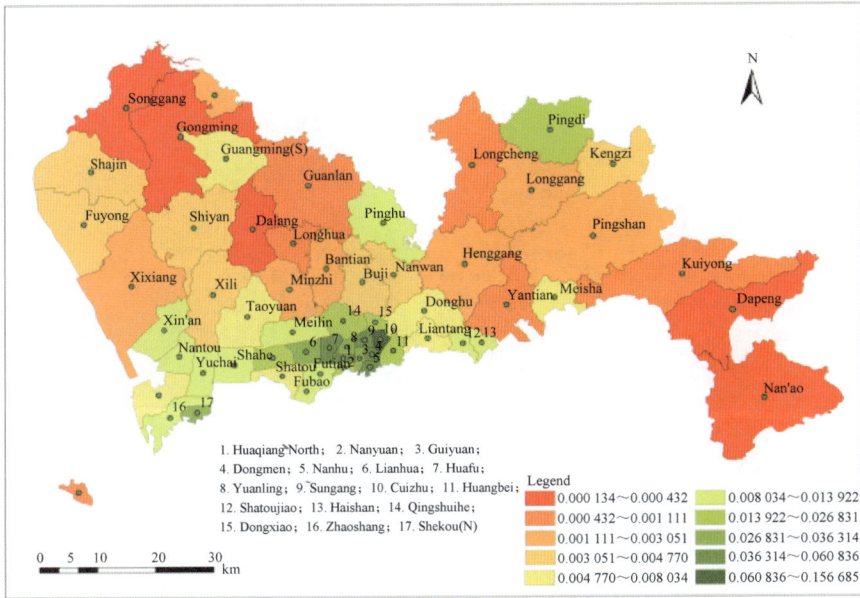

1. Huaqiang North; 2. Nanyuan; 3. Guiyuan;
4. Dongmen; 5. Nanhu; 6. Lianhua; 7. Huafu;
8. Yuanling; 9. Sungang; 10. Cuizhu; 11. Huangbei;
12. Shatoujiao; 13. Haishan; 14. Qingshuihe;
15. Dongxiao; 16. Zhaoshang; 17. Shekou(N).

Legend

0.000 134~0.000 432	0.008 034~0.013 922
0.000 432~0.001 111	0.013 922~0.026 831
0.001 111~0.003 051	0.026 831~0.036 314
0.003 051~0.004 770	0.036 314~0.060 836
0.004 770~0.008 034	0.060 836~0.156 685

c

c. 12km、5km、2.3km。

图 5-29　深圳市分街道的乙肝医疗服务资源空间可达性值（续）

3. 深圳市乙肝医疗服务资源的空间可达性插值　基于上述深圳市乙肝医疗服务资源空间可达性评价结果,我们还使用了克里金插值方法绘制了 3 个等值线图（图 5-30）。不同搜索半径下计算得到的空间可达性结果相似,高或低空间可达性区域的位置基本相同,均表现出严重的空间不均匀分布特征。

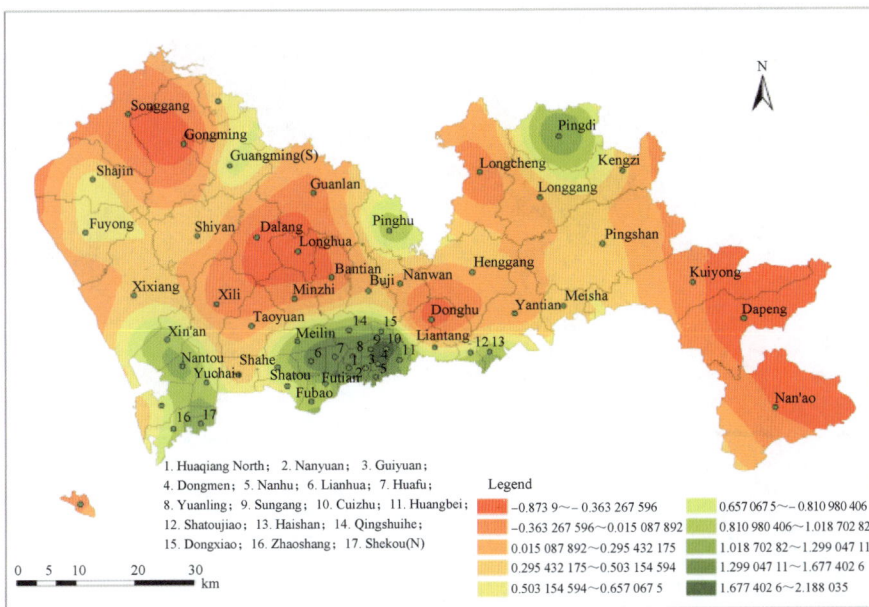

1. Huaqiang North; 2. Nanyuan; 3. Guiyuan;
4. Dongmen; 5. Nanhu; 6. Lianhua; 7. Huafu;
8. Yuanling; 9. Sungang; 10. Cuizhu; 11. Huangbei;
12. Shatoujiao; 13. Haishan; 14. Qingshuihe;
15. Dongxiao; 16. Zhaoshang; 17. Shekou(N).

Legend

−0.873 9~−0.363 267 596	0.657 067 5~−0.810 980 406
−0.363 267 596~0.015 087 892	0.810 980 406~1.018 702 82
0.015 087 892~0.295 432 175	1.018 702 82~1.299 047 11
0.295 432 175~0.503 154 594	1.299 047 11~1.677 402 6
0.503 154 594~0.657 067 5	1.677 402 6~2.188 035

a

a. 6km、3km、1.7km;

图 5-30　深圳市乙肝医疗服务资源的空间可达性插值图

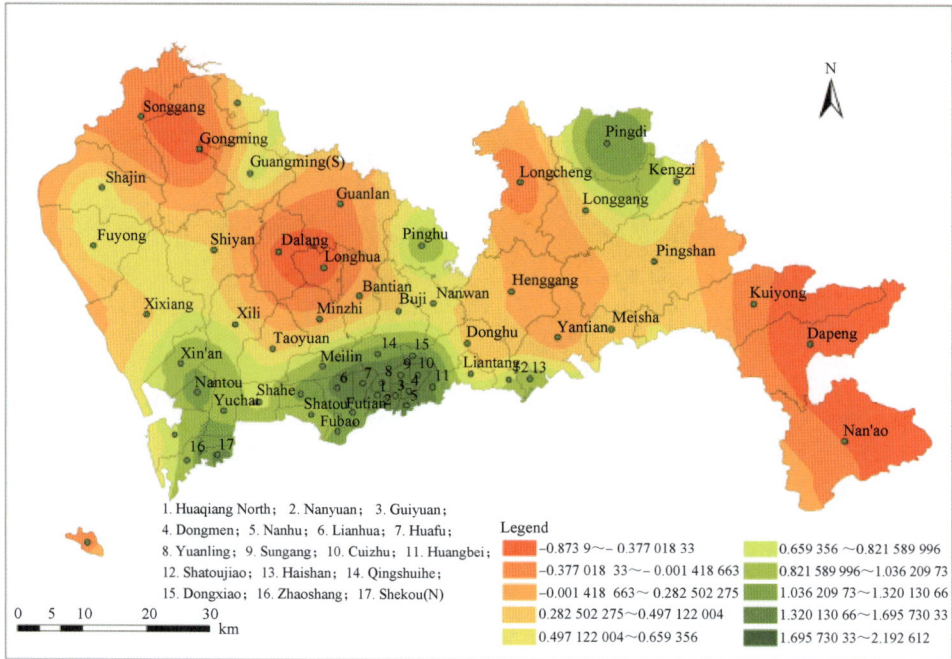

b

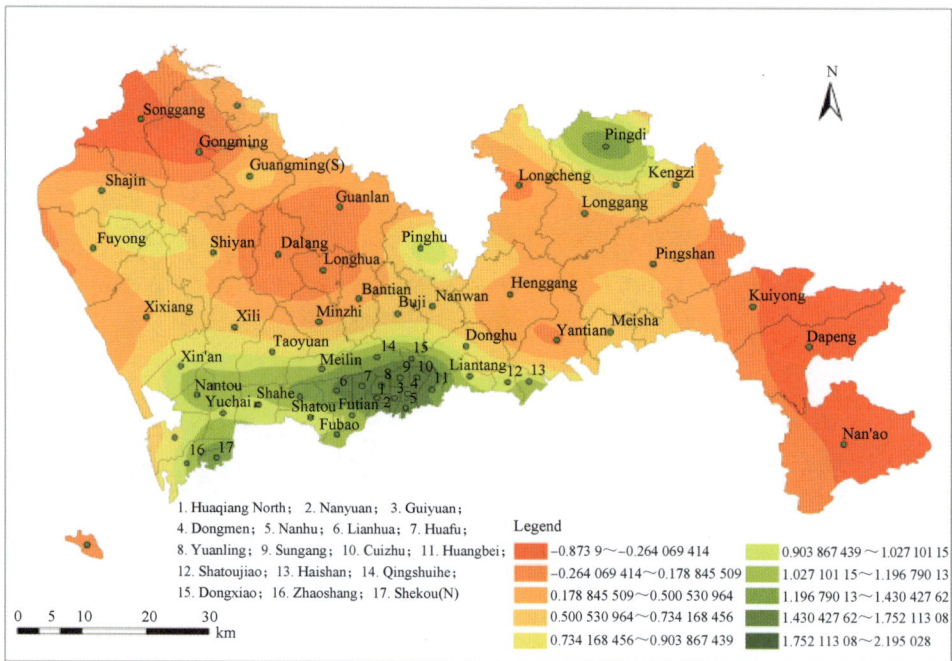

c

b. 9km、4km、2km；c. 12km、5km、2.3km。

图 5-30　深圳市乙肝医疗服务资源的空间可达性插值图（续）

　　总体上,深圳市乙肝医疗服务资源存在 3 个空间可达性较好的中心,分别集中于西南、南部和东北部;同时,还存在 3 个乙肝医疗服务资源空间可达性较差的中心,分别集中在西北、中部和东南部。之所以出现这种空间分异格局,是因为优质医疗资源更倾向于集中在深圳市南部的经济中心附近,且大部分拥有足够医护人员、先进医疗设施和专业医务人员的甲级医院都位于该地区。相反,在空间利用率较低的西北、东南部地区,相对缺乏满足周边人口需求的医疗资源。

四、研究实例 2:深圳市创伤急救中心的空间选址分析

根据 2013 年建筑物普查数据,深圳市年末常住人口为 1 517.89 万人,其中青壮年人口(20～45 岁)为 997.59 万人,占常住人口比重 65.72%。调查显示,创伤高发人群为 20～50 岁,深圳市高比例的青壮年人口为创伤急救医疗体系带来了巨大的潜在压力。

目前,深圳市创伤急救主要是听从深圳市急救中心统一调配,没有成熟的创伤急救体系,未建有专门的创伤急救中心。同时,复杂的道路网、医疗资源分布不均、医疗能力悬殊增加了创伤急救的难度,因此研究深圳市创伤急救中心的最佳选址迫在眉睫。一方面需要尽快完善低级创伤急救中心建设,提供最基础的创伤急救。另一方面需要建立高级创伤急救中心,为低级创伤急救中心提供后备支持。行业标准认为每 200 万人口就应建立一所高级创伤急救中心。

然而,创伤急救中心的选址问题是一个复杂选址问题(图 5-31)。一方面,它是一个层级选址问题,包括低级创伤急救中心选址和高级创伤急救中心选址。另一方面,高级创伤急救中心选址是一个多目标选址问题。首先,高级创伤急救中心应该具备较快的响应能力,即具备及时响应需求、减少损失的能力。其次,创伤的突发性、严重性、不可预见性等特点促使高级创伤中心应该具备较广的覆盖能力,特别是覆盖热点区域的能力,同时应尽可能扩大覆盖半径,减少急救盲区。再次,高级创伤急救中心应该具备较强的医疗服务能力,可以提供全面、系统的创伤治疗。最后,高级创伤急救中心的建设成本也需考虑,包含人力资本和物力资本的投入。在满足需求的前提下,高级创伤中心的数量应该尽量最小化。

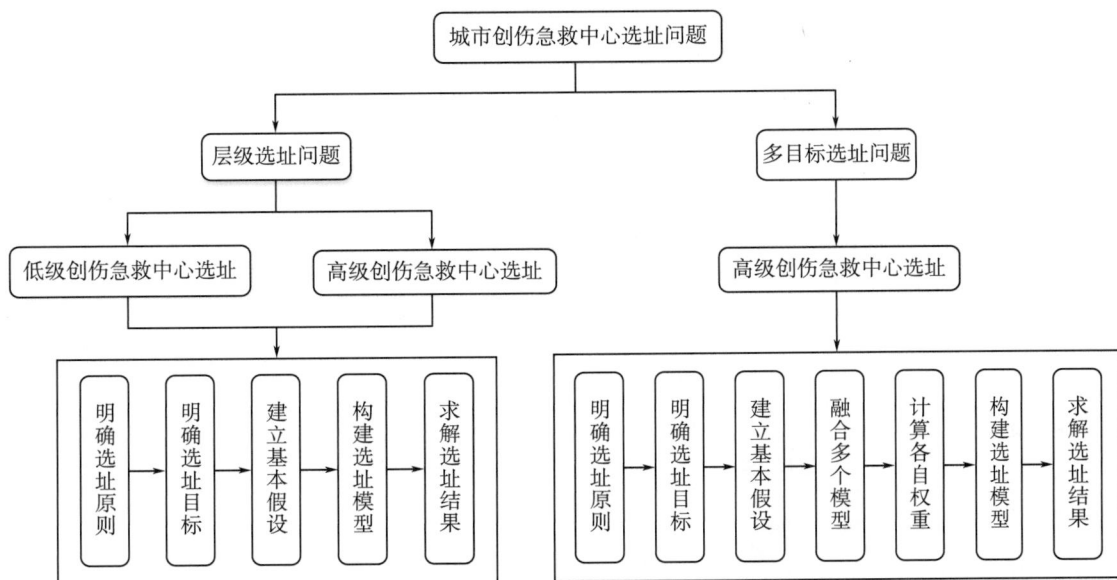

图 5-31 城市创伤急救中心选址问题求解步骤

在我国,城市创伤急救中心一般隶属于大、中型综合性医院,这样既可依托原有的医疗资源,又可与院前急救无缝连接,大大提高了创伤的救治效率。在一般情况下创伤急救遵循就近救援的原则,由距离需求点最近的创伤急救中心进行创伤急救,如果就近的创伤急救中心无法处理,需迅速联系并送往高一层的创伤急救中心。综上所述,城市创伤急救中心选址问题也就属于离散型选址问题,满足依托条件的大、中型综合性医院作为城市创伤急救中心选址的候选点,并细分为低级创伤急救中心选址和高级创伤急救中心选址,需要分别构建低级创伤急救中心选址模型和高级创伤急救中心选址模型。

(一)数据来源

1. 创伤急救请求点数据 深圳市医疗信息中心提供的 2013 年深圳市救护车的出行记录共 122 226 条,根据记录中"病情、初步诊断、详细诊断"这三个属性字段的信息,对比创伤的定义,筛选出 50 281 条创伤案例作为本次研究的创伤急救需求点数据。这些数据的主要属性包括来电时间、受理时间、分站反馈时间、派车时间、到达时间、年龄、性别、病情、病史、联系电话、主要体征、出诊结果、初步诊断、详细诊断、发病地址、备注等。根据深圳市地址编码系统,基于创伤案例的发病地址确定创伤急救需求点的空间位置。

2. 创伤中心数据 在我国,医院共划分为三个等级,不同等级医院的规模、医疗设施、技术水平、管理能力等都有相应的标准和指标。据深圳市统计年鉴,2013 年全市共有 143 家医院,其中包括三级医院 16 个、二级医院 29 个、一级医院家 41 个,以及未定级医院(未达到定级标准的医院)57 个。

不同医院的业务范围存在一定差别,根据深圳市国土规划委提供的深圳市医院详细信息可以得到,深圳市医院的业务范围主要包括妇保院、中医药、专科、专科疾病防治院和综合。而作为城市创伤急救中心的候选医院必须为综合性医院,据此从 143 家医院中挑选出三级以上可作为城市创伤急救中心候选点的医院,共 59 家。

3. 创伤急救网络数据 根据道路在道路网中不同的功能和不等的交通量,将道路划分为不同等级。深圳市道路共分为 7 个等级,其中等级 1 为高速路、等级 2 为快速路、等级 3 为主干道、等级 4 为次干道,等级 5 为支路、等级 6 为小区路、等级 9 为辅助或闸道。参考《中华人民共和国行业标准——城市道路设计规范》对城市道路速度的设计,并考虑创伤急救的特殊性,采用各等级规定速度范围内的最大速度作为行驶车速,详情见表 5-7。

表 5-7 深圳市各级道路速度设计表

道路等级	道路名称	规定速度 / $km \cdot h^{-1}$	设计车速 / $km \cdot h^{-1}$
1	高速路	60 ～ 120	120
2	快速路	60 ～ 80	80
3	主干道	60 ～ 30	60
4	次干道	50 ～ 20	50
5	支路	40 ～ 20	40
6	小区路	0 ～ 20	20
9	辅助或闸道	0 ～ 10	10

根据路程、时间与速度公式,得出各路段行车时间,并建立网络数据集,创建网络分析图层。

(二)研究方法

1. 选址模型构建方法　根据城市创伤急救中心选址问题的描述以及选址原则与选址目标的确定,可以得出城市创伤急救中心选址是一个复杂的问题,构建城市创伤急救中心选址模型需要进行多模型耦合,具体的构建方法如图 5-32 所示。

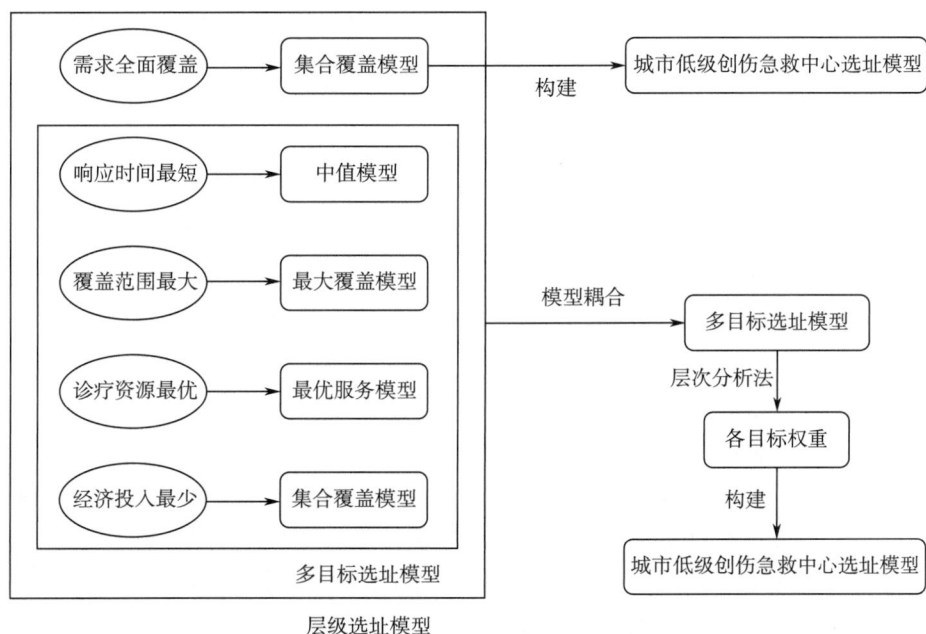

图 5-32　城市创伤急救中心选址模型构建方法

(1)基本假设:为了简化模型和计算,首先对城市创伤急救中心选址模型作以下几点假设:

1)城市创伤急救中心的选址无容量限制。也就是说,假如覆盖范围内多个点同时发出急救需求,创伤急救中心可以同时提供急救服务。

2)城市创伤急救中心选址模型中的需求点、设施点和道路等变量和参数已知。

3)城市创伤急救中心与需求点之间只要有道路连通则可达。也就是说,不考虑急救过程中会出现阻碍可达性的特殊因素。

4)城市创伤急救中心的响应时间指创伤急救中心到创伤急救需求点的最短时间,即响应的准备时间忽略不计。

5)城市创伤急救中心的最大覆盖距离为固定值,在最大覆盖距离内的创伤急救需求点可以被该创伤急救中心覆盖,反之则不能被该创伤急救中心覆盖。

(2)低级创伤急救中心选址模型构建方法:低级创伤急救中心是为了满足对创伤急救需求点的全面覆盖,因此低级创伤急救中心选址时采用集合覆盖模型。

(3)高级创伤急救中心选址模型构建方法:高级创伤急救中心一方面可以提供基础的创伤急救,另一方面可以为低级创伤急救中心提供后备支持,对严重创伤患者进行更全面的创伤救治。高级创伤急救中心选址需要考虑响应时间、覆盖范围、诊疗资源和建设成本多个影响因素，因此选址模型采用结合中值模型和覆盖模型的多目标选址模型。

2. 选址模型求解方法　城市创伤急救中心选址是一个复杂的问题，它是经典的覆盖问题和中值问题的结合。由于创伤急救需求点和城市创伤急救中心候选点的数据量庞大，选址结果的组合种类也巨大，这是一个标准的 NP-hard 问题。求解 NP-hard 问题需要庞大的计算量，如果使用穷举法求解会花费大量的时间且不一定能得出最终解，而使用蚁群算法这类启发式算法是相对最优的求解该类问题的方法。

下面将介绍求解低级创伤急救中心选址模型和高级创伤急救中心选址模型的蚁群算法的构建过程。

（1）低级创伤急救中心选址模型求解方法：设蚂蚁总数为 num，总迭代次数为 iternum，创伤急救需求点的数量为 m，创伤急救需求点的集合为 N_i，低级创伤急救中心候选点的数量为 n，低级创伤急救中心候选点的集合为 N_j。创伤急救需求点 i（$i=1, 2, \cdots, m$）到低级创伤急救中心候选点 j（$j=1, 2, \cdots, n$）的时间为 t_{ij}，需要说明的是，这里的时间不是基于欧式距离而是基于网络距离计算的。创伤急救的黄金时间为 T，如果创伤急救需求点 i 到低级创伤急救中心候选点 j 的时间在创伤急救黄金时间 T 内，即 $0 < t_{ij} < T$，则 t_{ij} 为两点的实际时间；如果创伤急救需求点 i 到低级创伤急救中心候选点 j 的时间大于创伤急救黄金时间 T，则 $t_{ij}=\infty$；如果创伤急救需求点 i 与低级创伤急救中心候选点 j 重合，则 $t_{ij}=1$。

第 $iter$（$iter=1, 2, \cdots, iternum$）次迭代时，低级创伤急救中心候选点 j 上的信息素浓度为 $\tau_j(iter)$，它只与迭代的次数相关，同一次迭代的各个时刻相同低级创伤急救中心候选点上的信息素浓度都相同。初始时刻（$t=t_0=0$），低级创伤急救中心上的信息素浓度一样，设为 $\tau_j(0)=\tau_0=1$。这时候蚂蚁 k（$k=1, 2, \cdots, num$）根据低级创伤急救中心候选点 j 上的信息素浓度以及启发函数，确定下一个访问的候选点。蚂蚁 k 在时刻 t 从当前低级创伤急救中心候选点转移到待访问的低级创伤急救中心候选点 j 的概率用 $p_j^k(t)$ 表示，具体公式如下：

$$p_j^k(t) = \begin{cases} \dfrac{\tau_j^\alpha(iter)\eta_j^\beta(t)}{\sum\limits_{j \in N_j^k} \tau_j^\alpha(iter)\eta_j^\beta(t)}, & j \in N_j^k(t) \\ 0, & j \notin N_j^k(t) \end{cases}$$

其中，$\tau_j(iter)$ 表示低级创伤急救中心候选点 j 的信息素强度；$\eta_j(t)$ 表示启发式函数；N_j^k 表示蚂蚁 k 待访问的低级创伤急救中心候选点集合。当初始时刻（$t=t_0=0$）时，待访问的低级创伤急救中心候选点的集合中包含所有的候选点，即 $N_j^k(t_0)=N_j$。α 表示信息素重要程度的参数，α 值越大，则说明信息素浓度越重要，反之亦然。β 表示启发函数重要程度的参数，β 值越大，则说明启发函数越重要，反之亦然。

$\eta_j(t)$ 作为启发式函数，表示待访问的低级创伤急救中心候选点 j 在时刻 t 可以访问的创伤急救需求点数量占所有待访问的创伤急救需求点数量的比例。也就是说，某个低级创伤急救中心候选点的待访问的创伤急救需求点数量越多，则此候选点被模型挑选出来的概率越大，具体表达形式如下：

$$\eta_j(t) = \frac{\left| N_i^k(t) \cap N_j^i \right|}{\sum\limits_{i \in N_i^k(t)} z_i}, \quad j \in N_j^k(t)$$

其中，$N_i^k(t)$ 表示蚂蚁 k 在时刻 t 已访问的低级创伤急救中心候选点没有覆盖的创伤急救需求点 i 的集合，也就是说待访问的创伤急救需求点的集合。N_j^k 表示低级创伤急救中心候选点可以覆盖的创伤急救需求点 i 的集合。$\sum_{i \in N_i^k(t)} z_i$ 表示蚂蚁 k 在时刻 t 待访问的创伤急救需求点的数量。

低级创伤急救中心候选点上的信息素浓度会随着时间的推移而慢慢减少，如果第 $iter$ 次迭代时，低级创伤急救中心候选点 j 上的信息素浓度表示为 $\tau_j(iter)$，那么第 $iter+1$ 次迭代时，低级创伤急救中心候选点 j 上的信息素浓度 $\tau_j(iter+1)$ 的表达式如下：

$$\tau_j(iter+1) = (1-\rho)\tau_j(iter) + \Delta\tau_j$$

其中，ρ（$0 < \rho < 1$）表示信息素的挥发程度，$\Delta\tau_j$ 表示在第 $iter$ 次迭代时，所有蚂蚁在低级创伤急救中心候选点 j 上释放的信息素浓度总量，具体表达式如下：

$$\Delta\tau_j = \sum_{k=1}^{m} \Delta\tau_j^k$$

其中，$\Delta\tau_j^k$ 表示蚂蚁 k 在低级创伤急救中心候选点 j 上留下的信息素浓度，这与蚂蚁 k 所访问过的低级创伤急救中心候选点的数量有关，具体表达式如下：

$$\Delta\tau_j^k = \begin{cases} \dfrac{Q}{L_k}, j \in V_j^k \\ 0, j \notin V_j^k \end{cases}$$

其中，Q 是常量，L_k 表示蚂蚁 k 已访问过的低级创伤急救中心候选点的数量，V_j^k 表示蚂蚁 k 已访问的低级创伤急救中心候选点的集合。

根据以上蚁群算法参数和规则的设置，求解低级创伤急救中心选址模型的流程如图 5-33 所示。

（2）高级创伤急救中心选址模型求解方法：利用蚁群算法求解高级创伤急救中心选址模型过程中，沿用了求解低级创伤急救中心的相关变量和参数，但由于两个选址模型的目标不同，因此求解步骤稍有不同，蚁群算法求解高级创伤急救中心选址模型的流程如图 5-34 所示。

3. 选址模型的评价方法　需求点与设施点之间的空间可达性是评价选址模型的有效手段，本案例将以创伤请求数据为需求点，以创伤急救中心为设施点，通过计算空间可达性来进一步评价深圳市创伤急救中心选址结果。

（三）结果与分析

1. 低级创伤急救中心选址结果　深圳市低级创伤急救中心选址根据上文构建的选址模型，其中 50 281 个创伤急救需求点作为创伤急救需求点，59 个深圳市一、二、三级综合性医院作为低级创伤急救中心候选点，创伤急救白金 10 分钟作为低级创伤急救中心的最大响应时间。利用 ArcGIS 网络分析中的 OD 成本矩阵，求取各低级创伤急救中心候选点到创伤急救需求点的时间矩阵，同时整理得到各低级创伤急救中心候选点在创伤急救白金 10 分钟内可覆盖的创伤急救需求点集合。由于低级创伤急救中心只需满足基本的创伤急救，一般的综合性医院都可以达到这个标准，因此默认为各低级创伤急救中心候选点建设成本相同，目标简化为在满足对创伤急救需求点全覆盖的前提下，使得低级创伤急救中心的数量最小化。

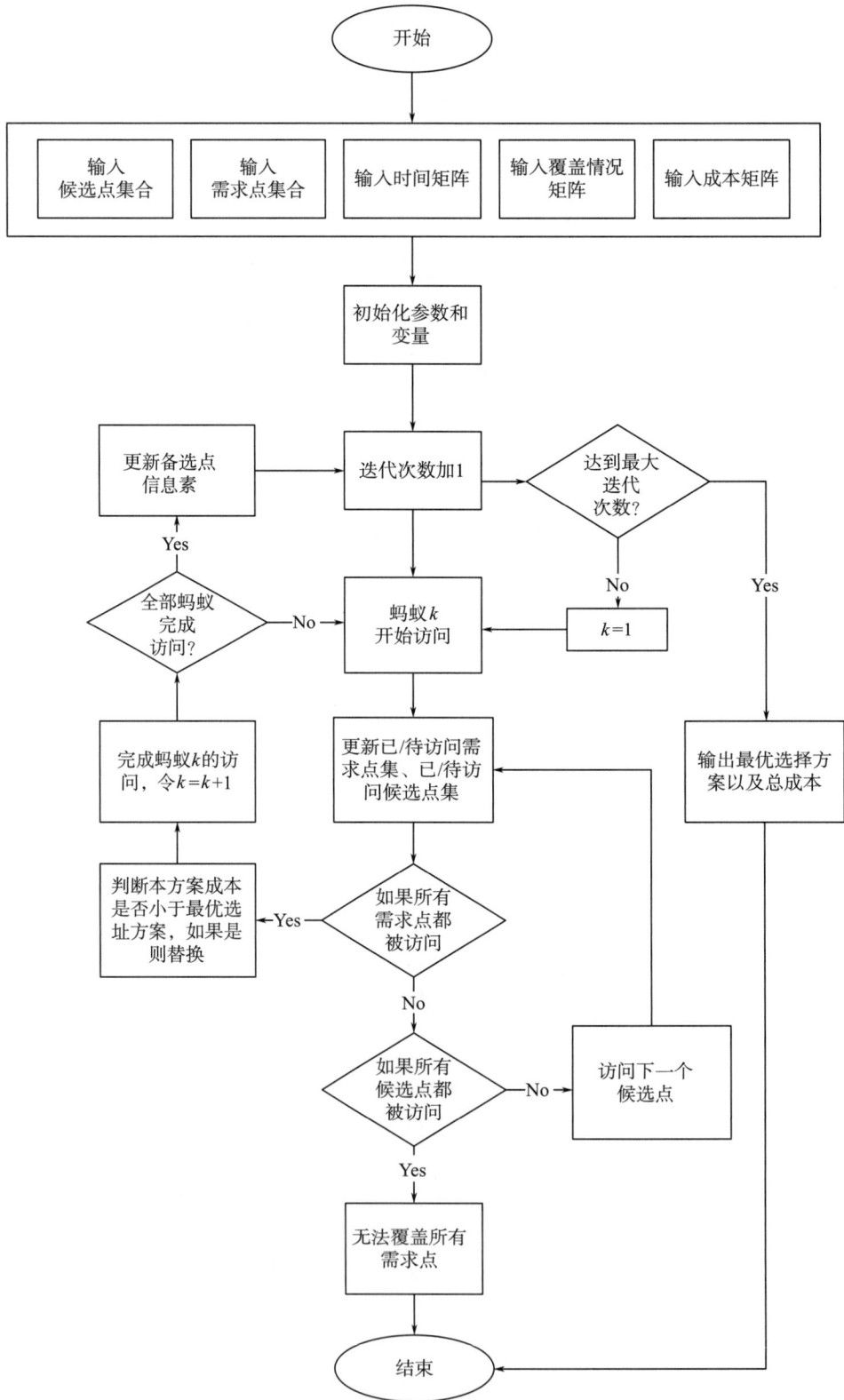

图 5-33 蚁群算法求解低级创伤急救中心选址模型流程图

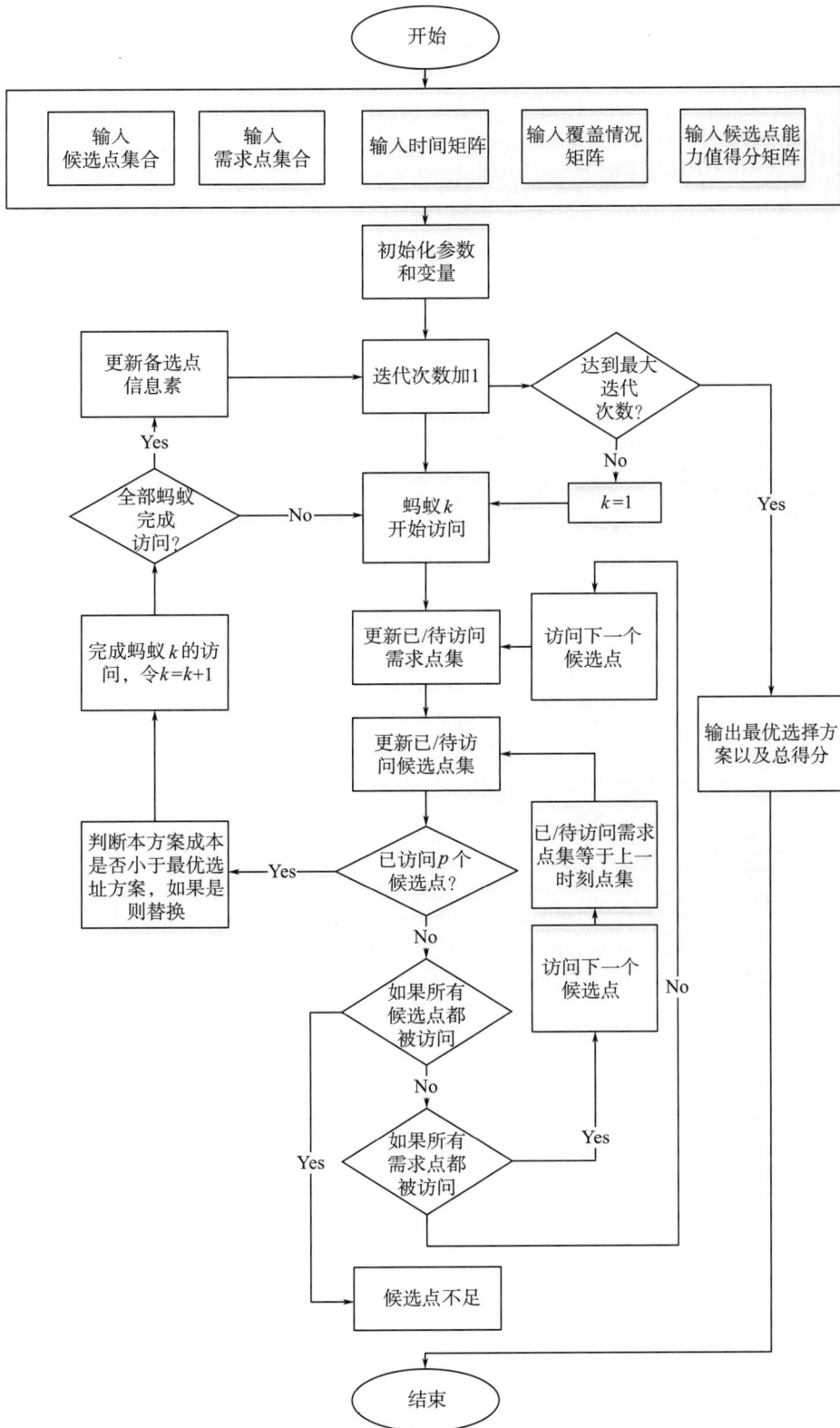

图 5-34　蚁群算法求解高级创伤急救中心选址模型流程图

基于蚁群算法求解低级创伤急救中心选址模型，采用 MATLAB 编程得到深圳市低级创伤急救中心最优选址结果。蚁群算法的参数设置如下：最大迭代次数 $iternum$=100，蚁群中蚂蚁总数 num=50，信息素重要程度因子 α=1，启发函数重要程度因子 β=5，信息素挥发程度因子 ρ=0.1，信息素强度因子 Q=1.5。

深圳市低级创伤急救中心选址结果如图 5-35 所示，从图中可以看出有一部分的创伤急救需求点不能在 10 分钟内被响应，这是由于深圳市医疗资源有限导致候选点不足。但在 10 分钟内可以被响应的区域，模型在 59 个低级创伤急救中心候选点中挑选出 46 个候选点，达到满足该区域的全覆盖目标，即该区域内的创伤急救需求点都至少可被一个低级创伤急救中心覆盖。

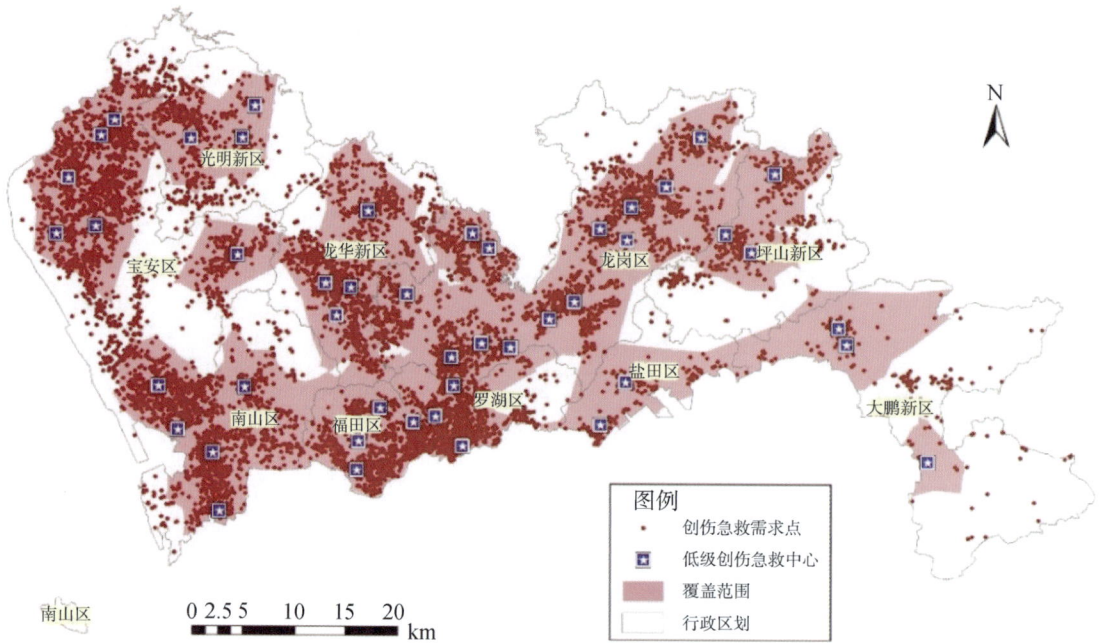

图 5-35　深圳市低级创伤急救中心选址结果

模型选出的 46 个低级创伤急救中心包括 7 个三级医院、17 个二级医院和 22 个一级医院，按行政区域汇总如图 5-36 所示，纵坐标的行政区划顺序是按总人口排列，红色符号表示三级医院，橙色符号表示二级医院，蓝色符号表示一级医院。对于创伤急救需求点较多的宝安区和龙岗区，模型选出的低级创伤急救中心数量也较多，分别为 8 个和 13 个，对于创伤急救需求点较少的盐田区和大鹏新区，模型选出的低级创伤急救中心数量也较少，分别为 2 个和 3 个。

此外，模型选出的低级创伤急救中心的详细信息如表 5-8 所示，其中响应时间是指低级创伤急救中心对 10 分钟内可到达的创伤急救需求点的平均响应时间。可以看出，大多数低级创伤急救中心都能达到快速响应的要求，提供基本的创伤急救服务。

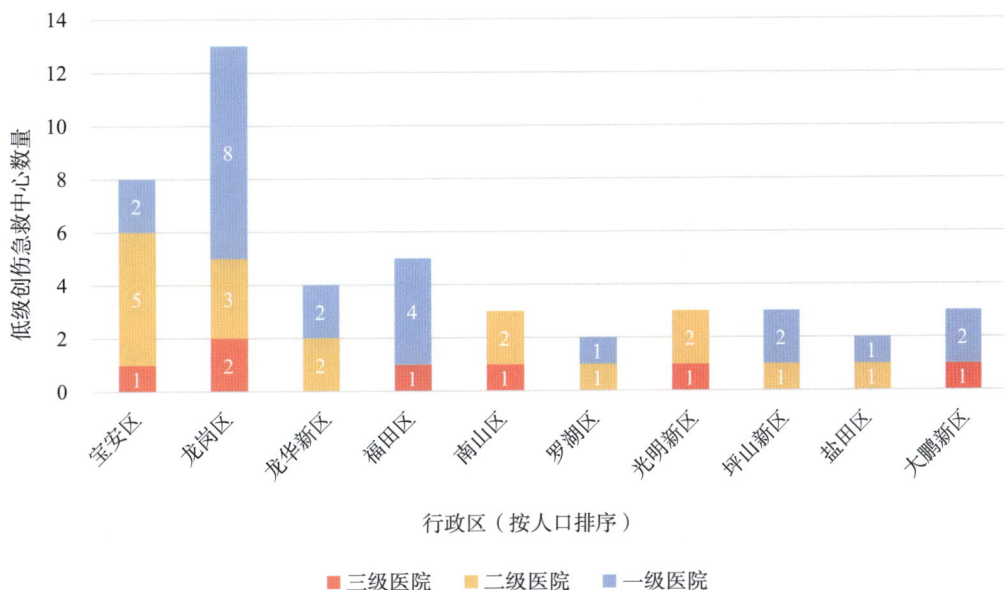

图 5-36　深圳市各区低级创伤急救中心统计图

表 5-8　深圳市低级创伤急救中心详细情况

依托医院	医院等级	响应时间 /min	行政区划
深圳市南山区人民医院	三级甲等	5.31	南山区
深圳市第二人民医院	三级甲等	4.10	福田区
深圳市大鹏新区人民医院	三级甲等	2.92	大鹏新区
深圳新明医院	三级甲等	5.64	光明新区
深圳市新安医院	三级甲等	5.61	宝安区
深圳市宝荷医院	三级甲等	5.62	龙岗区
深圳市龙岗中心医院	三级乙等	4.70	龙岗区
蛇口人民医院	二级甲等	3.92	南山区
深圳流花医院	二级甲等	3.53	罗湖区
深圳市宝安区西乡人民医院	二级甲等	5.89	宝安区
深圳市龙岗区第二人民医院	二级甲等	4.32	龙岗区
深圳市龙华新区人民医院	二级甲等	3.84	龙华新区
深圳市龙岗区平湖人民医院	二级甲等	5.09	龙岗区
深圳市龙华新区观澜人民医院	二级甲等	5.09	龙华新区
深圳市宝安区沙井人民医院	二级甲等	4.86	宝安区
深圳市光明新区人民医院	二级甲等	5.82	光明新区
深圳市盐田区人民医院	二级甲等	4.50	盐田区
深圳市南山区西丽医院	二级甲等	5.06	南山区

续表

依托医院	医院等级	响应时间/min	行政区划
深圳市宝安区石岩人民医院	二级甲等	6.11	宝安区
深圳市龙岗区横岗人民医院	二级乙等	4.23	龙岗区
深圳市坪山新区坪山人民医院	二级乙等	5.10	坪山新区
深圳市宝安区福永人民医院	二级乙等	5.59	宝安区
深圳市宝安区松岗人民医院	二级乙等	5.96	宝安区
深圳市光明新区中心医院	二级乙等	5.58	光明新区
深圳市大鹏新区南澳人民医院	一级甲等	4.39	大鹏新区
深圳复亚医院	一级甲等	5.57	宝安区
深圳仁爱医院	一级乙等	4.18	福田区
深圳和平医院	一级乙等	3.91	福田区
深圳市福田区第二人民医院	一级乙等	4.86	福田区
深圳市盐田区盐港医院	一级乙等	4.68	盐田区
深圳市龙岗区沙湾人民医院	一级乙等	4.56	龙岗区
深圳百合医院	一级乙等	4.47	龙岗区
深圳市大鹏新区葵涌人民医院	一级乙等	3.23	大鹏新区
深圳雪象医院	一级乙等	5.93	龙岗区
深圳龙城医院	一级乙等	2.68	龙岗区
深圳广生医院	一级乙等	6.18	宝安区
深圳市坪山新区妇幼保健院	一级乙等	4.26	坪山新区
深圳市龙岗区坪地人民医院	一级乙等	3.62	龙岗区
深圳友谊医院	一级	3.64	福田区
深圳仁康医院	一级	5.68	罗湖区
深圳宝兴医院	一级	3.81	龙岗区
深圳龙安医院	一级	5.83	龙华新区
深圳龙济医院	一级	6.20	龙华新区
深圳深联医院	一级	4.17	龙岗区
深圳健丰医院	一级	4.82	坪山新区
深圳仁安医院	一级	4.69	龙岗区

2. 高级创伤急救中心选址结果　深圳市高级创伤急救中心选址根据上文构建的选址模型,其中50 281个创伤急救需求点作为创伤急救需求点,选出的46个深圳市低级创伤急救中心作为高级创伤急救中心候选点,创伤急救黄金30分钟作为高级创伤急救中心的最大响应时间,根据每200万人口建立一所高级创伤急救中心的行业标准,高级创伤急救中心数量设为8个。利用ArcGIS网络分析中的OD成本矩阵,求取各高级创伤急救中心候选点到创

伤急救需求点的时间矩阵。利用 ArcGIS 网络分析中的服务区分析,构建各高级创伤急救中心候选点的覆盖能力矩阵。通过专家对深圳市医院的创伤专科医生数、医疗团队水平、创伤病房床位数、医疗仪器先进程度等综合评判,得到高级创伤急救中心候选点的诊疗能力矩阵。由于等级、等次越高的医院的原有创伤医疗资源相对全面,建设成高级创伤急救中心的成本也就越低,据此建立高级创伤急救中心候选点建设成本矩阵。

基于层次分析法,邀请地学、医学等不同领域的专家对构造出的判断矩阵综合打分,得出高级创伤急救中心选址模型中的总加权距离最小化目标的权重为 0.28,覆盖创伤急救需求点数量最大化目标的权重为 0.50,诊疗资源最优化目标的权重为 0.16,建设成本最小化目标的权重为 0.06。最终,构建出高级创伤急救中心候选点能力值矩阵。

基于蚁群算法求解高级创伤急救中心选址模型的具体步骤,采用 MATLAB 编程得到深圳市高级创伤急救中心最优选址结果。蚁群算法的参数设置如下:最大迭代次数 $iternum$=100,蚁群中蚂蚁总数 num=50 ,信息素重要程度因子 α=1,启发函数重要程度因子 β=5,信息素挥发程度因子 ρ=0.1,信息素强度因子 Q=1.5,高级创伤急救中心个数 p=8。

深圳市高级创伤急救中心选址结果如图 5-37 所示,从图中可以看出除部分偏远地区之外绝大部分区域都能达到 30 分钟内被响应。模型在 46 个候选点中挑选出的 8 个高级创伤急救中心包括 4 个三级医院和 4 个二级医院,南山区、福田区、罗湖区、龙岗区、龙华新区、大鹏新区分别都设有一个高级创伤急救中心,面积较大的宝安区设有两个高级创伤急救中心。

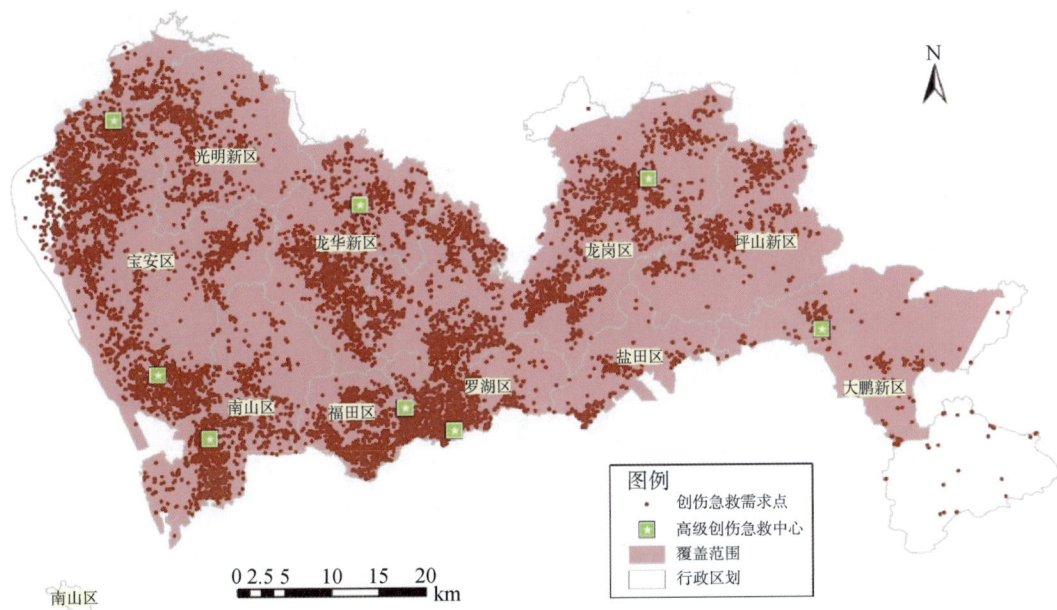

图 5-37　深圳市高级创伤急救中心选址结果

此外,模型选出的高级创伤急救中心的详细信息如表 5-9 所示,其中响应时间着指高级创伤急救中心对 30 分钟内可到达的创伤急救需求点的平均响应时间,覆盖率是指高级创伤急救中心 30 分钟内可到达的创伤急救需求点占所有创伤急救需求点的比例。可以看出,高级创伤急救中心能够达到快速响应创伤急救需求点,并及时为低级创伤急救中心提供后备支持。

表 5-9　深圳市高级创伤急救中心详细情况

依托医院	医院等级	响应时间 /min	覆盖率	行政区划
深圳市南山区人民医院	三级甲等	10.78	38.97%	南山区
深圳市第二人民医院	三级甲等	10.40	50.23%	福田区
深圳市大鹏新区人民医院	三级甲等	16.36	8.20%	大鹏新区
深圳市龙岗中心医院	三级乙等	15.83	14.59%	龙岗区
深圳流花医院	二级甲等	18.98	35.66%	罗湖区
深圳市宝安区西乡人民医院	二级甲等	10.82	36.60%	宝安区
深圳市龙华新区观澜人民医院	二级甲等	17.57	41.95%	龙华新区
深圳市宝安区松岗人民医院	二级乙等	20.12	30.03%	宝安区

一个成熟的创伤急救体系需要低级创伤急救中心和高级创伤急救中心高度配合,当低级创伤急救中心无法进一步救治创伤患者时,相对应的高级创伤急救中心应立刻响应,提供更全面的医疗服务,提高创伤急救的效率。本案例利用 ArcGIS 网络分析中的最邻近设施点分析,为每个低级创伤急救中心匹配最邻近的高级创伤急救中心,具体匹配情况如图 5-38 所示,其中深圳市南山区人民医院管辖 2 个低级创伤急救中心,深圳市第二人民医院管辖 7 个低级创伤急救中心,深圳市大鹏新区人民医院管辖 4 个低级创伤急救中心,深圳市龙岗中心医院管辖 9 个低级创伤急救中心,深圳流花医院、深圳市宝安区西乡人民医院、深圳市宝安区松岗人民医院分别管辖 1 个低级创伤急救中心,深圳市龙华新区观澜人民医院管辖 13 个低级创伤急救中心。

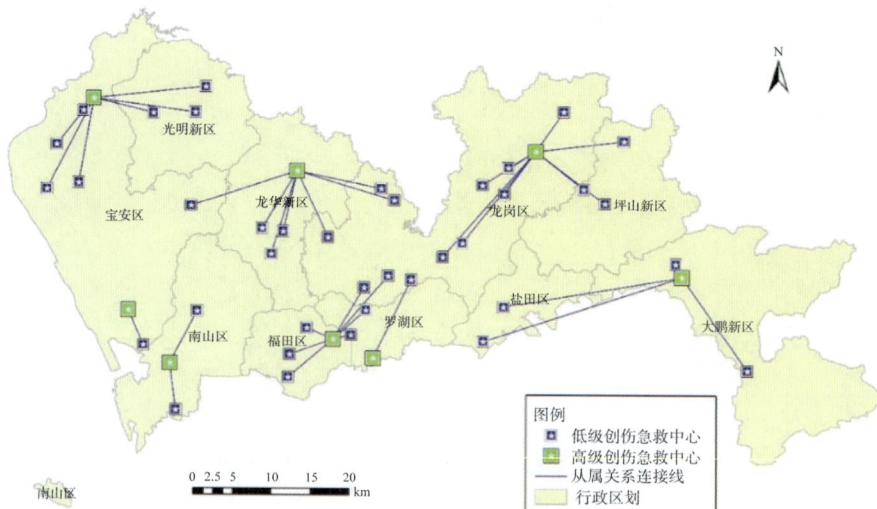

图 5-38　高 / 低级创伤急救中心位置配置图

3. 创伤急救中心选址结果评价　深圳市创伤急救中心选址结果如图 5-39 所示，可以看出低级创伤急救中心和高级创伤急救中心的空间分布相对均匀，其中既可以作为低级创伤急救中心又可以作为高级创伤急救中心的都划分为高级创伤急救中心。下面通过需求点与设施点之间的可达性进一步评价深圳市创伤急救中心选址结果。

（1）创伤急救需求点到创伤急救中心的可达性：基于深圳市道路交通网，利用 ArcGIS 的网络分析模块建立 OD 成本矩阵，Origins 为创伤急救需求点，Destinations 为深圳市创伤急救中心，Impedance 设置为时间，Destinations To Find 设为 1，计算各创伤急救需求点到创伤急救中心的最短出行时间，得到各创伤急救需求点的可达性。经统计分析可得，各创伤急救需求点的可达性平均值为 6.15 分钟（图 5-39）。接着运用 ArcGIS 的空间分析模块对创伤急救需求点插值，得到深圳市各个区域的可达性分布图（图 5-40），创伤急救需求点密度较高的地区可达性程度普遍较高，创伤急救需求点密度较低的地区相对的可达性程度较低，证明了选址结果的合理性。

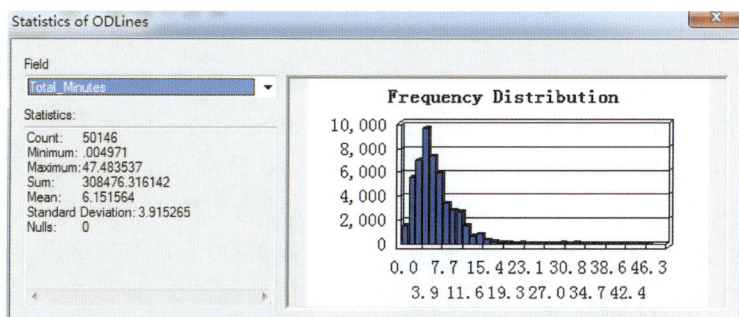

图 5-39　创伤急救需求点到创伤急救中心的可达性统计图

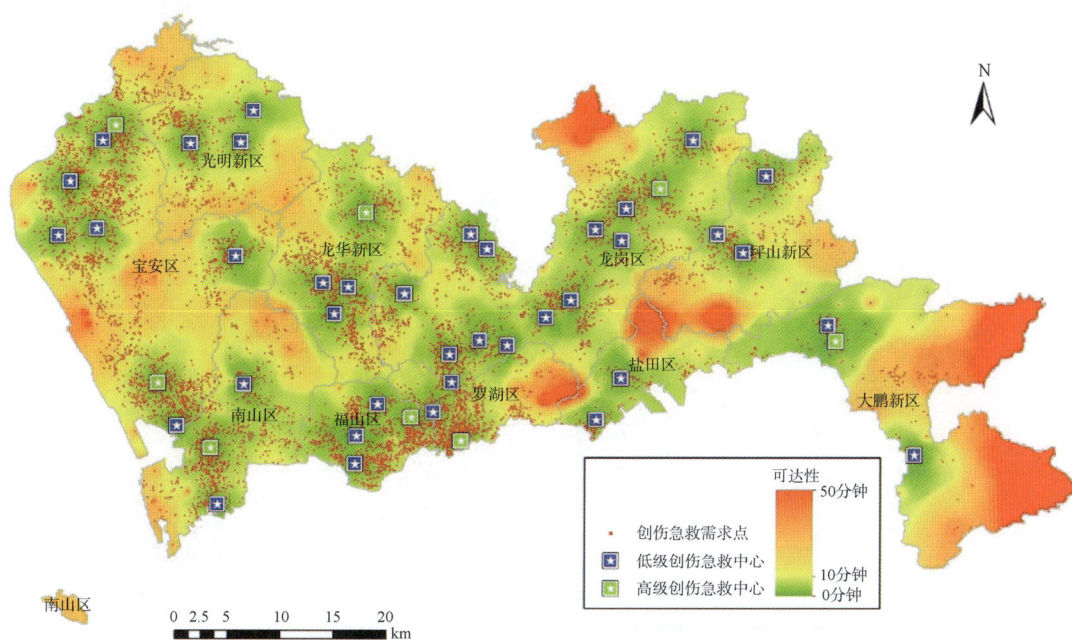

图 5-40　创伤急救需求点到创伤急救中心的可达性分布图

（2）低级创伤急救中心到高级创伤急救中心的可达性：除了考虑创伤急救需求点与创伤急救中心之间的可达性分析，也需要考虑低级创伤急救中心到高级创伤急救中心的可达性，也就是创伤重症患者的转移问题。基于深圳市道路交通网，利用 ArcGIS 的网络分析模块建立 OD 成本矩阵，Origins 为低级创伤急救中心，Destinations 为高级创伤急救中心，Impedance 设置为时间，Destinations To Find 设为 1，计算低级创伤急救中心到最近的高级创伤急救中心的时间。经统计分析可得，低级创伤急救中心到最近的高级创伤急救中心的可达性平均值为 4.47 分钟（图 5-41），也就是说高级创伤急救中心可以及时为低级创伤急救中心提供支持，进一步证明了高、低级创伤急救中心资源配置的合理性。

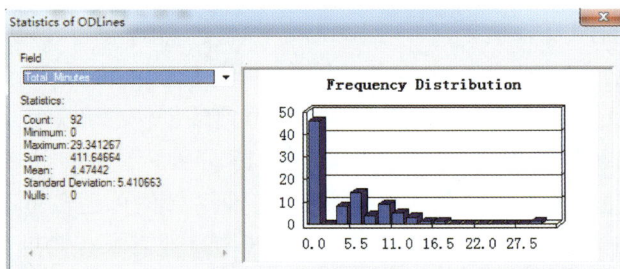

图 5-41　低级创伤急救中心到高级创伤急救中心的可达性统计图

（3）基于服务范围的可达性评价：基于深圳市道路交通网，利用 ArcGIS 网络分析模块中的服务区分析，Facilities 为深圳市创伤急救中心，Impedance 设置为时间，Default Breaks 设为 10、20、30，构建深圳市创伤急救中心 10 分钟、20 分钟、30 分钟服务范围图。经统计分析可得，模型得到的深圳市创伤急救中心在 10 分钟内可覆盖全市 54.04% 的区域，在 20 分钟内可覆盖全市 85.71% 的区域，在 30 分钟内可覆盖全市 93.19% 的区域（图 5-42）。从图 5-42 和图 5-43 可以看出，创伤急救需求点分布密集的福田区、罗湖区以及南山区、龙华新区、龙岗区的大部分地区都在创伤急救中心 10 分钟服务范围内，超出创伤急救中心 30 分钟服务范围仅有 6.81% 的区域。综上所述，模型选出的深圳市创伤急救中心拥有非常大的服务面积，为保障全市范围内及时的创伤急救奠定了基础，再一次证明了选址结果的合理性。

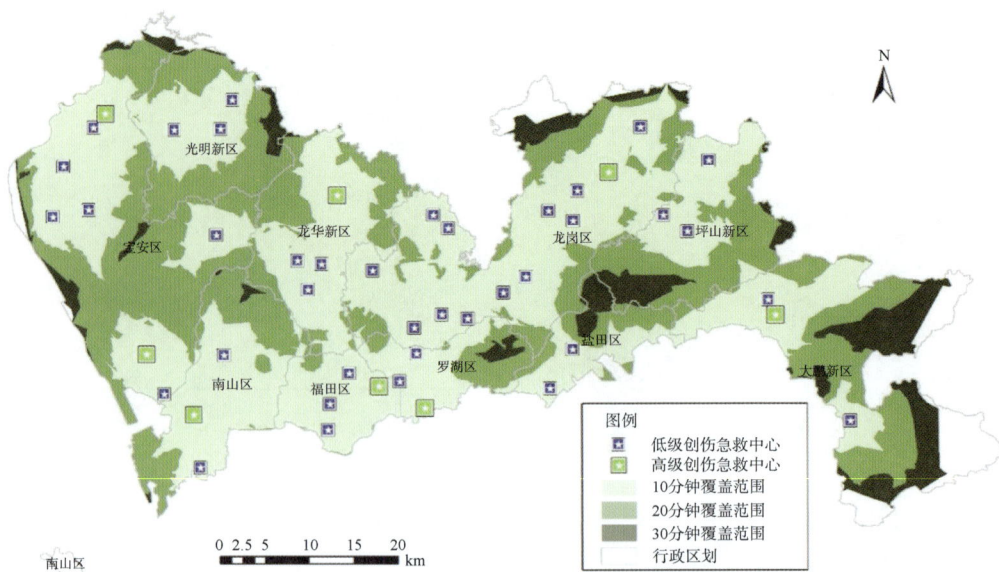

图 5-42　深圳市创伤急救中心 10 分钟、20 分钟、30 分钟服务范围图

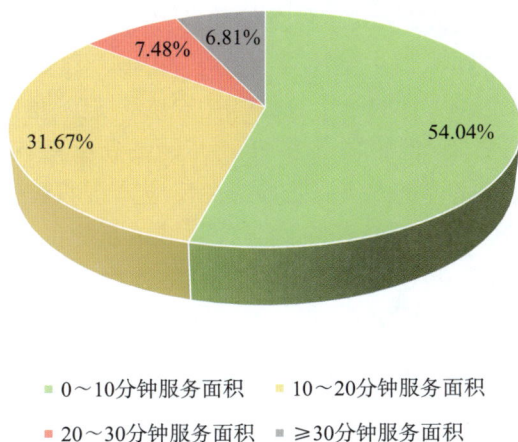

图 5-43 深圳市创伤急救中心不同响应时间服务面积比

五、讨论

相较于空间分析,对公共卫生设施的空间位置评价与优化更为复杂。本节主要介绍了空间位置评价的可达性分析方法和空间选址优化方法,并结合深圳市乙肝医疗服务资源和创伤急救中心的实际数据开展研究,阐述了 GIS 在公共卫生设施空间位置评价与优化方面的有效性和可靠性。

也正是因为公共卫生设施空间位置评价与优化的复杂性,自然、社会及主观人为因素都有可能影响到现实环境中空间位置决策,由 GIS 推动的空间位置建模和评价方法仍有很宽广的发展空间。

(杜清运,任福,杨任飞,梁实)

第五节　区域疾病防控与应急反应系统

人类与疾病之间的较量从来都没有停止过。有文字记载的重大传染病疫情,工业革命以来的重大食物和职业中毒事件,以及由自然灾害导致的传染病暴发等,形成了一系列给人类带来猝不及防危害的突发公共卫生事件。人类历史上曾经发生过三次世界范围的大规模鼠疫传播,也有过多次霍乱等烈性瘟疫的区域性暴发。进入 21 世纪以来,突发性传染病每隔几年就暴发一次,包括 2003 年的 SARS、2005 年的 H5N1,2009 年 H1N1、2013 年的 H7N9,给中国和全世界人民的生命财产安全和日常生活都带来极大的危害;特别是 2020 年新型冠状病毒 2019-nCoV,截止到 2020 年年底,造成全世界 8 000 多万人感染病毒、180 余万人死亡,而且其危害的势头还在没有得到有效控制。

疾病防控的能力从一个侧面反映了一个国家和地区的治理体系和治理能力现代化的水平。针对近十多年来非典等疫情暴露出的我国疾病防控体系应对突发公共卫生事件的不足,国家相继出台了突发公共卫生事件应急条例,《中华人民共和国传染病防治法》《突发公共卫生事件应急条例》《国家突发公共事件总体应急预案》《国家突发公共卫生事件应急预案》等。2019 年 7 月 25 日,国家卫生健康委举办了"非典"以来我国首次的大规模突发公共卫生事件应急演练。2019 年,党的第十九届四中全会制定了推进国家治理体系和治理能力现代化若干重大问题的决定,再加之 2020 年初开始的新型冠状病毒疫情的严峻形势,给我国各级政府提出了修改和完善重大疾病防控应急反应体系的紧迫任务。

公共卫生疾病预防控制信息系统是疾病防控领域信息化的一个重要方向,也是地理信息系统、物联网、传感网、大数据等现代化信息技术在公共卫生领域应用的一个重要成果。本节阐述我们在该方向上的研究成果。

一、疾病防控应急反应信息系统的功能和结构

区域疾病防控应急反应信息系统的建设目标是:以各级卫生信息平台建设为依托,建立重大传染病和健康危险因素的监测体系,建设各级政府卫生与健康部门组成的公共卫生监测信息系统网络,为疾病防控的科学决策提供支撑,为公众提供公共卫生信息服务,从而提升应对突发公共卫生事件的科学决策与管理能力、快速反应与应急能力、重大疾病防控能力、公共安全保障能力、基本公共卫生服务能力。

(一)系统的整体布局和功能

1. 系统整体布局 区域疾病防控应急反应信息系统从总体的信息流逻辑来看,应该包括信息采集与管理、信息交换与共享、信息支持与服务三大部分。其中信息采集与管理部分包括医院电子病历、居民电子健康档案、实验室信息系统等的信息来源、采集和管理;信息交换与共享部分包括建设核心数据中心,与公安、民政、社保、医保、教育等相关数据库之间的信息交换与共享,以及与其他信息系统之间的信息交换与共享,其中核心数据库则包括公共卫生基础信息、传染病和突发公共卫生事件数据、慢性非传染疾病数据、健康危险因素与风险评估信息、预防接种信息等;信息支持与服务部分则分为给政府部门提供的决策支持和向公众提供的卫生服务两项功能。

从系统的区域空间布局来看,需要建设至少三级网络(例如省、地、县)的信息平台,形成业务逻辑统一、系统物理分布的网络体系,构建上下业务联动、整体统一运行的疾病预防控制信息化平台,实现疾病监测信息分级管理、突发公共卫生事件应急监测的异常信息报告、应急决策支撑等功能。

2. 系统功能结构 上述系统的整体布局落实到具体的物理实体,可详细分为基础信息采集和汇总、重大传染病监测和直报、疾病控制等功能模块。其中,基础信息来自医疗机构、社区卫生机构、疾病控制机构、妇幼保健机构、卫生监督机构等;疾病与应急直报系统则在各级卫生与健康管理部门、疾控中心、妇幼保健中心、疾病监督中心的业务管理和指导下,将医疗机构临床检测的病历和实验室检测的数据,通过统一信息标准,汇总到公共卫星信息管理系统中,进而通过该信息系统逐级向上各级报告,在遇到重大传染病的情况下甚至可直接向中央报告。疾病应急控制系统的功能将在后续部分阐述。

(二)数据库和数据交换体系

1. 数据库结构和数据资源体系 区域疾病防控数据库体系由基础数据库、公共卫生信息资源、疾病防控过程中派生的专题信息。

居民基本信息:年龄、性别、民族、出生地、居住地、工作地、职业,全国统一的生命登记报

告信息等。

人口信息：人口增长率、出生率、死亡率、性别比率、城乡人口比例、不同行业人口数量等。

传染病和突发公共卫生事件数据：个案信息、感染人数、传染源、暴发时间、结束时间、暴发位置（行政单位、社区等），电子病历等。

疾控机构基本信息：规模、等级、疾病防控专长（专科）、人数、财力、床位数、管理信息等。

人民健康水平营养状况等：健康水平、平均寿命、营养状况、预防接种信息、居民健康电子档案等。

最新监测到的疾病信息、各类行为危险因素和环境危险因素的监测信息、二次传播信息、次生疾病信息等。

2. 数据交换与共享体系　数据交换体系包括元数据、数据共享技术、数据交换平台、外部共建共享数据资源、数据推送接口、数据集成平台。

（三）应用系统

疾病防控应急反应信息系统的业务由一系列应用系统完成，从信息采集和监测，到信息管理、风险评估，再到应急反应，最后到系统反馈等，形成了业务信息的闭环功能。

1. 疾病信息采集和监测系统　该系统采集和监测 39 种法定传染病和寄生虫病的信息，建立传染病网络实验室监测系统，支撑传染病疫情监测；依托医院电子病历和电子化的居民健康档案，建立重大慢病、重症精神病、地方病等患病监测系统；对健康危险因素进行监测，以食源性疾病监测为先导、逐步将职业暴露、核和辐射、环境危险因素以及农村生活饮用水水质卫生、农村改厕、健康和卫生创建质量效果动态监管、病媒生物监测等纳入监测信息系统。

2. 疾病信息管理系统　该系统将区域疾病防控信息系统所涉及的居民基本信息、人口信息、传染病和突发公共卫生事件数据、疾控机构基本信息、人民健康水平营养状况信息、儿童预防接种信息等，集成为综合性的疾病防控信息管理系统，为疾病防控应急反应提供数据支撑，也为政府和公众提供决策和信息服务。

3. 健康危险因素风险评估信息系统　根据对历年传染病和公共卫生突发事件的统计和计算，结合当前的季节、气候、环境、社会经济发展状况等情况，对近、中、远期暴发传染疾病和公共卫生突发事件的可能性进行风险评估和预警，为医疗部门和整体社会的疾病预防和突发事件应对做准备。

4. 预防接种管理信息系统　接种疫苗对于重大传染性疾病的防控有着重要的意义。针对 2020 年新型冠状病毒的肆虐势头，全世界都在关注和等待着成熟的疫苗上市并能够大范围地发挥作用。预防接种管理信息系统，将为评价疫苗的免疫效果和安全性，以及调整免疫策略提供信息支持。

5. 传染病和突发卫生公共事件报告信息系统　该系统通过完善的多级网络体系，针对重大传染病、食物中毒、职业中毒等公共卫生安全事件，建立起从监测到汇总再到直报的通畅报告系统。

6. 传染病和突发卫生公共事件应急处置辅助决策系统　该系统涵盖从疾病突发后的态势分析，到应急处置方案制定，再到应急方案的实施和应急调度，最后到公共卫生突发事件处置过后的损失评估和经验、教训总结，为下一次的疾病防控做好预测和预警准备，形成一个完整的闭环辅助决策系统。

二、疾病防控应急反应各个环节的技术方法

（一）疫情预测和风险评估

这是在疾病防控应急反应的第一个环节，即公共卫生突发事件的预防与应急准备阶段，主要工作是要预测事件的发生，评估突发公共卫生事件发生的风险，预测其发生的概率；反映区域突发卫生公共事件总体风险水平与地区差异，为疾病防控应急反应提供科学依据。

在国家疾病预防与控制中心 2017 年发布的《突发事件公共卫生风险评估技术方案（试行）》中，提出了突发公共卫生事件 4 种风险评估方法：

1. 专家会商法 专家会商法是指通过专家集体讨论的形式进行评估。该评估方法依据风险评估的基本理论和常用步骤，主要由参与会商的专家根据评估的内容及相关信息，结合自身的知识和经验进行充分讨论，提出风险评估的相关意见和建议。会商组织者根据专家意见进行归纳整理，形成风险评估报告。

该方法的优点是组织实施相对简单、快速，不同专家可以充分交换意见，评估时考虑的内容可能更加全面。但意见和结论容易受到少数"权威"专家的影响，参与评估的专家不同，得出的结果也可能会有所不同。

2. 德尔菲法 德尔菲法是指按照确定的风险评估逻辑框架，采用专家独立发表意见的方式，使用统一问卷，进行多轮次专家调查，经过反复征询、归纳和修改，最后汇总成专家基本一致的看法，作为风险评估的结果。

该方法的优点是专家意见相对独立，参与评估的专家专业领域较为广泛，所受时空限制较小，结论较可靠。但准备过程较复杂，评估周期较长，所需人力、物力较大。

3. 风险矩阵法 风险矩阵法是指由有经验的专家对确定的风险因素的发生可能性和后果的严重性，采用定量与定性相结合的分析方法，进行量化评分，将评分结果列入二维矩阵表中进行计算，最终得出风险发生的可能性、后果的严重性，并最终确定风险等级。

该方法的优点是量化风险，可同时对多种风险进行系统评估，比较不同风险的等级，便于决策者使用。但要求被评估的风险因素相对确定，参与评估的专家对风险因素的了解程度较高，参与评估的人员必须达到一定的数量。

4. 分析流程图法 分析流程图法是指通过建立风险评估的逻辑分析框架，采用层次逻辑判断的方法，将评估对象可能呈现的各种情形进行恰当的分类，针对每一类情形，梳理风险要素，逐层对风险要素进行测量和判别，分析评估对象或情形的发生可能性和后果的严重性，最终形成风险评估的结果。

该方法的优点是预先将不同类型事件的相关风险因素纳入分析判别流程，分析过程逻辑性较强。一旦形成逻辑框架，易使参与人员的思路统一，便于达成评估意见。但该方法在形成分析判别流程时，需要较强的专业能力和逻辑思维能力。

根据卫生应急管理工作的实际需要，公共卫生突发事件的风险评估分为日常风险评估和专题风险评估两种形式。

日常风险评估主要是对常规收集的各类突发公共卫生事件相关信息进行分析，通过专家会商等方法识别潜在的突发公共卫生事件或突发事件公共卫生威胁，进行初步、快速的风险分析和评价，并提出风险管理建议。根据需要，确定需进行专题风险评估的议题。

专题风险评估主要是针对国内外重要突发公共卫生事件、大型活动、自然灾害和事故灾难等开展全面、深入的专项公共卫生风险评估。专题风险评估可根据相关信息的获取及其变化情况、风险持续时间等，于事前、事中、事后不同阶段动态开展。每次风险评估根据可利用的时间、可获得的信息和资源以及主要评估目的等因素，选择不同的评估方法。

公共卫生突发事件风险评估的流程由计划和准备、实施和报告由三个阶段构成，其中实施阶段是核心，通过风险识别、风险分析、风险评价和风险管理建议等几个环节完成（图 5-44）。

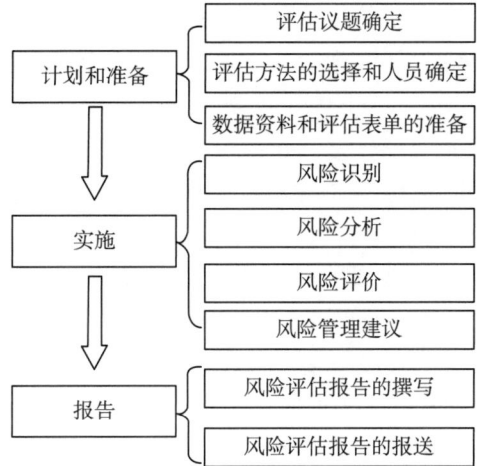

图 5-44　公共卫生突发事件风险评估流程图

欧盟 CDC 制定了传染病快速风险评估的较为复杂的流程（图 5-45），通过各成员国之间的共同会商，确定传染病风险的等级（极低度风险、低风险、中等风险、高风险、极高度风险）。

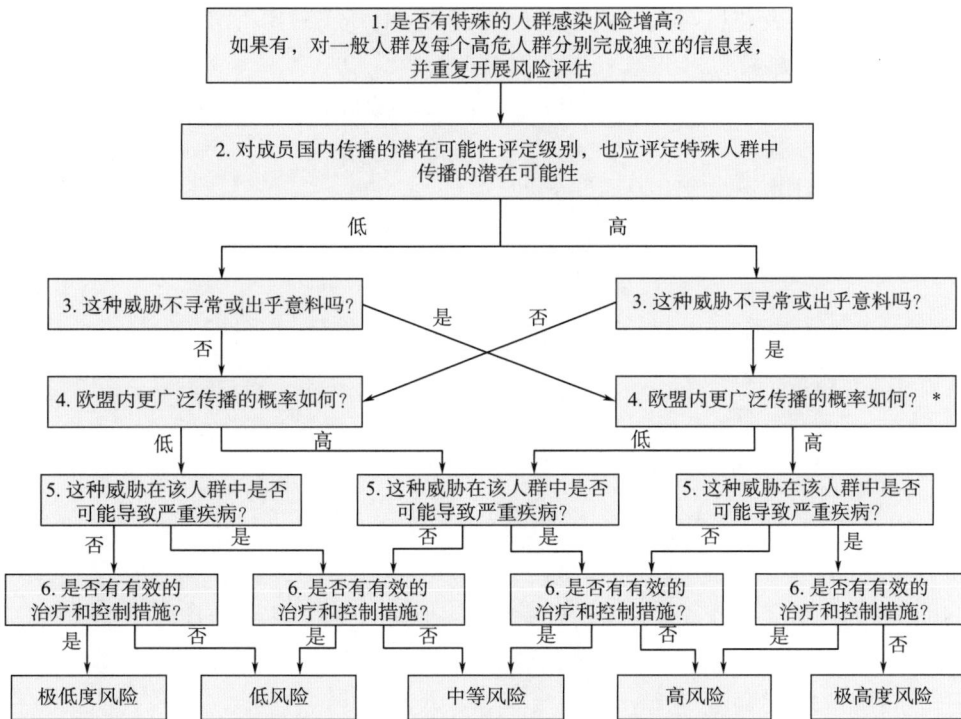

图 5-45　欧盟 CDC 传染病快速风险评估流程

（二）现状和态势分析

这是疾病防控应急反应的第二个环节，即在监测到突发公共事件后，需要做好突发公共卫生事件的现状和发展态势分析，找出事件的分布特征，挖掘出其发展和蔓延的内在机制。有空间过程的因子识别模型和蔓延模型等方法。

1. 空间过程因子识别模型 空间过程因子识别模型包括地图空间叠加分析和空间统计分析两种。叠加分析是最常见也是最简单的公共卫生应急反应地图的空间过程因子识别分析方法。空间统计分析一般包括探索性空间统计分析和地统计分析方法。单一要素的空间特征可以通过空间自相关校验方法来定量度量。全局自相关指数和局部自相关指数可以定量测度区域经济的极化模式，识别区域经济的"热点区"的分布，进而探测区域经济极化的空间模式。

2. 蔓延模型 蔓延模型用于对空间过程进行模拟。在传染病动力学模型中，主要沿用的由 Kermack 与 McKendrick 在 1927 年用动力学的方法建立了 SIR 传染病模型。SIR 模型将总人口分为以下三类：易感者，其数量记为 $S(t)$，表示 t 时刻未染病但有可能被该类疾病传染的人数；染病者，其数量记为 $I(t)$，表示 t 时刻已被感染成为患者而且具有传染力的人数；恢复者（recovered），其数量记为 $R(t)$，表示 t 时刻已从染病者中移出的人数。设总人口为 $N(t)$，则有 $N(t)=S(t)+I(t)+R(t)$。

SIR 模型的建立基于以下三个假设：

（1）不考虑人口的出生、死亡、流动等种群动力因素。人口始终保持一个常数，即 $N(t) \equiv K$。

（2）一个患者一旦与易感者接触就必然具有一定的传染力。假设 t 时刻单位时间内，一个患者能传染的易感者数目与此环境内易感者总数 $S(t)$ 成正比，比例系数为 β，从而在 t 时刻单位时间内被所有患者传染的人数为 $\beta S(t) I(t)$。

（3）t 时刻，单位时间内从染病者中移出的人数与患者数量成正比，比例系数为 γ，单位时间内移出者的数量为 $\gamma I(t)$。

SIR 基础模型用微分方程组表示如下：

$$\begin{cases} \dfrac{\mathrm{d}I}{\mathrm{d}t} = \beta SI - \gamma I \\[2mm] \dfrac{\mathrm{d}S}{\mathrm{d}t} = -\beta SI \\[2mm] \dfrac{\mathrm{d}R}{\mathrm{d}t} = \gamma I \end{cases}$$

解得，$I = (S_0 + I_0) - S + \dfrac{1}{\sigma} \ln \dfrac{S}{S_0}$ 其中 σ 是传染期接触数，$\sigma = \dfrac{\beta}{\gamma}$。

王劲峰等人推广了这个模型，扩展到时空上，他用 SEIR（易感－暴露－感染－移出）模型研究了 2003 年的 SARS 数据，模拟效果较好，并分析了结果在空间上的分布。

（三）应急选址和调度

这是疾病防控应急反应的第三个环节，即应急处置选址和调度。好的应急设施选址是优化调度决策的前提，调度又反过来反映选址的合理性和帮助选址的优化。

1. 选址模型 选址问题有中值和覆盖两类基础问题。P- 中值模型是指在一个给定的数量和位置的需求集合和一个候选设施位置的集合下，分别为 P 个设施找到合适的位置并指派每个需求点到一个特定的设施，使之达到供应方和需求点之间的运输费用最低。例如确定急救中心这类紧急服务设施的选址时，在选址中必须考虑使需求点能够在最短距离或时间内到达设施获得服务。如果一个需求点能够在一定的时间内得到服务,我们称它被覆盖了,此类问题也称为覆盖问题。选址有静态和动态之分。静态、确定型模型假设输入的参数值是确定的,或在一定时间内是确定的;动态选址研究的是在将来一定规划期内针对可预测变化的设施选址问题,因此输入参数也可认为是确定的。但现实世界内却有诸多不确定性,因此还有一类随机选址问题。无论静态选址还是动态选址,也无论中值问题还是覆盖问题,都可以归结为:给定资源总量(S),利用系统内部多变量相互作用和制约机制(M),通过调控控制变量时空赋值(X),实现目标极致(Y)。可以将种类问题统称为资源的空间优化配置问题,记做 $S \xrightarrow{M(X)} Y$。

黎夏等用遗传算法和 GIS 结合进行空间优化决策,提出了一种服务设施的空间最优布局模型。问题描述为在 $N \times N$ 的栅格中确定 n 个设施的最佳 $\{x, y\}$ 坐标,以覆盖最多的人口 $F1$ 或总人口费用最小 $F2$,或其组合 $F3$,设施可以是医院、派出所等。可以定义不同的适应度函数,即目标函数。

$$F_1 = \sum_{i=1}^{n} \sum_{x=x_i-(l-1)/2}^{x_i+(l-1)/2} \sum_{y=y_i-(l-1)/2}^{y_i+(l-1)/2} P_{den}'(x,y) \times A_0 \times e^{-k \times \sqrt{(x-x_i)^2+(y-y_i)^2}}$$

$$F_2 = \frac{C_\lambda}{\sum_{x=1}^{N} \sum_{y=1}^{N} d_{min}(x,y) \times P_{den}(x,y) \times A_0}$$

$$F_3 = F_1 \times F_2$$

其中,x_i、y_i 为第 i 个设施的坐标;l 为统计覆盖的人口的窗口大小;$P(x,y)$ 为动态人口密度,在每确定一个目标后将已经覆盖的人口去掉;

$$e^{-k \times \sqrt{(x-x_i)^2+(y-y_i)^2}}$$

这是覆盖率衰减函数;k 为参数;A_0 为每个栅格的面积;d_{min} 为 x 与 y 之间最新距离。

2. 调度模型　人们通常的应急反应思路是:让最近的出救点参与应急。当大的公共卫生突发事件发生时,仅一个出救点一般不能提供应急所需的大量物资,于是产生了多出救点的多资源组合出救问题。通常用最短路方法来估计从每一个应急物流中心到应急地点)事故地点)的时间。应急所需的多资源调度主要目标是多资源出救点的数目最少,时间最短。问题可表示如下:

设 A_1, A_2, A_3, $\cdots$, A_n 为 n 个应急物流中心,A 为应急地点,它们分布在网络 $G=(V,E)$ 的节点上,x 为应急物资需求量,A_i 减的资源可供应量为 $x_i(>0)$,$i=1, 2, \cdots, n, \sum_{i-1}^{n} x_i > x$,从 A_i 到 A 需要时间为 $t_i(>0)$,要求给出一个方案,即确定参加应急的出救点及各自提供的应急资源数量,在保证应急资源需求的条件下,应急开始时间最早(图 5-46)。

我们把资源全部到达才能进行应急

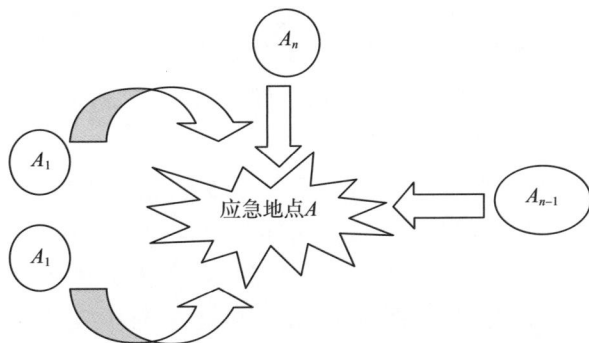

图 5-46　多出救点应急调度模型

活动的系统称为一次性耗散系统,其实质是要求最小化最长的到达时间。我们先看一个应急案例:某地甲市发生突发传染病,急需本地乙市支援一定数量的疫苗,疫苗必须首先运输到乙市机场,以便尽快发往甲市,本地乙市有若干个医院和药店有这种疫苗,这时,飞机起飞的时间显然为所需全部疫苗到达机场的时间。我们用 $T(\varphi)$ 表示方案 φ 对应的开始时间,对于一次性耗散系统,显然有

$$T(\varphi) = \max_{j=1,2,\cdots,m} t_{i_j}$$

因为 $t_1 \leq t_2 \leq \cdots \leq t_n$,在 t_p 之前能够达到的全部物资量肯定小于 x,故最早应急时间一定不小于 t_p。为此有以下定理。

定理:φ^* 为最优解(方案),并有

$$T(\varphi^*) = \max_{j=1,2,\cdots,m} t_{i_j} = t_p$$

其中:

$$\varphi^* = \{ (A_1, x_1), (A_2, x_2), \cdots, (A_p, x - \sum_{k=0}^{p-1} x_k) \}$$

式中:

$$x \text{ 满足} \sum_{k=0}^{p-1} x_k < x < \sum_{k=0}^{p} x_k$$

推论:若方案 φ 可行,则 $T(\varphi) \geq t_p$。

(四)疫后损失评估

这是疾病防控应急反应的第四个环节,即疫情发生后对此次疾病防控应急反应过程中损失进行评估。它是决定疾病防控和救治程度、制定疫后恢复建设总规划和总决策的重要依据,是在对疫情损失进行分类、分区的抽样调查和统计计算后得出的疫情实况,是最后形成疫情损失评估报告的基础。包括经济损失和非经济损失,经济损失又包括直接和间接经济损失等。

目前损失的量化方法(模型)一般有以下三种。

1. 绝对量化法　通过调查而统计疫区人员伤亡数,计算财产损失金额的损失量化法。绝对量化法的作用是可以提供疫区内疫情的基本数据,但由于此方法通常不考虑统计区的基数(总人口、总财产),故绝对量化法不能表现受疫区内疫情的强弱,有很大局限。

参考马宗晋等人建立的自然灾害灾度等级等评估方法,我们以人口的直接死亡数和社会财产损失值做双因子判定为分级标准,将突发公共卫生事件(疫情)损失分成微疫(E级)、小疫(D级)、中疫(C级)、大疫(B级)和巨疫(A级)五个等级。疫情损失等级的划分标准的数学表达式为:

可比经济损失值 =Σ 实际经济损失值 × 年物价上升指数 × 比较期间(年)

可比经济损失值是将各个时期自然灾害的损失值归一到指定的年份为比较基准的时期的物价指数进行比较,以便得出社会物质价值损失的绝对量。

2. 相对量化法　即灾害指数法,统计疫区的人员总数和财产总数,并将人员伤亡除以总人口,财产损失除以总财产,作为疫区的损失指标。这种强弱指标能较好地反映疫情的自然属性,便于对不同区域进行比较。从理论上说,相对指数法是一种较好的方法。其表达式可

以写成：

疫情损失率 = 疫情的经济损失 /（疫区疫情前一年的社会生产总量 × 物价指数）

其中，疫情的经济损失应包括直接经济损失、间接损失和疾病防治损失。考虑到疫情间接经济损失和疾病防治损失的不确定性，建议以疫情的直接经济损失作为疫情损失率表达式的分子，称之为直接损失率，即：

直接损失率 = 疫情的直接经济损失 /（疫区疫情前一年的社会生产总量 × 物价指数）

与上述绝对量化法类似，采用相对量化法也可以将疫情损失分为微疫（E 级）、小疫（D 级）、中疫（C 级）、大疫（B 级）和巨疫（A 级）五个等级。

3. 专家评定法　指由专家在受疫情现场指导评估并给出疫情损失强弱的语言描述的方法。专家评定法可以提供疫区疫情的综合评价结果，但是这种结果粗糙，不易进行量化分析。

三、疾病防控应急预案信息平台的研发

疾病防控应急预案的编制目的，是为了有效预防、及时控制和消除突发公共卫生事件及其危害，指导和规范各类突发公共卫生事件的应急处理工作，最大程度地减少突发公共卫生事件对公众健康造成的危害，保障公众身心健康与生命安全。

疾病防控应急反应的最高境界是根据疾病暴发的具体情况，采用模型计算和知识推理，实时做出应急决策方案。但由于公共卫生突发事件的复杂性，实时做出应急决策方案不切实际，因此采用应急预案这种权宜之计。其实质是知识和经验的凝聚，确定在什么时候、什么情况下、针对怎样的疫情，需要采取怎样的相应决策和措施。

依据《中华人民共和国传染病防治法》《中华人民共和国食品卫生法》《中华人民共和国职业病防治法》《中华人民共和国国境卫生检疫法》《突发公共卫生事件应急条例》《国内交通卫生检疫条例》和《国家突发公共事件总体应急预案》，国务院于 2006 年编制了《国家突发公共卫生事件应急预案》。该预案分为总则，应急组织体系及职责，突发公共卫生事件的监测、预警与报告，突发公共卫生事件的应急反应和终止，善后处理，突发公共卫生事件应急处置的保障，预案管理与更新和附则八个部分。根据突发公共卫生事件性质、危害程度、涉及范围，该预案将国家突发公共卫生事件应急预案事件划分为特别重大（Ⅰ级）、重大（Ⅱ级）、较大（Ⅲ级）和一般（Ⅳ级）四级。其中，特别重大突发公共卫生事件主要包括：①肺鼠疫、肺炭疽在大、中城市发生并有扩散趋势，或肺鼠疫、肺炭疽疫情波及 2 个以上的省份，并有进一步扩散趋势；②发生传染性非典型肺炎、人感染高致病性禽流感病例，并有扩散趋势；③涉及多个省份的群体性不明原因疾病，并有扩散趋势；④发生新传染病或我国尚未发现的传染病发生或传入，并有扩散趋势，或发现我国已消灭的传染病重新流行；⑤发生烈性病菌株、毒株、致病因子等丢失事件；⑥周边以及与我国通航的国家和地区发生特大传染病疫情，并出现输入性病例，严重危及我国公共卫生安全的事件；⑦国务院卫生行政部门认定的其他特别重大突发公共卫生事件。2020 年在全世界范围内暴发的新型冠状病毒 2019-nCoV 造成肺炎，就应该属于特别重大的突发公共卫生事件。

为配合上述突发公共卫生事件的应急预案，国家要求各级政府建立相应配套的技术保障措施，包括疾病防控应急反应信息系统、疾病预防控制体系、应急医疗救治体系、卫生执法监督体系、应急卫生救治队伍、演练、科研和国际交流；同时建立充足的物资保障，包括物资

储备和经费保障等；以及通信交通保障、法律保障和宣传教育措施。

为了有效地实现上述疾病防控应急反应预案，需要我们研发并建立一套具有可操作性的"疾病防控应急反应预案信息平台"，目标是实现应急空间信息和应急专题信息的表述链接；经过表述链接后的两种信息，再分别进入两种系统进行推理，空间信息进入"意象系统"进行"意向演绎推理"，应急专题信息进入"概念系统"进行"概念归纳推理"，即两种推理形式之间相互印证、互相促进，以完成输入信息下的决策推理。

具体对于形成一个科学的，能够落到空间实处的数字化预案（图 5-47）来说，一般应该包括如下的几个部分。一是预案启动的判断，根据对突发公共卫生事件的预测预报和蔓延的模拟，估计可能的损失，或者根据已有的损失统计，进行阈值的判断，如果超过了阈值就应该评估是否需要启动预案，启动几级预案。二是如何响应的决策，进入响应阶段，这时需要根据现有的事态发展和蔓延扩散趋势模拟，判断需要调度哪些，需要多少资源去救援，需要撤离哪些需要多少资源，需要隔离和保护哪些资源等等这些问题的决策，这个环节需要大量的疫情影响评估，需要大量的疫情发生地的人口、资源分布图，需要疫情蔓延模型分析，需要应急设施和人员的分布图。在确定好资源的需求和供给以后，就要开始配置和调度资源了。调用资源需要应急调度模型的支持。调度方案确定就可以下达命令了。三是应急效果的评估，应急指挥的命令下达了，到底执行得怎么样还需要进一步评估。这一阶段我们可以跟踪指挥应急救援的人员物资，一旦救援行动结束，需要评估突发卫生事件的影响破坏，如果突发卫生公共事件还有产生损失的可能，那么需要返回到已开始对预案的判断，重新启动预案，如果认为突发卫生公共事件已经结束，那么应急响应过程就此结束，进入下一轮的应急。

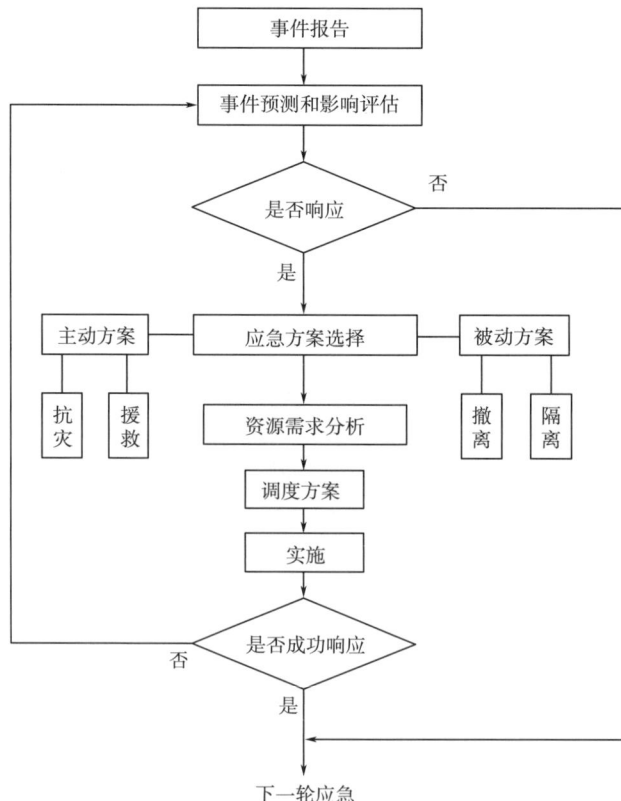

图 5-47　数字化应急预案的流程

预案的启动和执行是以人为主体的决策过程,但信息化手段引入可以为决策提供自动化的提示与参考,降低指挥人员的工作量,为应急响应和处置赢得宝贵的时间,提高其决策的科学性。例如,可以通过与相关的专业性预警监测信息系统相连接,并通过对监测策略和阈值的设定,把"决策层"的指挥人员从繁重的监控体系中解脱出来,使其把精力集中在危机预防上、在关键安全因素上,以及在总体态势把握上。此外,"操作层"的运营管理人员也可以从平台中获得具体的、精准的行动指南,实现指挥调度。

四、研究实例:澜沧江-湄公河次区域疾病防控与应急反应信息系统

(一)项目背景

澜沧江—湄公河次区域是全球重大传染病疫情高发的区域之一。2001 年 11 月,湄公河地区六国(即中国、柬埔寨、缅甸、老挝、泰国、越南)卫生部在中国云南省昆明市召开"湄公河流域疾病监测项目会议"。六国卫生部长签署了《湄公河地区六国卫生部关于湄公河流域疾病监测项目的谅解备忘录》,其主要内容是加强湄公河地区六国在该地区五种主要疾病,即登革热、疟疾、严重腹泻(包括霍乱)、疫苗可预防疾病以及对湄公河次区域有影响的暴发性流行疾病方面的监测交流活动。项目的目标是在湄公河流域云南省边境地区开展疟疾、登革热、疫苗可预防疾病、严重腹泻(包括霍乱)、不明原因疾病暴发的监测,提高各地区疾病控制能力,疫情应急处理能力,加强各国和地区之间的疾病预防与控制的合作及信息交流,制定统一的控制策略和行动方案。具体目标有:加强对缅甸、老挝、越南、泰国、中国云南省边境地区鼠疫、疟疾、登革热、出血热、艾滋病、结核、疫苗可预防疾病、严重腹泻(包括霍乱)的监测,提高医疗卫生防疫人员的业务素质,加强对鼠疫、疟疾、登革热、出血热、艾滋病、结核、疫苗可预防疾病、严重腹泻(包括霍乱)的诊断、报告及疫情处理能力。

在 2001 年之后,根据上述《备忘录》,澜沧江—湄公河次区域各国先于 2008 年 8 月 25—28 日在柬埔寨金边、2009 年 2 月 25—26 日在桂林,2010 年 3 月 4—5 日在北京,召开了三次"湄公河流域疾病监测项目国家协调员和执行委员会议";之后,于 2016 年 10 月 25—29 日在广西南宁市举办了"首届中国—东盟疾病预防控制合作论坛"。随着"一带一路"倡议的实施,中国与大湄公河次区域经济合作机制成员国续签《关于湄公河流域疾病监测合作的谅解备忘录》,实施大湄公河次区域跨境传染病联防联控项目和湄公河流域青蒿素类疟疾治疗药物抗药性联防项目。

(二)项目技术体系概述

澜沧江—湄公河次区域疾病防控与应急反应的相关数据依据中国下一代互联网(China's Next Generation Internet, CNGI)所需要的格式和标准,以动态可视的方式通过新一代高速网进行共享,实现该区域疾病防控数据和信息的监测交流机制。CNGI 打破了国外对根服务器的垄断,以具有大量的 IP 地址、高带宽、支持无缝移动漫游、良好的 QoS 保证和安全性为特征。CNGI 环境下的疾病防控与预警信息服务与管理系统应用示范系统的建立就是要将区域性疾病信息纳入到澜沧江—大湄公河次区域资源环境安全和区域合作信息网络中应用。具体建设内容包括:疾病防控数据和信息共享标准建设、在 CNGI 网络环境下共享的数据和信息处理、CNGI 环境下疾病防治与控制系统开发、CNGI 环境下疾病防控数据和信息共享运行与测试。该项目是国家发展和改革委员会高新技术项目"CNGI 在澜沧江-湄公河次区域资源环境安全区域合作中的应用示范项目"(2006—2009)之专题四的成果。

（三）系统功能结构

系统总体构架（图 5-48）上设计为四层，分别是核心层、基础层、扩展层、扩展层的其他信息服务方式。

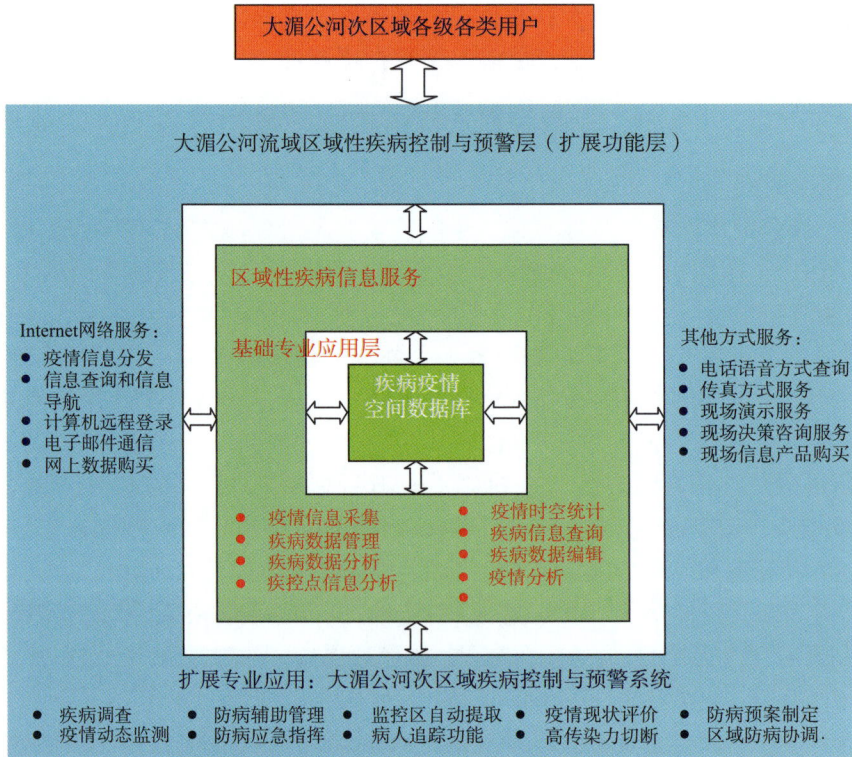

图 5-48　CNGI 在大湄公河次区域特殊传染疾病应急反应系统功能结构图

核心层：即大湄公河次区域的疾病疫情空间数据库，是本系统的信息核心，也是赖以发挥作用的支柱。

基础层：是本系统的基础专业应用，包括疫情信息采集、疾病数据管理、疾病数据分析、疾控点信息分析、疫情时空统计、疾病信息查询、疾病数据编辑、疫情分析，以及电子地图制作等功能。

扩展层：是本系统扩展的专业应用，其功能进行大湄公河次区域的疾病控制与预警，包括疾病调查、疫情动态监测、防病辅助管理、重点监控区自动提取、防病应急指挥、患者追踪、疫情现状评价、高传染力路线切断、防病预案制定、区域防病协调等功能。

扩展层的其他信息服务方式：一是互联网服务，包括疫情信息的自动分发、信息查询和信息导航、计算机远程登录、电子邮件通信，以及网上数据购买等内容；二是其他方式的服务，包括电话语音方式查询、传真方式服务、现场演示服务、现场决策咨询服务，以及现场信息产品购买等。

（四）系统业务和信息流程

上述区域性疾病控制与预警系统的业务实施流程如图 5-49 所示：

个人报警　　医疗机构监测　　已有数据分析　　国际组织统计　　政府间信息交换　　专门委员会统计

次区域传染病报警信息的接收

数据规范化配准、整理和集成

标准、规范制度等

特殊传染疾病空间数据库

专业知识和知识库

可操作规范和标准的形式化

Arc IMS 应用服务器连基础数据专题数据电话语音方式

区域传染病历史数据和资料

区域传染病现状数据和资料

区域传染病预测数据和资料

区域特殊传染病变化各因子分析

历史演变规律
（历史反演）

现状基本认识
（现状评价）

发展趋势预测
（预测预报）

次区域特殊传染病应急反应预案

面向公众的信息发布和服务

医疗等专业部门的决策方案

各国及各地政府部门的决策方案

次区域特殊传染疾病情况
- 基本状况
- 空间分析
- 政府的控制水平
- 个人受到的危害估算

应对特殊传染病的专业措施
- 治疗方案
- 预防方案
- 隔离方案
- 求援方案

应对特殊传染病的政府措施
- 资金投入
- 人力和物力投入
- 整个社会的协调
- 各国政府间的协调

方案和效果评估

不满意，返回　　　　　满意　　　　　不满意，返回

系统增加最新个案信息

补充数据库和档案库

基于网络和有线/无线通信手段的信息服务　　←　综合信息服务　　→　数据产品服务

新一轮的业务运行

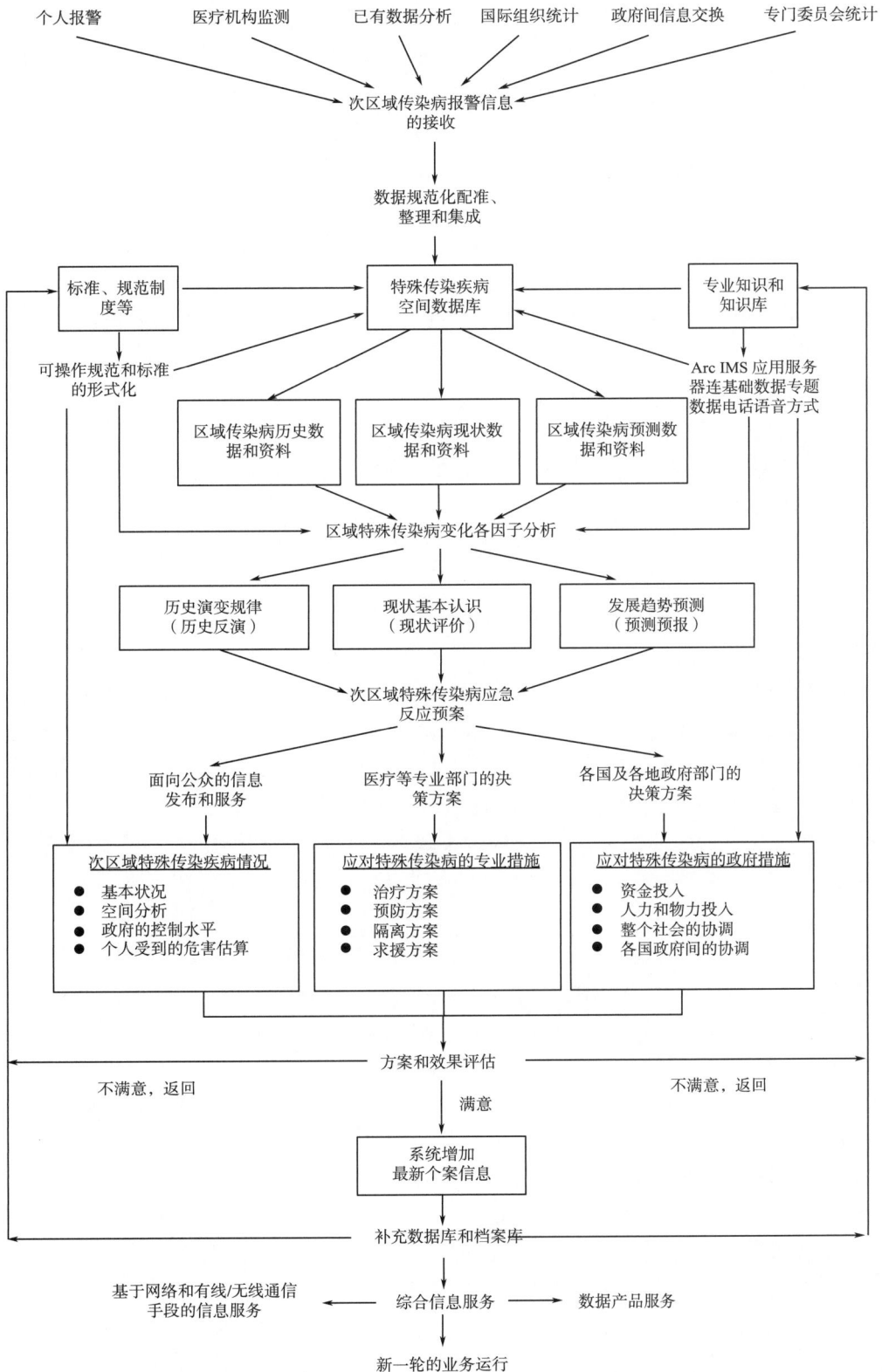

图 5-49　CNGI 在大湄公河次区域应对特殊传染疾病突发事件的业务流程

1. 大湄公河次区域的特殊传染疾病报警信息来源有六种,即个人报警、医疗机构监测、已有数据分析、国际组织统计、政府间数据交换、专业委员会统计。这些来源的信息经过数据的规范化配准、整理和集成处理,形成大湄公河次区域的特殊传染病空间数据库。

2. 大湄公河次区域的特殊传染病空间数据库在应用过程中,必须有两方面条件的辅助和支撑。一是标准、规范和制度等,经过提炼,形成可操作规范和标准的形式化条例,供空间数据库应用时遵循;二是专业知识和知识库,以及由此派生的资源环境、医疗领域的专业分析模型,它们可在上述数据库的应用中起到分析工具的作用。

3. 经过分析和提炼,从大湄公河次区域特殊传染病空间数据库中可派生出三个有用的信息:一是大湄公河次区域特殊传染病历史数据和资料;二是大湄公河次区域特殊传染病现状数据和资料;三是其发展变化预测数据和资料。它们在大湄公河次区域的特殊传染病的历史演变分析、现状评价以及预测预报中将起重要的作用。

4. 经过大湄公河次区域特殊传染病变化的各因子的分析,得出大湄公河次区域特殊传染病历史演变规律(历史反演)、基本现状认识(现状评价)、发展预测(预测预报)。这三种信息和知识对于大湄公河次区域的特殊传染病预防、突发事件应急反应等都具有十分重要的作用。

5. 从上述分析,可得出大湄公河次区域特殊传染病应急反应预案。它分为三个方面:首先是面向公众的信息发布和服务,即通过这些信息的服务,公众可了解到大湄公河次区域的特殊传染病基本状况、空间分布、政府对其的控制和应对能力和水平,以及个人会受到的危害和保护等信息。第二方面是面向专业部门的应用,是本系统的基础专业功能。通过专业部门(医疗机构、艾滋病防治机构等)的应用,可以对大湄公河次区域应对特殊传染病突发做出如下专业措施和预案:治疗方案、预防方案、隔离方案,以及求援方案等。第三方面是面向政府应对特殊传染疾病的辅助决策应用,可以帮助政府做出包括资金投入、人力和物力投入、整个社会的协调和管理、各国政府间协调等应急反应预案等。

6. 在上述三个方面的应用过程中,公众、专业部门以及政府会得出应用的效果或方案的可行性的反馈。如果满意,系统继续运行,增加最新个案信息,并将信息补充到数据库和档案库中;如果不满意,则回到前面各个环节进行修改或重新应用,直至得到满意结果为止,进入下一轮的业务运行。

7. 本系统还可以进行两个方面的综合信息服务,即基于网络和有线/无线手段的信息服务,以及数据产品的服务。

为了疾病防控应急反应制图需要设计了系统需要数据库。静态数据是相对不会发生变化的数据,针对本专题。主要有三类数据,一是项目区资源环境本底数据,包括基础地理信息、各种遥感影像信息、数字地面模型(digital terrain model,DTM)数据等;二是项目区人口社会经济数据;三是项目区疾病防控数据,包括疾病疫情历史统计数据和各种应急预案、现有公共卫生设施资源分布数据。动态数据包括输入数据和输出数据。输入数据主要包括:疾病疫情数据。包括个人报警数据、医疗机构监测数据、已有分析数据、国际组织统计数据、政府间数据交换数据、专业委员会统计数据等。输出的数据主要包括:疾病防控预案、各种专题图和报表下载、疾病疫情数据下载。

具体来说,设计了 5 个数据库,包括突发传染病报告数据、法定传染病监测数据、传染病疫源地监测数据、卫生防疫资源、公共卫生基础地理信息(图 5-50)。

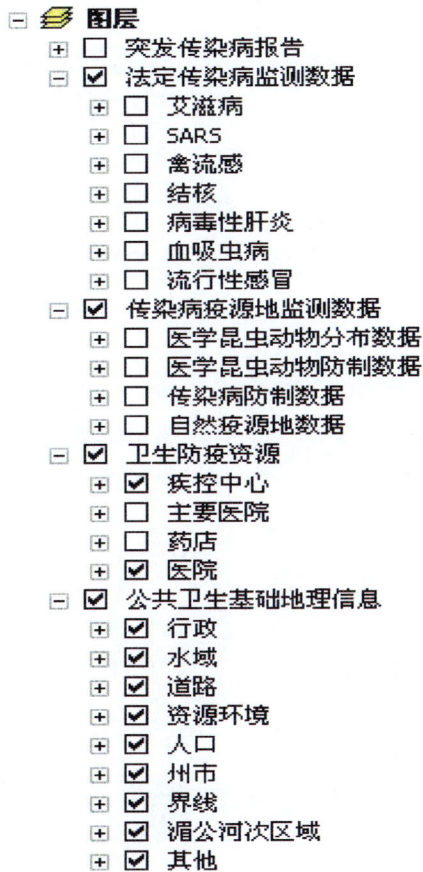

图 5-50　疾病防控应急反应数据库

(五)系统用户界面和应用案例

由于疫情随时有可能发生变化,需要实现实时的制图,同时需要提供各种模型和数据的远程访问。因此我们设计开发了网络地图服务来实现区域疾病防控的应急反应制图。

本系统服务端需支持 IPv6。系统与"CNGI 在澜沧江-湄公河次区域资源环境安全区域合作中的应用示范项目"其他项目系统相对独立运行,通过 LAN 连接交换机并与 CNGI 骨干连接。实现了在线提交疫情数据,提交的数据可以马上可视化专题图的形式显示出来。把页面中的疫情申报窗口可以显示当前各县市的疫情数据,还可以修改数据,修改以后提交到后台数据库中。而地图窗口有事先设置的专题地图,专题地图的制图数据同样是和后台数据库相联系的,这样当前台疫情申报页面提交了相关数据以后,地图也能够通过刷新重新生成新的专题地图。实现了疫情发布的动态更新。

不仅提供疫情的动态信息,还提供相关信息,如疫源地信息、基础地理信息等(图 5-51)。以鼠疫为例,提供包括黄胸鼠、臭鼠、大绒鼠等医学昆虫动物数据。根据历年鼠疫发生情况,统计了鼠疫疫源地分布情况。此外还提供 DEM、坡度、坡向、植被指数、年均温度、年均降水量等自然疫源地信息。这些信息可以根据需要通过图层控制的方式来实现显示和隐藏,达到和桌面电子地图同样的操作效果。除了以专题地图的形式显示相关信息外,还可以通过点选查询、搜索等方式直接获取相关数据。

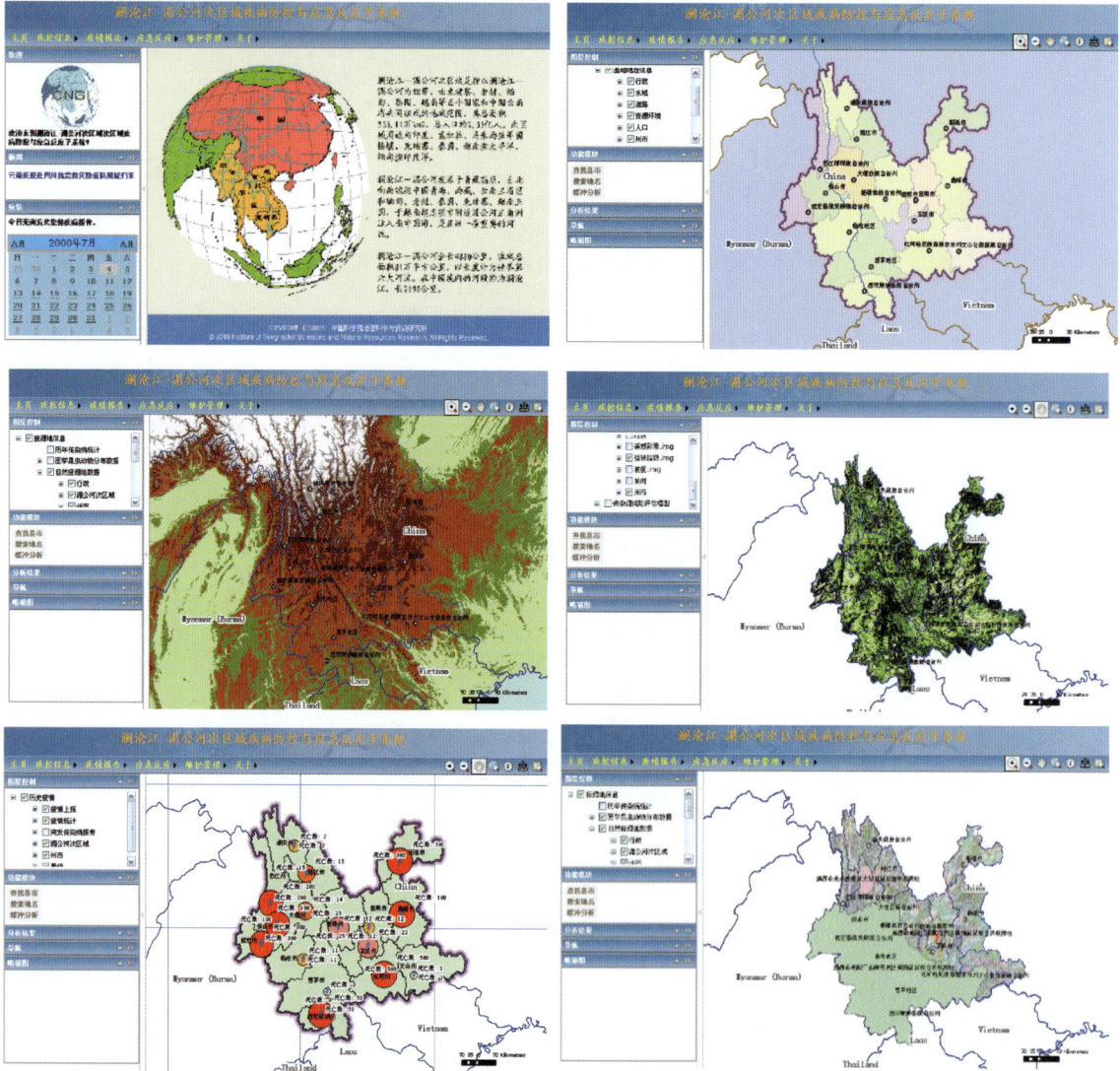

图 5-51　疾病防控应急反应系统的用户界面和数据库案例

左上:系统引导主界面;右上:基础地理信息—云南省行政区划图;左中:自然疫源地信息—DEM;右中:自然疫源地信息—NDVI;左下:历史疫情;右下:自然疫源地信息—鼠疫疫源地。

获取到连续的疫情发布信息,就可以制作随时间变化的系列疫情发布地图。通常可以获取到以天为单位的疫情信息,通过网站的每天及时更新,可以生成每日的疫情分布地图,连续获取的系列地图更能够帮助我们发现疫情的蔓延趋势。及时的疫情扩散态势信息的掌握,可以辅助决策,特别是在其他地理信息,例如,疫源地信息和交通、河流等基础地理信息结合下,可以大致判断疫情扩散的方向、范围,和其他地理信息的联系,例如,若发现有沿着河流扩散的趋势,可以迅速作出检验河流水源的决策,进而提高沿着河流分布未感染地区的防疫工作。

模型的第一步是从行政区划中选择和查找疫点。把确定为动物鼠疫或人间鼠疫疫点的自然村或街道以及与疫点相邻、具有相同自然景观的自然村选择出来,生成一类疫区。接下来是以疫点为中心,半径 2.5km 范围内未被划分为一类区的村寨,街道划为二类疫区,具体实践中我们采用生成缓冲区的办法实现。三类疫区是一、二类区外半径 2.5 ~ 5km 的村寨,街道,同样可以采用缓冲区的办法实现。整个模型由 1 个 SELECT 和 2 个 BUFFER 工具组合而成,虽然简单,但是实用,特别是结合预案赋予了具体参数和实际意义,可以为应急指挥决策服务。

确定好响应级别以后接下来就开始进入响应阶段。不同的疫区需要采取不同的响应策略。如一类疫区采取检诊检疫——隔离治疗患者——密切接触者预防服药,以及灭蚤——爱国卫生运动——灭鼠——灭蚤的措施。二类疫区采取爱国卫生运动——灭鼠——灭蚤的措施。三类疫区采取爱国卫生运动——灭鼠措施。有了这些措施我们就能针对性地采取相应措施。同时,一旦疫情蔓延,我们可以在此调用疫区划分模型运算,得到新的疫区划分图,重新布置相关政策和措施。

针对三类疫区不同的响应机制需要,可以制定需要的应急物资和人员清单。医疗援助需要调集资源确定以后,往往一个地区没有足够的疫苗、医生、护士等,因此也涉及资源的调度问题,我们假设如下场景:

甲市某地发生突发人间鼠疫传染病,急需乙市支援 50 箱疫苗(x),疫苗必须首先运输到乙市物资中心,以便尽快发往甲市,乙市本地有 10 个医院和药店有这种疫苗,数量分别为 x_i,且已知每个医院到乙市物资中心的时间(单位:t_i,小时),求解最优方案。我们先把 10 个医院按照距离机场的时间排序,并依次编号 $A_1 A_2 \cdots A_{10}$(表 5-10)。

表 5-10　公共卫生事件救援调度算例数据(其中 x=50)

	A_1	A_2	A_3	A_4	A_5	A_6	A_7	A_8	A_9	A_{10}
t_i	0.5	1	1	1.5	2	2	3	3	4	4
x_i	15	10	10	25	7	12	14	9	15	10

求解的结果为:

$\varphi^* = \{(A_1\ 15)(A_2\ 10)(A_3\ 10)(A_4\ 15)\}$

$T(\varphi^*) = t_4 = 1.5$

求解的方案,意思就是,50 箱疫苗需要从 A_1、A_2、A_3、A_4 这四个医院中分别调出 15 箱、10 箱、10 箱、15 箱疫苗,需 1.5 小时集中物资。这种方案是应急响应的最短时间方案。

这样我们就完成了资源调度的方案,就可以下指挥命令实施,同时生成指挥调度地图,如图 5-52 所示。实施的过程中,如果物资配送车辆有 GPS,还可以在地图上动态跟踪运送车辆的运行状态,便于根据现场情况对方案予以调整,或者启动新的响应级别直到应急响应结束。

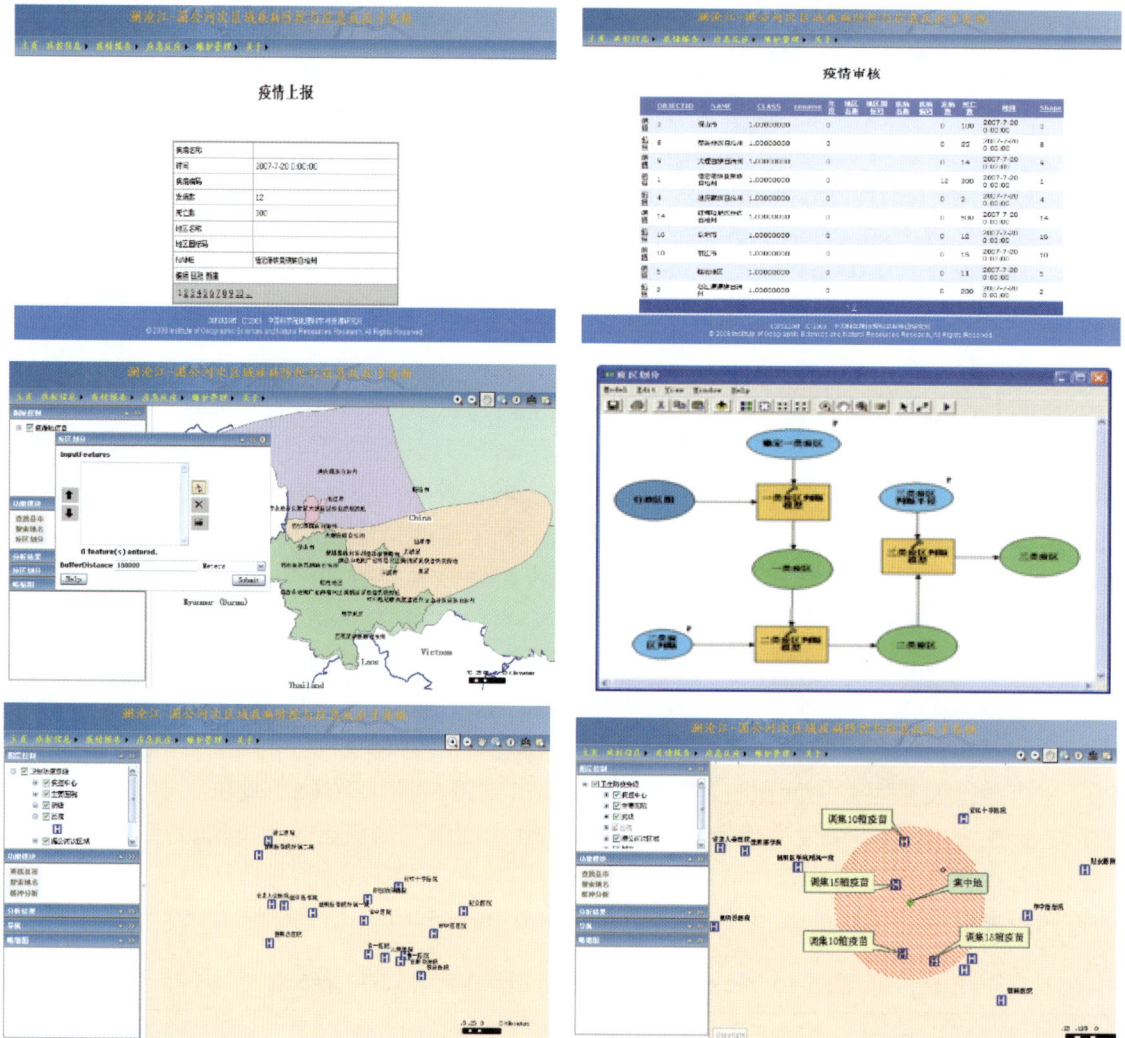

左上:疫情上报;右上:疫情审核;左中:疫区划分;右中:鼠疫疫区划分模型;左下:公共卫生资源;右下:资源调度。

图 5-52 疾病防控应急反应系统的应用案例

　　总的来说,网络形式的应急反应制图达到了良好的效果。一方面,网络地图的发布形式,不需要安装复杂的专业制图软件,便于操作和访问。专家学者可以在网络允许情况下开展远程的分析计算;指挥决策者可以实时的生成数字化的指挥预案和发布指挥命令;普通大众也可以从中获取到应急管理部门发布的大量及时应急信息。另一方面,通过网络应急反应制图通过地图服务的方式不仅提供了地图的图形图像,还提供了数据的远程访问和制图专题模型的远程访问,实现了远程使用数据源和模型的分析远程处理,由于可以使用到分布式的远程数据,可以大大节约数据传输所耗费的大量时间和网络带宽,远程模型的分析计算,摆脱了专业软件的束缚,如果说数据的分布式访问实现了数据的共享,模型的远程处理则实现了模型和科学计算的共享,操作人员可以在应急环境下快速的操作并实时得到远程计算的结果,辅助应急决策。

五、讨论

区域疾病防控与应急反应系统是疾病防控领域信息化的一个重要方向,也是地理信息系统、物联网、传感网、大数据等现代化信息技术在公共卫生领域应用的一个重要成果。本节在总结和归纳国家疾病防控应急反应相关技术规程的基础上,阐述了研究团队在该方向上的研究成果。

疾病防控应急反应信息系统由信息采集与管理、信息交换与共享、信息支持与服务三大部分组成,其核心是建立疾病防控数据库和应用系统。系统建设的关键技术体现在疾病防控应急反应各个环节上,包括疫情预测和风险评估、现状和态势分析、应急选址和调度、疫后缺失评估等方面的模型、方法和技术。

应急预案是在模型和知识推理不能实时地产生应急决策方案的情况下,采取的一种权宜之计。本团队设计了疾病防控应急预案的信息平台,采用数字化和可视化的技术手段,实现对疾病防控预案启动的判断、对决策的响应,以及应急效果的评估。

最后,阐述了本团队完成的国家发改委高技术项目"CNGI 环境下的澜沧江—湄公河次区域资源环境信息安全区域合作中的应用示范"之课题"CNGI 环境下澜沧江—湄公河次区域疾病防控与应急反应子系统建设与应用示范"案例成果,显示了地理信息技术在区域疾病防控应急反应中应用的强大功能。

(齐清文,张岸)

第六节　空间流行病学的前沿与展望

传统医学地理学着重探讨自然环境对人类身体健康的影响,研究自然生态环境与人的身体健康之间的关系,如疾病的空间分布、身体健康的地理学特点以及与此相关的医院与医疗服务的空间分布等。但随着社会经济的发展,人类改造自然环境的能力不断提升,自然环境对人类健康的作用逐渐减小,社会文化环境成为影响人类健康的主要因素,医学地理学研究出现了显著的社会—文化转向,在 20 世纪 90 年代发展成为更加关注健康与保健的"健康地理学"。健康地理学是对传统医学地理学的继承和更新,不再局限于传统医学地理学所重视的自然环境引发疾病风险,转而广泛关注自然环境、建成环境甚至是社会人文环境等多因素对人类生理、心理及社会健康状态的影响,具有高度复杂和多维度特征。

空间流行病学是当代健康地理学研究的重要组成部分和前沿方向,它从时空维度上观察人群疾病或健康与地理环境间关系,主要研究内容包括人群流行疾病或健康状况的空间模式及其与环境因素的关系、健康保健机构和设施的合理空间配置等。由于时空维度的复杂性,传统医学地理学所关注的广阔地域范围内的疾病风险特征变得难以解释,促使空间流行病学研究缩小了关注区域,转而给予地方问题以更多重视。以小地域或城市为对象的空间流行疾病研究具有更好的可解释性,英国的科学期刊《健康与地方》(*Health and Place*)就明确将健康问题与地方物质环境、社会文化环境联系起来。

此外,多学科交叉融合也成为空间流行病学研究的一个鲜明特点。事实上,医学地理学及健康地理学的诞生本就是医学和地理学两个学科交叉融合的产物,但近年来更多的学科理论或方法参与进来,为空间流行病学的创新发展注入了新鲜血液。生态学理论的发展为空间流行病学重新审视"环境-人-疾病"之间的关系提供了坚实支撑,环境科学与技术进步为空间流行病学中的环境因素量化提供了更加客观、细致的可靠方法,计算机和互联网技术的跃进更为空间流行病学提供了强大的复杂计算能力和全新的环境感知手段,诸如全球变化、城乡规划等学科融合推动空间流行病学发展的案例也在不断涌现。

本章所介绍的地理信息技术在流行病学和急救管理中的应用案例都应当归于空间流行病学研究范畴。除以澜沧江-湄公河次区域为案例介绍了疾病防控与应急反应系统建设方案外,我们主要是以深圳市为研究对象,细致剖析了深圳市城市地域范围内的高血压、心脏病、肝病等疾病风险分布、传播过程及发展趋势等,融合应用了医学、地理、统计、计算机等多学科理论方法,是以城市为单元开展空间流行病学研究的成功实践。

综合来看,在我们未来的工作中最有希望取得突破的领域在于数据和方法两个层面,泛在的地理信息数据为空间流行病学研究的环境要素感知提供了更多渠道,快速发展的人工智能方法在空间流行病学研究中亦显现出良好的应用前景,值得我们作更深入的探索。

一、泛在的数据

地理信息技术以特殊格式的空间数据为空间流行病学研究提供了支撑,地理信息数据已成为空间流行病学研究的重要数据基础。然而随着计算机、互联网、移动通信及物联网等技术的快速发展,GIS领域正经历着一场时代变革,传统的数据采集和服务方式已无法满足需求。包含了文本、语音、图片、视频等隐含有大量地理知识的泛空间地理信息吸引着诸多研究们的目光,还可以让数据用户同时参与到数据采集过程中来,在空间流行病学研究中也具有很好的应用前景。

在空间流行病学领域,泛在地理信息的应用潜力巨大。例如本章介绍的地址匹配方法,实质是将文本格式的医院门诊资料转换为空间地理信息数据,从而运用空间分析等方法深入挖掘疾病的地理分布特征。类似的泛在地理信息数据还有很多,如关于疾病的网购、微博、知乎、百度指数等文本资料,可结合定位信息开展疾病关注度、用户画像、空间风险分布等层面的知识挖掘。街景影像在影响居民健康的城市建成环境质量评价方面也有较多应用,而在公共场合的录音录像感应设备也可以提供地理信息相关的声音或视频数据,并从这些数据中提取出人流、车流、噪声等知识内容,辅助作为相关疾病分析的社会环境变量,支撑探究引发疾病的社会环境因素或评价其环境暴露水平(图5-53)。

相较于传统的地理信息数据,空间流行病学领域可用的泛在地理信息数据存在显著的获取手段复杂、组织管理困难、数据间组合重塑性强、时空动态变化及应用多样化等特征。数据的来源泛化决定了数据获取手段的复杂性,而且往往还需对获取的原始数据进行加工整理才能得到真正可用的数据资料;多源异构的数据组织管理也是当前泛在地理信息数据发展的主要挑战,但多源异构的数据又提供了重组旧数据、塑造新数据的可能,为空间流行

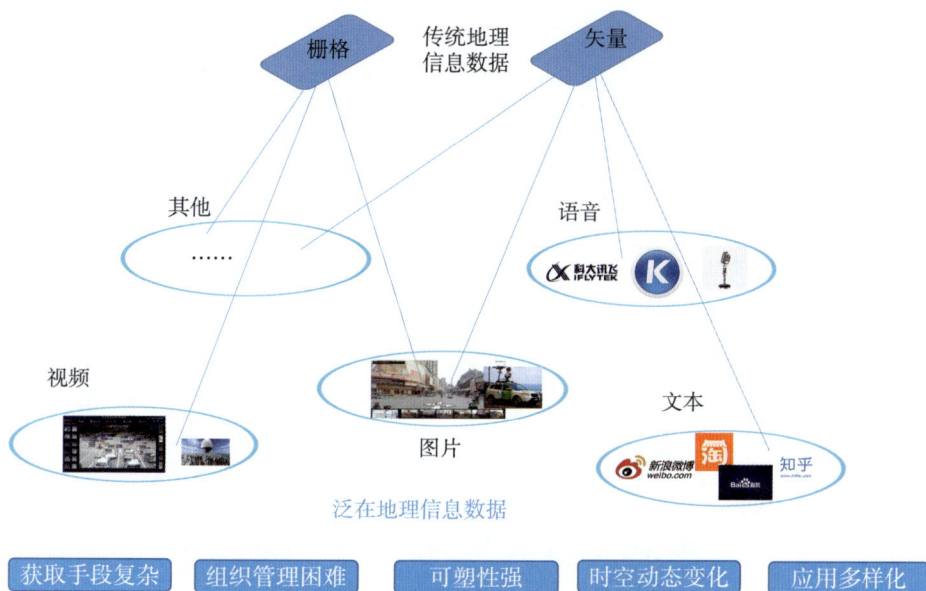

图 5-53　泛在地理信息数据的内涵与特征

病学研究来新期望；以按需、众源、即时等方式采集的泛在地理信息数据还具备时空动态变化特性，能够很好满足空间流行病学完整时空序列分析中的数据需求，而多种多样的数据资料更在不断拓展空间流行病学的研究领域和关注焦点。

因为泛在地理信息可以涵盖更丰富、更细微的内容，特别是在采集或处理健康相关的泛在地理信息数据时，我们应当对个人隐私、安全保护、道德伦理等方面给予更多的关注和努力。

二、智能的方法

在丰富数据的基础上，想要去粗取精获得真正有效、可靠的知识内容还需要依靠算法的支撑，而方兴未艾的人工智能方法已被广泛应用于地理、医学等诸多领域，也有希望在空间流行病学研究中开辟新的热点。人工智能的概念起源于 1956 年的达特茅斯会议，在经过半个世纪的缓慢酝酿后终于暴发，专家系统、机器学习、模糊逻辑、计算机视觉、自然语言处理等算法不断更新，逐渐具备了应用场景广、学习效果好、训练实现过程相对简单的优点，掀起了各学科领域争相引入融合的新潮。

人工智能的主要算法包括随机森林、支持向量机等机器学习方法和深度神经网络、卷积神经网络、循环神经网络、生成式对抗网络等深度学习方法，其主要应用集中在建模预测、分类识别、自然语言处理等方面。未来的空间流行病学发展中也体现出了类似需求，例如对疾病传播过程的建模和预测、对不同类型病患数据的分类识别、对社区环境因子的定量提取及病例等级资料的翻译转换等。当前，国内将人工智能方法应用于空间流行病学研究和理论实践的案例相当稀少，特别需要在深圳这类智慧城市建设基础较好的城市展开探索（图 5-54）。

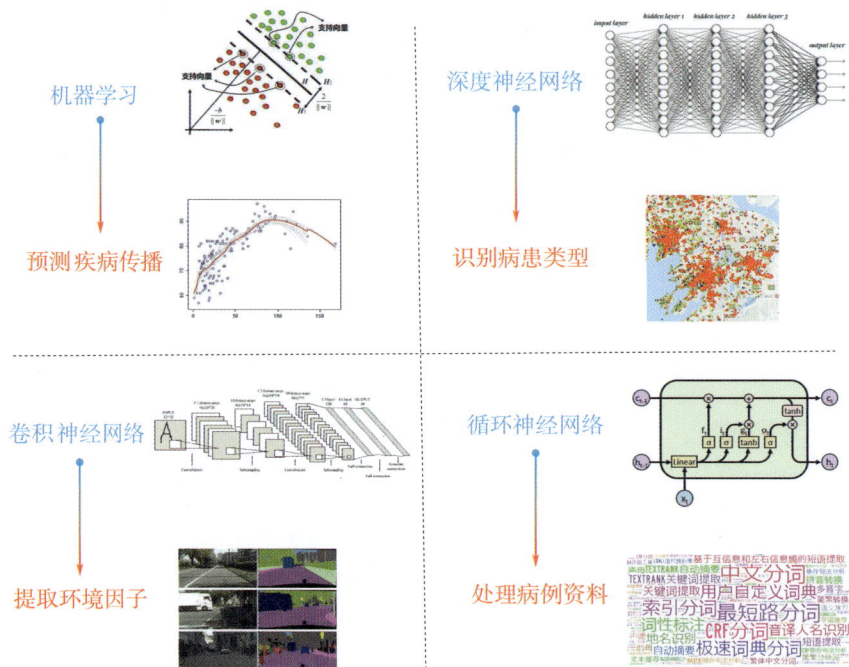

图 5-54　人工智能算法的空间流行病学应用简单示例

三、研究展望

地理信息技术在流行病和急救管理应用中呈现出的良好效果,坚定了我们深入、持续推动空间流行病学研究的信心和决心。在深圳市的应用案例中,我们积累了丰富的研究经验和数据基础,也有希望获得更多的泛在地理信息数据和更先进的人工智能技术支持。因此,我们期待未来的研究能在以下方向取得更多突破:

(一)中文地址智能匹配

中文地址匹配具有语义复杂、地方词等特殊困难,当前的中文地址模型普遍存在自适应构建能力较差的问题。面对海量且地方性较强的地址数据,引入智能方法实现数据的自动化精确和快速分类、匹配不失为一个良好的解决办法。

(二)特殊疾病的分析应用

人类对疾病的产生和传播过程仍然缺乏足够理解,在我们的生存环境中仍然存在很多未知或未得到足够重视的疾病因子,例如在 2019 年开始全球流行的新冠病毒感染。我们不仅希望 GIS 技术能够在这类特殊疾病的突发过程中起到应急支援作用,也希望能及时发现人类生存环境中的致病地理因素,以防患于未然。

(三)特殊环境中的分析应用

空间流行病学重点关注和促进人的健康,而健康是在人与环境互动过程中达成的一种平衡状态。现实中,环境条件可能存在巨大差别,而我们对不同环境条件的关注程度也是有轻有重。当前,我们对某些特殊环境条件的研究并不充分,例如在青藏高原、荒漠化、山区等特殊自然环境和边境地带、留守儿童、少数族裔等特殊社会环境中的空间流行病学研究。

（四）健康公平性

健康公平是指社会中所有成员均有机会获得尽可能高的健康水平，是人的基本权利，也是社会可持续发展的重要基石。然而健康公平的实现并不容易，它需要科学可靠的健康公平性评价，找出起胁迫作用的环境因素，最终提出有效方案来调整人类、环境间的关系。

（五）高分辨率时空分析

随着数据获取能力和计算能力的不断提高，环境感知能力得以大幅增强，可以通过手机定位、浮动车、交通视频等数据实现城市环境中人流、车流监控，并通过计算得到即时的详细的人口密度、大气污染、环境噪声、热量分布等环境数据，时间分辨率和空间分辨率相较于传统数据都获得极大提高，并可应用于时空过程分析，克服传统数据分析中的片面性局限。

（杜清运，任福，杨任飞）

参考文献

[1] DU QY , ZHANG MX, LI YY, et al. Spatial Patterns of Ischemic Heart Disease in Shenzhen, China: A Bayesian Multi-Disease Modelling Approach to Inform Health Planning Policies[J]. International Journal of Environmental Research and Public Health, 2016, 13(4)：436.

[2] HU T, DU QY, REN F, et al. Spatial Analysis of the Home Addresses of Hospital Patients with Hepatitis B Infection or Hepatoma in Shenzhen, China from 2010 to 2012[J]. International Journal of Environmental Research and Public Health, 2014, 11(3): 3143-3155.

[3] WANG ZS, DU QY, LIANG S, et al. Analysis of the Spatial Variation of Hospitalization Admissions for Hypertension Disease in Shenzhen, China[J]. International Journal of Environmental Research & Public Health, 2014, 11 (1): 713-733.

[4] XI YL , DU QY , REN F, et al. Spatial Analysis of the Distribution, Risk Factors and Access to Medical Resources of Patients with Hepatitis B in Shenzhen, China. International Journal of Environmental Research and Public Health[J]. Public Health, 2014, 11 (11): 11505-11527.

[5] ZHU YS, DU QY, TIAN F, et al. Location Optimization Using a Hierarchical Location-Allocation Model for Trauma Centers in Shenzhen, China[J]. International Journal of Geo-Information, 2016, 5 (10): 190.

[6] 白尧，陈志军，陈保忠，等 .2013-2017 年陕西省手足口病的时空流行特征 [J]. 中华疾病控制杂志，2021，25 (03)：329-334.

[7] 公衍峰，郑金鑫，胡小康，等 . 空间流行病学在寄生虫病传播风险研究中的应用 [J]. 中国寄生虫学与寄生虫病杂志，2021，39(01)：101-106.

[8] 郭雯雯，郭西亚，李鹏，等 . 陕西省新型冠状病毒肺炎确诊病例空间流行病学特征及影响因素 [J]. 中华疾病控制杂志，2021，25(04)：400-404.

[9] 胡宏，徐建刚 . 复杂理论视角下城市健康地理学探析 [J]. 人文地理，2018，33 (06)：1-8.

[10] 姜庆五，赵飞 . 空间自相关分析方法在流行病学中的应用 [J]. 中华流行病学杂志，2011(06)：539-546.

[11] 李美芳，欧金沛，黎夏 . 基于地理信息系统的 2009-2013 年甲型 H1N1 流感的时空分析 [J]. 地理研究，2016，35 (11)：2139-2152.

[12] 刘昆，李新楼，邵中军 . 空间流行病学在疾病预防控制工作中发挥着重要作用 [J]. 中华流行病学杂志，2018，39 (09)：1143-1145.

[13] 刘晓霞，邹小华，王兴中 . 国外健康地理学研究进展 [J]. 人文地理，2012，27(03)：23-27.

[14] 刘耀林 . 新地理信息时代空间分析技术展望 [J]. 地理信息世界，2011，9 (02)：21-24.

[15] 覃青连，李峤，颜星星，等 . 空间病例对照研究理论方法进展与趋势展望 [J]. 中国卫生统计，2021，38 (01)：155-160.

[16] 丘文洋，李连发，张杰昊，等 . 利用空间聚集的贝叶斯网络评估手足口病发病风险 [J]. 地球信息科学学报，2017，19 (08)：1036-1048.

[17] 宋全伟，李克莉，张国民，等 . 中国 2005～2014 年乙型病毒性肝炎空间流行病学特征分析 [J]. 中国疫苗和免疫，2015，21 (06)：601-605.

[18] 王劲峰，葛咏，李连发，等 . 地理学时空数据分析方法 [J]. 地理学报，2014，69 (09)：1326-1345.

[19] 王劲峰，廖一兰，刘鑫，等 . 空间数据分析教程 [M]. 2 版 . 北京：科学出版社，2019.

[20] 王劲峰，徐成东 . 地理探测器：原理与展望 [J]. 地理学报，2017，72 (01)：116-134.

[21] 吴北平，杨典，王劲峰，等 . 利用贝叶斯时空模型分析山东省手足口病时空变化及影响因素 [J]. 地球信息科学学报，2016，18 (12)：1645-1652.

[22] 张新，林晖，朱长明，等 . COVID-19 疫情早期中国确诊时间的时空特征及动态过程分析 [J]. 武汉大学学报 (信息科学版)，2020，45 (06)：791-797.

[23] 周素红，张琳，林荣平 . 地理环境暴露与公众健康研究进展 [J]. 科技导报，2020，38 (07)：43-52.

[24] 周晓农，杨国静，杨坤，等 . 中国空间流行病学的发展历程与发展趋势 [J]. 中华流行病学杂志，2011 (09)：854-858.

[25] 朱一姝，杜清运，梁实，等 . 城市创伤中心空间选址的层次分析模型 [J]. 地理信息世界，2015，22 (03)：1-7.

第六章
院前急救体系的构建与管理

第一节　急救网络医院的准入与管理

一、概述

北京、广州、深圳等城市依托医院建立院前急救网络,这种模式的优势:一是院前与院内衔接紧密,对患者急救有利;二是院前急救人员属于医院管理,可以解除院前急救医护人员职业发展的后顾之忧,年轻时在院前急救,步入中年可以从事急诊科或进一步深造到重症监护科工作;三是政府一次性投入不大的情况下很快建立起高素质院前急救网络。深圳市急救中心近些年也建立了少量不属于医院的专业院前急救队伍作为补充,但相当一部分派驻到医院中去,仍然以依托医院组建院前急救网络为主,并下发救护车和急救装备到医院。本节以深圳为例,论述这一模式下急救网络医院的准入与管理。

深圳市急救中心 1997 年正式挂牌建成,全市急救网络于 1998 年开始了运转,是全国较早建立急救中心的城市之一,急救网络早期模式是依托于市、区各级公立医院。随着特区的经济快速发展和人口的剧增,公立医院资源不足的问题凸显出来,这一问题在原特区外地区更加明显。与此同时,社会医疗机构如雨后春笋般建立,曾经一度在数量上超过公立医院。公立医院也在不断地升级,原有的急救半径已不足以满足人们的急救需求。为加强深圳市院前急救实力,缩短急救半径,提高反应速度,吸收了部分优质民营医院加入急救网络。近些年深圳市急救中心也建立了小部分直属院前急救队伍,作为机动生力军,并派驻到一些急救实力薄弱的区域。

根据原卫生部《医疗机构基本标准》和《广东省医院分级管理评审标准》,结合深圳市急救医疗网络的实际,深圳市急救中心组织全市急救专家反复讨论准入方案,制定了《深圳市急救医疗网络医院建设规范(试行)》,多次根据实际情况进行了修订,并由深圳市卫生健康委员会审核印发给全市各医院,深圳市卫生健康委员会同时委托深圳市急救中心对申请加入的医院根据进行准入评审与管理。

二、急救网络医院入网评审流程

1. 拟入网医院向深圳市卫生健康委员会递交加入急救网络入网申请表(见附件 7)。

2. 深圳市卫生健康委员会批准并下达入网考评计划到市急救中心。

3. 市急救中心与需入网考评医院确定考评时间。

4. 评审小组成员组成

（1）带队领导：市卫生健康委员会1名、市急救中心1名。带领评审小组到申请入网医院现场考核评审。

（2）审核专家：急诊专委会专家3名。1名专家评审急诊科或院前急救科的科室建制（6分）、人员（20分）、培训（4分）合计30分。1名专家评审急诊科或院前急救科的科室建设（20分）、管理要求（20分）、配套要求（10分）合计50分。1名专家评审技术操作考核20分（双人法气管插管、双人法心肺复苏、检伤分类及抢救流程），每项操作抽考一对急诊或院前医护人员，共抽考三对医护人员。

（3）护理管理人员：1名，检查救护车医疗物品配置和消毒隔离及急救护理操作等。

（4）救护车管理人员：1名，审核救护车的性能和保养等。

（5）后勤保障工作人员：1名，协调和保障考核进行。

5. 考评完成后，市急救中心作出考评总结，向市卫生健康委员会递交考评报告。

6. 市卫生健康委员会对考评结果进行批复，发文给新入网医院及全市各急救网络单位。

7. 市急救中心通知各相关科室落实对新入急救网络医院的各项管理。

三、准入原则

1. 急救医疗网络医院是依法登记取得《医疗机构执业许可证》的各级医疗机构。

2. 急救医疗网络医院急救范围急救半径在3～5km。

3. 急救医疗网络医院需具备完善的急救医疗服务体系，确保急救工作及时、准确、有效地进行。

4. 急救网络医院建设需达到《深圳市急救医疗网络医院评分标准》的要求，经市急救中心组织专家考评，达到75分以上方可准入。

5. 按照医院的级别与职能承担相应的应急救治任务。

四、急救网络医院承担责任

1. 在市急救中心的统一指挥调度下开展应急医疗救治工作。

2. 承担日常院前医疗急救任务，并对患者予以紧急初步救治。

3. 承担各类突发性事件的现场紧急医疗救援任务。

4. 完成对大型集会、重大活动及上级部门指派的其他特殊服务。

5. 急救医疗网络医院要在医院业务实力和法定的范围内收治急诊急救患者，并实行首诊负责制。

6. 及时向急救中心报告出诊救治情况，并按要求进行相关信息报送。

7. 承担本责任区域内院前急救知识的宣传普及和培训工作，提高公众的自救互救能力。

8. 承担属地下一级医院急救的增援和技术指导任务以及接收下级医院患者的转诊任务。

9. 承担急诊急救科研任务，促进急救水平的提高。

五、急救医疗网络医院准入标准

（一）三级急救医疗网络医院准入标准

1. 对医院的基本要求

（1）三级急救医疗网络医院为三级医院，符合三级医院建设标准，达到急救医疗服务体系的要求。

（2）根据区域卫生规划，最少建设1个院前急救站点，逐步合理布局增设院前急救站点。

2. 对急诊科的基本要求

（1）急诊科应设于一楼，要光亮通风、标志鲜明，就诊路线清晰通畅，便于运送患者的车辆直接到达，方便患者就诊。①总使用面积≥3 000平方米，基本设置到位，空间配置和布局合理。②各功能分区齐全明确，符合院内感染控制要求，有就诊流程标识及安全标识提示。③辅助用房齐全，设有急诊挂号室、急诊收费室、急诊药房等辅助用房，要有专用挂号收费处。④候诊分级分区就诊，设有急诊分诊处和候诊区。⑤通信及便民设施齐全。⑥设有警务保安室，有保安室或保安岗和专职保安人员24小时配备装备值班。

（2）急诊科要独立成科，下设院前急救科（有条件的医院可以独立成科）。设急诊室、抢救室、急诊手术室、急诊ICU、留观室、急诊病房、清创室、治疗室、输液室、动物咬伤处置室。

（3）急诊科设内科、外科、妇科、儿科诊室，各诊室独立，其余专科可与其专科门诊诊室共用，诊室内配诊台、检查床、洗手池。各专科必须24小时应诊。

（4）急诊抢救室的使用面积≥100平方米，不少于4个抢救床位，配有心电图机、吸痰机、吸氧装置、洗胃机、心电监护仪、自动体外除颤器、气管插管、呼吸机、移动式X线机等抢救设备。

（5）急诊手术室不少于1个标准手术单元，能处理严重创伤并开展各类紧急救命手术。

（6）急诊ICU不少于6个监护单元，每监护单元医护比高于1:2.5，配有呼吸机、监护仪、除颤仪等设备，有专门医疗、护理组负责日常工作。

（7）急诊病房床位≥30张，每床单元设施符合标准。

（8）急诊观察病区，观察床位≥20张，且配有专职医护人员。

（9）急诊输液区按日急诊每10人次：1张床的比例设置输液床或输液椅供患者休息，配有治疗室。

（10）清创室能支撑开展清创缝合手术及处理紧急的严重创伤。

（11）急诊检验和影像设置齐全：功能常规、生化检验、多功能数字化X线拍片、B超、彩超、全身CT、DSA等24小时开放。

（12）人员配置：有专职的科主任和护士长。急诊科人员相对稳定，正式编制员工比例＞50%；固定医生、护士比例＞80%；（轮转时间≥6个月为固定）。医生、护士合法执业资格达100%；急诊医生资历与门诊医生资历等同，急诊抢救工作由主治医师以上（含）主持或指导；急诊医生专职专岗，配备合理，急诊区域每班在岗急诊医生（ICU除外）≥5人；有合理的以患者为基数的护士配比，护士：患者的配备比例（分诊和急诊人数）为1:10，护士：留观床为1:2，护士：急诊抢救室和监护室为2.5:1。分诊护士由护师或以上职称人员担任。

3. 对院前急救科的基本要求

（1）院前急救科有固定办公场所,功能分区明确,有基本装备。①使用面积＞100平方米。②有独立办公室。③男、女值班室。④训练室。⑤训练器材（心肺复苏及气管插管模型）。⑥驾驶员有固定办公场所及值班室,有可使用的电脑用于处理无忧避让视频。

（2）救护车辆:救护车必须是国家定型的监护型救护车。应配置二台以上监护型救护车,随时用于120调度。救护车有专用停车位和专用通道。加入深圳市医疗急救网络的救护车要统一标识,并归市急救中心调度指挥,未经批准,任何单位和个人不得挪用。救护车日常管理由各医院院前急救科或急诊科负责,车容、车貌、车况符合救护车管理规范,未通过年检的救护车要及时更新。

（3）车载装备和药品配置:救护车车载装备和药品符合标准要求（见附件1、附件2）,各急救网络单位可根据情况适当增加,各种医疗器械、用品及药品保证100%备用状态。

（4）急救通信与调度子系统:院前急救科配备全市统一的120专用调度子系统,包括计算机、网络设备、打印机、声光报警装置、专用通信线路、有线专用电话等。每辆120网络救护车配备专用车载调度子系统（含车载信息终端、车载无线通信设备、行车记录仪、无线视频监控、专用电子警察设备等）。各网络医院应做好120专用调度子系统及救护车车载调度子系统维护工作,确保每天24小时在线运行,严禁非急救占用。

（5）人员配置:有专职或兼职的科主任、护士长。医护人员合法执业资格合格率达100%。院前急救科人员应有2年以上工作经验,在本科工作1年以上的人员（含医护、司机）比例＞60%;每出车单元配至少3组人员,每组包含医生、护士、司机各1人。救护车司机专职,驾驶证须为B牌以上,由急诊科或院前急救科管理,要参加相关培训（无忧避让、初级救护员技能等）。

4. 对急诊急救人员技术、培训及管理要求

（1）技术要求:①院前急救科、急诊科、急诊ICU医护人员要掌握心肺复苏、气管插管、除颤、致命性心电图识别及复苏药物应用,掌握外伤止血、包扎、固定、搬运技术,技术考核合格率100%。②熟练掌握《深圳市疾病诊疗指南》中院前和急诊科急、危、重症救治流程及精神病发作的紧急处理和各种传染病的转运。③熟练掌握常用急救专科技术,包括监护仪、除颤器、起搏器、呼吸机、心电图机操作。

（2）教育培训:①急诊科、急诊ICU、院前急救科要坚持基础理论、基本知识和基本技能训练,必须经过岗前培训合格后上岗。②医护人员继续教育专业培训达标。院前医护人员每人每两年参加一次市级以上急诊急救专业知识培训。

（3）管理要求:成立由副院长、医务科长、急诊科及其他各有关科室主任、护士长组成的医院急救工作领导小组。有年度急诊工作计划,有与《深圳市突发灾害事故救援预案》相适应的医院医疗应急预案。院前急救科、急诊科、EICU和专科救治急救绿色通道通畅,确保急救工作及时、准确、有效进行。

（4）规范管理:认真执行《深圳市基本医疗管理制度》《深圳市疾病诊疗指南》、深圳市《医疗服务整体管理与质量控制》。建立健全急救人员岗位职责、工作制度、技术规范,达到急救质量标准。

5. 急诊急救质量标准　见附件3。

（二）二级急救医疗网络医院准入标准

1. 对医院的基本要求

（1）二级急救医疗网络医院为二级医院，符合二级医院建设标准，达到急救医疗服务体系的要求。

（2）根据区域卫生规划，最少建设 1 个院前急救站点，逐步合理布局增设院前急救点。

2. 对急诊科基本要求

（1）急诊科应设于一楼，要光亮通风、标志鲜明，就诊路线清晰通畅，便于运送患者的车辆直接到达，方便患者就诊。①总使用面积 ≥ 1 500 平方米，基本设置到位，空间配置和布局合理。②各功能分区齐全明确，符合院内感染控制要求，有就诊流程标识及安全标识提示。③辅助用房齐全，设有急诊挂号室、急诊收费室、急诊药房等辅助用房，要有急诊挂号窗口标识。④候诊分级分区就诊，设有急诊分诊处和候诊区。⑤通信及便民设施齐全。⑥设有警务保安室，有保安室或保安岗和专职保安人员 24 小时配备装备值班。

（2）急诊科要独立成科，下设院前急救科（有条件的医院可以独立成科）。设急诊室、抢救室、急诊手术室、急诊 ICU、留观室、急诊病房、清创室、治疗室、输液室。

（3）急诊科设内科、外科和儿科诊室，各诊室独立，其余专科可与其专科门诊诊室共用，诊室内配诊台、检查床、洗手池。各专科必须 24 小时应诊。

（4）急诊抢救室的使用面积 ≥ 60 平方米，不少于 2 个抢救床位，配有心电图机、吸痰机、吸氧装置、洗胃机、心电监护仪、自动体外除颤器、气管插管、呼吸机、移动式 X 线机等抢救设备。

（5）急诊手术室不少于 1 个标准手术单元，能处理严重创伤并开展各类紧急救命手术。

（6）急诊 ICU 不少于 4 个监护单元，每监护单元医护比高于 1∶2.5，配有呼吸机、监护仪、除颤仪等设备，有专门医疗、护理组负责日常工作。

（7）急诊病房床位 ≥ 20 张，每床单元设施符合标准。

（8）急诊观察病区，观察床位 ≥ 20 张，且配有专职医护人员。

（9）急诊输液区按日急诊每 10 人次∶1 张床的比例设置输液床或椅供患者休息，配有治疗室。

（10）清创室能支撑开展清创缝合手术及处理紧急的严重创伤。

（11）急诊检验和影像设置齐全∶功能常规、生化检验、多功能数字化 X 线拍片、B 超、彩超等 24 小时开放。

（12）人员配置∶有专职的科主任和护士长。急诊科人员相对稳定，正式编制员工比例 > 50%；固定医生、护士比例 > 75%；（轮转时间 ≥ 6 个月为固定）。医生、护士合法执业资格达 100%；急诊医生资历与门诊医生资历等同，急诊抢救工作由主治医师以上（含）主持或指导；急诊医生专职专岗，配备合理，急诊区域每班在岗急诊医生（ICU 除外）≥ 3 人；有合理的以患者为基数的护士配比，护士∶患者的配备比例（分诊和急诊人数）为 1∶10。护士∶急诊抢救室和监护室为 2.5∶1。分诊护士应至少由护师担任。

3. 对院前急救科基本要求

（1）院前急救科有固定办公场所，功能分区明确，有基本装备。①使用面积 > 100 平方米。②有独立办公室。③男女值班室。④训练室。⑤训练器材（心肺复苏及气管插管模型）⑥驾驶员有固定办公场所及值班室，有可使用的电脑用于处理无忧避让视频。

（2）救护车辆：救护车必须是国家定型的监护型救护车。应配置二台以上监护型救护车，随时用于120调度。救护车有专用停车位和专用通道。加入深圳市医疗急救网络的救护车要统一标识，并归市急救中心调度指挥，未经批准，任何单位和个人不得挪用。救护车日常管理由各医院院前急救科或急诊科负责，车容、车貌、车况符合救护车管理规范，未通过年检的救护车要及时更新。

（3）车载装备和药品配置：救护车车载装备和药品符合标准要求（见附件1、附件2），各急救网络单位可根据情况适当增加，各种医疗器械、用品及药品保证100%备用状态。

（4）急救通信与调度子系统：院前急救科配备全市统一的120专用调度子系统，包括计算机、网络设备、打印机、声光报警装置、专用通信线路、有线专用电话等。每辆120网络救护车配备专用车载调度子系统（含车载信息终端、车载无线通信设备、行车记录仪、无线视频监控、专用电子警察设备等）。各网络医院应做好120专用调度子系统及救护车车载调度子系统维护工作，确保7×24小时在线运行，严禁非急救占用。

（5）人员配置：有专职或兼职的科主任、护士长。医护人员合法执业资格合格率达100%。院前急救科人员应有2年以上工作经验，在本科工作1年以上的人员（含医护、司机）比例＞60%；每出车单元配至少3组人员，每组包含医、护、司各1人。救护车司机专职，驾驶证须为B牌以上，由急诊科或院前急救科管理，要参加相关培训（如无忧避让等）。

4. 对急诊急救人员技术、培训及管理要求

技术要求：①院前急救科、急诊科、急诊ICU医护人员要掌握心肺复苏、气管插管、除颤、致命性心电图识别及复苏药物应用，掌握外伤止血、包扎、固定、搬运技术，技术考核合格率100%。②熟练掌握《深圳市疾病诊疗指南》中院前和急诊科急、危、重症救治流程及精神病发作的紧急处理和各种传染病的转运。③熟练掌握常用急救专科技术，包括监护仪（监护除颤仪）、起搏器、呼吸机、心电图机操作。

教育培训：①急诊科、急诊ICU、院前急救科要坚持基础理论、基本知识和基本技能训练，必须经过岗前培训合格后上岗。②医护人员继续教育专业培训达标。院前医护人员每人每两年参加一次市级以上急诊急救专业知识培训。

管理要求：成立由副院长、医务科长、急诊科及其他各有关科室主任、护士长组成的医院急救工作领导小组。有年度急诊工作计划，有与《深圳市突发灾害事故救援预案》相适应的医院医疗应急预案。院前急救科、急诊科、EICU和专科救治急救绿色通道通畅，确保急救工作及时、准确、有效进行。

规范管理：认真执行《深圳市基本医疗管理制度》《深圳市疾病诊疗指南》、深圳市《医疗服务整体管理与质量控制》。建立健全急救人员岗位职责、工作制度、技术规范，达到急救质量标准。

5. 急诊急救质量标准　见附件3。

（三）一级急救网络医院准入标准

1. 对医院的基本要求

（1）一级急救医疗网络医院为一级医院，符合一级医院建设标准，在此基础上，有开展急诊科、内科、外科、妇科、儿科、眼科、耳鼻喉科、口腔科等专业业务能力，至少设有内、外科分区的病房。内科、外科、妇科、儿科及麻醉科各至少有一名副主任医师职称以上的专业医师，总数6名以上。收治外科急诊患者的医院，要求脑外、胸外、骨科、普外各专业均有主治医师以上资格的医师2名以上;收治内科急诊患者的医院,要求心血管、呼吸、消化、神经各专业均有主治医师以上资格的医师2名以上;并且这些医师必须符合本市医师注册要求。

（2）根据区域卫生规划,逐步合理布局增设院前急救点。

2. 对急诊科的要求

（1）急诊科应设于一楼,要光亮通风、标志鲜明,就诊路线清晰通畅,便于运送患者的车辆直接到达,方便患者就诊。①总使用面积≥800平方米,基本设置到位,空间配置和布局合理。②各功能分区齐全明确,符合院感要求,有就诊流程标识及安全标识提示。③辅助用房齐全,设有急诊挂号室、急诊收费室、急诊药房等辅助用房,要有急诊挂号窗口标识。④候诊分级分区就诊,设有急诊分诊处和候诊区。⑤通信及便民设施齐全。⑥设有警务保安室,有保安室或保安岗和专职保安人员24小时配备装备值班。

（2）急诊科要独立成科,下设急诊室、抢救室、留观室、治疗室、输液区、清创缝合室和注射处置室。

（3）急诊科设内科、外科,各诊室独立,其余专科可与其专科门诊诊室共用,诊室内配诊台、检查床、洗手池。各专科必须24小时应诊。

（4）急诊抢救室的使用面积≥40平方米,不少于1个抢救床位,配有心电图机、吸痰机、吸氧装置、洗胃机、心电监护仪、自动体外除颤器、气管插管、呼吸机、移动式X线机等抢救设备。

（5）急诊观察病区,观察床位≥12张,且配有专职医护人员。

（6）急诊输液区按日急诊每10人次:1张床的比例设置输液床或椅供患者休息,配有治疗室。

（7）清创室能开展清创缝合手术及处理紧急的创伤。

（8）急诊检验和影像设置齐全:功能常规、生化检验、多功能数字化X线拍片、B超、彩超等24小时开放。

（9）人员配置:有专职的科主任和护士长。急诊科人员相对稳定,正式编制员工比例>50%;固定医生、护士比例>60%;(轮转时间≥6个月为固定)。医生、护士合法执业资格达100%;急诊医生资历与门诊医生资历等同,急诊抢救工作由主治医师以上(含)主持或指导;急诊医生专职专岗,配备合理,急诊区域每班在岗急诊医生(ICU除外)≥2人;有合理的以患者为基数的护士配比,护士:患者的配备比例(分诊和急诊人数)为1:10。分诊护士应至少由护士担任。

3. 对院前急救组的要求

（1）设院前急救专业组:①院前组的使用面积>60平方米。②有独立办公室。③值班室。④急救训练器材(心肺复苏及气管插管模型)。⑤驾驶员有固定办公场所及值班室,有可使用的电脑用于处理无忧避让视频。

（2）救护车辆:救护车必须是国家定型的监护型救护车。应配置一台以上监护型救护车,救护车有专用停车位和专用通道。加入深圳市医疗急救网络的救护车要统一标识,并归市急救中心调度指挥,未经批准,任何单位和个人不得挪用。救护车日常管理由各医院院前急救科或急诊科负责,车容、车貌、车况符合救护车管理规范,未通过年检的救护车要及时更新。

（3）车载装备和药品配置：救护车车载装备和药品符合标准要求（见附件1、2），各急救网络单位可根据情况适当增加，各种医疗器械、用品及药品保证100%备用状态。

（4）急救通信与调度子系统：院前急救科配备全市统一的120专用调度子系统，包括计算机、网络设备、打印机、声光报警装置、专用通信线路、有线专用电话等。每辆120网络救护车配备专用车载调度子系统（含车载信息终端、车载无线通信设备、行车记录仪、无线视频监控、专用电子警察设备等）。各网络医院应做好120专用调度子系统及救护车车载调度子系统维护工作，确保7×24小时在线运行，严禁非急救占用。

（5）人员配置：院前急救组至少有一名专职人员管理。医护人员合法执业资格合格率达100%。院前急救科人员应有2年以上工作经验，在本科工作1年以上的人员（含医护、司机）比例＞60%；每出车单元配至少3组人员，每组包含医、护、司各1人。救护车司机专职，驾驶证须为B牌以上，由急诊科或院前急救科管理，要参加相关培训（如无忧避让等）。

4. 对急诊急救人员技术、培训及管理要求

技术要求：①院前急救科、急诊科、急诊ICU和社康中心医护人员要掌握心肺复苏、气管插管、除颤、致命性心电图识别及复苏药物应用，掌握外伤止血、包扎、固定、搬运技术，技术考核合格率100%。②熟练掌握《深圳市疾病诊疗指南》中院前和急诊科急、危、重症救治流程及精神病发作的紧急处理和各种传染病的转运。③熟练掌握常用急救护理专科技术，包括监护仪（监护除颤仪）、起搏器、呼吸机、心电图机操作，掌握洗胃法、吸痰法和吸氧法等常用技术。

教育培训：①急诊科、院前急救科医护人员要坚持基础理论、基本知识和基本技能训练，必须经过岗前培训合格上岗。②医护人员继续教育专业培训达标。院前医护人员每人每两年参加一次市级以上急诊急救专业知识培训。

管理要求：成立由副院长、医务科长、急诊科及其他各有关科室主任、护士长组成的医院急救工作领导小组。有年度急诊工作计划，有与《深圳市突发灾害事故救援预案》相适应的医院医疗应急预案。

规范管理：认真执行《深圳市基本医疗管理制度》《深圳市疾病诊疗指南》、深圳市《医疗服务整体管理与质量控制》。建立健全急救人员岗位职责、工作制度、技术规范，达到急救质量标准。

（四）各级医院申请入网评分标准

三级医疗机构见附件4；二级医疗机构见附件5；一级医疗机构见附件6。

（五）评审备注

本标准适用于一、二、三级医疗机构申请加入120急救网络的评估。

1. 评分按百分制进行评估。

2. 评估方法

（1）首先用单项否决法进行筛选：如存在一项判定为"不及格"的单项缺陷，则不再进行评价。

（2）对每一项目内的单项扣分采取累加的计分法，最高不超过本项目的分值。如：科室建制，分值6分，该项目内扣分累计最高可达6分。

（3）总分为100分，评分等级划分：≥75分及格，＜75分不及格。

附　件

附件 1　救护车车载抢救药品

编号	药名	基数	编号	药名	基数
1	盐酸肾上腺素（注射剂）	10 支	23	地塞米松（注射剂）	3 支
2	阿托品（注射剂）	10 支	24	异丙嗪（注射剂）	3 支
3	异丙肾上腺素（注射剂）	3 支	25	氯丙嗪（注射剂）	3 支
4	烟酸二乙胺（注射剂）	3 支	26	苯巴比妥（注射剂）	3 支
5	洛贝林（注射剂）	3 支	27	地西泮（注射剂）	3 支
6	多巴胺（注射剂）	3 支	28	安替比林（注射剂）	3 支
7	间羟胺（注射剂）	3 支	29	左旋四氢巴马汀（注射剂）	3 支
8	去乙酰毛花苷（注射剂）	3 支	30	甲氧氯普胺（注射剂）	3 支
9	硝酸甘油（注射剂）	3 支	31	山莨菪碱（注射剂）	3 支
10	异博定（注射剂）	3 支	32	氯解磷定（注射剂）（可替代）	3 支
11	胺碘酮（注射剂）	3 支	33	纳洛酮（注射剂）	3 支
12	利多卡因（注射剂）	3 支	34	血凝酶（注射剂）	3 支
13	乌拉地尔（注射剂）	3 支	35	**吗啡（注射剂）　*（专管）**	**1 支**
14	氨茶碱（注射剂）	3 支	36	**哌替啶（注射剂）　*（专管）**	**1 支**
15	呋塞米（注射剂）	3 支	37	硝酸甘油片	10 支
16	10% 葡萄糖酸钙（注射剂）	3 支	38	硝苯地平片	10 支
17	50% 葡萄糖注射液	3 支	39	去痛片	10 支
18	0.9% 生理盐水	2 瓶	40	万托林气雾剂（硫酸沙丁醇）	1 支
19	5% 碳酸氢钠 *	2 瓶	41	75% 酒精	1 瓶
20	5% 葡萄糖注射液 *	2 瓶	42	安尔碘（可替代）	1 瓶
21	林格氏液 *	2 瓶			
22	20% 甘露醇 *	2 瓶			

注：1. 以上药品除带 * 号药物可放于救护车上外，其他均需放于出诊箱内〔盐酸肾上腺素（注射剂）、阿托品出诊箱各备 3 支，生理盐水备 1 瓶〕。

2. 各专科医院可根据常见急救病增加专科用药。

附件 2　救护车车载设备物品

编号	名称	基数	编号	名称	基数
1	车载无线对讲机	1 台	24	套管针	3 套
2	内、外科急救箱（包）	各 1 个	25	各种型号一次性头皮针	10 副
3	血压计	1 台	26	各种型号一次性注射器	10 副
4	听诊器	1 副	27	绷带	5 卷
5	体温计	1 支	28	无菌敷料（大、中、小）	各 10 块
6	手电筒	1 支	29	一次性无菌手套	10 双
7	环甲膜穿刺针	1 支	30	防毒面罩	3 个
8	张力性气胸穿刺针	1 支	31	清创包	1 个
9	气管插管设备（导喉镜、电池、气管导管等）	1 套	32	烧伤包	1 个
10	开口器	1 把	33	简易产包	1 个
11	拉舌钳	1 把	34	导尿包、导尿管	各 1 个
12	给氧鼻导管（塞）	10 副	35	可调节颈托（大、中、小号）	各 1 个
13	吸氧面罩	3 个	36	铲式担架或脊椎板	1 台
14	呼吸球囊	1 个	37	头部固定器或沙袋	1 对
15	氧气瓶（袋）	1 个	38	三角巾	5 条
16	牙垫	1 个	39	上肢、下肢木夹板（或可塑夹板）	各 4 块
17	止血钳	1 把	40	心电监护仪	1 台
18	吸引器、吸引管	1 台 10 条	41	除颤器	1 台
19	胶布	1 卷	42	呼吸机	1 台
20	砂轮片	1 个	43	快速血糖仪	1 台
21	剪刀	1 把	44	心电图机	1 台
22	动、静脉止血带	各 2 条	45	移动式担架推床	1 台
23	一次性静脉输液器	5 副	46	检伤分类卡（红、黄、绿、黑）	5 套

注：各种型号一次性注射器、输液用品急救箱必备 2～3 份。

附件 3　急诊急救质量标准

1. 急诊分诊准确率达到≥ 90%。

2. 急诊抢救成功率≥ 80%。

3. 急诊、留观、院前急救病历和处方合格率为 100%。

4. 急救操作技术考核达标率为 100%（≥ 75 分为达标）。

5. 急诊设备完好率为 100%。

6. 急诊物品完好率为 100%。

7. 常规器械消毒灭菌合格率为 100%。

8. 法定报告传染病漏报率为 0。

9. 急救绿色通道通畅。

10. 危重患者常规化验,检验窗口接到标本后 5 分钟内出结果,B 超、心电图现场出结果,放射科接到申请单后,30 分钟内报告 X 线结果。

11. 急诊抢救患者到院后必须立即处理,二线值班医生必须在接到通知 5 分钟内赶到现场。

12. 社会综合满意度≥ 90%。

附件4 深圳市急救医疗网络医院评分标准（三级医院）

被评单位：   评审单位（专家）：

项目	分值	要求标准	评分标准	扣分	得分
医院级别	5	医院达到政府批准成立所属级别标准	不达标为不及格		
院前急救科	15	1. 三级急救网络医院要建院前急救科，可为急诊科的二级科室。并有值班室、办公室、训练室、储藏室等独立用房。	1. 院前各办公室不符合要求（扣2分/项）		
		2. 救护车辆与车载药品装备配置 （1）一般按5万人口一辆救护车配置，特殊地区以15分钟内到达为标准配备救护车。各单位按每辆救护车每日出诊5次计，每超过5次应增加1辆救护车。各急救网络医院按要求配置救护车。 （2）救护车必须是国家定型的监护型救护车。 （3）加入深圳市急救网络的救护车要统一标识，并归市急救中心调度指挥，未经市急救中心批准，任何单位和个人不得挪用。 （4）救护车日常管理由各急救网络医院急诊科负责，救护车按定期保养，车容、车貌、车况符合救护车管理规范。 （5）未通过年检的救护车要及时更新。 （6）救护车车载装备和药品符合标准要求（见附件1、2）。各急救网络单位可根据情况适当增加，各种医疗器械、用品及药品保证100%备用状态。	2. 救护车辆与车载药品装备配置 （1）无专用救护车或救护车不符合要求（扣5分） （2）救护车车载装备和药品符合标准不符合要求（扣1分/项）		
		3. 急救通信 急救通信系统独立完善，院前急救科设有线120急救专用电话、无线电台、专用电子计算机。每辆救护车装无线电车载电话和卫星定位（或卫星导航）系统；每台值班救护车要配一部移动电话（或市话通）。急救电话保持24小时通畅，严禁非急救占用。	3. 急救通信不符合要求（扣1分/项）		
		4. 人员配置 （1）有专职的科主任（可由急诊科副主任兼任）和护士长（可由急诊科副护士长兼任）。 （2）至少有4组专职院前急救工作人员，每组配医生、护士、司机各一名，医生为组长。超过两辆救护车的单位，按每台车5人的标准配备。有条件的单位可加配担架员。 （3）院前急救科医生要有大专以上学历并取得执业医师资格。 （4）院前急救护理人员要有中专以上学历并取得注册护士资格。	4. 人员配备不符合要求（扣1分/项）		

续表

项目	分值	要求标准	评分标准	扣分	得分
急诊科	20	1. 急诊科要独立成科，设急诊分诊台（护士站）、候诊处、各科急诊室、抢救室、急诊手术室、清创缝合室、换药室、治疗室、准备室、输液区、注射处置室、留观室、急诊监护室、污洗室、储藏室、值班更衣室。	1. 急诊科使用面积不符合要求。缺任何一科或诊室（扣2分/项）		
		2. 急诊科应设于一楼，要光亮通风、标志鲜明清楚，就诊路线清晰通畅，便于运送患者的车辆直接到达，方便患者就诊。急诊科总使用面积不小于该医院日平均急诊人次×4平方米。	2. 不符合标准（扣1分/项）		
		3. 每间诊室使用面积不少于10平方米，有标志。设内科、外科、妇产科和儿科，各诊室独立并配有相应的诊疗器械，其余专科可与其专科门诊诊室共用，诊室内配诊台、检查床、洗手池等。各专科必须24小时应诊。	3. 不符合标准（扣2分/项）		
		4. 急诊抢救室的使用面积不少于50平方米，至少设2张多功能抢救床，配有床头治疗带、药品柜、器械柜、单头灯、观片灯、屏风、挂钟、心电图机、吸痰机、吸氧装置、洗胃机、心电监护仪、自动体外除颤器、心脏起搏器、气管插管器械、呼吸机、移动式X线机、抢救车（柜）等抢救设备。并备有气管插管包、气管切开包、静脉切开包、胸腔穿刺包、腹腔穿刺包、腰椎穿刺包、导尿包等物品按规定消毒保管。止血带、呼吸球囊、面罩、气管插管等急救物品，常用急救药品齐全。	4. 抢救室各项要求和任何一项抢救设备不符合要求（扣2分/项）		
		5. 急诊手术室使用面积不少于50平方米，设两张手术床，配有无影灯、麻醉机、移动式X线机以及抢救监护设备与物品（与抢救室相同），能处理严重创伤并开展各类紧急救命手术。	5. 急诊手术室不符合标准（扣2分/项）		
		6. 清创缝合室能开展清创缝合手术，备诊查床、脚蹬、器械柜、清创车、单头灯、换药车、医师座椅、患者圆凳、挂钟。	6. 创缝合室不符合标准（扣2分/项）		
		7. 急诊输液区按日急诊每10人次∶1张床的比例设置输液床或椅供患者休息，配有治疗室。	7. 急诊输液区未配有治疗室（扣2分/项）		
		8. 急救留观床位不少于20张，每床单元设施符合标准。	8. 急救留观床位不足（扣2分/床）		
		9. 注射处置室布局合理，能同时开展多人治疗。	9. 注射处置室（扣2分/项）		
		10. 急诊科配套要求：有急诊挂号室、收费室、药房、厕所，有急诊医学检验室和邻近的影像科室及必要的检查设施。	10. 急诊科配套要求（扣2分/项）		

续表

项目	分值	要求标准	评分标准	扣分	得分
急诊科	20	11. 人员配置 （1）有专职的科主任和护士长。 （2）急诊内、外科至少各有 7 名医师独立轮值排班，急诊儿科至少有 4 名医师独立轮值排班，其余各科可独立轮值排班或与门诊联合排班。急诊科医师至少为本科毕业，1/3 医生具有连续工作 3 年以上经过规范化培训合格的住院医师，2/3 医生须具备主治医师以上职称，急诊科至少有 1 名医生具备主任医师以上职称。 （3）护士按照医护 1∶2 的比例配备。急救护理人员必须取得注册护士资格，并从事护理工作 2 年以上，护士长至少为中级职称并从事急诊工作 2 年以上，大专以上学历或护理师占护理人员 30% 以上。	11. 人员配置，不符合要求（扣 1 分 / 项）		
急诊重症监护室（EICU）	15	1. 三级急救网络医院急诊科要建立 EICU，至少 3 张床。	1.（扣 2 分 / 床）		
		2. EICU 病床使用面积标准为 15 ～ 18m²/ 床，应配备适合急诊监护室使用的病床，配备防压疮床垫。每床配备完善的功能设备带或功能架。医疗用电和生活照明用电线路分开，有备用的不间断电力系统（UPS）和漏电保护装置。配有心电图机、吸氧装置、洗胃机、心电监护仪、自动体外除颤器、心脏起搏器、气管插管器械、呼吸机、支气管镜、输液泵和微量注射泵、肠内营养输注泵、电子升降温设备、胸部震荡排痰装置、血液净化仪、连续性血流动力学与氧代谢监测设备、抢救车等抢救设备。备有气管插管包、气管切开包、静脉切开包、胸腔穿刺包、腹腔穿刺包、腰椎穿刺包、导尿包等物品并按规定消毒保管。备有呼吸球囊、面罩、气管插管等急救物品，常用急救药品齐全。医院必须有足够的设备，随时为 ICU 提供床旁 B 超、X 线、生化和细菌学等检查。	2. EICU 单元不符合要求（扣 2 分 / 项）		
		3. EICU 的人员配置　EICU 专科医师人数与床位数之比为（0.8 ～ 1）∶1 以上，须至少配备一名具有高级职称的医师全面负责医疗工作。急诊监护室专科护士的固定编制人数与床位数之比为（2.5 ～ 3）∶1 以上。	3. EICU 的人员配置要求（扣 3 分 / 项）		
技术要求	20	1. 院前急救科、急诊科、急诊 ICU 和社康中心医护人员要掌握心肺复苏、气管插管、除颤、致命性心电图识别及复苏药物应用，掌握外伤止血、包扎、固定、搬运技术，技术考核合格率 100%。	1. 各项急救技术考核 < 75 分为不及格（扣 2 分 / 项）		
		2. 熟练掌握《深圳市疾病诊疗指南》中院前和急诊科急、危、重症救治流程及精神病发作的紧急的处理和各种传染病的转运。	2. 各项救治流程考核 < 75 分为不及格		

续表

项目	分值	要求标准	评分标准	扣分	得分
技术要求	20	3.熟练掌握常用急救护理专科技术操作，包括监护仪（监护除颤仪）、呼吸机、心电图机操作，掌握洗胃法、吸痰法和吸氧法等常用技术。	3.考核＜75分为不及格（扣2分/项）		
继续教育和培训	5	1.急诊科、急诊ICU、院前急救科和社康中心医护人员要坚持基础理论、基本知识和基本技能训练，必须经过岗前培训合格后上岗。 2.每年度须参加一次市级以上急救知识继续教育项目的培训，并获取培训合格证书。 3.对不同层次急救专业人员制订不同的培训计划，促进急诊急救专科发展。 4.每年要修满继续医学教育学分。	任何一项不达标（扣1分/人）		
管理要求	20	1.成立由副院长、医务科长、急诊科及各有关科室主任、护士长组成的医院急救工作领导小组。	1.无应急指挥救治系统（扣2分/项）		
		2.认真执行《深圳市基本医疗管理制度》《医疗服务整体管理与质量控制》《深圳市疾病诊疗指南》《深圳市突发公共卫生事件应急处理工作指南》《护理工作管理规范》（省卫生厅）、《临床护理技术规范》（省卫生厅）、《广东省病历书写规范》。	2.各项医疗护理制度不健全（扣1分/项）		
		3.建立健全急救人员岗位职责和各项工作制度（值班管理制度、急危重患者会诊及转院制度、消毒与隔离制度、医疗文书书写制度、救护车辆管理制度、通信和医疗设备管理制度、质量管理制度、科研和培训管理制度、医疗安全制度、差错事故管理制度等），抢救室墙上要悬挂或张贴常见急危重症抢救流程图。	3.各项制度方案等要求（扣2分/项）		
		4.建立突发重大灾害事故应急处理预案，有年度急诊工作计划并组织实施。树立以患者为中心的服务理念，加强管理，保证质量，提高抢救效率。	4.无应急处理预案（扣2分/项）		
		5.贯彻急诊留观查房制度，急诊患者留观时间不超过3天，值班医生每班查房不少于2次，上级医生（科主任）查房不少于1次。	5.无落实制度（扣2分/项）		
		急诊急救质量标准 1.急诊分诊准确率达到≥90%。 2.急诊抢救成功率≥80%。 3.急诊、留观、院前急救病历和处方合格率为100%。 4.急救操作技术考核合格率为100%。 5.急诊设备完好率为100%。 6.急诊物品完好率为100%。	急救质量未达标（扣2分/处）		

项目	分值	要求标准	评分标准	扣分	得分
		7.常规器械消毒灭菌合格率为100%。 8.法定报告传染病漏报率为0。 9.急救绿色通道通畅。 10.危重患者常规化验,检验窗口接到标本后5分钟内出结果,B超、心电图现场出结果,放射科接到申请单后,20分钟内报告X线结果。 11.急诊抢救患者到院后必须立即处理,二线值班医生必须在接到通知5分钟内赶到现场。 12.社会综合满意度≥90%。			

附件5 深圳市急救医疗网络医院评分标准（二级医院）

被评单位：   评审单位（专家）：

项目	分值	要求标准	评分标准	扣分	得分
医院级别	5	医院达到政府批准成立所属级别标准	不达标为不及格		
院前急救科	15	1. 二级急救网络医院要建院前急救科，可为急诊科的二级科室。并有值班室、办公室、训练室、储藏室等独立用房，训练室可与有足够空间的办公室、储藏室共为一室。	1. 院前各办公室不符合要求（扣2分/项）		
		2. 救护车辆与车载药品装备配置 （1）一般按5万人口一辆救护车配置，特殊地区以15分钟内到达为标准配备救护车。各单位按每辆救护车每日出诊5次计，每超过5次应增加1辆救护车。各急救网络医院按要求配置救护车。 （2）救护车必须是国家定型的监护型救护车。 （3）加入深圳市急救网络的救护车要统一标识，并归市急救中心调度指挥，未经市急救中心批准，任何单位和个人不得挪用。 （4）救护车日常管理由各急救网络医院急诊科负责，救护车按定期保养，车容、车貌、车况符合救护车管理规范。 （5）未通过年检的救护车要及时更新。 （6）救护车车载装备和药品符合标准要求（见附件1、附件2）。各急救网络单位可根据情况适当增加，各种医疗器械、用品及药品保证100%备用状态。	2. 救护车辆与车载药品装备配置 （1）无专用救护车或救护车不符合要求（扣5分） （2）救护车车载装备和药品符合标准不符合要求（扣1分/项）		
		3. 急救通信 急救通信系统独立完善，院前急救科设有线120急救专用电话、无线电台、专用电子计算机。每辆救护车装无线电车载电话和卫星定位（或卫星导航）系统；每台值班救护车要配一部移动电话（或市话通）。急救电话保持24小时通畅，严禁非急救占用。	3. 急救通信不符合要求（扣1分/项）		
		4. 人员配置 （1）有专职的科主任（可由急诊科副主任兼任）和护士长（可由急诊科副护士长兼任）。 （2）至少有4组专职院前急救工作人员，每组配医生、护士、司机各一名，医生为组长。超过两辆救护车的单位，按每台车5人的标准配备。有条件的单位可加配担架员。 （3）院前急救科医生要有大专以上学历并取得执业医师资格。 （4）院前急救护理人员要有中专以上学历并取得注册护士资格。	4. 人员配备不符合要求（扣1分/项）		

项目	分值	要求标准	评分标准	扣分	得分
急诊科	20	1. 急诊科要独立成科，设急诊分诊台（护士站）、候诊处、各科急诊室、抢救室、急诊手术室、清创缝合室、换药室、治疗室、准备室、输液区、注射处置室、留观室、急诊监护室、污洗室、储藏室、值班更衣室。	1. 急诊科使用面积不符合要求。缺任何一科或诊室（扣2分/项）		
		2. 急诊科应设于一楼，要光亮通风、标志鲜明清楚，就诊路线清晰通畅，便于运送患者的车辆直接到达，方便患者就诊。急诊科总使用面积不小于该医院日平均急诊人次×3平方米。	2. 不符合标准（扣1分/项）		
		3. 每间诊室使用面积不少于10平方米，有标志。设内科、外科、妇产科和儿科，各诊室独立并配有相应的诊疗器械，其余专科可与其专科门诊诊室共用，诊室内配诊台、检查床、洗手池等。各专科必须24小时应诊。	3. 不符合标准（扣2分/项）		
		4. 急诊抢救室的使用面积不少于50平方米，至少设2张多功能抢救床，配有床头治疗带、药品柜、器械柜、单头灯、观片灯、屏风、挂钟、心电图机、吸痰机、吸氧装置、洗胃机、心电监护仪、自动体外除颤器、心脏起搏器、气管插管器械、呼吸机、移动式X线机、抢救车（柜）等抢救设备。并备有气管插管包、气管切开包、静脉切开包、胸腔穿刺包、腹腔穿刺包、腰椎穿刺包、导尿包等物品按规定消毒保管。止血带、呼吸球囊、面罩、气管插管等急救物品，常用急救药品齐全。	4. 抢救室各项要求和任何一项抢救设备不符合要求（扣2分/项）		
		5. 急诊手术室使用面积不少于30平方米，设两张手术床，配有无影灯、麻醉机、移动式X线机以及抢救监护设备与物品（与抢救室相同），能处理严重创伤并开展各类紧急救命手术。	5. 急诊手术室不符合标准（扣2分/项）		
		6. 清创缝合室能开展清创缝合手术，备诊床、脚蹬、器械柜、清创车、单头灯、换药车、医师座椅、患者圆凳、挂钟。	6. 创缝合室不符合标准（扣2分/项）		
		7. 急诊输液区按日急诊每10人次：1张床的比例设置输液床或椅供患者休息，配有治疗室。	7. 急诊输液区未配有治疗室（扣2分/项）		
		8. 急救留观床位不少于15张，每床单元设施符合标准。	8. 急救留观床位不足（扣2分/床）		
		9. 注射处置室布局合理，能同时开展多人治疗。	9. 注射处置室（扣2分/项）		
		10. 急诊科配套要求：有急诊挂号室、收费室、药房、厕所，有急诊医学检验室和邻近的影像科室及必要的检查设施。	10. 急诊科配套要求（扣2分/项）		

续表

项目	分值	要求标准	评分标准	扣分	得分
急诊科	20	11. 人员配置 （1）有专职的科主任和护士长。 （2）急诊内、外科至少各有 5 名医师独立轮值排班，其余各科可独立轮值排班或与门诊联合排班。急诊科医师至少为本科毕业，1/3 医生具备连续工作 3 年以上经过规范化培训合格的住院医师，2/3 医生须具备主治医师以上职称，急诊科至少有 1 名医生具备主任医师以上职称。 （3）护士按照医护 1：2 的比例配备。急救护理人员必须取得注册护士资格，并从事护理工作 2 年以上，护士长至少为中级职称并从事急诊工作 2 年以上，大专以上学历或护理师占护理人员 30% 以上。	11. 人员配置，不符合要求（扣 1 分/项）		
急诊重症监护室（EICU）	15	1. 二级急救网络医院急诊科要建立 EICU，至少 2 张床。	1.（扣 2 分/床）		
		2.EICU 病床使用面积标准为 15～18m²/ 床，应配备适合急诊监护室使用的病床，配备防压疮床垫。每床配备完善的功能设备带或功能架。医疗用电和生活照明用电线路分开，有备用的不间断电力系统（UPS）和漏电保护装置。配有心电图机、吸氧装置、洗胃机、心电监护仪、自动体外除颤器、心脏起搏器、气管插管器械、呼吸机、支气管镜、输液泵和微量注射泵、肠内营养输注泵、电子升降温设备、胸部震荡排痰装置、血液净化仪、连续性血流动力学与氧代谢监测设备、抢救车等抢救设备。备有气管插管包、气管切开包、静脉切开包、胸腔穿刺包、腹腔穿刺包、腰椎穿刺包、导尿包等物品并按规定消毒保管。备有呼吸球囊、面罩、气管插管等急救物品，常用急救药品齐全。医院必须有足够的设备，随时为 ICU 提供床旁 B 超、X 线、生化和细菌学等检查。	2.EICU 单元不符合要求（扣 2 分/项）		
		3.EICU 的人员配置　EICU 专科医师人数与床位数之比为（0.8～1）：1 以上，须至少配备一名具有高级职称的医师全面负责医疗工作。急诊监护室专科护士的固定编制人数与床位数之比为（2.5～3）：1 以上。	3.EICU 的人员配置要求（扣 3 分/项）		
技术要求	20	1. 院前急救科、急诊科、急诊 ICU 和社康中心医护人员要掌握心肺复苏、气管插管、除颤、致命性心电图识别及复苏药物应用，掌握外伤止血、包扎、固定、搬运技术，技术考核合格率 100%。	1. 各项急救技术考核＜75 分为不及格（扣 2 分/项）		
		2. 熟练掌握《深圳市疾病诊疗指南》中院前和急诊科急、危、重症救治流程及精神病发作的紧急的处理和各种传染病的转运。	2. 各项救治流程考核＜75 分为不及格		
		3. 熟练掌握常用急救护理专科技术操作，包括监护仪（监护除颤仪）、呼吸机、心电图机操作，掌握洗胃法、吸痰法和吸氧法等常用技术。	3. 考核＜75 分为不及格（扣 2 分/项）		

项目	分值	要求标准	评分标准	扣分	得分
继续教育和培训	5	1. 急诊科、急诊 ICU、院前急救科和社康中心医护人员要坚持基础理论、基本知识和基本技能训练，必须经过岗前培训合格后上岗。 2. 每年度须参加一次市级以上急救知识继续教育项目的培训，并获取培训合格证书。 3. 对不同层次急救专业人员制订不同的培训计划，促进急诊急救专科发展。 4. 每年要修满继续医学教育学分。	任何一项不达标（扣 1 分 / 人）		
管理要求	20	1. 成立由副院长、医务科长、急诊科及各有关科室主任、护士长组成的医院急救工作领导小组。	1. 无应急指挥救治系统（扣 2 分 / 项）		
		2. 认真执行《深圳市基本医疗管理制度》《医疗服务整体管理与质量控制》《深圳市疾病诊疗指南》《深圳市突发公共卫生事件应急处理工作指南》《护理工作管理规范》（省卫生厅）、《临床护理技术规范》（省卫生厅）、《广东省病历书写规范》。	2. 各项医疗护理制度不健全（扣 1 分 / 项）		
		3. 建立健全急救人员岗位职责和各项工作制度（值班管理制度、急危重患者会诊及转院制度、消毒与隔离制度、医疗文书书写制度、救护车辆管理制度、通信和医疗设备管理制度、质量管理制度、科研和培训管理制度、医疗安全制度、差错事故管理制度等），抢救室墙上要悬挂或张贴常见急危重症抢救流程图。	3. 各项制度方案等要求（扣 2 分 / 项）		
		4. 建立突发重大灾害事故应急处理预案，有年度急诊工作计划并组织实施。树立以患者为中心的服务理念，加强管理，保证质量，提高抢救效率。	4. 无医院医疗应急方案（扣 2 分 / 项）		
		5. 贯彻急诊留观查房制度，急诊患者留观时间不超过 3 天，值班医生每班查房不少于 2 次，上级医生（科主任）查房不少于 1 次。	5. 无落实制度（扣 2 分 / 项）		
		急诊急救质量标准 1. 急诊分诊准确率达到≥ 90%。 2. 急诊抢救成功率≥ 80%。 3. 急诊、留观、院前急救病历和处方合格率为 100%。 4. 急救操作技术考核合格率为 100%。 5. 急诊设备完好率为 100%。 6. 急诊物品完好率为 100%。 7. 常规器械消毒灭菌合格率为 100%。 8. 法定报告传染病漏报率为 0。 9. 急救绿色通道通畅。 10. 危重患者常规化验，检验窗口接到标本后 5 分钟内出结果，B 超、心电图现场出结果，放射科接到申请单后，20 分钟内报告 X 线结果。 11. 急诊抢救患者到院后必须立即处理，二线值班医生必须在接到通知 5 分钟内赶到现场。 12. 社会综合满意度≥ 90%。	急救质量未达标（扣 2 分 / 处）		

附件6　深圳市急救医疗网络医院评分标准（一级医院使用）

被评单位：　　　　　　　　　　　　　　　　　评审单位（专家）：

项目	分值	要求标准	检查缺陷	扣分标准	扣分	得分
科室建制	6	1. 医院达到政府批准成立所属级别标准。	1. 不达标	不及格		
		2. 急诊科要独立成科	2. 急诊科未独立成科	不及格		
		3. 下设急诊室、急诊抢救室、急诊ICU、留观室、治疗室（包括准备室、输液区、注射处置室）和急诊手术室和院前专业队伍。	3. 缺任何一项	（扣2分/项）		
科室建设与急救装备	20	1. 急诊科总使用面积不小于该医院日平均急诊人次×4平方米，最小面积不得低于200平方米。布局合理，各种标识清楚，就诊路线清晰通畅。	1. 急诊科设置不符合要求	（扣2分/项）		
		2. 急诊室设内科、外科、妇儿，各诊室独立，其余专科可与其专科门诊诊室共用，诊室内配诊台、检查床、洗手池。各专科必须24小时应诊。	2. 诊室分科及设置不符合要求；诊室内缺任何一项	（扣2分/项）（扣2分/项）		
		3. 急诊抢救室的使用面积不少于30平方米，设至少1张多功能抢救床，配有心电图机、吸痰机、吸氧装置、洗胃机、心电监护仪、自动体外除颤器、气管插管、呼吸机移动式X线机等抢救设备。心脏起搏器、气管插管器械、呼吸机、移动式X线机抢救车（柜）等抢救设备。气管插管包、气。管切开包、静脉切开包、胸腔穿刺包、腹腔穿刺包、腰椎穿刺包、导尿包等物品按规定消毒保管。止血带、呼吸球囊、面罩、气管插管等急救物品，常用急救药品（具体）齐全。	3. 急诊抢救室的使用面积少于30平方米；急诊抢救室多功能抢救床少于1张；抢救室缺一项抢救设备	（扣2分/项）（扣2分/项）（扣2分/项）		
		4. 留观室床位不低于10张，每床单元设施符合标准。	4. 留观室床位不符合标准	（扣2分/项）		
		5. 急诊输液区按日急诊每10人次：1的比例设置输液床或椅供患者休息，配有治疗室。	5. 急诊输液区治疗配备不符合标准	（扣2分/项）		
		6. 急诊清创缝合室能开展清创缝合手术及处理紧急的创伤和允许在急诊科完成的急诊手术。	6. 急诊清创不符合标准	（扣1分/项）		

续表

项目	分值	要求标准	检查缺陷	扣分标准	扣分	得分
科室建设与急救装备	20	7. 注射处置室布局合理，能同时开展多人治疗。	7. 注射处置室不符合标准	（扣1分/项）		
		8. 院前专业急救队伍有独立用房(值班室、办公室、训练室)，基础建筑面积总和不低于60平方米。	8. 院前专业急救队伍和用地配备不符合标准	（扣1分/项）		
人员配备	20	1. 急诊科人员资历符合标准并按规定注册，医生资历至少为本科毕业后通过了规范化培急诊科至少有7名医生独立轮值排班，其中内、外科各至少有3名医师，其余各科可独立轮值排班或与门诊联合排班。急诊科1/3医生具连续工作3年以上的住院医师，1/3医生须具备主治医师以上职称，急诊科至少有1名医生具备副主任医师以上职称，急诊科医生要定期轮换，每半年至一年轮换一次。护士按照医护1∶1的比例配备。卫生员不少于2人。	1. 急诊科人员数量、资历配备比例不符合要求	（扣2分/项）		
		2. 接收创伤急诊患者的医院，要求脑外、胸外、骨科、普外各专业均有主治医师以上资格的医师，并且这些医师必须经过注册在本院执业。		（扣2分/项）		
		3. 护士按照医护1∶1的比例配备。急救护理人员必须取得注册护士资格，并从事护理工作2年以上，护士长至少为中级职称并从事急诊工作2年以上，大专以上学历或护理师占护理人员30%以上。卫生员不少于2人。	3. 护理人员数量、资历配备比例不符合要求	（扣2分/项）		
		4. 至少有3组专业院前急救队伍。专职救护车驾驶员执照为A牌，高中毕业，归急诊科管理。救护车司机专职，归急诊科管理。				
技术要求	20	1. 掌握徒手心肺复苏、气管插管、除颤、致命性心电图识别及复苏药物应用；掌握外伤止血、包扎、固定、搬运，技术考核合格率100%。	1. 各项急救技术考核＜75分为不及格	（扣2分/项）		
		2. 掌握徒手紧急排除气道异物技能、人工气胸腔排气术、胸腔闭式引流术等常规急救技术。	2. 各项技术考核合格率未达到100%	（扣3分/项）		
		3. 掌握《深圳市疾病诊疗指南》中（院前和急诊科急危重症救治流程）各种休克的抢救、昏迷的抢救、溺水、触电、中暑的抢救、各种中毒的抢救、各种传染病的转运、烧伤的抢救、开放性气胸的抢救。	3. 各项救治流程考核＜75为不及格	（扣3分/项）		

续表

项目	分值	要求标准	检查缺陷	扣分标准	扣分	得分
技术要求	20	4.掌握各种常见急危重症转院指标。	4.口头考核常见急危重症转院指标未达到100%	（扣2分/项）		
管理要求	20	1.成立医院急诊工作领导小组，由副院长、医务科长、急诊科主任、护士长、相关科室主任组成医院急诊指挥救治系统。有年度急诊工作计划。有医院医疗应急方案。建立健全急救人员岗位职责；工作制度；治疗常规；技术规范；危重症抢救程序。	1.无应急指挥救治系统	（扣2分/项）		
		2.认真执行《深圳市基本医疗管理制度》《医疗服务整体管理与质量控制》《深圳市疾病诊疗指南》《深圳市突发公共卫生事件应急处理工作指南》《护理工作管理规范》（省卫生厅）、《临床护理技术规范》（省卫生厅）、《广东省病历书写规范》。	2.各项医疗护理制度不健全	（扣1分/项）		
		3.有突发重大灾害事故应急处理预案。	3.无医院医疗应急方案	（扣2分/项）		
		4.建立健全各项规章制度急救人员岗位职责；工作制度（值班管理制度、急危重患者会诊及转院制度，救护车辆管理制度、通信和医疗设备管理制度、科研和培训管理制度、安全保卫制度等）；治疗常规（危重患者抢救常规）；技术规范；危重症抢救程序上墙。	4.各项制度无落实	（扣2分/项）		
		5.急救质量标准： （1）急诊出诊院内反应时间≤2分钟 （2）院前平均途中反应时间≤15分钟 （3）危重患者现场急救率100% （4）救治显效，有效、稳定率≥90% （5）急救途中死亡率≤2‰ （6）医疗责任事故发生次数0 （7）三年内无重大责任交通事故 （8）急诊分诊准确率达到≥90% （9）急诊抢救成功率≥80% （10）急诊物品完好率为100% （11）急诊设备完好率为100% （12）急救车辆完好率≥85% （13）急救通信设备完好率为100%	5.急救质量未达标	（扣2分/项）		

项目	分值	要求标准	检查缺陷	扣分标准	扣分	得分
管理要求	20	（14）院前急救病历合格率≥95% （15）完成指令性任务为100% （16）常规器械消毒灭菌合格率为100% （17）法定报告传染病漏报率为0。				
人员培训	4	1. 必须经过岗前培训合格上岗。 2. 急诊科医护人员每年度须参加一次市级以上急救知识继续教育项目的培训，并获取培训合格证书。学分达到要求标准。 3. 对不同层次急救专业人员制订不同的培训计划，促进急救专科发展。	任何一项不达标	（扣1分/人）		
配套要求	10	1. 有急诊挂号、收费窗口。	1. 无设置	（扣1分/项）		
		2. 救护车车载药品设备配置达到标准（见附件1、2）	2. 救护车车载药品、设备配置不达标准	（1分/项）		
		3. 急诊救护车至少1辆，归急诊科管理，车容、车况符合救护车管理规定的要求。	3. 无急诊救护车	（扣5分）		
		4. 急救通信：院前急救科或急诊科设有线120急救专用电话并保持24小时通畅，严禁非急救占用；院前急救科或急诊科装有调度专用计算机；每辆救护车装无线车载电话。	4. 缺急救通信设备	（扣1分/项）		
		5. 建有符合技术标准并经卫生行政部门审核批准的输血室。	5. 无输血室设备	（扣2分/项）		

附件 7

编号										

急救网络医院入网
申 请 表

申请单位（盖章）＿＿＿＿＿＿＿＿＿＿＿＿＿＿＿＿＿＿＿＿

单位地址＿＿＿＿＿＿＿＿＿＿＿＿＿＿＿＿＿＿＿＿＿＿＿＿

邮政编码＿＿＿＿＿＿＿＿＿＿＿＿＿＿＿＿＿＿＿＿＿＿＿＿

日　　期＿＿＿＿＿＿＿＿＿＿＿＿＿＿＿＿＿＿＿＿＿＿＿＿

深圳市急救中心制

说　明

一、急救网络医院的设置原则

1. 申请医院依法登记取得《医疗机构执业许可证》。

2. 急救医疗网点设置范围为 3～5km。

3. 急救医疗网络医院需具备完善的急救医疗服务体系 [院前急救、院内急诊、急诊重症监护病房（EICU）、专科救治]，急救绿色通道通畅，确保急救工作及时、准确、有效地进行。

4. 急救医疗网络医院建设需达到《深圳市急救医疗网络医院评分标准》的要求，经市急救中心组织专家考评，达到 75 分以上方可准入。

5. 构建三级急救网络医院，并按分级与职能，承担相应的应急救援任务。

二、入网程序和填表说明

1. 本申报表所列内容必须实事求是，逐项认真填写，不要漏填，表达要简单、明确。

2. 申报表须按规定程序要求填好并打印，签署具体意见，并盖章后在 1 周内上交，过时不予受理。

3. 急救中心在收到申请表 1 周内给予信息反馈，并在 1 个月内组织专家对申请单位进行评估，评估后 1 个月内公布结果。

4. 医院入网后必须遵守急救网络的管理规范和要求。

5. 医院如要退出网络，须在入网后 1 年方可退出，并提前 3 个月申请，退出 2 年后方可申请重新加入。

6. 封面编号由急救中心填写。

深圳市医院申请加入 120 急救网络流程图

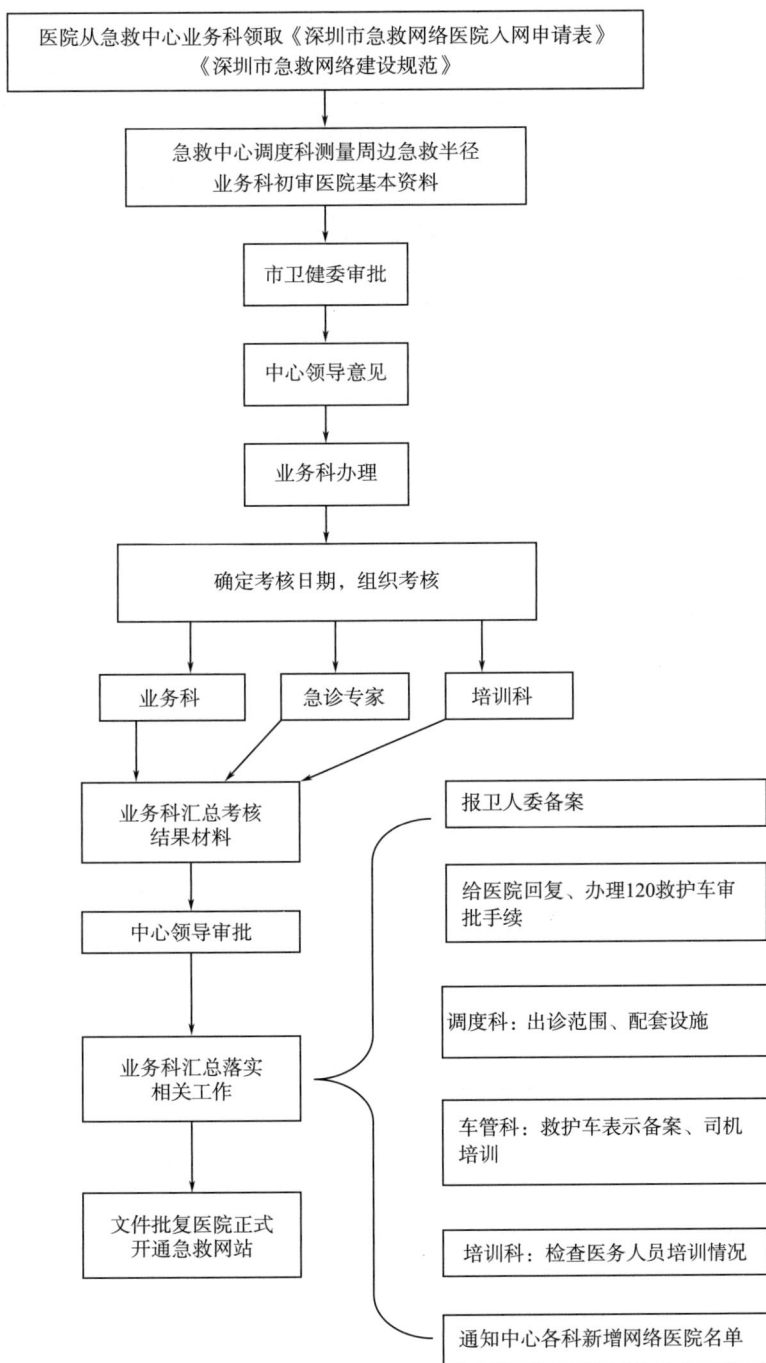

医院从急救中心业务科领取《深圳市急救网络医院入网申请表》《深圳市急救网络建设规范》

↓

急救中心调度科测量周边急救半径
业务科初审医院基本资料

↓

市卫健委审批

↓

中心领导意见

↓

业务科办理

↓

确定考核日期，组织考核

↓

| 业务科 | 急诊专家 | 培训科 |

↓

业务科汇总考核结果材料

↓

中心领导审批

↓

业务科汇总落实相关工作

→ 报卫人委备案

→ 给医院回复、办理120救护车审批手续

→ 调度科：出诊范围、配套设施

→ 车管科：救护车表示备案、司机培训

→ 培训科：检查医务人员培训情况

→ 通知中心各科新增网络医院名单

↓

文件批复医院正式开通急救网站

申请单位：	日期：
地址：	医院等级：1　2　3　级，甲　乙等
床位数（张）：	分类：综合、专科、门诊部；专科特色：
医院员工数（人）：	临床科室数（个）：
联系人：	联系电话：

医院介绍及资源配置（注明与急救相关的科目情况）：

日期：

申请入网审核：
急救半径范围：

调度科
日期：20　年　月　日

现场考评情况：

专家组：

日期：20　年　月　日

中心领导意见：

日期：20　年　月　日

市卫健委批示：

日期：20 年 月 日

急救中心考评审核意见：

业务科意见：

日期：20 年 月 日

主管领导意见：

日期：20 年 月 日

中心领导意见：

日期：20 年 月 日

上报卫人委文件号：

日期：20 年 月 日

入网落实情况：

业务科：文件批复医院□　通知中心相关科室□

日期：20　年　月　日

调度科：调度范围 □　配套设施 □

日期：20　年　月　日

车管科：120 救护车审批备案□　司机培训□

日期：20　年　月　日

培训科：医务人员急救技术培训□

日期：20　年　月　日

备注：

（赵小斐）

第二节　院前急救的调度与指挥

一、120 调度指挥中心的职能与职责

（一）120 调度指挥中心的职能

院前急救调度指挥是院前急救链里的第一个环节,对急救任务的成功与否起着决定性的作用。120 调度指挥中心主要职能是负责区域内日常院前急救及灾难突发事件的救护车调派工作,具体包括接听 120 呼救电话、确认患者呼救信息、向急救分站发送救护车出车指令、向呼救患者提供自救医学指导、发生突发事件时合理调派增援力量、及时向上级汇报救援信息等。

（二）120 调度指挥原则

120 调度指挥原则主要依据就近、就急、就能力三原则。首先是就近,调度员应按照急救分站或途中待命的车辆位置与呼救患者的位置来选择调派道路距离最近的救护车赶赴现场执行急救任务。其次,在同一区域内同时有多起患者呼救时,按照急病优先的原则,优先调派附近救护车抢救病情较急的患者。最后,调派救护车时,要考虑呼救患者的特殊需求,选择具备处理特殊需求能力的医院救护车前往。在病情允许的情况下,也要尊重患者的意愿。

（三）120 调度人员岗位职责

1. 负责市民日常急救呼叫救护车的调派工作及大型事故的救护车调派工作。

2. 接到 120 呼救电话后,调度人员应 90 秒内派车,严防漏派,错派,避免重复派车。

3. 调度室实行 24 小时值班负责制,值班人员需按时交接班,并仔细阅读上班交班记录,核对统计数字是否准确,认真处理上一班交代遗留的问题。

4. 准确掌握各急救分站和呼救者的基本情况,对本班救护车运转状态,做到心中有数,及时掌握急救网络各区域的情况,包括各分站电脑、线路、救护车待命状况,保证及时、合理、准确地派车。

5. 接到求救电话后,迅速判断病情,及时向急救站点下达出车指令,督促立即出车。在救护车到达现场前,指导患者家属采取相应的自救措施。

6. 发出指令后,及时掌握医务人员和驾驶员的应急反应时间,进行全程跟踪,对不符合要求者,做好书面登记,定期向各急救分站反馈,以利改进。

7. 遇到重大灾害事故呼救时,迅速指派抢救半径内急救力量投入急救,及时向值班领导汇报,联系市急救网络医院做好收治患者的准备,随时与现场保持信息沟通,并做好"大型事故记录表"的填写工作,按要求将事故救援情况准确向上级各有关部门报告。

8. 遇到急救高峰或接到危、急、重症求救电话且派车困难或无车可派时,应耐心向求救者解释,避免发生争执与纠纷,并做好记录,迅速向值班领导反馈情况。

9. 正确使用调度通信设备,通信设备发生故障,应立即报告值班工程师及时加以解决,以保证通信系统灵敏有效。

10. 认真做好各种记录,书写规范、准确、清楚。

11. 忠于职守,坚守岗位,工作期间禁止用工作电话谈论与调度工作无关事宜,严禁漏接

120 专线电话,出现急救电话漏接者,按责任事故处理。

12. 调度员在工作电话中严禁与报警者或网络医院工作人员发生争吵,严禁用调侃、嘲弄性质的语言与报警者对话。

13. 语言流畅、吐字清晰,使用文明规范用语,准确、文明、细心、高效地做好调度工作。

二、120 调度指挥规章制度

规章制度属于指导工作的基本原则,建立健全的规章制度、规范的工作流程是确保工作正常运行、有序运作的根本保证。

(一)日常 120 调度指挥流程

见图 6-1。

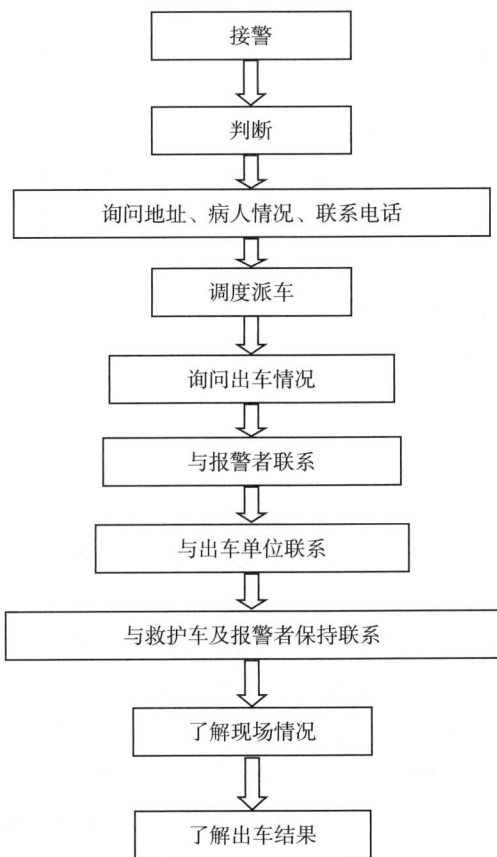

图 6-1 日常 120 调度指挥流程

(二)调度人员交接班制度

1. 接班人员在接班前应做好一切准备服装整齐,认真听取上一班的交接情况,认真核实,做好接班记录。各种记录本、用具、椅子放置整齐。

2. 认真检查 120 调度指挥信息系统及通信设备使用情况,发现异常及时处理或报修。

3. 检查核对各急救分站值班车辆动态情况,及时了解休班、维修车辆信息。

4. 交班时,如遇到正在受理的突发性重大灾害事故,必须认真处理完毕并做好登记、上报工作后方可交接班。

5. 当班记录的各种情况在交班前应检查一遍,必须记录完毕后方可交班。

6. 接班人员未来之前,上一班人员不得离开调度岗位。

7. 交接班时,做到三不交接:设备运转情况不清不交接;外派救护车情况不清不交接;调度指挥室不卫生不交接。

(三)特殊情况报告制度

在遇到突发事件或特殊事件时,调度员需严格执行报告制度,一般情况下需要报告的事项有:

1. 重大警情 包括涉及伤亡人数众多、事件性质特殊、相关后果严重、社会影响较大的突发公共事件的报警;涉及重大安全事故、恐怖事件、自然灾害、聚众滋事、公共卫生的报警。

2. 特殊警情 包括 2 人以上死亡,事件性质比较特殊,原因很意外,伤病员涉及公众人物、学生、幼儿、军警人员等;上级部门或上级领导直接向急救中心下达紧急救援、特殊医疗保障指示指令的。

3. 复杂情况 发生或察觉到接警调度有失误,已造成或可能造成延误伤病员救治;出诊指令发出后,急救站不响应造成出诊延误;现场救治发生医疗纠纷;通信调度设备故障影响调度工作,暂时无法恢复;中心办公场所发生安全生产事故;其他异常情况当班调度员一时无法处置,影响调度工作的 [1]。

(四)突发公共卫生事件调度指挥应急预案

为提高对突发公共卫生事件的应急反应能力和医疗救援指挥调度水平,保障人民群众的生命健康、财产安全、维护公共利益和社会稳定,120 急救指挥中心需指定突发公共卫生事件调度指挥应急预案。

1. 工作原则

(1)统一指挥,职责明确:突发公共卫生事件院前急救工作,根据医疗卫生救援的事件分级,人员伤亡和健康危害情况,在市卫生健康局的领导下,由市 120 急救指挥中心统一指挥。

(2)平战结合,常备不懈:提高防范突发公共事件的意识,落实各项防范措施,做好各项医疗卫生救援物资的应急储备工作。实现日常急救网络和突发公共事件应急救治网络的有机结合,逐步构建功能完善、设备精良、救援有力、运转协调的医疗急救服务体系,并做好医疗卫生救援与公安、交通、安监、市政抢险等部门的应急职能工作。

(3)规范派车、合理指挥:120 突发公共事件院前急救指挥预案的制定、修改与实施必须符合有关法律、法规和规章规定。

2. 适用范围 本预案用于我市区域内突发公共事件所致的人员伤亡、健康危害的紧急医疗救援调度指挥工作。

3. 突发公共事件分级

(1)特别重大事件(Ⅰ级):根据突发公共事件导致人员伤亡和健康危害将医疗卫生救援事件分为特别重大(Ⅰ级)一次事件伤亡 100 人以上且危重人员多,或者火灾事故和突发放射事件、化学品泄漏事故导致大量人员伤亡,即国务院及有关部门确定的其他需要开展医疗卫生救援工作的特别重大突发公共事件。

(2)重大事件(Ⅱ级):一次事件伤亡 50 人以上,99 人以下,其中死亡和危重病例超过

5 例的突发公共事件及省人民政府及其有关部门确定的其他需要开展医疗卫生救援工作的重大突发公共事件。

（3）较大事件（Ⅲ级）：一次事件伤亡 30 人以上，49 人以下，其中死亡和危重病例超过 3 例的突发公共事件及市人民政府及其有关部门确定的其他需要开展医疗卫生救援工作的较大突发公共事件。

（4）一般事件（Ⅳ级）：一次事件伤亡 10 人以上，29 人以下，其中死亡和危重病例超过一例的突发公共事件及县级人民政府及其他有关部门确定的其他需要开展医疗卫生救援工作的一般突发公共事件。

4. 调度指挥

（1）受理事件伤及 3 人（含 3 人）以上，5 人以下，调派附近区域内急救站出车救援，受理完成后向中心值班领导及市卫生健康局应急办公室值班人员报告。

（2）受理事件伤及 5 人（含 5 人）以上，10 人以下，可调派附近区域内急救站或其他区域急救站出车救援，同时向中心值班领导及市卫生健康局应急办公室值班人员报告。

（3）受理事件伤及 10 人（含 10 人）以上，其中死亡或危重病例超过一例者，可调派附近区域和其他区域急救站出车救援，同时向中心主要领导及市卫生健康局应急办公室值班人员报告。根据事件性质、级别及事件发展态势发出相应预警，同时做好紧急调派市应急医疗救援队的准备工作。

三、调度指挥技能培训

（一）调度员岗位培训

120 调度员是报警者与现场救援医护人员之间的桥梁和纽带，调度员的工作质量直接影响着急救任务的工作质量。院前急救调度指挥工作并不是属于单纯的医疗工作，它往往涉及到多学科的融合。要做好 120 调度指挥工作，调度员除了掌握必要的医学常识、急救知识外，还需要具备良好的语言能力及沟通技巧，对地理位置充分熟悉，对计算机系统熟练操作等等。因而，120 调度员在上岗前必须经过综合岗位培训。

（二）调度岗位培训内容

1. 综合判断能力培训　调度员在接到报警者呼救电话时，需要根据报警者描述的信息准确判断伤者的病情、事发地点、事故性质等内容，需要调度员在最短的时间内判断出需要调派何种救援力量前往救援。

2. 急救知识培训　调度员需要掌握基本的急救知识，在受理 120 呼救的同时，可以通过电话指导患者或现场第一目击者尽早施行自救措施，如心肺复苏、外伤包扎、尽快脱离危险环境等。

3. 地形地理位置培训　随着城市建设的快速发展，建筑物和道路情况经常会发生变化，为了在最短时间内迅速判断可以最快到达的救护车，需要调度员对所在城市的地理环境非常熟悉。培训调度员主动了解本地的街道、小区、医疗机构、标志性建筑物、单行线、限行日期等。

4. 语言沟通能力培训　120 调度员有别于一般的商品、服务客服话务人员，在日常的调度工作中，120 报警者通常都处在焦急、恐惧、无助等情绪中，表达能力大幅下降，表达方式往往不甚友好，因而对 120 调度员的语言沟通能力提出更高的要求。

5. 计算机知识培训　现代 120 指挥调度工作高度依赖计算机网络技术,为使调度员能更好地利用 120 指挥调度系统,利用现代计算机网络等高科技技术,做到准确调派救护车、缩短现场反应时间、提高工作效率,所有调度员在上岗前都必须进行计算机使用能力培训。

（三）调度指挥中的语言沟通

沟通是一个过程,是人与人之间、人与群体之间为了一个设定的目标,相互连通、传递信息、思想和情感,并且达到共同协议的过程。沟通行为是指沟通过程中沟通双方的思维、语言、表情和肢体的行为表现。沟通能力是指沟通者所具备的能胜任沟通工作的优良主观条件,即与他人有效沟通信息的能力,包括外在技巧和内在动因。120 调度员工作的主要内容是沟通,实现沟通又主要是借助电话（对讲机）通过直接语言方式,因此,沟通是调度员的基本行为,沟通能力是调度员的基本技能。为做好调度指挥工作,需做到以下几点:

1. 把握沟通的主导权　报警者由于身处事发现场,往往由于焦急、恐惧而导致慌乱,语言缺乏逻辑,词不达意。调度员在接警过程中需要了解呼救者的心理,掌握沟通主导权,尽可能用最短的时间获取需要的信息。

2. 熟练运用沟通技巧　用体贴关怀的语言,沉着镇定的语气,调节呼救者的情绪,针对不同的事件采取适当的询问方式,引导呼救者快速、准确报出事发地点、患者伤情等救援必要信息。

3. 使用规范化语言　与报警者沟通的过程中,调度员应使用规范化语言,语言表达要流畅、清晰、通俗易懂,一般不建议使用过于专业的医学名词。把握好常见疾病的询问流程,不使用有歧义,容易引起呼救者误会的语言。

（四）调度常用文明规范用语

1. 调度文明用语

（1）您好,120 请讲。

（2）这里是急救中心,请问您需要帮助吗?

（3）若已知是恶意电话,曰:请您不要乱打 120 电话,或不予理睬。

（4）若为误拨号,曰:对不起您打错电话了。请拨打 ×××××××× 号码（或查询 114）。

（5）若电话听不清,曰:对不起,线路干扰,请您大声讲话。

（6）请您配合我们的工作。

（7）谢谢您的理解!谢谢您的信任!

（8）这样处理您还有什么意见吗?还有什么问题,需要我们协调吗?

（9）是的,好的,没关系,这是我们应该做的。

（10）对不起,请原谅!很抱歉

2. 与呼救者的对话用语步骤

（1）请问患者（您）怎么不舒服?或请问他（她）现在怎么样?若对方无法讲清,曰:请您不要着急,慢慢讲。患者以前有什么病?

（2）请问患者是不是清醒的?是外伤,还是感觉哪里不舒服?当呼救者的陈诉离题太远时,可将话题转回到与疾病有密切关系的问题上。

（3）请问患者姓名、性别、年龄?

（4）请您告诉我现场详细地址。

（5）请您留下联系电话,并保持电话通畅,以便随时与您联系。

（梁建新,余丽敏）

第三节　重大突发事件紧急医疗救援的组织与展开

突发公共卫生事件（以下简称"突发事件"）,是指突然发生,造成或者可能造成社会公众健康严重损害的重大传染病疫情、群体性不明原因疾病、重大食物和职业中毒以及其他严重影响公众健康的事件。

一、医疗卫生救援的事件分级

根据突发公共事件导致人员伤亡和健康危害情况将医疗卫生救援事件分为特别重大（Ⅰ级）、重大（Ⅱ级）、较大（Ⅲ级）和一般（Ⅳ级）四级。

（一）特别重大事件（Ⅰ级）

1. 一次事件出现特别重大人员伤亡,且危重人员多,或者核事故和突发放射事件、化学品泄漏事故导致大量人员伤亡,事件发生地省级人民政府或有关部门请求国家在医疗卫生救援工作上给予支持的突发公共事件。

2. 跨省（自治区、直辖市）的有特别严重人员伤亡的突发公共事件。

3. 国务院及其有关部门确定的其他需要开展医疗卫生救援工作的特别重大突发公共事件。

（二）重大事件（Ⅱ级）

1. 一次事件出现重大人员伤亡,其中,死亡和危重病例超过 5 例的突发公共事件。

2. 跨市（地）的有严重人员伤亡的突发公共事件。

3. 省级人民政府及其有关部门确定的其他需要开展医疗卫生救援工作的重大突发公共事件。

（三）较大事件（Ⅲ级）

1. 一次事件出现较大人员伤亡,其中,死亡和危重病例超过 3 例的突发公共事件。

2. 市（地）级人民政府及其有关部门确定的其他需要开展医疗卫生救援工作的较大突发公共事件。

（四）一般事件（Ⅳ级）

1. 一次事件出现一定数量人员伤亡,其中,死亡和危重病例超过 1 例的突发公共事件。

2. 县级人民政府及其有关部门确定的其他需要开展医疗卫生救援工作的一般突发公共事件。

二、工作原则

（一）预防为主,常备不懈

提高全社会对突发公共卫生事件的防范意识,落实各项防范措施,做好人员、技术、物资和设备的应急储备工作。对各类可能引发突发公共卫生事件的情况要及时进行分析、预警,做到早发现、早报告、早处理。

（二）统一领导，分级负责

根据突发公共卫生事件的范围、性质和危害程度,对突发公共卫生事件实行分级管理。各级人民政府负责突发公共卫生事件应急处理的统一领导和指挥,各有关部门按照预案规定,在各自的职责范围内做好突发公共卫生事件应急处理的有关工作。

（三）依法规范，措施果断

地方各级人民政府和卫生行政部门要按照相关法律、法规和规章的规定,完善突发公共卫生事件应急体系,建立健全系统、规范的突发公共卫生事件应急处理工作制度,对突发公共卫生事件和可能发生的公共卫生事件做出快速反应,及时、有效开展监测、报告和处理工作。

（四）依靠科学，加强合作

突发公共卫生事件应急工作要充分尊重和依靠科学,要重视开展防范和处理突发公共卫生事件的科研和培训,为突发公共卫生事件应急处理提供科技保障。各有关部门和单位要通力合作、资源共享,有效应对突发公共卫生事件。要广泛组织、动员公众参与突发公共卫生事件的应急处理。

三、 应急组织体系及职责

（一）应急指挥机构

发生重大突发公共卫生事件,地方各级人民政府卫生行政部门依照职责和规定,在本级人民政府统一领导下,负责组织、协调本行政区域内突发公共卫生事件应急处理工作,并根据突发公共卫生事件应急处理工作的实际需要,向本级人民政府提出成立地方突发公共卫生事件应急指挥部的建议。

各级人民政府根据本级人民政府卫生行政部门的建议和实际工作需要,决定是否成立国家和地方应急指挥部。

地方各级人民政府及有关部门和单位要按照属地管理的原则,切实做好本行政区域内突发公共卫生事件应急处理工作。

省级突发公共卫生事件应急指挥部的组成和职责。

省级突发公共卫生事件应急指挥部由省级人民政府有关部门组成,实行属地管理的原则,负责对本行政区域内突发公共卫生事件应急处理的协调和指挥,作出处理本行政区域内突发公共卫生事件的决策,决定要采取的措施。

（二）日常管理机构

各省（自治区、直辖市）人民政府卫生行政部门及军队、武警系统要参照国务院卫生行政部门突发公共卫生事件日常管理机构的设置及职责,结合各自实际情况,指定突发公共卫生事件的日常管理机构,负责本行政区域或本系统内突发公共卫生事件应急的协调、管理工作。

各市（地）级、县级卫生行政部门要指定机构负责本行政区域内突发公共卫生事件应急的日常管理工作。

（三）专家咨询委员会

省级卫生行政部门负责组建突发公共卫生事件专家咨询委员会。

（四）应急处理专业技术机构

医疗机构、疾病预防控制机构、卫生监督机构、出入境检验检疫机构是突发公共卫生事件应急处理的专业技术机构,医疗机构包括医疗急救中心,综合医院,专科医院,化学中毒与核辐射事故应急医疗专业救治机构等。应急处理专业技术机构要结合本单位职责开展专业技术人员处理突发公共卫生事件能力培训,提高快速应对能力和技术水平,在发生突发公共卫生事件时,要服从卫生行政部门的统一指挥和安排,开展应急处理工作。

（五）职责

应急指挥机构,医疗卫生救援领导小组,负责领导、组织、协调、部署突发公共事件的医疗卫生救援工作。专家咨询委员会,对突发公共事件医疗卫生救援工作提供建议、技术指导和支持。专业技术机构负责承担突发公共事件的医疗卫生救援任务,成立现场医疗卫生救援指挥部,统一指挥,协调现场的医疗卫生救援工作。

四、医疗卫生救援应急分级响应

根据事件分级可分为4级响应。其中Ⅰ级响应主要针对发生的特别重大突发公共事件,由国务院和国务院有关部门启动总体或者专项应急预案。Ⅱ级响应主要针对发生的重大突发公共事件,由省级人民政府和省级有关部门启动省级突发公共事件或者专项应急预案。

（一）Ⅱ级响应的启动

符合下列条件之一者,启动医疗卫生救援应急的Ⅱ级响应:

1. 发生重大突发公共事件,省级人民政府启动省级突发公共事件应急预案。

2. 发生重大突发公共事件,省级有关部门启动省级突发公共事件专项应急预案。

3. 其他符合医疗卫生救援重大事件(Ⅱ级)级别的突发公共事件。

（二）Ⅱ级响应行动

省级卫生行政部门接到关于医疗卫生救援重大事件的有关指示、通报或报告后,应立即启动医疗卫生救援领导小组工作,组织专家对伤病员及救治情况进行综合评估。同时,迅速组织医疗卫生救援应急队伍和有关人员到达突发公共事件现场,组织开展医疗救治,并分析突发公共事件的发展趋势,提出应急处理工作建议,及时向本级人民政府和突发公共事件应急指挥机构报告有关处理情况。凡属启动省级应急预案和省级专项应急预案的响应,医疗卫生救援领导小组按相关规定启动工作。

国务院卫生行政部门对省级卫生行政部门负责的突发公共事件医疗卫生救援工作进行督导,根据需要和事件发生地省级人民政府和有关部门的请求,组织国家医疗卫生救援应急队伍和有关专家进行支援,并及时向有关省份通报情况。

五、现场医疗卫生救援及指挥

医疗卫生救援应急队伍在接到救援指令后要及时赶赴现场,并根据现场情况全力开展医疗卫生救援工作。在实施医疗卫生救援的过程中,既要积极开展救治,又要注重自我防护,确保安全。

为了及时准确掌握现场情况,做好现场医疗卫生救援指挥工作,使医疗卫生救援工作紧张有序地进行,有关卫生行政部门应在事发现场设置现场医疗卫生救援指挥部,主要或分管领导同志要亲临现场,靠前指挥,减少中间环节,提高决策效率,加快抢救进程。现场医疗卫生救援指挥部要接受突发公共事件现场处置指挥机构的领导,加强与现场各救援部门的沟通与协调。

（一）现场抢救

到达现场的医疗卫生救援应急队伍,要迅速将伤员转送出危险区,本着"先救命后治伤、先救重后救轻"的原则开展工作,按照国际统一的标准对伤病员进行检伤分类,分别用蓝、黄、红、黑四种颜色,对轻、重、危重伤病员和死亡人员作出标志(分类标记用塑料材料制成腕带),扣系在伤病员或死亡人员的手腕或脚踝部位,以便后续救治辨认或采取相应的措施。

（二）转送伤员

当现场环境处于危险或在伤病员情况允许时,要尽快将伤病员转送并做好以下工作:

1. 对已经检伤分类待送的伤病员进行复检。对有活动性大出血或转运途中有生命危险的急危重症者,应就地先予抢救、治疗,做必要的处理后再进行监护下转运。

2. 认真填写转运卡提交接纳的医疗机构,并报现场医疗卫生救援指挥部汇总。

3. 在转运中,医护人员必须在医疗仓内密切观察伤病员病情变化,并确保治疗持续进行。

4. 在转运过程中要科学搬运,避免造成二次损伤。

5. 合理分流伤病员或按现场医疗卫生救援指挥部指定的地点转送,任何医疗机构不得以任何理由拒诊、拒收伤病员。

（三）疾病预防控制和卫生监督工作

突发公共事件发生后,有关卫生行政部门要根据情况组织疾病预防控制和卫生监督等有关专业机构和人员,开展卫生学调查和评价、卫生执法监督,采取有效的预防控制措施,防止各类突发公共事件造成的次生或衍生突发公共卫生事件的发生,确保大灾之后无大疫。

（四）信息报告和发布

医疗急救中心(站)和其他医疗机构接到突发公共事件的报告后,在迅速开展应急医疗卫生救援工作的同时,立即将人员伤亡、抢救等情况报告现场医疗卫生救援指挥部或当地卫生行政部门。

现场医疗卫生救援指挥部、承担医疗卫生救援任务的医疗机构要每日向上级卫生行政部门报告伤病员情况、医疗救治进展等,重要情况要随时报告。有关卫生行政部门要及时向本级人民政府和突发公共事件应急指挥机构报告有关情况。

各级卫生行政部门要认真做好突发公共事件医疗卫生救援信息发布工作。

（五）医疗卫生救援应急响应的终止

突发公共事件现场医疗卫生救援工作完成,伤病员在医疗机构得到救治,经本级人民政府或同级突发公共事件应急指挥机构批准,或经同级卫生行政部门批准,医疗卫生救援领导小组可宣布医疗卫生救援应急响应终止,并将医疗卫生救援应急响应终止的信息报告上级卫生行政部门。

六、 医疗机构的医疗救援

医疗机构,制定医疗机构应急预案,包括应急响应的机制和院内外救援的联动。医疗机构成立领导小组,医疗救治组和后勤保障组。领导小组,由院长或业务副院长任组长,成员包括医院办公室、医务部、护理部等；医疗救治组，包括医疗救治专家组，成员有急诊、重症、内科、外科、护理人员等；预防控制组，成员有感染控制、公共卫生部门等；应急医疗组，包括院前急救、急诊、内科、外科、护理人员等；后勤保障组，由后勤安全部门负责人任组长，成员包括供应室、药物供应部门、设备部门、保安部门、交通信息部门等。

医疗机构，接到突发公共卫生事件应急指挥部通知，应立即启动预案，各部门协调合作，提高院内反应能力，缩短反应时间，能在第一时间组织收治患者的床位，第一时间组织医疗救治组医务人员赶到患者身边施救，在尽可能短的时间内做出必需的诊治，提高院前急救质量，抢得黄金救治时间。

医疗机构平时加强急救队伍培养，确保急救人才专业化。在应对突发事件的紧急医疗救援中非常需要训练有素的急救队伍及应对创伤、中毒、辐射等专业救护人员，加强对急救队伍培训基地的建设，强化高级生命支持和技能培训，提高对各类突发公共卫生事件的防护和抢救的能力，重视人才梯队和素质建设，建立应急医疗救治队伍，反复组织规范的培训和演练，提高专业队伍的实践能力，做到常备不懈。

七、应急反应措施

（一）各级人民政府

1. 组织协调有关部门参与突发公共卫生事件的处理。

2. 根据突发公共卫生事件处理需要，调集本行政区域内各类人员、物资、交通工具和相关设施、设备参加应急处理工作。涉及危险化学品管理和运输安全的，有关部门要严格执行相关规定，防止事故发生。

3. 划定控制区域 甲类、乙类传染病暴发、流行时，县级以上地方人民政府报经上一级地方人民政府决定，可以宣布疫区范围；经省（自治区、直辖市）人民政府决定，可以对本行政区域内甲类传染病疫区实施封锁；封锁大、中城市的疫区或者封锁跨省（自治区、直辖市）的疫区及封锁疫区导致中断干线交通或者封锁国境的，由国务院决定。对重大食物中毒和职业中毒事故，根据污染食品扩散和职业危害因素波及的范围，划定控制区域。

4. 疫情控制措施 当地人民政府可以在本行政区域内采取限制或者停止集市、集会、影剧院演出及其他人群聚集的活动；停工、停业、停课；封闭或者封存被传染病病原体污染的公共饮用水源、食品以及相关物品等紧急措施；临时征用房屋、交通工具以及相关设施和设备。

5. 流动人口管理 对流动人口采取预防工作，落实控制措施，对传染病患者、疑似患者采取就地隔离、就地观察、就地治疗的措施，对密切接触者根据情况采取集中或居家医学观察。

6. 实施交通卫生检疫 组织铁路、交通、民航、质检等部门在交通站点和出入境口岸设置临时交通卫生检疫站，对出入境、进出疫区和运行中的交通工具及其乘运人员和物资、宿主动物进行检疫查验，对患者、疑似患者及其密切接触者实施临时隔离、留验和向地方卫生行政部门指定的机构移交。

7. 信息发布 突发公共卫生事件发生后，有关部门要按照有关规定做好信息发布工作，信息发布要及时主动、准确把握，实事求是，正确引导舆论，注重社会效果。

8. 开展群防群治 街道、乡（镇）以及居委会、村委会协助卫生行政部门和其他部门、医疗机构，做好疫情信息的收集、报告、人员分散隔离及公共卫生措施的实施工作。

9. 维护社会稳定 组织有关部门保障商品供应,平抑物价,防止哄抢;严厉打击造谣传谣、哄抬物价、囤积居奇、制假售假等违法犯罪和扰乱社会治安的行为。

（二）卫生行政部门

1. 组织医疗机构、疾病预防控制机构和卫生监督机构开展突发公共卫生事件的调查与处理。

2. 组织突发公共卫生事件专家咨询委员会对突发公共卫生事件进行评估,提出启动突发公共卫生事件应急处理的级别。

3. 应急控制措施 根据需要组织开展应急疫苗接种、预防服药。

4. 督导检查 国务院卫生行政部门组织对全国或重点地区的突发公共卫生事件应急处理工作进行督导和检查。省、市（地）级以及县级卫生行政部门负责对本行政区域内的应急处理工作进行督查和指导。

5. 发布信息与通报 国务院卫生行政部门或经授权的省（自治区、直辖市）人民政府卫生行政部门及时向社会发布突发公共卫生事件的信息或公告。国务院卫生行政部门及时向国务院各有关部门和各省（自治区、直辖市）卫生行政部门以及军队有关部门通报突发公共卫生事件情况。对涉及跨境的疫情线索,由国务院卫生行政部门向有关国家和地区通报情况。

6. 制定技术标准和规范 国务院卫生行政部门对新发现的突发传染病、不明原因的群体性疾病、重大中毒事件,组织力量制定技术标准和规范,及时组织全国培训。地方各级卫生行政部门开展相应的培训工作。

7. 普及卫生知识 针对事件性质,有针对性地开展卫生知识宣教,提高公众健康意识和自我防护能力,消除公众心理障碍,开展心理危机干预工作。

8. 进行事件评估 组织专家对突发公共卫生事件的处理情况进行综合评估,包括事件概况、现场调查处理概况、患者救治情况、所采取的措施、效果评价等。

（三）医疗机构

1. 开展患者接诊、收治和转运工作,实行重症和普通患者分开管理,对疑似患者及时排查或确诊。

2. 协助疾病控制机构人员开展标本的采集、流行病学调查工作。

3. 做好医院内现场控制、消毒隔离、个人防护、医疗垃圾和污水处理工作,防止院内交叉感染和污染。

4. 做好传染病和中毒患者的报告。对因突发公共卫生事件而引起身体伤害的患者,任何医疗机构不得拒绝接诊。

5. 对群体性不明原因疾病和新发传染病做好病例分析与总结,积累诊断治疗的经验。重大中毒事件,按照现场救援、患者转运、后续治疗相结合的原则进行处置。

6. 开展科研与国际交流 开展与突发事件相关的诊断试剂、药品、防护用品等方面的研究。开展国际合作,加快病源查寻和病因诊断。

（四）疾病预防控制机构

1. 突发公共卫生事件信息报告 国家、省、市（地）、县级疾病控制机构做好突发公共卫生事件的信息收集、报告与分析工作。

2. 开展流行病学调查 疾病控制机构人员到达现场后,尽快制订流行病学调查计划和方案,地方专业技术人员按照计划和方案,开展对突发事件累及人群的发病情况、分布特点进行调查分析,提出并实施有针对性的预防控制措施;对传染病患者、疑似患者、病原携带者及其密切接触者进行追踪调查,查明传播链,并向相关地方疾病预防控制机构通报情况。

3. 实验室检测　中国疾病预防控制中心和省级疾病预防控制机构指定的专业技术机构在地方专业机构的配合下,按有关技术规范采集足量、足够的标本,分送省级和国家应急处理功能网络实验室检测,查找致病原因。

4. 开展科研与国际交流　开展与突发事件相关的诊断试剂、疫苗、消毒方法、医疗卫生防护用品等方面的研究。开展国际合作,加快病源查寻和病因诊断。

5. 制定技术标准和规范　中国疾病预防控制中心协助卫生行政部门制定全国新发现的突发传染病、不明原因的群体性疾病、重大中毒事件的技术标准和规范。

6. 开展技术培训　中国疾病预防控制中心具体负责全国省级疾病预防控制中心突发公共卫生事件应急处理专业技术人员的应急培训。各省级疾病预防控制中心负责县级以上疾病预防控制机构专业技术人员的培训工作。

（五）卫生监督机构

1. 在卫生行政部门的领导下,开展对医疗机构、疾病预防控制机构突发公共卫生事件应急处理各项措施落实情况的督导、检查。

2. 围绕突发公共卫生事件应急处理工作,开展食品卫生、环境卫生、职业卫生等的卫生监督和执法稽查。

3. 协助卫生行政部门依据《突发公共卫生事件应急条例》和有关法律法规,调查处理突发公共卫生事件应急工作中的违法行为。

（六）出入境检验检疫机构

1. 突发公共卫生事件发生时,调动出入境检验检疫机构技术力量,配合当地卫生行政部门做好口岸的应急处理工作。

2. 及时上报口岸突发公共卫生事件信息和情况变化。

（七）非事件发生地区的应急反应措施

未发生突发公共卫生事件的地区应根据其他地区发生事件的性质、特点、发生区域和发展趋势,分析本地区受波及的可能性和程度,重点做好以下工作:

1. 密切保持与事件发生地区的联系,及时获取相关信息。

2. 组织做好本行政区域应急处理所需的人员与物资准备。

3. 加强相关疾病与健康监测和报告工作,必要时,建立专门报告制度。

4. 开展重点人群、重点场所和重点环节的监测和预防控制工作,防患于未然。

5. 开展防治知识宣传和健康教育,提高公众自我保护意识和能力。

6. 根据上级人民政府及其有关部门的决定,开展交通卫生检疫等。

八、突发公共卫生事件应急处置的保障

突发公共卫生事件应急处理应坚持预防为主,平战结合,国务院有关部门、地方各级人民政府和卫生行政部门应加强突发公共卫生事件的组织建设,组织开展突发公共卫生事件的监测和预警工作,加强突发公共卫生事件应急处理队伍建设和技术研究,建立健全国家统

一的突发公共卫生事件预防控制体系,保证突发公共卫生事件应急处理工作的顺利开展。

（一）技术保障

1. 信息系统　国家建立突发公共卫生事件应急决策指挥系统的信息、技术平台,承担突发公共卫生事件及相关信息收集、处理、分析、发布和传递等工作,采取分级负责的方式实施。

要在充分利用现有资源的基础上建设医疗救治信息网络,实现卫生行政部门、医疗救治机构与疾病预防控制机构之间的信息共享。

2. 疾病预防控制体系　国家建立统一的疾病预防控制体系。各省（自治区、直辖市）、市（地）、县（市）要加快疾病预防控制机构和基层预防保健组织建设,强化医疗卫生机构疾病预防控制的责任;建立功能完善、反应迅速、运转协调的突发公共卫生事件应急机制;健全覆盖城乡、灵敏高效、快速畅通的疫情信息网络;改善疾病预防控制机构基础设施和实验室设备条件;加强疾病控制专业队伍建设,提高流行病学调查、现场处置和实验室检测检验能力。

3. 应急医疗救治体系　按照"中央指导、地方负责、统筹兼顾、平战结合、因地制宜、合理布局"的原则,逐步在全国范围内建成包括急救机构、传染病救治机构和化学中毒与核辐射救治基地在内的,符合国情、覆盖城乡、功能完善、反应灵敏、运转协调、持续发展的医疗救治体系。

4. 卫生执法监督体系　国家建立统一的卫生执法监督体系。各级卫生行政部门要明确职能,落实责任,规范执法监督行为,加强卫生执法监督队伍建设。对卫生监督人员实行资格准入制度和在岗培训制度,全面提高卫生执法监督的能力和水平。

5. 应急卫生救治队伍　各级人民政府卫生行政部门按照"平战结合、因地制宜,分类管理、分级负责,统一管理、协调运转"的原则建立突发公共卫生事件应急救治队伍,并加强管理和培训。

6. 演练　各级人民政府卫生行政部门要按照"统一规划、分类实施、分级负责、突出重点、适应需求"的原则,采取定期和不定期相结合的形式,组织开展突发公共卫生事件的应急演练。

7. 科研和国际交流　国家有计划地开展应对突发公共卫生事件相关的防治科学研究,包括现场流行病学调查方法、实验室病因检测技术、药物治疗、疫苗和应急反应装备、中医药及中西医结合防治等,尤其是开展新发、罕见传染病快速诊断方法、诊断试剂以及相关的疫苗研究,做到技术上有所储备。同时,开展应对突发公共卫生事件应急处理技术的国际交流与合作,引进国外的先进技术、装备和方法,提高我国应对突发公共卫生事件的整体水平。

（二）物资、经费保障

1. 物资储备　各级人民政府要建立处理突发公共卫生事件的物资和生产能力储备。发生突发公共卫生事件时,应根据应急处理工作需要调用储备物资。卫生应急储备物资使用后要及时补充。

2. 经费保障　应保障突发公共卫生事件应急基础设施项目建设经费,按规定落实对突发公共卫生事件应急处理专业技术机构的财政补助政策和突发公共卫生事件应急处理经费。应根据需要对边远贫困地区突发公共卫生事件应急工作给予经费支持。国务院有关部门和地方各级人民政府应积极通过国际、国内等多渠道筹集资金,用于突发公共卫生事件应急处理工作。

3. 通信与交通保障　各级应急医疗卫生救治队伍要根据实际工作需要配备通信设备和交通工具。

4. 法律保障　国务院有关部门应根据突发公共卫生事件应急处理过程中出现的新问题、新情况,加强调查研究,起草和制定并不断完善应对突发公共卫生事件的法律、法规和规章制度,形成科学、完整的突发公共卫生事件应急法律和规章体系。

国务院有关部门和地方各级人民政府及有关部门要严格执行《突发公共卫生事件应急条例》等规定,严格履行职责,实行责任制。对履行职责不力,造成工作损失的,要追究有关当事人的责任。

5. 社会公众的宣传教育　县级以上人民政府要组织有关部门利用广播、影视、报刊、互联网、手册等多种形式对社会公众广泛开展突发公共卫生事件应急知识的普及教育,宣传卫生科普知识,指导群众以科学的行为和方式对待突发公共卫生事件。要充分发挥有关社会团体在普及卫生应急知识和卫生科普知识方面的作用。

（菅向东,张忠臣）

第四节　院前急救中的检伤分类管理

检伤分类(triage)是灾害医学的重要组成部分,是现场医疗急救的首要环节。当院前医疗救护人员到达现场面对大批伤员,第一步救援措施必然是快速检伤分类,将重伤员尽快从伤亡人群中筛选出来,时间越短越好;然后再分别按照伤情轻重,依先后顺序给予医疗急救和转运送院。因此,灾害救援现场的检伤分类具有十分重要的作用。本文参考有关文献,抓住院前急救管理中的核心手段,即检伤分类方法学,在原有简明检伤分类快速救治法(simple triage and rapid treatment, START)基础上,依据国际创伤生命支持(international trauma life support, ITLS)第8版指南,创新了"两次喊叫加二次评估法(two shouts and two assessments)"(也称 TS&TA 检伤分类法),本文给予重点介绍。

一、现场检伤分类的目的意义

(一)优先救治重伤员

在突发的灾害事故现场,医疗救援力量往往是有限的,尤其在事发初期急救资源可能十分匮乏。因此必须将有限的急救资源用在刀刃上,优先保证抢救重伤员。检伤分类就是要尽快把重伤员及危重伤员从一批伤亡人群中筛查出来,争取宝贵的时机在第一时间拯救,从而避免重伤员因得不到及时救治而死于现场。轻伤员由于身体重要部位和脏器未受损伤,没有生命危险,可以在现场轮候,等待稍后的延期医疗处理。

(二)有序救治群体伤

面对大型灾害事故造成的群体伤,当应急救援人员最初抵达现场时,第一步就是快速检伤分类,将众多的伤员分为不同伤情等级,依据轻重缓急有条不紊地展开现场急救和顺序后送,从而提高灾害救援效率,合理救治伤员,积极改善预后。同时,通过检伤分类可以从宏观上对伤亡人数、伤情轻重和发展趋势等,做出一个全面、正确的评估,以便及时、准确地向有关部门汇报灾情,指导灾害救援,决定是否增援。

(三)判断个体伤情

对于每一位伤员,在灾害现场都应当进行院前检伤分类,确定其个人在伤亡群体中的伤情等级,决定是否给予优先救治和转运。当伤员移送医院前及抵达医院后,仍应逐个检伤分类多次分诊,并且动态地对照比较创伤评分。从而有助于准确判断个体伤情的严重程度,因为某个伤员的全身伤情往往要比其所有局部伤中最重的情况还要严重。检伤分类亦有助于推测每个伤员的预后和治愈时间。

二、检伤分类的国标等级和标识

(一)伤情分级和标识

按照 2006 年我国卫生部颁布的"国家突发公共事件医疗卫生救援应急预案"国家标准,现场检伤分类划分为四个等级,伤情识别卡使用统一的四种颜色标识:

死亡:黑色标识。

危重:红色标识。

重伤:黄色标识。

轻伤:蓝色标识(国际统一为绿色)。

(二)现场必须遵循的救治顺序(优先等级)

第一优先——危重伤(生命体征极不稳定,有亟时的生命危险,预后很差)。

第二优先——重伤员(生命体征不稳定,有潜在的生命危险,预后较差)。

第三优先——轻伤员(生命体征稳定,不会有生命危险,预后良好)。

最不优先——死亡遗体(严重创伤造成的死亡不可逆转,已丧失抢救价值)。

三、TS&TA 检伤分类方法

(一)第一次评估——采用模糊定性法(10 分钟内完成)

为了争取时间尽快在事发现场完成对伤员的检伤分类,第一次评估必须使用模糊定性而不是精准定量的方法,即"有"还是"无"来快速判断,时间不允许对创伤进行定量评分。本方法的要点是两次喊叫加 RABC 生命体征徒手识别,为方便记忆,采用口诀总结为"**看,叫、叫;看,查、查**"六步。具体步骤如下:

1. 首先"**看**"现场环境安全吗?迅速评估事发现场究竟安全还是不安全,是否会对救援人员的生命健康构成威胁。只有现场环境是安全的,才能接近伤患、上前施救。

2. 现场评估完成后,进入事发现场两次"**喊叫**",对受伤群体快速筛查:

(1)第一次"**喊叫**",发口令快速分类出**轻伤员**(挂蓝色标识)。通过喊叫将现场所有的伤员迅速分成两大群,你先大声命令道:"凡是能自己走动的,请马上走到我的左/右手边!"(选择安全而且不阻挡救援道路的地点),只要能听从命令自行走动到指定位置的伤员,原则上都可判断为**轻伤员**(但少数仍可能是重伤)。

(2)第二次"**再叫**",发口令筛选出**重伤员**(挂黄色标识)。即仅仅针对原地留下的、不能自行走动甚至已经倒地不起的另外一群人(毕竟是少数),走到他们中间,再次大声喊叫:"凡是能听见我说话的,请马上挥手示意并且高声回答"。如果伤员有反应,即那些能够举手示意或应声回答的,可能就是**重伤**;如果没有任何反应,说明生命垂危,提示意识已经丧失,或者气道梗阻甚至发生死亡。

3. 凭借眼、耳、口、手进行"看和查"，按照 RABC 顺序定性判断重要生命体征：

优先到达无反应的每一个伤员身边，徒手一"看"和一"查"（包括拍叫、听和摸），最多只需 20 秒便能完成一例检伤分类，从中快速识别出**危重伤员**或者**死亡人员**。

R（Response）：反应性（**有无**意识障碍，查看 A/V/P/U 意识水平）。

A——神志清楚，V——对声音刺激有反应，P——对疼痛刺激有反应，U——完全没有反应。快速查看方法为：给予伤患声音（V）和疼痛（P）刺激，观察其反应性；

A（Airway）：气道（**有无**气道部分梗阻甚至完全梗阻，后者听不到任何呼吸音）。快速查看方法为：一看、二听、三感受，观察胸部起伏、呼吸音和出气。

B（Breathing）：呼吸（**有无**呼吸困难、呼吸衰竭，甚至感觉没有呼吸）

↓与气道一起看查，用 6 秒观察呼吸（3 次以上起伏甚至 1 次起伏都看不到）。

C（Circulation）：循环（**有无**明显的大出血或者休克表现，甚至发生心脏停搏）。快速查看方法为：扫描全身，同时 10 秒触摸颈动脉与桡动脉搏动（对比强弱），觉得跳很快（120 次/min 以上），并感觉皮肤湿冷苍白（毛细血管回流征＞3 秒）。

RABC 分别代表着人体重要的四项生命体征，只要其中任何一项出现异常，便可快速判断为**危重伤**（挂红色标识）；异常的项目越多说明伤情越严重，如果伤病员无意识、无呼吸、同时也无颈动脉搏动（三无），即可判断为心脏停搏，若身体已遭受严重损毁或者 10 分钟过去后应诊断**死亡**（须描记心电图证实，方可挂黑色标识）。究竟该挂红牌还是黑牌，应根据现场实际情况综合考虑，谨慎地做出评判。

应当强调的是，快速评估和急救处理必须同步。通过团队分工配合，只要查看发现伤员 RABC 出现任一个问题，如意识障碍、气道梗阻、呼吸衰竭、大出血、休克或者心脏骤停，就应即刻对症处理这一问题。团队需要管理，依托团队形式来发现问题并马上协作处理问题，所以称之为院前急救中的检伤分类"管理"，而不仅仅是处理。

4. 最后来到对呼叫有反应的伤员身边，再"查"体鉴别到底属于**重伤**还是**轻伤**：

听到第二次口令能举手示意并高声回答者，可能是**重伤**，少数也可能是**轻伤**员，至少说明神志是清楚的，而且气道畅通、有自主呼吸，不会有即刻的生命危险。但不应笼统地判断凡是能自行走动的都是轻伤、不能走动的都是重伤，两者需要查体鉴别。

重伤与**轻伤**的鉴别诊断依据下列三点：

（1）只需要快速检查循环系统体征 C，查看全身有无明显的外出血，脉搏是否有增快（100 次/min 左右），桡动脉搏动是否变微弱，皮肤颜色及温度是否改变，毛细血管回流征有无延迟（大于 3 秒）。如果具备其中一项即是重伤；如果全部具备则已经发生了休克（不能仅凭一次血压识别），应判断为危重伤。

（2）主动询问伤员："你哪里受伤了？"如果是 CHANS 五处重要的部位受伤，即头（H，Head，包括眼、口腔、耳鼻咽喉）、颈（N，Neck）、胸（C，Chest）、腹（A，Abdomen，包括骨盆）或者脊柱（S，Spine），检查其中局部有无开放伤、可疑骨折或者Ⅱ度以上烧伤，如果有即是重伤。

（3）四肢受伤有无肉眼可见的明确骨折或肢体、指趾断离伤，有无末梢血管神经障碍（PMS），如果有即是重伤。

如果以上 3 条全部"无"异常，即使伤员不能自行走动，仍可初步分类为**轻伤**；而只要其中任何一项"有"异常,则判断为**重伤**,即使能听从口令自行走动或者全部生命体征都保持平稳。如有疑问,应坚持"宁重勿轻"的判断原则。

注意,所有检伤分类都必须动态、反复、持续地进行评估,需要选择适当时机,在稍后进行第二次检伤分类复检。不能仅给予一次评估后,就始终维持检伤分类结果一成不变,因为病情是在不断变化的。

(二)第二次评估复检——使用定量评分法(1小时完成)

第一次定性评估所用的方法仅适用于最初对群体伤的快速筛选,采用上述"看,叫、叫;看,查、查"六步口诀,迅速识别出危重伤、重伤员与轻伤员;然后当增援力量赶到、现场人手足够多,或者伤员即将被搬运上救护车时,按照红、黄、绿的优先等级顺序,再结合定量评分法进行第二次评估复检,以确保检伤分类结果既快又准。创伤定量评分有很多方法,本文推荐比较简单实用的院前指数(prehospital index,PHI)法,具体的量化评分方法见表6-1。

表6-1 创伤评分PHI法分值表

评估参数	参数级别与量化分值			
	无异常(0分)	轻度异常(1分)	明显异常(3分)	特别异常(5分)
1. 收缩压/mmHg	>100 记为0分	<100 记为1分	<85 记为3分	<75 记为5分
2. 脉搏/(次·min⁻¹)	51~119 记为0分	忽略记分	过速>120 记为3分	过缓<50 记为5分
3. 呼吸/(次·min⁻¹)	14~28 记为0分	忽略记分	急促>30 记为3分	缓慢<10 记为5分
4. 神志	神志清楚 记为0分	忽略记分	模糊或烦躁 记为3分	不可理解的言语 记为5分
5. 附加伤部及伤型	胸部或腹部无穿透伤 记为0分	忽略记分	胸部或腹部仅闭合伤,忽略记分	胸部或腹部有穿透伤 记为4分

注:PHI法的检伤分类标准为,将表中上述5项参数选取适当级别逐一打分(每项只取其中一个对应分值),5项所得的分值相加,计算总分数进行定量评判:

评分0~3分——轻伤;评分4~5分——重伤;评分6分以上——危重伤。

四、注意事项

1. 绝对不可以根据伤员的呻吟喊叫程度来判断伤情的轻重。

2. 第一个到达事发现场的应急医疗救援人员,就是现场急救的当然责任人和临时指挥员,必须首先采用模糊定性的快速评估法,尽快完成第一次检伤分类。当现场环境处于危险或在伤员情况允许时,要尽快将其转送到现场医疗救援指挥部指定的医院,在转运之前对确定优先运送的伤员再进行第二次定量评分复检评估。

3. 如果现场只有1~2个病员,或者伤员被转送到救护车上之前,要求对每一个伤员个体,遵循DR.ABCDEF的八大步骤做全身详细查体。由医生一步不少地依照下列顺序:

D（Danger，现场环境）→ R（Response，患者意识）→ A（Airway，检查气道）→ B（Breathing，自主呼吸）→ C（Circulation，循环体征）→ D（Disability，神经状态）→ E（Examination，专科查体）→ F（Further，进一步评估），进行规范化接诊与检查评估。其中任何一步发现问题如需要紧急干预，就应立即下达医嘱，吩咐助手采取相应的急救措施处理。一边检查、一边处理，继续往下查体，不要中断、不能遗漏，直至完成所有步骤和全身查遍为止。强调团队精神和医护配合，分工协作。

4. 快速创伤查体时，伤员身体应充分暴露，受伤部位和定性要具体化描述，如上下、左右、前后等，并尽量用数字准确表达受伤范围。

五、附录

（一）群体伤救援演练的情景案例

两分钟前，在某闹市区的一条市政道路上，一辆小轿车突然失控，以 50km/h 的速度撞向路边人群，造成人行道上 10 个成年人受伤。你正在院前值一线班，听从 120 调令，立即上救护车迅速赶往事发现场。请问到达现场后，你应该怎样正确实施医疗救援行动？

（二）两次喊叫发口令的建议台词

1. 第一次喊叫口令：我是 120 的急救人员，我们现在来救助大家！请大家保持镇定、不要慌张，服从指挥、积极配合。下面请听从我的口令：凡是能自行走动的，请马上走到我的左手边！（或者右手边，视现场具体情况而定，走往安全的地方，并且不阻碍救援通道）。

2. 第二次喊叫口令：凡是能听见我说话的，请马上挥手示意并且高声回答，以便我们尽快前来救助你！（仅仅针对原地留下的、不能自行走动甚至已经倒地不起的伤员，没有任何反应的就是第一优先检查和救治对象）。

（三）TS&TA 检伤分类法小结："看，叫、叫；看，查、查"六步

1. 一"看"，快速观察评估现场环境是否安全。

2. 确保安全后进入现场，第一次喊"叫"发口令快速筛选出轻伤员。凡是能听从口令自行走动的，原则上都可以分类为轻伤员（挂蓝色标识）。

3. 接着，第二次再"叫"发口令识别有反应的重伤员（挂黄色标识）。

4. 仅仅针对那些不能举手示意并回答的伤病员（肯定是少数），围绕 RABC 生命体征进行徒手的"看和查"识别。定性评估只要发现 RABC 任何一项异常，便可快速判断为危重伤（挂红色标识）；而如果 RABC 全部异常（即无意识、无呼吸、无脉搏），则判断为死亡（稍后必须描记纸质心电图作为客观依据，方可挂黑色标识）。

5. 最后才来到对呼叫有反应的伤患身边"查"体，快速鉴别区分出轻伤员（挂蓝色标识）或者重伤员（挂黄色标识）。听到二次口令后，凡是有反应者可能是轻伤员也可能是重伤员，需要针对性检查循环 C 这一项生命体征，同时主动询问伤员的受伤部位，并且进行局部定向查体。如果循环 C、CHANS 部位或四肢局部查体发现明显异常，即可判断为重伤，否则就是轻伤。如有疑问，宁愿"轻伤重判"。

6. 在救护车转运之前，按照红、黄、绿的优先等级顺序，对确定后送的伤员再开展第二次评估复检，采用院前指数（prehospital index，PHI）法**定量**评分，用量化数值准确区分出轻伤员、重伤员与危重伤。TSATA 法使用模糊定性加精准定量进行二次评估，结合两者的优点取长补短，从而又快又准地完成全部检伤分类。

（四）院前急救现场的检伤分类 U 型流程图（TS&TA 法）

见图 6-2。

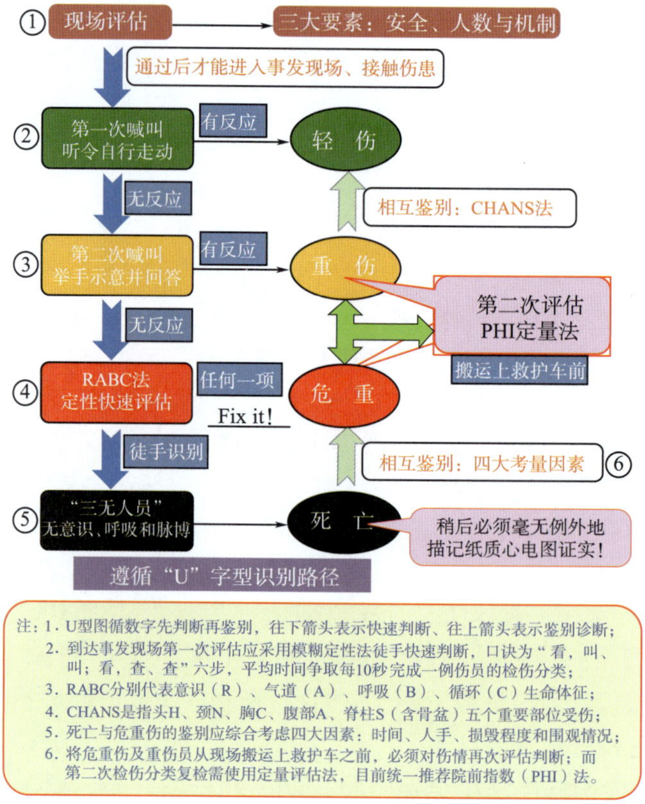

图 6-2　院前急救现场的检伤分类 U 型流程图（两次喊叫加二次评估法，TS&TA）

（赵伟）

第五节　院前急救信息化建设与信息管理

一、院前急救信息化概述

党的十八大报告把信息化与工业化、城镇化和农业现代化并列为新的"四化"，习近平总书记在党的十九大报告中指出，"没有信息化就没有现代化"，要增强改革创新本领，善于结合实际创造性推动工作，善于运用互联网技术和信息化手段开展工作。足见信息化的重要性。大力推进信息化建设，全面深化改革开放，是全面建成社会主义现代化的迫切需要和必然选择。院前急救信息化，就是将现代信息技术应用到院前急救工作的各个环节，最终达到提高工作效率，改进工作质量，提升 120 急救体系管理水平，提高 120 急救患者抢救成功率的目的。

（一）急救信息化发展概况

我国院前急救信息化建设起步于 20 世纪 90 年代，最早的 120 指挥中心只是由几部程控电话,几个话务员组成,是一种简陋的120急救受理方式,随着计算机技术的发展,在20世纪90年代后期,国内部分急救指挥中心开始采用计算机辅助120调度指挥,主要功能是通过模拟程控交换机分配120呼救电话,使用电子地图辅助调派救护车,采用"三字段"信息获取呼救者的呼救位置,调派就近的救护车进行救援。21世纪初期,随着数字程控交换机、GPS技术及GIS技术的发展,第二代的院前急救信息系统主要引入了数字电话、救护车卫星定位、急救数据统计分析等功能,使得120信息系统功能大幅度提升,可以实时了解救护车的地理位置,对急救病种的分类统计提供了必要的工具。21世纪初中期,随着4G、5G通信技术、智能终端、物联网技术应用,120信息系统的功能也趋于完善,生命体征数据传输、移动音视频同步的、多平台融合、结构化电子病例等新功能不断成熟推广,不仅使120调度指挥的效率大幅提高,同时也为提升院前急救质量提供了多种有效的途径。

(二)急救信息化发展保障措施

为落实国家信息化发展战略重点,我国先后颁布了多项信息化发展战略计划及行动纲要,为院前急救信息化提供了有力的制度保障,相关文件主要包括:《关于加强院前急救网络建设及"120"特服号码管理的通知》《国务院关于积极推进"互联网+"行动的指导意见》《国务院办公厅关于促进"互联网+医疗健康"发展的意见》《"健康中国2030"规划纲要》等,以上政策为完善院前急救信息化发展体制改革、加快制定应用规范和技术标准、壮大信息化人才队伍等等提供了明确的指引。

2020年12月国家卫生健康委发布了《关于深入推进"互联网+医疗健康""五个一"服务行动的通知》(以下简称《通知》)主要内容包括了五个方面的内容:

一是推动"一体化"共享服务,提升便捷化、智能化、人性化的服务水平,主要包括坚持线上线下一体融合,优化医疗服务流程,推动区域信息共享互认,方便老年人就医等内容。

二是推动"一码通"融合服务,破除多码并存互不通用信息壁垒,包括强化行业内的"一码通行"等内容。

三是推进"一站式"的结算服务,完善互联网+医疗在线支付工作,包括推行"一站式"的及时结算、落实"互联网+"支付政策等内容。

四是推进"一网办"政务服务,化解办事难、办事慢、办事烦问题,包括扩大政务共享服务,便捷信息查询服务,推进基层减负服务等内容。

五是推进"一盘棋"抗疫服务。加强常态化疫情防控信息技术支撑,包括强化早期监测预警,加强疫情防控支撑,深化防疫服务等内容。

(三)信息化发展趋势

1. 信息资源高度整合 信息资源整合是指将某一范围内的,原本是离散的、多元的、分布的信息资源通过物理或逻辑的方式组织成一个整体,使之有利于管理、利用和服务。简单来讲,就是将分散、无序的信息资源变为有序,从而方便用户查找和使用。

利用信息资源整合技术对急救体系的信息资源进行整合,使原本分散在各医院的信息资源汇合成一个整体,使指挥中心及卫生健康行政部门可以及时、准确地获得需要掌握的信息,信息系统的价值将得到更加充分的体现。信息化管理使急救中心工作呈现高效率、可视化及可调控性,各种信息资源可以同步共享,大大节省了救援相应时间[3]。

2. 全局可视化 近年来,国内部分急救中心已经开展了可视化院前急救指挥的设备部署工作,但是,大多还是停留在救护车无线视频监控的阶段,只支持简单的监控救护车车前道路及医疗舱的视频影像。

全局可视化是通过共享整合公安、城管、小区、医院等视频监控资源,同时在救护车上采用多角度、音视频双向传播的视频会议系统及监控系统,达到从救护车发动开始,指挥中心可全程进行音视频综合性全局可视化指挥。

3. 高度智能化　目前,智能设备在院前急救工作的部分领域已经得到初步的应用,国内发达地区120急救中心的救护车上普遍安装了救护车智能终端,在急救指令的接收、救护车的定位、导航、信息反馈等方面都得到广泛应用。未来,随着5G技术及物联网技术的快速发展,移动通信指挥、救护车无线感知、生命体征数据动态传输、人脸识别等智能设备、技术将会加快投入使用。

二、院前急救信息系统构成

目前功能完整的院前急救信息系统通常由基础网络、地理信息系统、音视频系统、电生理数据无线传输系统、业务软件、院前急救电子病历、车载信息子系统、手机定位子系统、中心机房建设等部分组成。

(一)基础网络

主要依靠急救中心局域网及专用IP城域网平台,利用有线通信和无线通信子系统提供的语音和数据通信资源,实现从受理通话、调度派车、实时信息管理到院前电子病历归档的整个院前急救全程信息化管理流程。通常采用2路电信数字电路接入中心数字交换机,作为120呼入线路。中心与急救分站之间采用IP城域网的方式互联。基础网络的设计应提供足够的路由冗余能力、设备冗余能力和网络容灾能力,确保不会引起承载业务的瞬间质量恶化,更不会引起业务中断。

(二)地理信息系统

地理信息系统(geographic information system, GIS)是20世纪60年代开始迅速发展起来的研究技术,随着计算机技术、网络技术的飞速发展,地理信息的处理、分析手段日趋先进,GIS技术日趋成熟,已成为处理、分析和可视化空间资料必不可少的工具,在智慧城市、公安、消防、卫生等领域得到大量应用,取得了理想的效果[4]。地理信息系统可采用本地化电子地图或网络地图的方式,通过安装车载GPS、对讲机定位等设备实现在指挥中心显示救护车及急救人员实时位置。

(三)音视频系统

视音频系统包括录音及视频监控两部分,录音功能主要包括对120呼出呼入电话录音及对讲机录音。视频监控包括对急救分站接警计算机的视频监控,对救护车绿色通道的视频监控,救护车车头外视野范围的视频监控,医疗舱的视频监控四部分。

音视频系统力求将急救过程中的视频、对话进行全程数字录音录像,将为急救当时和以后的事故查询提供最真实、最直接的依据,为便于查询,要求所有事件相关电话录音与报警事件相关联。

(四)电生理数据无线传输

电生理数据无线传输技术是近几年才逐渐成熟,目前已经在国内部分城市的120体系得到推广使用。传统的120急救模式中,往往是患者被送到急诊室后,医生询问随车急救医生和家属了解患者相关情况,再通过相关检查确定救治方案。使用该系统,当患者还在救护车上,就可通过 4G 或 5G 网络技术,将救护车上的患者心电波形、血氧、血压、肌钙蛋白等生命体征数据实时传输到 120 指挥中心及接收医院。急救医院就能提前做好抢救准备、定好救治方案。对那些特别讲究急救黄金时间的患者而言,时间就是生命,这将真正解决以往急救车在执行任务过程中,现场或是群体性事件中人员的伤情无法让后方医院确切掌握的难题,让医院能及时为患者做好各项急救准备,为其争取到更多抢救时间。

(五)业务软件

业务软件因急救中心的模式不同而侧重点不一样,普遍应具备呼救受理、指挥调度、即时信息支持、突发事件应急处理、院前急救质量管理等功能,越来越多的急救中心也开始使用分级调派软件。

1. 呼救受理功能 包括自动语音应答、骚扰电话拦截、来话智能分配、用户信息显示、地图自动定位、呼救通话转移、呼救信息记录、事件智能判定等。

2. 指挥调度功能 包括急救资源实时管理、救护车辆自动定位与导航、自动跟踪派遣车辆、调度指令自动发送、工作状态实时回传、呼救响应全程监控、联系医院组织分流、突发事件应急处置、领导现场决策指挥、社会联动协调等。

3. 即时信息支持功能 对涉及院前急救的语音、文字、位置和图像等动态信息的实时采集、分析、显示和应用及对基础数据、应用数据和地理数据等静态信息的定期维护,包括呼救、调度、驰援、救治、转运、移交过程的语音、时间、状态、轨迹、视频等信息;包括远程专家支持、医院应急能力、医院接收能力、血液药品及抢救物资储备等信息;包括社会联动、社会安全、急救咨询、统计报告等信息。

4. 院前急救质量管理功能 在快速、有效、准确的指挥调度的同时,需要规范和提高急救医疗行为。通过信息化手段对急救设备、药品、器材以及现场急救医疗行为进行监控管理,主要有对呼救事件、应急处置、急救人员、急救车辆、救治信息、急救质量、急救药品、应急物资、培训教学等的管理。

(六)院前急救电子病历

通过院前急救电子病历,可以促进院前急救病历的规范、科学管理与控制,进一步对院前急救工作质量进行监控,同时,还能有效地病历书写时间,减轻医务人员的工作量。

目前的院前急救病历大多数采用结构化电子病历,可以有效规范医生的信息输入过程,为科研、质量控制等提供了坚实的基础。电子签名、病历质控自动评分、临床路径规范等也是院前急救电子病历的发展方向。

(七)车载信息子系统

以 GPS 定位和数据传输功能为核心的车载信息子系统,实现 120 急救指挥中心对救护车的实时监控、动态调度、数据传输、集中管理等功能。120 指挥中心计算机系统在呼救受理时根据呼救地址自动推荐出离现场最近的适合施救的医院和救护车,受理调度人员可以将指令发往指定车辆,并监控急救过程。

(八)手机定位子系统

以往 120 系统对呼救者的自动定位主要采用固定电话 3 字段信息来获取呼救者呼救位置,而目前 120 呼救电话大部分为手机呼入,手机定位能改变因呼救人讲不清所在位置等沟通障碍导致错派救护车情况的发生;便于调度员快速获得呼救者的地理位置,缩短救护车到达患者身边的时间,并减轻调度座席工作量,减少通话时长,使得患者快速得到就治。

（九）信息中心机房建设

机房是信息中心的核心部分,也是信息系统的大脑所在地,机房建设的重要性不言而喻。很多急救中心在建设初期往往没有意识到机房建设的重要性,随着中心的发展,机房里的设备越来越多,功能日益完善,原有的机房规模已经无法满足日常使用要求。

因此,机房建设初期就应做好规划。机房设置布局应符合如下要求:

1. 机房的位置要利于人员出入以及设备的搬运。

2. 机柜之间要保持合适的间距。

3. 机房周围不可以安放强磁设备。

4. 机房地板需采用防静电地板,吊顶宜选用金属铝扣板。

5. 机房需配置合理可靠的电力系统,配备双回路、UPS 及应急发电机。

6. 机房需配备精密空调系统,使机房温度维持在 23 度左右,湿度保持在 45% ～ 65%。

7. 机房需配备七氟丙烷自动灭火装置。

三、新技术的应用

（一）5G 通信技术

新一代的 5G 通信技术具有高速率、低时延、大带宽的特性,可以很好满足院前急救场景下的救护车实时生命体征数据传输、视频音频交流、专家远程会诊指导等需求。2018 年 12 月国家工业和信息化部给中国移动、中国联通和中国电信三家运营商发放 5G 试验频率使用许可,2019 年 6 月 6 日宣布 5G 通信网络正式投入商用,目前,随着国家新基建投资步伐的加快,5G 基站数量大幅增加,在城市主要干道,政府机构、医疗机构基本都实现了 5G 信号覆盖,支持 5G 联网的终端设备也越来越多,5G 通信技术的普及,给院前急救信息化提出了更高的要求。

（二）物联网

物联网是一个基于互联网、传统电信网等信息承载体,让所有能够被独立寻址的普通物理对象实现互联互通的网络。它具有普通对象设备化、自治终端互联化和普适服务智能化 3 个重要特征。

在急救信息系统中应用的物联网设备主要有智能救护车、生命体征数据传输子系统等等,将传统的救护车 OBD 数据及患者上下车感知数据、车上药品、器械数据、心电监护仪、血氧饱和度、血压、肌钙蛋白等设备数据通过物联网技术实时传输到指挥中心。

（三）大数据与云计算

大数据是指无法在一定时间内用常规软件工作对其内容进行抓取、管理和处理的数据集合。宏观角度来考虑,大数据具有四个基本特征:数据量庞大,处理速度快,数据类需多样化,价值密度低。

云计算是一种模型,可以实现随时随地、便捷地、随需应变地从可配络计算资源共享池中获取所需的资源(如网络、服务器、存储、应用及服务),资源能够快速供应并释放,使管理资源的工作量和与服务提供商的交互减小到最低限度[6]。

数据的挖掘利用一直是院前急救信息系统的短板,院前急救是抢救生命的第一战场,急救疾病往往发展迅速,病情变化快,早识别、早诊断、早救治是急危重症救治的关键,在急救过程中同时可获得海量的临床数据,采用大数据技术,构建院前急救各类数据模型,对数据加以整合、分析不但能提高院前急救救治水平,也可以为卫生健康部门提供决策依据。云计算支持快速完成海量计算、判断、匹配等。

四、信息化管理

(一)信息系统运维体系

随着院前急救信息系统的广泛应用,120急救中心对网络和信息系统的依赖程度越来越高,特别是120接警调派系统的安全等级非常高,系统一旦停机中断会引起很大的社会后果,因此,系统投入运行后的维护管理需求十分迫切。而信息化项目的运行维护工作往往是急救中心普遍忽视的,据调查,目前国内的大部分急救中心没有成立信息科,专职信息化技术人员严重不足,前期花大资金投入的信息系统在运行过程中很难得到有效的维护,系统软件难以及时改进,硬件故障频发。

充分发挥信息系统的高效作用,急救中心应重视信息系统运维体系的建设。加强运维体系的建设可以从以下两个方面着手:

1. 部署智能网络运维管理平台　通过部署智能网络运维管理平台,实现对120信息系统的全部设备资源进行统一监控,包括服务器运行状态、ups运行状态、机房温湿度、精密空调运行状态、分站设备运行状态等等。系统维护工程师根据运维平台智能化分析结果,发现问题及时处置。通过该平台的部署,加速系统故障的发现和定位处理,保障系统的稳定运行。

2. 运维服务社会化　在急救中心普遍存在人员不足、编制受限的情况下,在保证自有技术力量、学科建设的情况下,可以考虑适当引入社会化运维服务,依托供应商、集成商的专业技术队伍对系统提供运维支持。

(二)信息安全保障体系

随着网络技术的快速发展,院前急救信息系统已经得到了广泛的使用,新建的急救中心普遍部署了相关的智能化、信息化系统,这些系统运行时面临着黑客、病毒和木马的攻击威胁,为了使这些信息系统能正常运行,需要重视信息安全保障体系的建设,以便能够在系统受到威胁攻击或破坏时能够及时采取防御措施。

构建信息安全保障体系:第一方面要构建完善的管理制度,利用安全管理制度对计算机使用人员的行为进行规范,加强账户、密码的管理,第二方面要加大网络安全设备的投入,利用防火墙、网闸、入侵检测等安全设备对信息系统进行保护。第三方面要重视网络冗余的建设,网络冗余是提高信息系统安全体系建设的重要一环,无论交换机、服务器还是后备电源,冗余建设都可大大提高系统运行的安全性。

(三)院前急救信息标准化

院前急救工作需要多方协同,院前急救信息化工作涉及院前急救工作的方方面面,因此,需要建立院前急救信息的标准化,做到有标准可依。我国的院前急救信息化工作起步较晚,相对其他发达国家整体水平,院前急救信息标准化工作比较落后,还没有建立起院前急救信息标准,全国各地急救中心新建的信息系统虽然功能越来越多,但采用的数据标准各不相同,不同的系统供应商之间提供的数据无法进行对比,相同供应商所提供的系统个性化数据有重叠。不利于地区之间的急救工作进行对比,不利于卫生健康部门信息数据的综合运用。

(梁建新,余丽敏)

第六节　院前急救病历的设计与使用

院前急救是急救医疗体系的首要环节,院前病历可体现院前急救质量和医疗技术规范,目前国内尚无统一模式。深圳市急救中心 2004 年对全市 70 家急救网络医院急救死亡病历普查及其救治多因素分析的情况显示,大部分院前病历的书写不规范,存在缺项、漏项、书写潦草等现象,有的甚至无法找到相关的院前记录,严重影响急救资料的质量评估和统计分析。2004 年 3 月,市卫生局及急救中心领导决定对全市院前急救病历进行统一设计。

一、设计方法与步骤

(一)设计依据

根据原卫生部《病历书写基本规范(试行)》和《广东省病历书写规范》的有关规定,设计病历的格式和内容要求拟定方向。

(二)文献查询和资料收集

收集各地院前病历的制定与使用情况。收集香港、北京、上海、海南等急救中心的院前病历,初步起草病历方案

(三)征求意见和定稿

1. 向急救网络医院急诊科主任或院前急救主任发出问卷调查,回收修改意见。

2. 依照收回的意见,重新修改初稿后,组织各级急救网络医院副高以上职称相关专家 20 名,对病历进行逐项讨论修订,定稿。

二、设计内容

详见表 6-2。

(一)表头

表格留出的空间由各急救网络单位在印刷时加上单位各自的名称。

(二)一般情况

根据原卫生部《病历书写基本规范(试行)》和《广东省病历书写规范》要求的一般情况,根据院前急救需要加上接诊地址、来电时间、出诊时间。

(三)反应时间

从到达现场至到达医院整个过程中,到达现场时间,途中时间,到达医院时间,以空格填写记录患者生命体征及意识情况,意识判断以字母代表。

(四)诊断过程

从主诉到初步诊断均按程序列表,使院前急救医生能系统地按病历书写规范要求填写,避免在紧急情况下发生遗漏。

(五)治疗措施

列出常用院前具体急救措施,直接在表上打勾,可在该处置项目后注明次数,节省医生重复书写时间;由于车载配药多达 45 种,全部列出反而过多占用病历空间,而院前急救时间短,用药量不大,各种疾病的药物选用有较大的区别,药物治疗保留直接书写。

（六）出诊结果和病情转归

所列项目包括出诊结果及出诊、接诊医生和护士的签名。

（七）危重病抢救记录

为空白直接书写页,便于特殊危重病例详细记录的需要,同时,可粘贴心电图等报告单（表 6-2）。

表 6-2　□□□□□□□□医院院前急救病历

（正面）

姓名:		性别:□男 □女	年 龄:		国（地区）籍:	
住址:			单位:			
接诊地址:				电话:		
来电时间:	年　　月　　日　　时　　分　秒			出诊时间:	时　　分　秒	
地点	时间	体温__℃	脉搏__次/分	呼吸__次/分	血压___mmHg	意识判断
到达现场	时　分　秒				/	□A □V □P □U
途中	时　分　秒				/	□A □V □P □U
到达医院	时　分　秒				/	□A □V □P □U
主诉（代诉）:						
主要病史（现病史、过去史、药物过敏史）:						
主要症状、体征:心脏（　　　），双肺（　　　　　），腹部（　　　　　）						
其他:						
辅助检查:						
初步印象:						
急救措施:□CPR □气管插管 □给氧 □穿刺 □除颤 □200J_次 □300J__次 □360J_次						
□包扎 □止血 □骨折固定 □搬运 □心电监护 □吸痰 □其他:						
药物治疗:						
出诊结果□现场救治□送往医院□拒绝治疗□拒绝送院			出诊医生:			
病情转归:□好转□无变化□加重□死亡:□现场□途中			出诊护士:			
接诊医院:		接诊医生:		接诊护士:		

意识判断:A=清醒,V=对语言有反应,P=对刺痛有反应,U=对任何刺激都无反应

（背面）

外伤情况:
危重病抢救记录:

三、满意度调查

定稿后通过深圳市卫生局发文于 2004 年 9 月起试用,急救中心急救业务科于 2005 年 7 月起,对 70 家急救网络的试用情况以问卷调查形式进行调研,每家医院调查急诊科或院前科负责人及现任院前医生各一人,共发出并收回问卷 140 份,评价结果见表 6-3。

表 6-3　院前病历使用满意度调查统计表（n=140）

评价项目	满意	较满意	不满意	满意率/%
对表格的整体设计	133	5	2	98
内容是否客观、全面	130	5	5	96
书写是否快捷、方便	135	3	2	98
病情记录是否符合伦理法律准则	126	4	10	92

评价项目	满意	较满意	不满意	满意率/%
方便资料统计和管理	130	5	5	96
作为医疗质量检查的依据	135	0	5	96

四、讨论

（一）统一规范了院前病历的书写

深圳市急救中心是深圳市卫生局直属单位,负责对全市各急救网络单位院前急救实行统一调度和急救质量管理。由于当时深圳市大多数网络医院没有独立的院前急救队伍,院前急救由急诊科医护人员承担,人员流动性较大,全科医生缺乏,病历书写质量无法保证。

经过一年统一院前急救病历的使用,调查结果显示满意度高达96%,证明深圳市院前病历的统一,遵循了院前急救时间短、病情急的特点,符合院前急救病历书写规范的要求,可客观、真实、准确、及时、简洁、快捷、完整地反映临床问题,可操作性强,提高了院前病历的书写质量及管理质量,有利于卫生行政部门的总结和统计。

（二）建议来电和出车时间细化到秒

由于急救中心不断加强对网点出车反应速度的监管,使反应速度从2001年的5～6分钟,提速到2005年上半年的1分49秒,并有多家网络医院出现了小于1分钟出车的记录,出车时间具体细化到秒,更能体现院前医护人员对人民生命高度负责的态度以及深圳院前急救的高素质服务。

（三）关于院前指数和格拉斯哥评分

创伤目前已成为世界第一公害。当时深圳市近十年的急性创伤患者上升到住院患者的第一病因,有专家讨论认为,根据本地特色增加格拉斯哥评分或院前评分指数,可更好地鉴别创伤患者的损伤程度,另一部分专家认为院前急救时间紧迫,病情变化快,如果急救人员评定不准确,反而对后续治疗工作不利,因此只采用了简单快捷的意识判断:A=清醒,V=对语言有反应,P=对刺痛有反应,U=对任何刺激都无反应。

对大型事故,市急救中心专家会及时赶到现场组织急救,进行院前指数评分,急诊科进行格拉斯哥评分。

（四）患者或家属的签字项

随着国民法律意识的增强,医疗纠纷数量明显增加,如有必要,可根据具体情况在备注栏签字,以避免发生纠纷时举证不力。

（五）增加国籍填写项

随着对外开放和经济发展,境外人员往来日渐增多,应增加国籍填写项。

五、结论

院前病历书写是持续质量评估考核内容之一,是急救医疗工作的客观记录,是对医护人员进行正确诊断、治疗和护理的依据,是临床教学、科研、医院信息管理不可缺少的资料,并具有法律依据,它体现了医院的院前急救医疗质量、管理水平和医务人员的专业素质。深圳市院前急救病历的统一,促进了院前病案标准化、程序化、规范化管理,是深圳市急救网络医院的内涵建设重要措施,为实现院前急救资料数据化管理打下了基础。

更详尽的院前病例设计见图 6-3 和图 6-4。

深圳市_____医院院前急救病历

站别：　　　　　病史提供人：　　　是否三无患者：　　病案号：

姓名：	性别：	年龄：　岁	职业：	民族：	国籍：

现场地址：　　　　　　　　　　　　联系人：　　　　电话：

派车时间：　　　　　出车时间：　　　　　　　到达现场时间：

主诉：

现病史：

既往史：

药物过敏史：

查体：

格拉斯哥昏迷指数（GCS）：　　创伤指数（TI）评分：

心电图/心电监护：　　血糖：　　其他：

初步诊断：

救治措施：
1. 口头告知；2. 坐位搬运；3. 担架搬运；4. 血氧饱和度：_____；5. 血压_____；6. 情况说明：

心肺复苏：

患者上车时间：　　　　送往地点：　　　　　　到达时间：

出诊结果：　　　　　打印时间：　　　　病历完成时间：

病情分级：　　　　病因：

急救效果：

急救医生：　　　　急救护士：

急救驾驶员：　　　　急救担架员：

图 6-3　院前病历正面

专科检查

站别：　　　　　　　病史提供人：　　　是否三无患者：　　病案号：

姓名：　　　性别：　　　　　年龄：　　　职业：　　　　　民族：　　　国籍：
现场地址：　　　　　　　　　　　　　　联系人：　　　　　电话：
外科检查：
妇科检查：
急救医生：　　　　　　　急救护士：
急救驾驶员：　　　　　　急救担架员：　　　　　　打印时间：
其他情况：

图 6-4　院前病历背面

（梁实，赵小斐）

第七节　院前急救质量控制与评估

一、院前急救质量评估体系建立的背景

伴随着医疗服务质量内涵的不断演变,医疗服务质量评价的目的也继续向纵深发展.现代的医疗服务质量评价已不再仅仅局限于用来考核医务人员、医疗机构工作优劣的情况,而是成为考核一个国家、一个地区卫生系统绩效的重要内容。深圳市卫生局结合自身卫生行业的实际情况,于2002年开始实施《深圳市医疗服务质量整体评估管理办法》,制定了深圳市医疗服务整体管理与质量控制体系及其评估标准,以实现从宏观与微观相结合的角度对各级各类医疗机构进行全面监控和客观评价。但对院前急救这一块,有待于补充和完善。

现代院前急救在中国的发展只不过有三四十年的历史,存在许多问题,其问题的根本在于非标准化。中华医院管理学会急救中心(站)管理分会成立后,曾经于2003年出台了《院前急救诊疗常规和技术操作规范》《院前急救管理制度》等参考资料,但仍很不完善,特别是还没有对院前急救质量进行综合考评的标准。

深圳市急救网络于2000年初期取得了快速发展,但还没有建立系统的质量评估标准和体系。国外许多国家和地区出诊者并非医生和护士,而是经过培训和考核的急救员。香港是将救护车急救纳入消防处的管理,在消防处下设救护总区。新加坡则纳入了军队急救体系。因为体制不一样,故我们也不能照搬国外的经验,需要建立我们自己的适用的院前急救组织和质量评估体系。因此以循证管理为目标,建立深圳市院前急救质量评估体系,并对各个急救网络医院进行系统评估,使各个医院在院前急救建设方面有据可依,按章办事,实行标准化、规范化管理,从而进一步提高全市院前急救质量,降低死亡率和伤残率。

二、深圳市院前急救质量评估的发展历程

深圳市院前急救质量评估是一个从无到有,渐进发展的过程。1997年急救中心正式挂牌成立,由市卫生局常务副局长兼任急救中心主任,依托医院建立了急救网络,酝酿了一年多,1998年市急救网络开始运转,于1999年在全市范围组织了首次急救演习,以后的每年,都循此惯例组织一次演习和考评,是对我市院前整体急救水平的一次检阅,也是使院前急救队伍急救意识常备不懈的措施之一。

2002年深圳市急救中心成立急救业务科,职能是对急救网络单位急救医疗和护理质量管理及对急救中心内部的科研管理,本书主编梁实主任医师任首任科长,编委赵小斐主任护师任副科长。2003年开始对全市2002—2004年3年急救死亡病例进行了65个项目的普查,并针对普查中发现的问题进行整改,急救网络进入了全面质量建设阶段。2004年《深圳市急救死因调查及救治多因素分析》获深圳市科技信息局立项(编号:200404163,课题负责人:梁实),深圳市急救中心实现了课题立项零的突破。以往演习和培训急救医护技术只有心肺复苏内容,但通过调查发现深圳市急救死因排在第一位的是外伤,而外伤患者到达医院以后半小时内进入手术室的不到20%,因此演习考核和培训增加了外伤救治内容。调查发现许多单位没有院前急救病历,仅有救护车出车记录表,每次出车仅记录一行字,针对此问

题,设计了全市统一的表格式院前急救病历。2006年《深圳市院前急救质量评估体系的建立及应用》获深圳市卫生局重点项目立项:(编号:200620,课题负责人:梁实),每年一次的急救演习改称为院前急救综合考核,院前急救综合考核正式纳入深圳市医疗服务整体管理与质量控制体系,深圳市院前急救质量评估体系正式确立,标志着深圳市急救网络应对突发公共卫生事件及大型灾害事故的应急能力和医疗救援水平迈上了一个新的台阶。2007年《深圳市心肺复苏疗效的流行病学研究》项目获深圳市科技信息局立项:(编号:200702150,课题负责人:梁实),建立了急救心肺复苏数据库,对影响心肺复苏效果的原因进行了单因素和多因素分析。2008年《对深圳市院前急救中矛盾冲突的调查与分析》获深圳市科技信息局立项(编号:200802070,课题负责人:梁实)将院前急救研究深入到了伦理学层面。通过一系列调查研究,总结出"调研—整改—规范—培训—考核"急救网络质量管理经验,以问题为导向进行精准整改,使急救质量大幅度提高。相关论文发表在《中华医院管理杂志》《中华急诊医学杂志》《中华创伤杂志》《中华危重病急救医学》《中国急救医学》等顶级学术刊物,引起国内同行瞩目。《深圳市急诊流行病学调研与急救管理改进》项目获中华医学会2011年度卫生管理奖,2014年被广东省卫生计生委遴选为广东省适宜卫生技术推广项目,是当年深圳市唯一入选项目,2016年被选为省适宜卫生技术入库项目,2021、2023和2024年度又被批准为广东省卫生健康继续教育培训项目,并入选了2024年度国家级继续教育项目。

随着深圳市经济的发展,城市规模的扩大,人口的不断增加,对急救资源和急救水平需求的不断提高,深圳市院前急救质量评估体系也在不断地进行着动态的发展和完善。

三、深圳市院前急救质量评估内容和方法

自2006年院前急救质量评估标准的建立和应用作为深圳市卫生局重点课题启动,历时4年,不断完善和发展,于2010年正式纳入全市医疗服务整体管理与质量控制评估中,标志着深圳市院前急救质量评估体系正式确立。以后皆是以此为基础,根据实际情况进行增减。

评估细则制定依据:以《深圳市急救网络医院建设规范(试行)》为核心,参照2009卫生部《急诊科建设与管理指南(试行)》、广东省医疗急救体系"十一五"建设规划、《2009年卫生部"医疗质量万里行"活动督导检查标准》等,组织急诊专业委员会部分专家重新制定了《深圳市医疗服务整体管理与质量控制(院前急救部分)实施细则》。

(一)评估内容
评估细则内容:分9大项、26小项。详见表6-4。
(二)评估方法:
根据评估的专业和内容,评估专家分为急救技术、院前急救两个小组分头检查。具体方法:

1.现场检查 机构建设、科室设置、制度管理、人员要求、医疗文书书写、急救技术及应急处理等。

2.日常管理 为全年应急管理、制度落实、日常检查、医疗安全等统计数据。

3.急救病历检查 随机抽取急救网络单位各10份病历(1~10月),由急救中心组织专家集中检查评分。

4.救护车单元装备、药品、急救分站120调度系统操作等连续多年考核成绩优秀的项目进行抽查。

表 6-4 ××年深圳市医疗服务整体管理与质量控制评估内容及办法

院前急救考核评分细则表（共计 9 个检查项目，28 个评估要素，总分 100 分）

评估项目	评估要素	分值	评估方法	评分标准
机构设置 4分	二级及以上医院设院前科，下设院前组，有专职科主任、护士长	2	实地查看院前科，院前科设 3 组以上专职院前急救组（每组医师、护士、司机各一人），查看文件，有专职科主任、护士长各 1 名	无院前科扣 1.5 分；每少一个院前组扣 0.5 分，无专职科主任、护士长每人扣 0.5 分
	一级医院下设专业组，有专职人员管理	2	实地查看，院前专业组单独排班表，每班医、护、司至少各 1 人；查看文件，有专职管理人员至少 1 名	无院前专业组独立排班扣 1.5 分，无专职管理人员扣 0.5 分
科室建设 4分	院前科功能分区明确，有固定办公场所	2	实地查看，二级及以上医院院前科的使用面积 >100 平方米，有独立办公室、男女值班室、训练室；科主任、护士长有独立办公室	每项不合格扣 0.5 分
	急救设备达标（详见后）	2	实地查看，一级医院院前科的使用面积 >60 平方米，有独立办公室、值班室	每项不合格扣 0.5 分
人员要求 8分	1. 院前科（组）人员相对稳定 2. 医护人员执业资格 3. 医生护士参加诊急救专业知识培训情况 4. 救护车司机专职，由急诊科或院前科管理	8	1. 院前科（组）人员有 2 年以上工作经验，相对稳定，在本科工作 1 年以上的人员比例 >60%。现场查阅急救医护专业人员名册、排班表 2. 医护人员合法执业资格合格率达 100%，现场查验医师、护士执业证书，及本单位注册记录 3. 医护人员每人两年参加一次急诊急救专业知识培训，查阅培训证书和继续教育学分登记 4. 查看相关文件	1. 每项未达标扣 0.5 分，最多扣 2 分 2. 每一人未达标扣 0.5 分，最多扣 2 分 3. 每一人未达标扣 0.5 分，最多扣 3 分 4. 未达标扣 1 分
制度管理 15分	1. 认真执行《深圳市基本医疗管理制度》《深圳市疾病诊疗指南》《深圳市急救医疗网络医院建设规范》、各项医疗护理核心制度健全，促进急救医疗护理质量的持续改进	3	1.1 抽查 2 名医护人员对《院前急救工作制度》《救护车管理制度》《院前病历书写及管理制度》《急救分站调度系统管理规定、危重患者抢救制度、交接班制度、处方制度、患者知情同意制度等的知晓、掌握及执行情况	1.1 无相关制度每个扣 0.5 分，医护人员对制度不了解或基本掌握，每项扣 0.5 分。（查交接班登记本、知情同意书、抽取 5 份处方）

评估项目	评估要素	分值	评估方法	评分标准
制度管理 15分	1. 认真执行《深圳市基本医疗管理制度》《深圳市疾病诊疗指南》《深圳市急救医疗网络医院建设规范》、各项医疗护理核心制度，促进急救医疗护理质量的持续改进	2	1.2 抽查1名护理人员对《消毒隔离制度》《查对制度》《护理缺陷纠纷登记报告制度》等的掌握及执行情况	1.2 对制度不了解或基本不掌握，每项扣0.5分
			1.3 查阅急救人员岗位职责；工作制度；治疗常规；技术规范；危重症抢救程序	1.3 每缺1项扣0.5分
			1.4 查阅死亡病例讨论记录，疑难急危重病例检查记录中的执行情况	1.4 记录本每缺1个扣0.5分，记录不规范（未记发言人具体意见，讨论无总结、无签名）每项扣0.5分
	2. 有年度院前急救工作记录	2	2. 查阅年度计划、总结、业务学习记录本、差错事故登记表等相关资料	2. 每缺少1项扣0.5分
	3. 建立院、科两级发重大灾害事故应急处理预案	2	3. 查阅急诊急救科应急预案和危重患者绿色通道预案、抽查预案中安排的2个应急人员电话是否畅通	3. 每缺少1个应急预案或者执行有缺陷扣1分
	4. 平时自行组织全院性的医疗救援应急预案现场演练（由医务科负责，每年至少一次）	2	4. 查阅全院应急预案现场演练的文字和影像资料；现场向预案指定的应急救援人员口头提问，检查是否熟悉预案中关键环节	4. 无全院应急预案现场演练的文字和影像资料扣1.0分，口头提问如对应急预案回答错误或者回答不熟悉关键环节扣0.5分
日常管理 20分	1. 院内反应时间（要求≤1分钟）	6	1. 通过抽查病历史急救呼叫出车案例，全年随机抽查院内反应时间若干次，取算术平均数	1. ≤1分钟不扣分；>1分钟并≤2分钟扣1分；>2分钟扣3分；>3分钟扣4分；>4分钟扣5分；>5分钟，扣6分
	2. 服从120指挥调度	2	2. 查特殊情况记录本和录音确认是否服从120指挥调度	2. 不服从指挥调度者，每次扣1分，扣完为止
	3. 有效投诉	2	3.1 经中心调查核实是否为有效投诉	3.1 每次有效投诉扣1分
			3.2 查网络医院书面反馈确认有投诉有无及时处理	3.2 每次有效投诉未及时处理扣1分
	4. 救护车管理	2	4.1 查调度科特殊情况记录本，结合报停记录和救护车历史轨迹，确认是否有挪用救护车	4.1 每挪用1次扣1分，扣完为止

续表

评估项目	评估要素	分值	评估方法	评分标准
日常管理 20分	4. 救护车管理	3	4.2 查车辆管理记录结合当前救护车状态，确认是否及时报告救护车暂停和恢复使用	4.2 救护车暂停使用和恢复使用未报告每次扣0.5分，扣完为止
	5. 突发公共事件及时汇报	2	5. 查报告记录或录音。要求需在到达现场后5分钟内报告情况	5. 未在5分钟内汇报每次扣0.5分，扣完为止
	6. 急救分站调度系统操作	2	6. 模拟报警，现场考核院前值班医生、护士、司机系统操作流程	6. 根据市急救中心规定的急救分站调度系统操作流程，每偏离一个步骤或错误操作一个步骤扣0.5分，扣完为止
	7. 急救分站调度系统管理	2	7. 现场检查急救分站管理规定落实情况	7. 根据市急救中心制定的急救分站调度系统管理规定，每违反一条规定扣0.5分，扣完为止
	8. 院前与院内交接	1	8. 现场查看有否患者交接记录（接收医院医护人员有否签字）	8. 无交接记录者扣1分
急救技能考核 21分	1. 双人法心肺复苏术（仅限于基础生命支持ABC部分），医生和护士互为助手，要求全员操作考核的合格率达到100%	15	1. 现场操作考核，给予一心脏骤停搏案例，从急诊科及院前科的医生和护士中分别各抽1对必考；同时从全院45岁以下的医生护士花名册中，随机抽考其他3个科室的医生与护士各3对，共计5对，10人参加操作考核（临时抽签决定考者与助手的角色）	1. 依据深圳市急救中心制定的"急救基本技能和考核标准"评分，在CPR模型人身上操作，采用电脑打单评估。凡考核成绩在85分以下为有缺陷，扣0.5分；成绩在75分以下为严重缺陷，扣1.0分；成绩在60分以下为不合格，扣3.0分（并需补考）
	2. 双人法气管插管术、ECG识图与电除颤、外伤止血包扎技术、脊柱伤固定搬运（必考项目），要求各项急救技能的操作考核合格率达100%	6	2. 现场操作考核，仅限于院前科或院前专业组的医生及护士。设置多个不同的病例，从考核签考核其中2项急救技能。随机抽考医生与护士占科室人数的比例为10%（不足10人则各抽1名）。双人法气管插管当场抽签决定考者与助手的考核角色	2. 依据市急救中心制定的"急救基本技能和考核标准"评分，每一项技能操作凡考核成绩在85分以下为有缺陷，扣0.5分；成绩在75分以下为严重缺陷，扣1.0分；成绩在60分以下为不合格，扣3.0分（并需补考）

评估项目	评估要素	分值	评估方法	评分标准
应急处置能力考核 9分	1. 院前科（组）应对现场常见重大灾难事故的应急处置能力（如各种创伤、中毒和传染病） 2. 院前从业医生和护士每个人都应熟练掌握"院前常见急危重症的抢救流程"，要求熟悉程度达到100%	6 3	1. 在院前科或者院外设置某个事故场景，现场模拟一起群体性创伤、中毒或者传染病的院前医疗前救援应急演习（抽签考核其中1项），实际检验院前的应急处置能力 2. 现场操作考核，随机抽查院前科（组）的医生与护士各1名，抽签考核某一常见病的院前急救案例。在救护车上实际动手，医护配合模拟一起急危重症的抢救过程（取消笔试）	1. 依据市急救中心制定的"深圳市常见重大灾难事故院前医疗急救应急预案和考核标准"评分，凡演习成绩在85分以下为有缺陷，扣1.0分；演习成绩在75分以下为严重缺陷，扣2.0分；演习成绩在60分以下为不合格，扣6.0分（并需补考） 2. 依据市卫生局2007年版"深圳市疾病诊疗指南（上册）"和相应的考核标准评分，凡考核成绩在85分以下为有缺陷，扣0.5分；考核成绩在75分以下为严重缺陷，扣1.0分；考核成绩在60分以下为不合格，扣3.0分（并需补考）
救护车单元 11分	1. 救护车车辆管理与急救通信要求达标 2. 出诊人员配备和管理要求达标，提供优质急救医疗服务 3. 车载急救设备完好率达100%，急诊科急救护人员操作设备合格率达100%	2 2 4	1.1 现场检查，司机提供救护车车辆各种证件，年审期限有效，有定期维修保养和交通安全等记录 1.2 车容、车貌、车况符合标准、统一标识、车灯、车厢内灯以及警灯、警报器完好，配备必需工具（备胎、工具和灭火器） 1.3 车载无线电对讲机、车载信息终端正常使用，严禁非急救占用 2.1 检查出诊人员的着装是否合统一规范、挂工牌 2.2 公示收费价目表和投诉电话，有意见登记本 3.1 抽查急救设备物品的齐全，摆放符合要求，处于备用状态，有急救设备操作流程指引 3.2 现场抽考医生护士各1名，考核是否熟练操作抢救设备	1.1 每项缺项或不达标扣0.2分 1.2 每项缺项或不达标扣0.2分 1.3 每项缺项或不达标扣0.2分 2.1 每项缺项或不达标扣0.2分 2.2 每次有效投诉扣0.5分 3.1 依据《深圳市急救网络医院建设规范》，每缺项或急救设备不达标扣0.3分 3.2 每项不达标扣0.5分

续表

评估项目	评估要素	分值	评估方法	评分标准
救护车单元 11分	4. 车载急救药品完好率达100%	3	4. 急救药品齐全并按要求保管，无过期、破损、变质考核 医护人员正确掌握药品的使用情况。毒麻药品按规定保管（四专）	4. 依据《深圳市急救医疗网络医院建设规范》每缺项或不达标扣0.3分
院前急救病历 8分	1. 院前急救病历书写质量与管理达到《广东省病历书写规范》要求	3	1.1 随机抽取院前急救病历若干份，病历数量与急救患者数相符、管理规范 1.2 随机抽取院前急救电子病历1个月，病历数量与急救患者数相符	1.1 每缺一份扣0.5分，管理不规范扣0.5分 1.2 每缺一份扣0.5分，超过10%扣完该项得分
	2. 院前急救病历书写的质量评分（抽查部分病历）	5	2. 查阅院前急救病历中各个项目的填写情况，对现场病情、判断依据充分，判断、辅助检查与病情相符，现场开展相应急救，急救处置及时得当；安全转运、转归，交接等内容是否书写符合规范	2. 依据深圳市急救中心制定的"网络医院院前急救病历评分标准"，每缺项扣0.3分

5. 急救技术考核气管插管术、ECG 识图与电除颤、外伤止血包扎技术、脊柱伤固定搬运和心肺复苏五项,其中气管插管术及心肺复苏改为双人法操作。心肺复苏术为急诊科、院前科必考,且首次在全院医护人员中随机抽考。

四、评估结果分析示例

在此以某年评估为例。

(一)院前急救得分

≥ 95 分单位 35 家,占 49.3%;≥ 90 分< 95 分单位 23 家,占 32.4%;≥ 80 分< 90 分单位 13 家,占 18.3%。

(二)主要成绩

1. 全市网络医院院前急救水平整体提高。共检查评估了 71 家网络医院的院前急救工作情况。有 58 家单位总分超过 90 分,余下单位全部在 80 分以上。

2. 急救技术进步明显

(1)电除颤、气管插管、外伤止血包扎三项技术合格率为 100%,脊柱伤固定搬运考核有 1 对不及格。比往年的急救技术合格率有了很大提高。

(2)心肺复苏术的考核中院前科人员全部合格,急诊科人员及格率为 99.3%,全院随机抽取的 204 对医务人员合格率也高达 94.6%。

(3)特别是南山区蛇口人民医院、宝安区松岗人民医院、深圳市中医院等单位,这些医院重视全院急救技能和基本功的训练,急救技能操作考核均取得优异成绩。

3. 应急反应时间进一步提速。当年我市应急反应时间(从接到 120 出车指令至救护车开动时间)平均为 57 秒,比去年又缩短了 2.55 秒;1 分钟内出车率达 78.95%,比去年提高 16.65%。

4. 院前急救制度管理规范,各项制度、预案、登记本及相关文件完备。如广东公安边防总队医院在突发事件应急医疗救援演练方面有一套完整的处置预案、训练有素。

5. 院前病历能按统一格式规范书写,保管妥善,优秀率达 76%。如:龙岗区人民医院 99.5 分,宝安区沙井人民医院 99.6 分,病历管理规范,各项目填写完整、表述准确、字迹清晰。

6. 大部分医院重视医护人员培训。院前医护人员急诊急救知识的继续教育达标率为 94%;多数院前医护人员对急救流程、急救技术和急救预案能熟练掌握。

7. 顺利完成日常急救工作。全年调度派车 147 074 人次,比去年增加 23.6%。

8. 及时处理特大型事故。当年共处置 3 人以上大型事故 369 宗,比去年减少 33.8%。如"3.13"某工地坠楼 9 死 11 伤事故;"6.29"东部某城"太空迷航"事件,6 死 10 伤;"7.17"某院赴某地支教学生返深途中车祸,有 18 人受伤的重大交通事故等。

9. 参加第三届全国急救中心急救技能大赛获得较好成绩。

10. 2010 年圆满完成大型活动医疗保障任务 45 宗。

11. 组织参与了大型应急演练 6 次。

(三)存在问题

1. 120 日常调度管理中仍存在不少问题

(1)院内反应时间超过 1 分钟的单位有 16 家,个别单位院内反应时间慢,超过 2 分钟有 1 家:深圳市 ×× 医院。

（2）在使用急救分站 120 调度系统时,部分分站不及时按实际出诊情况操作车载信息终端,致使 120 无法再派车。如 ×× 区人民医院。

（3）部分医院院前电子病历管理制度不落实。抽查 10 月份电子病历显示普遍存在数量不足、记录不完整等问题,部分医院 3 人以上大型事故,只写 1 个伤病员的病历。抽查 71家单位 10 月份病历,与调度出车数不符的医院有 13 家,其中缺电子病历较多的单位:深圳 ×× 医院 ×× 份,×× 区 ×× 医院缺 ×× 份、深圳 ×× 医院缺 ×× 份。院前病历书写不完整、不规范,如深圳 ×× 医院在抽查的 10 份病历中,×× 份未填写主要体征,×× 份未填写主要病史,病历管理亟待加强。

（4）个别医院以维修救护车或消毒为借口不出车,×× 区人民医院问题最突出,救护车夜间常报消毒而不出车,造成 ×× 片区调度困难。

2. 部分医院对急救技能训练不够重视,尤其是院内科室,没有认真开展和真正落实全员培训,一些医生护士从来没有参加过心肺复苏培训,此年度全市院内医护人员心肺复苏考核有 11 对不及格,不合格率为 2.9%。如 ×× 区人民医院、深圳 ×× 医院、深圳 ×× 医院各有 2 对不及格。

民营医院相对于公立医院急救技能和基本功的训练重视不够,五项操作考核平均得分均排列在最后一名,说明民营医院医生护士的急救技能需要加强培训,才能共同提高我市的医疗急救整体水平。

3. 全市多家医院网络存在院前科使用面积不足的现象,各功能分区不能独立,特别是民营医院更为突出,如:深圳 ×× 医院、深圳 ×× 医院;多数专科医院及民营医院没有独立院前排班,如:深圳 ×× 医院、×× 区中医院）。

4. 少数医院救护车使用年限过长,设备陈旧,故障率较高,安全系数下降,如 ×× 医院出诊途中救护车起火。

5. 院前医、护人员流动性大,专业技术队伍不稳定。

五、院前急救质量评估的意义

院前急救质量评估是深圳市卫生健康委委托市急救中心对全市急救网络医疗单位进行的院前急救服务质量的综合考核,是持续改进我市院前急救医疗服务质量,不断提高紧急医疗救援能力的有效抓手,各单位均高度重视。被评为 A、B 级的单位获表彰和表扬,连续 2年被评为 C 级的单位将被退出急救网络。经过几年的评估工作,医务人员已逐步树立起质量管理的意识,各种医疗行为均在逐步规范;急救内部框架和细节在评估体系中均有相关规定,使管理有了统一标准,内部管理水平得到了极大提高,从而使医疗服务质量也有了很大的改善;评估工作的有效指导和落实,使院前急救服务质量得到了前所未有的重视,对提高全市院前急救工作水平,提高应急救援能力,推动急救工作再上新台阶作出了重要的贡献。

六、院前急救质量评估新增重要内容

2014 年,院前急救质量评估新增财务管理和绩效管理 2 项重要考核内容。

（一）上级拨付的补助及业务经费要核算和落实到院前科（组）

在明确院前急救是公共卫生事业的前提下,2013 年起深圳市政府加大了对院前急救财政支持力度。而院前急救所依托的医院属于医疗机构,确保院前急救专款专用对院前急救

质量和院前急救事业的可持续发展很重要。

（二）院前急救人员工资与绩效工资标准不低于院内临床科室人员平均水平；在编人员与聘用人员的绩效工资与福利实现同工同酬

主要是为了检查院前医疗急救财政专项补助资金是否落实到位，切实保障院前科（组）和急救人员的利益。2013 年深圳市市级财政拨付给市属及社会办急救网络医院院前医疗急救财政专项补助资金 500 万元，2014 年、2015 年每年拨付 4500 万元给全市（包括区级）急救网络医院，2016 年至 2018 年每年拨付 5 000 万元，2019 年、2020 年每年拨付 1.2 亿。

"深圳市院前医疗急救财政专项补助资金"是一个创举，走在了全国前列，彰显了国际化大都市雄厚的经济实力，充分体现了院前急救的公益性。调动了急救网络医院和医疗急救人员的积极性，稳定了院前医疗急救队伍，有利于提高院前医疗急救的能力和水平。

（史一焱，赵小斐，梁实）

参考文献

[1] 吴太虎，王运斗，何忠杰. 现代院前急救与急救装备 [M]. 北京：军事医学科学出版社，2013.

[2] 卫生部医疗服务监管司. 卫生部医院评审评价工作文件汇编 [M]. 北京：人民卫生出版社，2012.

[3] 葛梅. 加强院前急救的沟通能力 [J]. 大家健康（学术版），2014(4):120-120.

[4] 廖茜，乃远福. 国外院外急救最新进展及启示 [J]. 中国急救复苏与灾害医学杂志，2016,11（9）:926-929.

[5] 向珍君，于海玲，杨宁，等. 地理信息系统在院外急救中的应用 [J]. 中国急救复苏与灾害医学杂志，2016,11（1）:72-74.

[6] 肖力屏. 突发事件现场应急医疗救援 [J]. 云南医药，2016, 37(6): 669-671.

[7] 王东明，郑静晨，李向晖. 灾害医学救援中的检伤分类 [J]. 中国灾害救援医学杂志，2014, 2（4）: 186-190.

[8] 王楠，陈力，刘运喜，等. 灾害现场检伤分类问题的探讨 [J]. 中国急救复苏与灾害医学杂志，2015, 10（7）: 680-682.

[9] 廖瑾莉，郑梓煌，詹红，等. 不同层次受众的灾难现场 SALT 检伤分类技术的培训成效分析 [J]. 中国急救复苏与灾害医学杂志，2018, 13（3）: 276-278.

[10] JOHN E CAMPBELL, ROY L ALSON. 国际创伤生命支持（ITLS）教程 [M]. 8 版. 国际创伤生命支持中国分部（120），主译. 北京：科学出版社，2018.

[11] 句建国. 大数据分析与行业 [J]. 数码世界，2017（7）: 212.

[12] 周立建，郭立群. 云计算的行业全景 [J]. 电脑知识与技术，2019, 15（29）: 231-232.

第七章

社会急救体系的建设与管理

第一节 社会急救体系的内涵与属性

一、社会急救的时代要求：急诊医学进入 3.0 时代

自 1987 年 5 月中华医学会急诊医学分会成立以来，如何建立与完善急诊医疗体系（emergency medical service system，EMSS），一直是我国急诊医学发展的重要内容之一。2004 年中华医学会急诊医学分会第五届委员会提出了建设具有中国特色的急诊医疗服务体系"三环理论"思想，即 EMSS 由院前急救体系、院内急诊体系和重症监护治疗体系组成，三个体系与环节缺一不可，是统一整体，三环相互衔接，环环相扣，从而实现院前急救、院内急诊和重症监护治疗全流程一体化的急诊医疗服务模式。基于"三环理论"的指导与实践，我国的 EMSS 建设不断完善与稳步发展，急诊医学学科建设不断迈上新台阶，并进入以急诊急救大平台建设为核心的急诊医学 3.0 时代。

然而，我国 EMSS 的发展还面临着巨大的挑战：院外心脏停搏（cardiac arrest，CA）的生存率仅 1% 左右，远低于欧美国家的 10% ～ 12%；旁观者心肺复苏（cardiopulmonary resuscitation，CPR）的实施率在大、中型城市中平均仅为 4.5%，而美国为 46.1%，瑞典为 46% ～ 73%；所有经历过 CPR 培训合格的公众不到全国人口的 1%，而美国为 33%，法国为 40%，德国为 80%。出现公众 CPR 培训率低、院外 CPR 实施率低、院外 CPR 成功率这三组数据低的根本原因是社会急救体系建设，特别是社会急救知识与技能培训的薄弱或缺失。因此，加快社会急救体系建设，创新社会急救知识与技能培训模式已迫在眉睫。

社会急救是指由非医疗急救人员现场实施的救护患者的活动。院前急救是指在当地急救中心统一指挥调度下，在患者被送达医院救治前，开展的对患者以现场抢救、运送途中紧急救治以及监护为主的医疗和救护活动。目前，我国城市院前急救专业人员到达伤病员现场的时间平均为 10 ～ 15 分钟，表明发病现场（如家庭、道路、工作和娱乐休闲场所等）的伤病员在得到专业的医疗急救前存在 10 ～ 15 分钟的急救"空窗期"。对于心源性心脏停搏者，每过 1 分钟，死亡率会增加 10%：心脏停搏 1 分钟内抢救成功率＞ 90%；心脏停搏 4 分钟内抢救成功率约为 60%；心脏停搏 6 分钟内抢救成功率约为 40%；心脏停搏 8 分钟内抢救成功率约为 20%；心脏停搏 10 分钟以后抢救成功率几乎为 0。因此，救命的最佳时间是 5 分钟内！时间就是生命，生命需社会共同守护！需要大力倡导"健康中国，急救先行"理念。即

在政府主导下,社会各行业各部门、家庭与个人都应重视和参与社会急救体系建设,掌握基本的急救知识与技能,众志成城打造"5分钟社会救援圈",旨在院前急救专业人员到达伤病员现场之前,尽可能地缩短急救空窗期,5分钟内能得到社会公众力所能及的救援(包括启动 EMSS、心肺复苏术、应用 AED、解除气道异物梗阻、止血包扎固定等,也包括自救),从而为专业的院前急救和入院后续治疗赢得时间与机会!因此,我国的 EMSS 应由社会急救体系、院前急救体系、院内急诊体系和重症监护治疗体系"四环"组成,社会急救体系是目前我国 EMSS 中最薄弱环节,也是最急需加快建设、不可替代的首要环节。缩短急救空窗期的根本措施是加快社会急救体系建设。加强社会急救体系和能力建设,既是一项紧迫任务,又是一项长期任务。

1983年,我国第一个院内独立建制的急诊科在北京协和医院诞生。1985年,北京协和医院获准设立中国第一个"急诊医学临床硕士研究生"培训点。1987年5月中华医学会急诊医学分会成立。1990年《急诊医学杂志》创刊,2000年更名为《中华急诊医学杂志》。这些"里程碑"事件标志着我国第一代急诊医学事业生下来,站起来了!我们称它为中国急诊医学发展的1.0时代。

2009年6月,卫生部颁发《急诊科建设与管理指南(试行)》文件,它强化了科室设置、人才队伍建设与质控需求,回答了"什么是急诊""急诊干什么""急诊怎么干""谁来干急诊"等一系列问题,同时解决了人员编制、软件配置、硬件设施等多个问题。多学科合作交流也充实了急诊医学基本理论,使学科的发展管理初具雏形。自此,中国急诊医学确立了方向,走上了适合中国国情的规范化发展与内涵建设之路,标志着急诊医学定下来,跑起来了!此时的中国急诊医学目标坚定,迎来了它的2.0时代。

2017年是中国急诊医学3.0时代的元年,这一年10月国家卫生健康委正式发文给中华医学会急诊医学分会,要求全面推进急诊急救大平台的建设。这标志着顺应社会时代发展的要求,从国家层面组织体系建设的角度,急诊医学的发展已经进入了一个全新的时代——中国急诊医学3.0时代。在3.0时代,急诊医学服务体系将建成全天候的急救网络,院前急救(含受过急救训练的非医务人员在事发现场的自救与互救)、院内急诊、转诊专科,急诊急救医疗资源全面整合,急诊科届时将成为一个真正的平台科室,在这个平台各救援体系参与者相互配合,真正的零通道、短时效、高技术地服务急诊患者,这将大幅节省时间,为时间依赖性疾病的救治提供保障。

中国急诊医学进入3.0时代,四十年的历史,三个时代的变革,紧跟中国改革开放的脚步,应时应运而生,目前,我国 EMSS 已成为一个包括社会急救机构、医院急诊科(室)和抢救监护室(emergency intensive care unit, EICU)或专科病房,以及社会急救组织等有机组合而成的综合性服务系统。即各类机构既各具独立职责和任务,又相互紧密联系,构成一个科学、高效、严密的组织和统一指挥的社会医疗急救网络体系。但是,通过对标国际社会急救医疗服务模式的发展,可以发现,其社会急救服务体系建设不仅强调为伤员和危急重症病人提供及时、有效的急救医疗服务;而且,还突出了由社会共同参与的社会急救网络服务体系建设。特别是在急救系统调度权利、急救人员的准入和培训制度、急救知识普及和公众急救意识、急救医疗法律规范、政府对急救医疗服务体系的投入力度、急救设施配置、急救医疗服务的支付方式、现代先进技术的运用,以及跨地区急救网络的衔接等方面已经比较完善,且具有明显的特色。而在我国社会急救体系的建设与发展过程中,如社会急救服务网络支撑体系建设,特别是社会急救知识的培训与普及,完善社会急救法律与法规,全社会动员与人人参与急救,以及高新技术在急救领域的利用等制度建设还存在明显的不足,正面临社会急救资源的有效整合:院前急救、院内急诊、专科服务等急诊流程的全面优化,以及绿色通道、零通道,人才队伍培养的全面规范等。国际社会急救服务模式的发展正好为我国进一步完善社会急救服务体系提供了可以借鉴与学习的经验与模式。而快捷、高效、人人参与、全覆盖的社会急救体系将是未来急诊医学 4.0 时代的标志之一。

二、社会急救的专业属性：急救医学，还救于民

（一）急救医学为什么要"还救于民"

1. 这是急救医学发展的需要 众所周知,针对心脏停搏者的心肺复苏成功率是衡量区域内急救医学水平重要标志之一。早在中华医学会急诊医学分会成立之初,我国急诊医学奠基人之一王一镗教授就提出发展我国急诊医学重要方针之一应是"三分提高,七分普及",普及急救医学的基本知识极为关键。中国红十字会总会、原国家卫生部、交通部等共计十二个部门下发了应向群众普及初步急救技术和心肺复苏术的文件。虽然已有数十年,但由于缺乏责任主体和责任人去进一步落实,造成与 CPR 相关的"三低"(公民 CPR 培训率低、院外 CPR 实施率低、院外 CPR 成功率低)持续存在。因此,必须使社会公众参与到急救医学建设与发展中来,增强公民急救意识,培训公众急救知识与技能,树立公众"人人学急救,人人敢急救,急救为人人"的理念,使公众"人人敢急救,人人会急救",从而提高我国公民现场救护实施率和院外 CPR 成功率。

2. 这是"健康中国"建设的需要 "健康中国 2030"主要建设指标中包括到 2030 年重大慢性病过早死亡率比 2015 年降低 30%。因此,对社会公众普及健康知识与急救技能,提高心脏停搏 CPR 成功率,也是实现"健康中国 2030"目标的需要。

3. 在法律层面已有保障 造成我国公众 CPR 培训率低和"第一目击者"CPR 的实施率低的另一个原因是无法律保障,担心被追责。已于 2017 年 10 月 1 日正式实施的《中华人民共和国民法总则》第一百八十四条规定"因自愿实施紧急救助行为造成受助人损害的,救助人不承担民事责任。"已于 2020 年 6 月 1 日正式实施的《中华人民共和国基本医疗卫生与健康促进法》第二十七条提出"卫生健康主管部门、红十字会等有关部门、组织应当积极开展急救培训,普及急救知识,鼓励医疗卫生人员、经过急救培训的人员积极参与公共场所急救服务。公共场所应当按照规定配备必要的急救设备、设施。"上述相关法律条文的完善,不仅从法律制度建设层面解决了"没人敢救"的问题,也为社会公众"敢救"提供了社会法律保障,解决了后顾之忧;同时也对社会急救体系建设提出了具体要求。

4. 社会公众已有想得到基本急救知识与急救技能的强烈意愿 党的二十大报告中指出"我国社会主要矛盾是人民日益增长的美好生活需要和不平衡不充分的发展之间的矛盾。"因此,对社会公众普及急救知识与急救技能,也是解决我国社会主要矛盾的需要。

（二）急救医学如何"还救于民"

1. 要把培训公众急救知识与技能作为急诊医疗服务体系建设的重要组成部分,并作为急诊(救)学科建设评估的重要指标。众所周知,社会急救是指由非医疗急救人员现场实施的救护患者的活动。目前,我国城市院前急救专业人员到达伤病员现场的时间平均为 10 ~ 15 分钟,表明发病现场(如家庭、道路、工作和娱乐休闲场所等)的伤病员在得到专业

的医疗急救前存在 10～15 分钟的急救"空窗期"。以最急需现场救护的心脏停搏为例,在发病的现场最初数分钟对于抢救至关重要,此时通常只能依靠"第一目击者"来实施现场救护。因此,向社会公民普及、培训初步急救知识和技能(包括心肺复苏术、通气、止血、包扎等),将是提高现场救护水平的关键环节。中华医学会急诊医学分会、中国医师协会急诊医师分会等专业学(协)会,要把培训公民急救知识与技能作为 EMSS、急诊学科建设与发展的重要内容;国家卫生健康委、各省市卫健委等各级卫生健康行政管理部门,要把培训公众急救知识与技能的情况(如区域内公民 CPR 培训人数、CPR 培训率等)作为急救中心、医院急诊医学科等年度考核、重点学科建设评估的重要指标。

2. 明确医疗机构(医院)是责任主体,医务人员是主力军、急诊人是主导/引领者。对区域内社会公众培训急救知识与技能,提高公民 CPR 培训合格率和院外 CPR 实施率,是各级医疗机构(医院)公益性的具体体现。区域内的医疗机构和从事急诊/急救工作的医务人员暨急诊人责无旁贷。各级政府与卫生行政管理部门、各级行业学(协)会,要把培训公众急救知识与技能的情况(如区域内公民 CPR 培训率、院外 CPR 实施率等)作为医疗机构(医院)等级评审、年度考核等的重要指标。

3. 统一组织实施、统一培训导师、统一培训教材、统一培训人群、统一复训。目前,对社会公众培训急救知识与技能的有各级红十字会、应急办、急救中心以及医疗机构(医院)等。因编制的限制,急救中心的培训导师有限;红十字会、应急办组织培训的培训导师大多是招募自医院急诊医学科和心内科等科室的医生,由他们兼职从事培训,这些都因缺乏足够的培训导师而难以满足我国对 CPR 培训的巨大需求。缺乏培训导师是瓶颈之一!而具有最多培训导师来源的是医疗机构(医院)。因此,对区域内社会公众培训急救知识与技能必须由区域性医疗网中的三级医院建立的培训中心来具体负责,做好统筹规划安排,统一遴选与考评培训导师、统一培训教材、统一培训人群、统一复训、统一组织实施。由目前"无序"培训向"有序"培训转化,"表演型"培训向"实用型"和"规范化"培训转化。各级卫生健康委/红十字会、应急管理局代表卫生行政管理部门负责对培训中心督查、考核。

4. 政府层面支持是保障。第一目击者现场救护水平可以体现一个国家、一个地区和一个城市的文明程度。因此,对社会公众培训急救知识与技能,从而提高社会公众"自救互救与他救"的能力,不仅是"健康中国"建设的需要,而且是解决我国社会主要矛盾的需要,更是政府的责任。目前,缺乏培训经费是最大的瓶颈!政府应加大投入,财政应有专项经费支持,同时各级卫生健康委/红十字会、应急管理局应牵头争取多渠道公益基金等资助、参与,确保经费充足。加强文化、舆论等宣传,形成社会共识。国家要把对社会公众培训急救知识与技能纳入国家卫生发展规划,各级政府要把民众 CPR 培训率、院外 CPR 实施率、院外 CPR 成功率纳入区域卫生发展规划,并作为区域内医疗机构(医院)公益性的考核指标。

(三)社会急救的政府责任

2014 年,习近平总书记在江苏调研时指出"没有全民健康,就没有全面小康。医疗卫生服务直接关系人民身体健康",在 2016 年全国卫生与健康大会上,习近平总书记强调"把人民健康放在优先发展战略地位"。2016 年 8 月 26 日,中共中央政治局审议通过"健康中国 2030"规划纲要,至此"健康"被提升到前所未有的新高度。

2019 年 6 月 24 日,国务院印发了《关于实施健康中国行动的意见》(国发〔2019〕13

号）（以下简称《意见》),这是国家层面指导未来十余年疾病预防和健康促进的一个重要文件。根据国家卫生健康委员会公布的政策解读文章,健康中国行动有关文件有四个特点:一是在定位上,从以"疾病"为中心向以"健康"为中心转变。二是在策略上,从注重"治已病"向注重"治未病"转变。三是在主体上,从依靠卫生健康系统向社会整体联动转变。四是在文风上,努力从文件向社会倡议转变。

其中《意见》提到心脑血管疾病是我国居民第一位死亡原因,要"引导居民学习掌握心肺复苏等自救互救知识技能"。这充分体现了党和政府对人民健康的关怀,对社会急救的充分肯定。在基本路径、总体目标、重大行动及主要指标等方面也对社会急救内容作了以下具体政策要求:

1. 把提升健康素养作为增进全民健康的前提,根据不同人群的特点有针对性地加强健康教育与促进,让健康知识、行为和技能成为全民普遍具备的素质和能力。将紧急救援、应急避险等维护健康的知识和技能作为城乡居民最应掌握的健康知识和技能。

2. 到 2022 年和 2030 年,全国居民健康素养水平分别不低于 22% 和 30%,建立并完善健康科普专家库和资源库,构建健康科普知识发布和传播机制,建立医疗机构和医务人员开展健康教育和健康促进的绩效考核机制,医务人员掌握与岗位相适应的健康科普知识,并在诊疗过程中主动提供健康指导,公民要掌握基本的急救知识和技能。

3. 积极参加逃生与急救培训,学会基本逃生技能与急救技能;需要紧急医疗救助时拨打 120 急救电话;发生创伤出血量较多时,立即止血、包扎;对怀疑骨折的伤员不要轻易搬动;遇到呼吸、心脏停搏的伤病员,会进行心肺复苏等。

4. 家庭成员主动学习健康知识,树立健康理念,养成良好生活方式,家庭要配备家用急救包(含急救药品、急救设备和急救耗材等)。

5. 经常性的对公众进行防灾减灾、突发事件应对知识和技能的传播和培训,提高公众自救和互救能力。学校、医院等人员密集的地方应定期开展火灾、地震等自然灾害及突发事件的应急演练。

6. 教育部门把学生健康知识、急救知识,特别是心肺复苏纳入考试内容,把健康知识、急救知识的掌握程度和体质健康测试情况作为学校学生评优评先、毕业考核和升学的重要指标。

7. 劳动者个人应提升应急处置能力,学习掌握现场急救知识和急性危害的应急处置方法,能够做到正确的自救、互救。

8. 到 2022 年和 2030 年,心脑血管疾病死亡率分别下降到 209.7/10 万及以下和 190.7/10 万及以下,鼓励开展群众性应急救护培训,取得培训证书的人员比例分别提高到 1% 及以上和 3% 及以上。居民个人要学习掌握心脑血管疾病发病初期正确的自救措施及紧急就医指导。

9. 政府鼓励、支持红十字会等社会组织和急救中心等医疗机构开展群众性应急救护培训,普及全民应急救护知识,使公众掌握基本必备的心肺复苏等应急自救互救知识与技能。到 2022 年和 2030 年取得急救培训证书的人员分别达到 1% 和 3%,按照师生 1∶50 的比例对中小学教职人员进行急救员公益培训。完善公共场所急救设施设备配备标准,在学校、机关、企事业单位和机场、车站、港口客运站、大型商场、电影院等人员密集场所配备急救药品、器材和设施,配备自动体外除颤器(AED)。

（四）社会急救的社会责任

社会急救建设需要政府、社会各行业各部门、家庭与个人都应重视和参与,在院前急救专业人员到达伤病员现场之前,尽可能地缩短急救空窗期,在5分钟内能得到社会公众力所能及的救援从而为专业的院前急救和入院后续治疗赢得时间与机会。因此,社会急救建设当务之急是由政府主导,社会参与,共建共享,需要社会各行业各部门共同打造社会急救体系,使公众(第一目击者)成为现场救护的主力军,最大限度地保障人民群众的生命安全。

2018年3月印发的《深化党和国家机构改革方案》组建的应急管理部整合了国家13个部委相关职责,这在很大程度上确立了应急管理部作为我国各类应急力量管理指挥主要部门的地位。同时,应急管理部组建之后针对社会应急力量也开展了一系列工作,包括召开社会应急力量座谈会,举办首届社会应急力量技能竞赛,开展社会应急力量基本情况调查摸底工作等。社会急救建设要与学生素质教育、健康教育相结合,与安全生产、职业培训相结合,将社会急救培训纳入政府应急队伍体系建设管理,培训公众急救知识与技能。卫生行政部门应倡导全体医务人员,尤其是基层医务人员积极参与社会急救培训,成为社会急救培训的主力军、宣传员,其中急诊急救人员应起引领、主导作用,动员热心公益、有志于社会急救培训的社会志愿者参与急救培训,建设多层次、广覆盖的社会急救培训志愿服务队伍。社区居委会、村委会工作人员和楼栋长等最有可能成为突发事件的第一目击者,应将每一位居委会、村委会工作人员和楼栋长培训为合格的初级救护员,将第一目击者变为第一响应人,使人民群众的生命安全多一层屏障。政法部门牵头将应急救护培训纳入公务员、企事业单位管理员日常岗位职能培训,纳入准入人员的考核培训,发挥警务效能,将应急救护培训纳入每年的警衔培训内容,将交警、巡警和协警培训为合格的救护员,在处理突发事件和应急事件时,对现场伤病人员实施初级救护,将最大限度地降低突发事件的死亡率和伤残率。意外伤害严重影响着中小学生的身心健康,是21世纪儿童青少年的第一死因,《健康中国行动(2019—2030年)》要求开展中小学生健康促进行动,把学生健康知识、急救知识,特别是心肺复苏纳入考试内容,把健康知识、急救知识的掌握程度和体质健康测试情况作为学校学生评优评先、毕业考核和升学的重要指标。因此,教育部门应将急救知识培训纳入中小学生每年军训课程,保障学生的学习效果和考核结果。

社会急救是一项人人有责、社会共担的重要性、长期性工作,有效的宣教是改变社会急救现状的必要方法,可持续的宣教活动需要社会各界的协同努力,在日常工作中需要将社会急救的宣教工作常态化,个人、家庭、社会和政府各方共同参与,将社会急救知识与技能融入生活,实现全社会共建共享。宣传部门要加强正面宣传、科学引导和典型报道,增强社会的普遍认知,使广大人民群众提高急救意识、增强自救互救能力,进而提高社会个人参与社会急救的积极性,为形成"社会参与、共建共享"的机制提供社会氛围。在此基础上坚持社会急救的社会公益属性,构建共建、共治、共享的社会健康治理格局,才能将"健康中国"战略付诸行动并落到实处。

（张文武,武海波,陶伍元）

第二节　社会急救体系建设的实施和管理

一、社会急救知识与技能培训体系建设是基石

《中国心血管疾病报告 2017》指出：我国目前心血管疾病患者多达 2.9 亿，心脑血管疾病已经成为我国城乡人口死亡的首要病因；我国已经进入老龄化社会，心血管疾病年轻化趋势明显，今后将面临心血管疾病的严峻挑战。《"健康中国 2030"规划纲要》主要建设指标中包括到 2030 年重大慢性病过早死亡率比 2015 年降低 30%。要积极贯彻落实《健康中国行动（2019—2030 年）》，把社会急救培训工作作为全生命周期健康服务的重要内容和工作"抓手"，将社会急救知识与技能培训纳入公民基本素质教育目录，并与学生素质教育、健康教育相结合，与安全生产、职业培训相结合，并将社会急救培训纳入政府应急队伍体系建设管理。培训公众急救知识与技能，传播健康文化，医防融合，全社会参与等是医疗卫生机构必须履行的社会责任和社会公益性的体现，倡导全体医务人员，尤其是基层医务人员积极参与社会急救培训，成为主力军、宣传员，急诊急救人员应起引领、主导作用。同时，欢迎与鼓励热心公益、有志于社会急救培训的社会志愿者参与。从而形成人人想救、人人敢救、人人会救、人人能救的社会急救服务环境，为打造"5 分钟社会救援圈"提供基础保障。

2017 年 10 月 1 日正式实施的《中华人民共和国民法总则》和 2021 年 1 月 1 日正式实施的《中华人民共和国民法典》，2020 年 6 月 1 日正式实施的《中华人民共和国基本医疗卫生与健康促进法》。2018 年 10 月 1 日正式实施的《深圳经济特区医疗急救条例》第四十五条：市、区人民政府应当采取多种形式组织医疗急救知识与技能的普及培训，增强公众医疗急救意识和自救、互救能力；第四十七条：市、区卫生健康部门应当制定医疗急救培训计划，免费向公众提供医疗急救知识与技能的普及培训。培训可以通过购买服务的方式实施，费用纳入财政预算。基于以上原因，强化公众参与现场救护的意识，提高公众自救互救能力，加快社会急救体系建设，创新社会急救知识与技能培训模式已迫在眉睫！

深圳市宝安区倡导"健康宝安，急救先行"的理念，从 2017 年 9 月开始率先对 4 000 余名宝安区政府公务员进行急救知识与急救技能培训。宝安区政府于 2018 年 5 月 11 日颁布了《宝安区群众性应急救护培训工作方案》，深圳市宝安区卫健局也于 2018 年 5 月 18 日发布《关于进一步做好宝安区应急医疗救护培训工作的通知》。至此，一个由"政府主导社会急救培训"的新模式形成。目前在深圳市宝安区已形成了"政府主导、部门协同、专（家）业指引、科技支撑、社会参与"的全覆盖社会急救培训体系，暨"宝安模式"。宝安区政府 2019年工作报告中明确提出，2019 年宝安区要完成社会急救培训 10 万人以上。2020 年 1 月把"加快社会急救体系建设"写入宝安区党代会报告和政府工作报告中。通过人人参与形成了"健康宝安、急救先行"的社会氛围。

二、社会急救培训体系的构建

（一）政府层面主导是关键、各部门／行业纵横联动是保障

对社会公众培训急救知识与技能，从而提高公众"自救互救与他救"的能力，不仅是"健

康中国"建设的需要,而且更是政府的责任。各级政府应主导、推动社会急救培训工作,制定政府相关部门的职责分工:各级卫生健康委/红十字会、应急办等应牵头负责应急救护培训的总体工作,包括组织协调、监督检查等;各级卫生健康委、应急办要将社会急救培训纳入各级医疗机构(医院)年度目标考核和应急管理工作体系;红十字会和应急办要充分发挥各自组织和资源优势,加强协作配合,共同推进社会急救培训工作开展;相关的各行业、各部门要将社会急救培训工作纳入政府应急队伍体系建设管理,积极协调推进应急医疗救护的培训和演练工作。同时,各级人大(代表)应加强对政府相关部门/行业落实社会急救培训工作的督导检查。各级政府应加大投入,财政应有专项经费支持,同时各级红十字会、应急办应牵头争取多渠道公益基金等资助、参与,确保社会急救培训经费充足。加强文化、舆论等宣传,形成社会共识。国家/各级政府要把对社会公众培训急救知识与技能纳入国家/各级政府卫生健康发展规划。

(二)建立应急医疗救援培训中心

随着我国医疗改革的不断深入,各种方式医联体的建设,在城市初步形成了一家三级医院+数家二级医院+数十家社区医院或社区健康服务中心(社康中心)组成的区域性医疗网;在行政县域初步形成了以县级医院为龙头、乡镇卫生院为枢纽、村卫生室为基础的县乡村一体化管理的县域医疗服务体系。城市区域性医疗网中的三级医院和/或县域医疗服务体系内的"龙头"医院(县医院/县中心医院)应建立应急医疗救援培训中心(简称"培训中心"),负责对相应区域内的社会公众培训急救知识与技能。培训中心由医院医务科(处)、护理部、社区健康服务管理中心、健康教育科、急诊医学科/院前急救科等科室负责人与业务骨干组成,医院业务院长担任培训中心主任。设专职工作人员若干名。培训中心的职责主要有:制定培训内容与教材;遴选与考评培训导师;确定培训人群与培训分层;制定培训考核评价标准;购置与管理培训教具;制作培训所需的音频资料、影像资料与人体模特演练等工具;主动深入社区、学校、单位、工厂/公司、乡村等,掌握培训需求并做培训计划、内容与方式;制定年度培训规划与经费预算;加强与红十字会、卫生健康委、应急办、慈善会、媒体等沟通,争取社会支持等。红十字会/卫生健康委、应急办等部门负责对培训中心督查、考核。

2020年9月,国家卫生健康委等9个部委联合发文《关于印发进一步完善院前医疗急救服务指导意见的通知》明确要求:提升公众急救技能。各地要建立辖区公众急救培训管理体系,制定培训计划,统一培训内容,整合急救中心、红十字会、公立医院及社会化培训机构等多方力量,开展针对社会公众的心肺复苏等基本急救技能培训。

(三)医护人员是社会急救培训导师的主力军

对公众培训急救知识与技能,传播健康文化,医防融合,应是医护人员的天然职责。倡导全体医护人员,尤其是基层医务人员积极参与社会急救培训,成为主力军、宣传员。同时接受热心公益、有志于急救培训的社会志愿者参与。

本书成稿时,我国医疗卫生机构(包括各级医院、社区卫生服务中心、乡镇卫生院、村卫生室、诊所/医务室等)数量近100万家,其中具有执业资格的医护人员有900多万人。因此,具有最多社会急救培训导师来源的是医疗机构(医院)。培训中心首先要对区域性医疗网和县域医疗服务体系中的医院全体员工,包括各级医务人员(包括社区医院/社康中心、乡镇卫生院、村卫生室、诊所/医务室等)、行政后勤人员(包括保安、物业人员)进行急救知识与技能的培训,并从中遴选医护人员作为社会急救培训导师。医护人员尤其是基层医务人员是社会急救培训的主力军,其中急诊人应起主导者与引领者作用。按此思路去做,某个区域性医疗网和/或 县域医疗服务体系内可遴选出数百位社会急救培训导师,全国医疗机构(医院)可遴选出数百万位社会急救培训导师,完全能满足我国对社会公众培训急救知识与技能的巨大需求。同时,以医护人员为急救培训导师,公众认同度、依存度高,而且通过面对面、手把手地交流与实际操作,提升了医务人员的社会形象,巩固了和谐医患关系。

深圳市宝安区内各公立医院对全体员工急救技能培训,同时,制定《宝安区应急医疗救援培训中心社会急救培训导师管理办法》,将社会急救培训导师分为主讲导师、主训导师、辅训导师、督导导师和社会志愿者导师五个层次,明确各层次导师的资质和准入条件,严格各层次导师职责和要求,导师任期 3 年。培训时每 4 ～ 6 名学员配备 1 名辅训导师,2 ～ 4 名学员配备 1 套培训模型(包括复苏模型、AED)。明确培训内容和纪律,借助信息化手段加强社会急救培训师资队伍建设和管理,建立急救培训导师数据库等。

(四)社会急救培训的培训内容和培训导师/模型的配备

1. 社会急救培训的培训内容

(1)法律宣传:在目前的社会急救培训中,首先应大力宣传已于 2017 年 10 月 1 日正式实施的《中华人民共和国民法总则》和 2021 年 1 月 1 日正式实施的《中华人民共和国民法典》,从法律层面解决了"没人敢救"的问题,为社会公众"敢救"提供了法律保障,解决了后顾之忧。面对 CA 患者,要敢于出手相救!"两害相权取其轻",强调"有证(急救培训证书)没证"均可救人,在现阶段仍然要大力提倡"作 CPR 总比什么事都不做好"。

(2)CA 的现场处置:拨打 120 急救电话;现场心肺复苏术;AED 的使用。

(3)创伤急救基本技术(止血、包扎等)。

(4)常见急症(昏迷、晕厥、胸痛、脑卒中、异物窒息、鼻出血、触电、溺水、烧伤等)的处理。

(5)CA 的预防等。

对社会急救培训遵循"简单易懂,规范易学,形象生动,实操为主"十六字方针。培训时间通常为 3 ～ 6 小时,依培训对象和培训内容不同予以调整,但法律宣传,如何拨打 120 急救电话,现场心肺复苏术,AED 的使用,异物窒息、胸痛、脑卒中等的急救处理应是最基本内容。其中理论讲授时间不超过 30%,急救技能操作培训时间不低于 70%,因此,必须配备足够的培训导师和培训模型。

2. 培训导师配置标准　按学员与导师比例,每 4 ～ 6 名学员配备 1 名培训导师。

3. 培训模型配置标准　每 2 ～ 4 名学员配备 1 套培训模型(包括心肺复苏训练模型和 AED 训练模型等)。

目前,深圳市宝安区应急医疗救援培训中心已购置复苏模型 424 套和 AED 模型 409 套(目标各 500 套),为加强培训器材管理,制定了《社会急救培训器材管理办法》对培训器材的使用、登记、保管和维护等内容进行了严格的要求。

(五)社会急救培训遵循的基本原则

1. 普及性原则　坚持深入基层,面向群众,面向社区,面向学校,面向企业工厂。将社会急救培训与学生素质教育、健康教育相结合,与安全生产、职业培训相结合,积极推进全民参与的应急救护普及培训。使全社会在应对 CA 时能够做到"想救、敢救、能救、会救、懂防"。

2. 实用性原则　突出"初级、群众、现场"的特点,帮助群众掌握现场初级救护、灾害预防、逃生避险、常见急症救护等基础知识和实用性技能。同时要与胸痛中心/卒中中心建设"三全模式（全域覆盖、全民参与、全程管理）"结合起来，把急性胸痛/脑卒中的早期识别与处理贯穿于公众急救培训内容中。

3. 公益性原则 把公众急救培训工作作为一项以人为本的民生工程来抓好抓实，大力倡导人道救援精神和志愿服务理念，注重社会效益。

（六） 社会急救培训的培训人群、培训方式和管理

1. 培训人群 除了坚持深入基层，面向群众，面向家庭与社区，面向学校，面向企业工厂等外，还有几类特殊人群，是社会急救培训的重点对象。

（1）党政机关、人大政协单位中的党员干部、公务员和事业单位干部职工，他们带头参加急救培训，掌握急救知识与急救技能，对推动全民参与急救培训会发挥巨大的示范作用和深远影响，是形成中国特色的社会急救培训体系的基本特征。

（2）公安、消防和交警部门负责将社会急救培训纳入警衔培训课程，保证所有民警每两年能参加一次救护员的培训学习。

（3）教育部门负责做好在校教师和学生救护知识普及工作，组织学校医务人员和教师、职工参加应急医疗救护师资培训，将社会急救培训内容纳入学生军训课程。

（4）团委与义工联负责组织义工开展社会急救培训。

（5）文体旅游部门负责组织相关管理人员、旅行社导游、星级酒店服务人员参加社会急救培训。

（6）组织部、党校和人力资源部门负责将社会急救培训纳入干部自选培训课程。

（7）高危人群：具有心脑血管疾病的人群及其家属以及从事危险作业的人群及其同事等。

2. 培训方式 根据不同受众的特点制订培训计划，对人数少、分布散的，采取定点集中培训，对人数超过一定数量且具备基本教学条件的，采取送教上门的方式进行现场培训，确保培训质量。要积极探索线上教育（各种形式的视频等）和线下实际操作培训等方式。

3. 加强社会急救培训规范化管理 按照"统一教学大纲、统一技术标准、统一考核标准、统一发证管理"的要求，坚持理论知识讲授与救护技能实际操作相结合，不断优化培训课程设置，规范培训教学管理，强化监督指导，提升培训质量。卫生健康委/红十字会/应急办要加强对社会急救培训工作的统筹指导，定期开展检查评估，严把考核发证关口，建立培训学员数据库等。

三、坚持政府主导、部门合作、社会参与的共建共享模式

各级政府应积极践行《"健康中国2030"规划纲要》，坚持以人民健康为中心的发展思想，牢固树立"大急救、大健康"理念，突出政府主导、部门合作、社会动员、共建共享的原则，将社会急救体系建设融入地方经济建设、政治建设、文化建设、社会建设的方方面面和全过程，积极提倡每个人是自己健康的第一责任人，对家庭和社会都负有健康责任。以着力破除社会医疗卫生资源供需不平衡、医疗服务机构承载能力不足、社会健康治理与社会动员难度大，医疗急救人才短缺等问题与挑战。政府、部门、社会、个人协同推进，建立健全社会急救服务体系，推进社会急救知识与技能培训与普及的创新发展，引导群众建立正确的社会急救理念，倡导"扶危济困"的社会道德风尚，形成有利于社会急救的人人参与的社会环境。构

建共建、共治、共享的社会健康治理格局,把"健康中国"建设落到实处。在定位上,要从以医疗机构急救为中心向以社会急救为中心转变;在策略上,要从注重"单一医疗机构急救"向注重"社会综合急救"转变;在主体上,要从依靠医疗卫生机构向社会整体联动转变;在行动上,要努力从宣传倡导向全民参与向敢救会救的社会行动转变。从而为打造"5分钟社会救援圈"形成一种社会共识。

四、采取部门协同、资源整合、网格管理等具体措施

各级政府不仅要主导社会急救体系建设,而且,还要制定政府相关部门的职责分工:各级卫生健康委/红十字会、应急办等应牵头负责社会急救体系建设,包括组织协调、监督检查等;各级卫健委、应急办要将社会急救体系建设纳入各级医疗机构(医院)年度目标考核和应急管理工作体系;红十字会和应急办要充分发挥各自组织和资源优势,加强协作配合,共同推进社会急救体系建设工作开展;相关的各行业、各部门(包括公安、消防、交警、教育、团委、文体旅游、义工联等)要将社会急救体系建设纳入政府应急队伍体系建设管理。同时,各级人大代表/政协委员应加强对政府相关部门/行业落实社会急救体系建设工作的督导检查。要充分利用与整合现有的社会网格化治理体系和应急处置体系的资源,将社会急救体系建设细化到街道、社区、网格点、楼栋长、保安员、公安、消防、交警、协警(义警)、司乘人员、义工、服务人员等工作中,促进接受过急救知识与技能培训的各类人员在履行本职工作的同时积极参与各类社会急救工作,形成全覆盖无死角的社会急救体系,实现社会急救的零距离服务,为打造"5分钟社会救援圈"提供社会架构。

五、依靠科技创新驱动，强化现代技术支撑作用

以大数据、5G+物联网、人工智能、云计算、机器人等为代表的新兴信息技术正加速向社会急救服务领域的渗透融合,这不仅为社会急救知识与技能培训、社会急救体系建设等注入了创新元素,打破了社会急救在时间与空间上的限制,也促进了社会急救服务模式由单一的机构急救模式向全社会广泛参与的综合性急救模式的转型发展,极大地改善了社会急救服务的质量与效率,社会急救体系建设正在进入一个颠覆性创新发展的黄金时代。因此,在构建社会急救体系的过程中应依托创新科技驱动,以拥有的5G+物联网等现代技术,为传统社会急救服务注入创新元素,包括硬件、人才、流程和管理制度等的一系列完善,并借助物联网传感器,通过5G网络将伤病员的心电图、脉搏、体温等生命体征信息实时传送,实现大规模召集、组织实施社会急救技能培训以及建立社会化急救志愿者在线队伍体系,将现场目击者、伤病员、社会急救志愿者、公众急救物品(AED等)等社会急救要素有机串联,为打造"5分钟社会救援圈"提供社会技术支撑。

六、培育社会急救文化，形成人人敢救、会救的共识

社会急救体系建设是一项人人有责、社会共担的重要性、长期性工作,有效的宣教是改变社会急救现状的必要方法,可持续的宣教活动需要社会各界的协同努力。将社会急救的宣教工作常态化,个人、家庭、社会和政府各方共同参与,将社会急救知识与技能融入日常生活,实现全社会共建共享。特别是通过加强正面宣传、科学引导和典型报道,增强社会的普遍认知,使广大人民群众提高急救意识、增强自救互救能力,将人人参与社会急救成为一种

社会共识,进而提高社会个人参与社会急救的积极性,让每一个参与急救的人想救、敢救、会救、能救,让每一位被救者都能够获得新的生命,营造一种有利于社会急救体系建设可持续发展的社会环境,为打造"5 分钟社会救援圈"提供社会氛围。

(张文武,武海波,陶伍元)

第三节　树立社会大急救观,组织严密的志愿者急救队伍

自然灾害事件、社会安全事件、事故灾难和意外,其共性是与自然、环境、社会及人群息息相关,那么我们对创伤的预防、救治、减损和恢复的出发点也要与这些因素相关联。美国"9·11"事件、2008 年我国南方地区的冰雪灾害以及汶川大地震的经历告诉我们,创伤的救援、救治仅仅靠卫生部门有时是完成不了的,要树立社会大急救观,将各方面力量动员整合起来才能及时应对、抵御灾害和灾难,防止危害范围和损伤人数扩大,对创伤患者进行及时高效的救治。

一、要对全社会进行大急救观的教育

对管理者来说,要重视灾害、灾难、事故、意外的防御和应对,建立防御措施、应对措施和各种预案,组织好应急、急救、防疫、公安、消防等各部门之间的联动和演练。

对医务人员来说,不仅要从观念上跳出自己专科的小圈子,要重视急救工作,加强急救培训和训练,而且要跳出医院的围墙,掌握并宣传院外急救知识和技能。

对广大市民来说,要树立伤害防范意识,参加救护训练,学习并掌握自救、互救以及逃生的手段,急救观念和逃生知识教育要从儿童开始。

美国芝加哥消防局急诊医疗服务体系为了提高院外心肺复苏效果,采取了综合措施计划,包括:电话辅助和社区 CPR 培训计划;高性能心肺复苏术和基于团队的模拟培训;新的复苏后护理和目的地协议;急救医疗提供者的案例复查。计划落实后,2013—2016 年,第一目击者心肺复苏率大幅度提高(13.1% vs 23.8%),第一目击者心肺复苏的结果显著改善(11.6% vs 19.4%),恢复自主循环率(28.6% vs 36.9%)、生存住院率(22.5% vs 29.4%)、存活率(7.3% vs 9.9%)均有提高。

除了心肺复苏培训以外,对外伤救治培训也很重要。深圳市急救网络开始运行前几年没有对外伤救治技术培训和考评,在 2002—2004 年对全市急救死亡病例普查中发现深圳急救死亡谱中排第一位的是外伤,从而开始了对外伤救治技术的培训和考评。印度泰米尔地区报道 83.3% 的道路交通伤者在 5 分钟内得到了非专业人士的关注,但他们不知道创伤救护的早期处置,因而许多未得到安全处理,导致严重残疾和死亡。

对创伤的预防也要重视。采取以下 3 种对策对预防创伤很重要:

(1)劝说:促使高危个人或人群信服,应尽力改变其具有危险性的行为或采取安全的预防措施,例如驾乘机动车时系好安全带或戴好安全头盔。

（2）约束：通过一系列相关的法律作用，要求所有的人群采取特殊的、减少危险的行为。

（3）工程学：通过对生产或交通环境的设计和改进减少事故发生，一旦发生可能引起伤害的事故时，将可以自动地提供保护或减少发生损害的可能性。

二、建立急救和救援志愿队伍

我国香港有两支规模很大的志愿性急救队伍：医疗辅助队和圣约翰救伤队，在广大民众中享有极高的声誉，香港特区首长没有副职，但每支制服部队均有一名代表在特区首长身边任副官，其中也包括这两支志愿者队伍的代表。医疗辅助队约 4 400 人，圣约翰救伤队约 5 600 人，当地政府每年分别拨给他们经费，他们每年还分别接受社会各界的捐助，当地政府还派出数十名公务员专职参加医疗辅助队的管理。每年因年龄等原因离开医疗辅助队者约 500 人，但申请加入者达数千人。医疗辅助队还有自己的培训学校培训新人和作为训练基地。这两支队伍的成员绝大部分都是兼职志愿者，他们担负了部分日常急救和大部分大型集会、体育比赛等活动的医疗应急保障任务，医疗辅助队还负责公务员急救培训，圣约翰救伤队则负责对普通市民展开急救知识和技术的培训，一旦发生灾害事故，他们可以有序地成批投入救援，有些成员还参加过国际救援活动。要参加国际救援行动必须通过了国际救援组织的综合考评才具备资格，说明其已经具备了相当强的综合救援能力。

有人会问：政府投入这么大是不是值得？没有那么多灾难救援也训练这么多人会不会浪费？其实市民通过参加这两个志愿者组织活动，不仅得到了急救技术培训，还得到了团体意识、纪律观念、领导能力和沟通能力等方面的系统训练，增强了志愿者的归属感、荣誉感、使命感，提高了志愿者队伍的素质，为社会的可持续发展培养了人才、奠定了基础。

国民中不缺乏热情和爱心，也不缺乏志愿者，在南方冰雪灾害和汶川大地震中，他们捐出了大笔款项，还有人自发地赶往灾区救灾。然而一旦发生自然灾害，最需要的并不是金钱和普通人力，而是需要专业救援物资和有组织地掌握专业救援技术的人员，一些自发赶往灾区的人非但没能为救灾做出实质性的贡献，反而身临险境，成为被救助对象。我们还要吸取唐山大地震救援的教训，防止在救援中对许多伤者造成二次损伤。因此，将广大市民这种热情和爱心引导为有组织的行为很有必要，建议学习香港地区的经验，成立组织严密的志愿救援辅助队伍，必要时政府给予组织管理和经费上的支持。

香港特区政府飞行队配有直升机，飞行员和管理者均为公务员，担负特区政府飞行保障以及海上、山区紧急搜救救援任务，而飞行医疗队的医生和护士均为兼职志愿者。武汉早在十多年前已经开展了直升机救援，武汉急救中心还设置了专门的航空救援部门。深圳警方已经购置了飞机，而深圳有广阔的海洋和山区，需要有一支飞行医疗救援队伍，建议学习香港的经验，利用警方飞机建立飞行医疗队，医生护士从志愿者中选拔。飞行员是要进行飞行训练的，为了保持飞行技术每年要飞够一定时数，建议将其飞行训练与救援实践结合起来，并开展紧急医疗救援和转运服务。

（梁实，李世珍）

参考文献

[1] 张文武，窦清理，陶伍元，等. 急诊医学，要还"救"于民 [J]. 中华急诊医学杂志，2018，27（2）：128-130.

[2] 张文武,徐军,梁锦峰,等.加快社会急救体系建设,打造"5分钟社会救援圈"[J].中华急诊医学杂志,2020,29(2):156-158.

[3] 张文武,徐军,余涛,等.关于我国公众急救培训体系建设的探讨[J].中国急救医学,2019,4(39):309-312.

[4] 张文武,窦清理,梁锦峰,等.政府主导公众急救培训:深圳宝安的实践[J].中华急诊医学杂志,2019,28(1):126-128.

[5] HARRIS AW, KUDENCHK PJ. Cardiopulmonary resuscitation:the science behind the hands [J]. Heart,2018,104:1056-1061.

[6] 张文武,于学忠.社会急救体系建设:深圳宝安实践[M].广州:广东人民出版社,2020:26-143.

[7] MARINA DEL RIOS, JOSEPH WEBER, OKSANA PUGACH, et al. Large urban center improves out-of-hospital cardiac arrest survival [J]. Resuscitation, 2019, 139:234–240.

[8] JEYALYDIA J. "Post crash" care: ethical implications arising out of behavioral and health system determinants [J]. TNNMC Journal of Community Health Nursing, 2019, 7(2):24-30.

第八章
院内急救体系的构建与管理

第一节　急诊科与急诊病房的建设与管理

急诊科是医院中急、危、重症最集中、抢救任务最繁重的科室。急诊医学是随现代医学的发展而逐步发展起来的新兴独立学科，是一门研究如何更迅速、更准确、更协调、更有效率地救治急危重症患者的学科，强调急诊医学在复杂、急重症患者处理中与相关专业间的协调作用和整体评估，急诊急救在日常医疗实践中占有极其重要的地位。急诊医疗体系（EMSS）应该是 24 小时不间断地为急诊伤病员服务，并能接受或处理大规模伤病员（如自然灾害、人为事故），提供快速、有效和合理的急诊医疗服务。该系统包括院前急救、院内（急诊科）急救、抢救监护室（EICU）以及病房和康复治疗场所等，这是一个全新的、广泛的概念，其中急诊科在该系统中起着承前启后的作用。正因为急诊科是一个涉及多专科、多病种以及协作性非常强的抢救和综合治疗部门，其较之其他单一的专科部门，需要更系统、更科学的管理及更合理的布局，才能更积极地发挥急诊科的特有的服务功能。

一、《急诊科建设与管理指南》解析

2009 年 5 月 25 日，卫生部正式颁布的《急诊科建设与管理指南（试行）》（以下简称《指南》）是关于医院建立急诊科的一个重要文件，《指南》总则中的第二条指出"二级以上综合医院急诊科要按照本指南建设和管理"。《指南》的颁布对我们如何建设急诊科以及如何管理提供了依据及方向。对急诊科的设置、构建、运行、人员配备、科室管理、检查评估作了详细的规定，明确提出了二级以上医院必须要有急诊科，其急诊科的硬件设施、场地、急救设备医疗区（分诊、诊室、抢救室、重症监护室、观察室、手术室）；支持区（挂号、辅助检查、药房、收费处等）和人员配备均应与其医院级别、功能和任务相适应。同时规定急诊有急诊通信装置及临床信息系统与整个社会急救网对接，这一切的核心就是为实现方便、安全、有效地救治"急诊危重患者和应对突发事件"这一根本目的。

《指南》首次对急诊科人员的配备作出了明确规定：强调急诊医师、护士固定率均要在 75%，且急诊医师必须从事 3 年以上临床工作才能在急诊科工作。同时要求急诊科学科带头人和护理学科带头人是从事急诊医学专业的副主任医师和主管护师，这样就避免医院随便派其他专业的医师和高级职称到急诊工作或做学科带头人。与其他专科专业一样逐

渐过渡到专科医师准入制度,在急诊从业人员上就保证了急诊医学作为专门独立学科的必要性。《指南》对急诊科的管理专门做了论述,以区别医院其他的临床科室作为一个特殊的科室对待,要求医院要有专人负责急诊科的管理及协调相关的科室。并要求落实"急诊患者优先住院","先抢救后交费"等绿色通道措施,以及急诊安全保卫和应对突发事件的能力。

《指南》特别列一条对急诊科医务人员在职称晋升及分配政策方面予以倾斜。体现了对急诊从业人员工作辛劳和高风险的理解和关爱。强调卫生行政部门加强对急诊医疗质量的监控、评估,以保证急诊医疗安全,有利于急诊质量和水平的提高,促使急诊医学持续发展与社会经济、人民健康要求相适应。

《指南》对急诊科仪器设备基本配置作了要求,除抢救仪器之外,特别要求应配备便携式超声仪、血液净化和快速床旁检验设备,其目的有利于对急诊患者快速明确诊断,有利于患者快速的救治。如:对创伤患者可以利用超声尽快知道肝脾内脏破裂出血,对急性心肌梗死、肺动脉栓塞快速诊断以缩短溶栓介入治疗时间,对中毒患者快速实施血液净化有利于毒物清除。同时也消除了过去急诊科与其他专科因为资质和质控所造成的相互扯皮:如床旁血液净化与肾内科,床旁快速检验应有检验的资质和质控的要求。从某种程度上体现了急诊急患者所急,为急危重患者设想的快速、安全、便捷、高效的救治理念。

二、如何建设与管理急诊科与急诊病房

为指导和加强医疗机构急诊科规范化建设和管理,提升院内急救服务能力和质量,保障就医群众生命安全,根据《中华人民共和国执业医师法》《医疗机构管理条例》和《护士条例》等法律法规,结合《急诊科建设与管理指南(试行)》和《上海市医疗机构急诊科建设与管理指南(试行)》,现将如何建设与管理(院内)急诊科与急诊病房总结如下。

(一)职责与范围

1. 急诊是医院急症患者诊疗的首诊场所,是社会医疗服务体系的重要组成部分,实行全年 24 小时开放,负责危重伤病急救患者连贯性一体化的救治,以及普通急诊和慢性病急性发作时的急诊处理,同时为各专业临床科室提供相关专科急诊患者诊治的场所并负责协调与管理,为患者及时获得后续的专科诊疗服务提供支持和保障。

2. 急诊科实行急诊抢救室 – 综合监护室 / 急诊监护室 – 急诊病房 / 留观室等连贯性一体化的管理体制。

3. 进入急诊绿色通道抢救、ICU 救治和急诊病房的主要急危重病症包括:心搏呼吸骤停、急性冠脉综合征、严重心律失常、高血压急症与危象、急性心力衰竭、脑卒中、癫痫持续状态、急性呼吸衰竭、急性肾衰竭、重症哮喘、内分泌危象、急性中毒、呼吸道出血、上消化道出血、急性多脏器功能障碍综合征、各种类型休克、水电质酸碱平衡紊乱、慢性病急性发作需要急诊处理者、重症感染、严重创伤(原发性创伤需要止血、清创、包扎、固定、手术者)、创伤致命性并发症(气道梗阻、血气胸、创伤失血性休克等)、急腹症、蛇犬等咬伤、中暑、电击伤、淹溺等。

(二)床位与人员

急诊科应具备与医院级别、功能和任务相适应的场所、设施、设备、药品和技术力量,以保障急诊工作及时有效开展;急诊科应当设在医院内便于患者迅速到达的区域,并临近大型

影像检查等急诊医疗依赖较强的部门；急诊科应设医疗区和支持区。医疗区包括预检分诊处、诊室、抢救室、急诊病房、急诊留观室、抢救监护室（EICU）和急诊手术室等；支持区包括挂号、各类辅助检查、药房、收费等部门。重视区域布局的科学性，坚持集中式分布与相对独立的分区相结合，进行合理的多层次分区和多种流程的隔离，正确指导医务人员进行有效防护，最大限度地减少交叉感染。

抢救室：每张床位使用面积 $\geq$ 15m²；抢救室墙壁上有心肺复苏、休克、创伤、中毒等常见伤病的抢救流程。

急诊手术室：二级乙等综合性医院设急诊手术清创室；二级甲等以上综合性医院急诊手术室面积 $\geq$ 30m²，设 2 张手术床，配置手术准备室，能开展急诊开颅、开胸、开腹手术和清创止血等手术；急诊手术室应与抢救室相邻。

抢救监护室（EICU）：按护士数：床位数 $\geq$ 2 比例配备护士，设护士长 1 名，由主管护师以上的护士担任；可酌情配备适量的护理员或卫生员；鼓励与综合监护室一体化管理，对全院开放的急诊科一体化管理的重症监护室，可酌情增加 ICU 床位数。

1.日均急诊量 > 800 例次的医院　每班在岗负责急诊接诊工作的急诊医师 $\geq$ 15 名，日均急诊量每增加 50 人次，每班增加在岗急诊医师 $\geq$ 1 名。

急诊病房、留观室床位 $\geq$ 60 张。床位医师比按 1:0.2 编制配备。EICU 床位 $\geq$ 24 张。床位医师比按 1:0.6 编制配备。抢救室床位 $\geq$ 10 张。按 $\geq$ 5 名急诊科医师编制配备，每班有 1 名急诊科医师在岗负责抢救室工作。

2.日均急诊量 500～800 例次的医院　每班在岗负责急诊接诊工作的急诊医师 $\geq$ 10 名，日均急诊量每增加 50 人次，每班增加在岗急诊医师 $\geq$ 1 名。

急诊病房、留观室床位 $\geq$ 50 张。床位医师比按 1:0.2 编制配备。EICU 床位 $\geq$ 20 张。床位医师比按 1:0.6 编制配备。抢救室床位 $\geq$ 8 张。按 5 名急诊科医师编制配备，每班有 1 名急诊科医师在岗负责抢救室工作。

3.日均急诊量 300～500 例次的医院　每班在岗负责急诊接诊工作的急诊医师 $\geq$ 8 名，日均急诊量每增加 50 人次，每班增加在岗急诊医师 $\geq$ 1 名。

急诊病房、留观室床位 $\geq$ 40 张。床位医师比按 1:0.2 编制配备。EICU 床位 $\geq$ 16 张。床位医师比按 1:0.6 编制配备。抢救室床位 $\geq$ 6 张。按 4 名急诊科医师编制配备，每班有 1 名急诊科医师在岗负责抢救室工作。

4.日均急诊量 200～300 例次的医院　每班在岗负责急诊接诊工作的急诊医师 $\geq$ 6 名。

急诊病房、留观室床位 $\geq$ 30 张。床位医师比按 1:0.2 编制配备。EICU 床位 $\geq$ 12 张。床位医师比按 1:0.6 编制配备。抢救床位 $\geq$ 4 张。按 3 名急诊科医师编制配备，急诊科医师负责急诊抢救工作。

5.日均急诊量 100～200 例次的医院　每班在岗负责急诊接诊工作的急诊医师 $\geq$ 4 名。

急诊病房、留观室 $\geq$ 20 张。床位医师比按 1:0.2 编制配备。EICU 床位 $\geq$ 8 张。床位医师比按 1:0.8 编制配备。抢救床位 $\geq$ 3 张。按 3 名急诊科医师编制配备，急诊科医师负责急诊抢救工作。

6.日均急诊量 < 100 例次的医院：每班在岗负责急诊接诊工作的急诊医师 1～2 名。

急诊病房、留观床位 $\geq$ 10 张。床位医师比按 1:0.3 编制配备。可酌情设 ICU 床 $\geq$ 6 张，与急诊抢救室人员统一配置。床位医师比按 1:0.8 编制配备。抢救室床 $\geq$ 2 张。急诊科医生负责,相关科室急诊医师 5 分钟内到达抢救室参加抢救。

（三）设备与技术

1. 急诊抢救室 每张抢救床配 1 台监护仪,输液泵注射泵 ≥ 1 台；每个抢救室配有创呼吸机 ≥ 2 台,无创和便携式转运呼吸机各 ≥ 1 台,便携式转运监护仪 ≥ 1 台,除颤仪 1 台,临时起搏器 1 台,心电图机 1 台,洗胃机 ≥ 1 台,心肺复苏仪 ≥ 1 台。气管插管箱 1 套（装有喉镜、两种型号以上的气管套管、导引钢丝、送管钳、牙垫、注射器、胶带、备用电池等,有条件者可配置高清晰度可视喉镜）。成人及儿童用的呼吸面罩、球囊、气管插管、鼻胃管等急救设备。抢救车 1 辆。抢救车内药品、用品按标准配备。能开展心肺脑复苏、除颤、心脏临时起搏、休克复苏、气管插管、机械通气、洗胃、深静脉置管、静脉溶栓、胸腹腔穿刺闭式引流等技术,能提供床旁 X 线摄片、床旁即时超声及床旁即时检测（point-of-care-testing, POCT）检查。

2. 抢救监护室（EICU） 每张监护床及以上配监护仪 1 台（至少具有监测体温、心电、呼吸、血压、经皮氧饱和度和有创压力监测功能）,输液泵和微量注射泵各 1 台。每 1 ～ 2 张监护床配 1 台呼吸机（至少具有 CMV、SIMV、PSV、PEEP 等模式功能）。

每个 ICU 基本配备床边超声 1 台、血液净化仪 ≥ 2 台、无创呼吸机 ≥ 2 台、便携式呼吸器 ≥ 1 台、除颤仪 1 台、临时心脏起搏仪 1 台、心肺复苏机 1 台、心电图机 1 台、降温仪 ≥ 1 台 /3 床、肠内营养泵 ≥ 1 台 /3 床、连续动态血糖监测仪 ≥ 1 套、血气生化分析仪 1 台（如 ICU 未配备,院内应提供 24 小时血气分析检查）、气管插管箱 1 套（装有喉镜、两种型号以上的气管套管、导引钢丝、送管钳、牙垫、注射器、胶带、备用电池等,有条件者可配置高清晰度可视喉镜）。

监护病床 ≥ 8 张 /ICU 配置支气管镜 1 套,血液净化仪 ≥ 1 台。

监护病床 ≥ 12 张 /ICU,按需要配置人工心肺机（体外膜氧合器）1 台。

监护病床 ≤ 6 张 /ICU,医院其他相关专科能提供支气管镜和床旁血液净化的诊疗服务。

抢救车 1 辆。抢救车内药品、用品按标准配备。

可开展心肺脑复苏术、临时心脏起搏术、电复律除颤术、胸外心脏按压术、开胸心脏按压术、体外膜氧合（extra corporeal membrane oxygenation ,ECMO）、血流动力学监测术、面罩氧疗术、气管插管术 / 气管切开术、机械通气术、支气管肺泡灌洗术、深静脉置管术、胸腔闭式引流术、腹腔冲洗引流术、胃肠减压术、胃肠内营养术、胃肠外营养术、床旁血液净化术、静脉溶栓术、微创血管栓塞术、镇痛镇静术、调温术等。

三级综合性医院 EICU 开展以上诊疗技术的 20 项以上,二级甲等综合性医院 EICU 开展以上诊疗技术中的 18 项以上,二级乙等综合性医院 EICU 开展以上诊疗技术中的 16 项以上。

三、运行与管理

（一）急诊分级救治

1. 总体原则 急诊应当制定并严格执行分诊程序及分诊原则,按患者的疾病危险程度进行分诊,对可能危及生命安全的患者应当立即实施抢救；要设立针对不同病情急诊患者的停留区域,保证抢救室危重患者生命体征稳定后能及时转出,使其保持足够空间便于应对突来的其他危重患者急救。

2. 分级分区标准 结合国际分类标准,根据对患者病情严重程度的评估及患者需要急诊资源的情况,将患者的病情分为 4 级,病区分为 3 区,即 1 级、2 级、3 级、4 级以及红区、黄区、绿区,具体分级标准如下。

1 级:濒危患者。病情可能随时危及患者生命,需立即采取挽救生命的干预措施。下列情况应考虑为濒危患者:气管插管、无呼吸 / 脉搏、急性意识障碍以及其他需要采取挽救生命干预措施的患者。这类患者应立即送入急诊抢救室。 主要包括心搏呼吸骤停、各种类型休克、严重创伤、急性中毒、急性心肌梗死、急性呼吸衰竭、急性心力衰竭、重症脑卒中、热射病、严重水电解质酸碱平衡紊乱、严重脓毒症、多脏器功能障碍综合征等生命体征不稳定的患者。

2 级:危重患者。指上述病种生命体征暂时相对稳定的患者。病情有可能在短时间内进展至 1 级,或可能导致严重致残的患者,应尽快安排接诊,并给予患者相应处置和治疗。患者来诊时呼吸循环状况尚稳定,但其症状的严重性须及早予以重视;患者病情有可能发展为1 级,如急性意识模糊 / 定向力障碍、多发伤、心绞痛等。严重影响患者自身舒适感的主诉如严重疼痛(疼痛评分 ≥ 7/10),也属于该级别。急诊科应立即为这类患者提供平车和必要的监护设备。

3 级:急症患者。患者明确没有在短时间内危及生命或严重致残的征象,病情进展为严重疾病和出现严重并发症的可能性很低,也无严重影响患者舒适感的不适,但需要急诊处理缓解患者症状。急诊科应安排此类患者就诊。在留观和候诊过程中出现生命体征异常者,病情分级时应考虑上调一级。内外妇儿各科有急症患者,由急诊科协调管理,病情变化需要抢救立即转入急诊抢救室或 ICU。

4 级:非急症患者。患者无急性发病症状且临床判断需要很少急诊医疗资源(≤ 1 个)患者。如需要急诊医疗资源 ≥ 2 个,病情分级应上调 1 级为 3 级。

功能分区:

红区:包括急诊抢救室、急诊监护室或与急诊科一体化管理的综合重症监护室,适用于1 级和 2 级患者的抢救。

黄区:包括急诊病房和留观室,适用于 3 级患者的诊治,对生命体征变化的患者应立即转入红区。

绿区:包括普通急诊诊疗区和各专科急诊检查室以及辅诊室等,适用于 4 级患者。

(二)工作要求

1. 急诊科负责急诊患者的病情预检和分级工作 应在靠近急诊挂号处设置急诊预检处;急诊预检处由急诊工作年限 ≥ 3 年的护师职称以上的急诊护士担任,急诊护士长对其进行分诊业务考核,合格后上岗;预检处应配备体温计、血压计、压舌板、手电筒、氧饱和度检测仪、便携式心电监护仪等辅助检查器具设备;根据急诊量配备一定数量的转运患者推车;设有可与 120 联系的直线电话。预检分诊处工作人员应按照《急诊患者病情分级标准》,询问患者或家属就诊原因、查看相关检查资料,评估生命体征后,将急诊患者按病情轻重缓急分为四级,合理安排就诊流程,类别为一类和二类的患者应通过急诊绿色通道送往抢救室救治,三类患者优先就诊。急危重伤病员先抢救,后付费。

2. 疫情下要求 ①个人防护应贯穿于从生活区到工作区的全过程;②强化工作科室区

域的"空间封闭"状态,尽可能减少接触"没必要接触的人";③非医疗区域需注意洁净物品被污染,避免物流的交叉;④工作区域应强调气流的影响,保证工作区域气流的单向流动,尤其是狭小空间,医务人员通常应置于患者上风的位置(医护人员背后放置风扇,也可到达类似效果),尤其是气管插管、气管镜检查、开放式吸痰等有可能产生病毒播散的操作,更应关注局部小环境的空气流向。

(三)急诊绿色通道

医疗机构应加强急诊绿色通道建设,对于需要抢救的 1 级急诊患者,应通过"急诊绿色通道"先行抢救,在不影响抢救的前提下再补办挂号、收费等手续。急诊绿色通道应设醒目标示和 / 或制作专用标牌,对进入急诊绿色通道的伤病员在取药、检查及收费时应予以优先。

对于由救护车送治的 1、2 级急诊患者,院前急救工作人员应提前做好病情预报,告知急诊科工作人员做好接治准备。救护车抵达医院后,急诊科工作人员应立即接车,尽快护送患者直接到抢救室开展救治;院前院内急救人员应做好书面交接工作,院前急救工作人员负责填写"院前院内病员交接记录单",由院前急救工作人员和急诊科工作人员签字确认。

遇有批量伤病员、严重多发伤、复合伤等情况时,应按"急诊绿色通道"相关工作要求开展抢救,并立即报告有关职能部门。伤病员经抢救生命体征稳定或需转入 ICU 病房或手术室救治者,应有医护人员护送并做好交班工作。

(四)急诊首诊负责制

急诊科应根据急诊医疗工作制度与诊疗规范的要求,在规定时间内完成急救诊疗工作。急诊实行首诊医师负责制,不得以任何理由拒绝或推诿急诊患者,对危重急诊患者按照"先及时救治,后补交费用"的原则救治,确保急诊救治及时有效。

首个接待急诊患者的科室和医师为首诊科室和首诊医师。凡遇有多发伤或诊断未明的伤病员,首诊科室和首诊医师应承担主要诊治责任,并负责及时邀请有关科室会诊。在未明确收治科室时,首诊科室和首诊医师应负责到底。必要时报有关职能部门负责协调收治科室。首诊医师经询问病史体检如发现患者确需转科且病情允许搬运时,由首诊科室和首诊医师负责联系安排,并告知伤病员家属在搬运途中可能发生的风险情况;如需转院且病情允许搬动时,由首诊医师向有关职能部门汇报,并向伤病员家属告知需转院的理由及在转院途中可能发生的风险情况,取得家属知情同意和签字,并落实好接收医院后方可转院。

四、互联互通

1. 目前医疗模式存在的问题 一是医疗卫生资源总量相对不足,质量急需提高,无法满足人民日益增长的医疗服务需求。二是医疗资源分布不合理,影响医疗服务的公平和效率。三是医疗卫生信息系统碎片化仍然比较突出。各个公共卫生机构、医疗机构缺乏信息共享,分工协作机制不完善,大型医院较多地承担了本应基层医疗机构所承担的任务。

2. 急诊医学的发展需要"互联互通"

首先是我国医疗改革的要求。建立分级诊疗制度是我国医疗改革的重要内容之一。《全国医疗卫生服务体系规划纲要》提出,医疗行业的未来走向将逐步建立和完善公立医院、专业公共卫生机构、基层医疗卫生机构和社会办医院之间的分工协作关系,推行分级医疗分类管理制度,控制大型公立医院规模,加强全科医疗、社区医疗的功能。分级诊疗模式保障医疗资源的合理利用,提高整体服务效率,这就要求医疗与其他行业、各级医疗机构之间要建立良好的人才、技术和信息的交流,做到互联互通,保障患者就医和转诊机制流畅。而急诊科是患者在各医疗机构之间转诊的重要窗口、分级诊疗流程的重要节点和"互联互通"机制的联络点。

其次是当今网络信息技术的推动。我们已经进入"大数据"和"互联网+"时代。患者病情、家族病史、健康状况、诊疗结果甚至基因信息等各种医疗信息数据化,借助移动医疗、可穿戴设备、医疗数据共享、云数据库等新兴技术,帮助人们采集、存储和管理好医疗大数据并从中提取分析有价值的信息,患者也从中获益。发达的信息技术为医患之间、医生之间的"互联互通"提供了便利,为更大范围的"互联互通"提供了技术上的支持。急诊医学的发展同样需要大数据分析和应用,急诊患者病情复杂多变,需要尽量多地了解患者的数据信息,制定个性化诊疗方案。急诊医学各亚专业的发展也需要依赖临床数据库的建设,制定临床路径,规范诊治流程,单单靠个人或单个集体的力量显然是无法完成的。因此,急诊医学应该充当"互联互通"的推动者和倡导者。

最后是由急诊医学的专业特点决定。如何更迅速、更准确、更协调、更有效率地救治急危重症患者,急诊医学在复杂急重症患者处理中与相关专业间的协调作用和整体评估。急诊医生要面临的病情往往涉及多学科、多专业,更为复杂多变,疾病的诊治也常常需要多学科的共同协作,尤其重点病种绿色通道的建设是急诊科建设的重点之一。除了进一步优化患者在急诊科的就诊流程、提高急诊诊疗水平外,离不开其他专科、辅助科室、后勤以及行政部门的共同协作,此时急诊科就要主动承担"互联互通"的组织者和协调者。

3. 急诊科进行"互联互通"的原则

首先是坚持"走出去、请进来"的方式。大到我们国家小到个人,都要积极开阔视野,不能闭门造车,"走出去、请进来"既是学习求知、提高竞争力的过程,又是展现自我、扩大影响力的机遇。

其次是坚持整合资源、协作发展的模式。随着精准医疗(precision medicine)概念的提出,医学模式正从"4P"向"5P"时代迈进,联合治疗已是大势所趋。急诊科是各种急危重患者就诊的主要窗口,急诊医学要发展急诊科就不能只充当"中转站"的角色,而应该积极承担危重患者联合治疗的组织者、协调者。

最后是坚持与时俱进、不断创新的方向。任何制度和模式都不是一成不变的,时代在进步,新兴技术不断涌现,要求医学人要富有不断创新的精神,只有"会当凌绝顶"的情怀,才能有"一览众山小"的气魄。互联互通是今后急诊医学发展的必由之路,积极进行人才、技术和信息上的交流,不断创新才能不断进步,共享发展的成果。

五、医联体建设

医联体主要是指在一定区域内以三级综合医院为牵头单位,联合区域内二级及以下医院,社区卫生服务中心以诊疗服务、技术指导、人员培训、转诊流程、健康信息等医疗业务的整合管理为纽带而组成的具有共同利益和负有共同责任的医疗机构联合体。建立医联体有利于优势医疗资源下沉,方便群众就医,节约医疗开支,并通过大医院的带动,推动当地区域内整体医疗服务水平的提高。

医联体内,三级医院作为区域医疗中心,主要提供急危重症和疑难疾病的救治。二级医院主要负责辖区内常见病多发病的诊治,承接三级医院下转的康复期患者,社区卫生机构以实现公共卫生和保健功能为主,促进和维护社区居民健康是其主要职责。基于医联体内不同医院的功能定位不同。急诊科作为医院的门户科室,是急危重症患者最为集中,疾病种类最为复杂,抢救任务最重要的科室,是急危重症入院最主要的通道,担负着抢救生命的第一线,在医联体的三级中心中发挥着巨大作用。

急诊科在医联体模式下的优势

(1)对患者作用:医联体内相比于传统的急诊流程,既节省了费用又缩短了时间。首先对于急诊患者来说,简化就诊流程,缩短抢救时间并最大限度地挽救患者生命。比如对于一些急性心肌梗死、脑卒中、严重创伤患者都是致命的威胁。每延误一分钟,患者的生存率都在下降,致残率及死亡率上升。但是在医联体的模式下,患者就诊于医联体内的社区或者下级医院就诊,一旦出现危急重症或者发现有潜在的生命危险时,通过医联体内的急诊绿色通道,患者直接转运到三级医院,走专用的"绿色通道",直接进入抢救室救治,实行先看病后交费的情况。避免挂号候诊检查缴费取药等程序,从而为抢救生命创造时间。其次,通过急诊专用的双向转诊通道,上下联动,急慢分治的新医改原则,大大节省了患者的医疗费用。

(2)对社会的作用:首先,通过各种形式的培训,提高社会急救知识的普及率,保障人民群众的健康。猝死是目前院外死亡的主要原因,主要是心源性猝死,我国心源性猝死发病率为41.84/10万,在发生心脏停搏后4分钟内抢救成功率可达70%,每延误1分钟死亡率会上升7%~10%,10分钟后死亡率增加至90%。但是,目前我国的现状是发现心脏停搏到专业医师到场至少要10分钟后,远远超过了急救的黄金时间。因此,发挥社区急救或者是目击者急救是降低猝死发生率的关键。在现场的非专业人员由于缺乏急救知识与技能,没有立即给予干预或者是给予错误的紧急干预和处理,都会延误抢救时间。所以现在推崇目击者急救。但是我国的急救技术普及率非常低,一些人面对心脏停搏的患者是心有余而力不足。那么在医联体中卫生服务机构基本包含了本区域大部分的医疗机构,覆盖了本地区大部分社区。可以利用区域急救中心的优势,对医联体内同级或者下级急诊专业人员进行培训,保证急诊从业人员能紧跟急诊医学发展步伐,及时掌握急诊急救的新技术新业务。同时承担社会志愿者培训,普及急救知识和急救技能。能让更多的公众作为第一目击者在第一时间内急救,为专业急救人员到场提供时间。举办学习班或指派经验丰富的医师对于医联体内的医务人员进行定期急诊急救知识和操作的培训,下级及基层医院再通过自己各自的方式对所辖社区居民进行再培训,这样达到急诊急救技术的全覆盖,提高全民急救知识的普及率和知晓率,在发生紧急情况时可以第一时间给予目击急救处理,从而更好地服务于人民,降低死亡率,促进社会和谐发展。其次,急诊科可以利用自己的资源技术人员优势指导下级医院开展一些业务,全面提升成员医院的医疗服务能力和技术水平,帮助基层医院引进高新技术,培训学科骨干,提高基层医院医疗水平,让患者放心地到当地社区或者医院就诊。不仅能对常见病多发病的处理,更重要能准确判断疑难疾病并有序转诊。特别是边远地区开展相关的业务培训,节约社会资源,对于一些心肌梗死或脑卒中患者,距离远不便于转运的患者可以指导在当地进行相应的治疗。

六、指导与监督

各省市卫生行政部门委托急诊、ICU 专业质量控制中心对本省市医疗机构的急诊科进行检查指导与质量评估;各区卫生行政部门可结合本辖区实际,设置急诊、ICU 质控小组,负责本辖区内医疗机构急诊科的指导与质量评估。各级各类医疗机构应当对卫生行政部门及其委托的急诊医疗质量控制中心(质控小组)开展的对急诊科的检查指导和质量评估予以配合,不得拒绝和阻挠,不得提供虚假材料;未经卫生计生行政部门批准,医疗机构不能关、停急诊科室。各办医主体应加强对所属医院急诊科室建设的指导和考核,加强对急诊科的建设和管理,不断提高急诊医疗水平。急诊工作流程质量控制标准:①危重患者抢救脱险率≥80%;②急诊住院留观患者诊断符合率≥90%;③急诊接待临床诊断符合率;④医师技术操作合格率;⑤急诊病历合格率;⑥急诊处方合格率;⑦护士执行医嘱及时,符合要求,护理技术操作总合格率;⑧基础护理合格率;⑨危重患者护理合格率;⑩护理表格书写合格率;⑪传染病漏报率;⑫科室管理合格率;⑬医疗工作制度落实合格率;⑭教学任务完成良好率;⑮护理单位管理合格率;⑯常规物品消毒灭菌合格率;⑰科室设置布局合理,减少交叉穿行,利于就诊和抢救。清洁和污染区分开,环境整洁、肃穆、工作有序;⑱急诊用运输工具、急救医疗设备及急救药品等做到定品种、定数量、定位置、定专人管理,严格执行交接班制度,保持性能良好齐全。医疗器械、设备、物品完好率要求达100%;⑲有平时呼救和大规模灾害事故以及常见危重病急救预案。接到呼救后在规定时间内出动并达现场;⑳医疗事故率为0。

近年来,随着政府及全社会对急诊医学的关注、社会经济和人文的发展、构建和谐社会的需要,特别是"急诊科建设与管理指南"文件的颁布,卫生行政部门提高了对急诊科建设的重视,也促使医院职能部门强化对急诊科管理,医院管理年的有效监督及相应配套文件、政策、规定出台,为急诊医学发展提供了政策上的保障;另外,现代社会突发公共事件增多和日常生活中急性心脑血管疾病、创伤、中毒、脓毒症等发病率增高,救治需要争分夺秒,这些均要求急诊科快速、高效地救治;随着医疗改革的推进和落实,社区医疗设施完善,要求慢性、小病在社区,急性病、危重病的救治是二、三级医院急诊科应尽的职责和义务。临床医学专业化及专病化趋势、专科医师知识面窄与患者老龄由急性病引发慢病发作使病情复杂化的矛盾;而专科仅收治单种病因的患者与有并发症者大多滞留急诊科的矛盾;再加上专科住院时间缩短的规定;因医患矛盾导致医疗纠纷加剧,基层医院转诊到大医院急诊科患者增多的矛盾。这些因素均给急诊科发展带来机遇和挑战。

急诊科要成为优势学科应具有六个要素:①有足够数量的患者群:急诊患者既是服务对象,又能体现急诊医疗水平,同时还是医、教、研的载体;②要有团队精神:急诊科人才梯队年龄、职称、学历、结构要合理,有团结向上、献身事业的情怀;③有固定的研究方向:要有国家级项目的科研基金,发表高水平的学术论文和研究成果;④有一定的经济收入支撑;⑤在本学科要有较高的学术地位和影响力、辐射力;⑥能培养训练一支能干的急诊专业队伍。而理想的急诊科应是:急危重患者的医疗救治中心、急诊医学人才培训中心、急诊医学科学研究中心、急诊医学知识的科普中心、应对突发公共事件即刻反应组织中心。

急诊医学是一个年轻的临床专业,急诊医学发展需要我们坚持 5P 精神:首先对急诊医学要有热情（passion）、有恒心（patient）、坚守（persistent）、脚踏实地的实践（practice）、必定能达到辉煌的前景（prosperity）。只要急诊人对急诊发展有自信、自尊、自强、自立，不妄自菲薄，永不放弃，坚信急诊医学和急诊科的未来一定充满生机。

（史继学，王梅仙）

第二节　急诊重症监护单元的建设与管理

急诊重症监护单元（即抢救监护室）的建设既是政府规范推动的作用，也是急诊危重患者救治质控和快速化发展的必然要求。根据各家医院的自身情况和历史沿革，EICU 的发展可以分为两大模式即独立建设和与中心重症监护单元（即重症监护室）整合一体化。当前国家和各个地区发布了各种急诊指南与规范，极大地推动了急诊科的规范发展，应在相关规范的指引下，根据医院自身的特点选择适合方式发展和壮大 EICU。

一、历史沿革

院前急救－院内急救－ICU 一体化急诊建设是医院综合实力的体现，可以高效率、高质量抢救各种急、危、重患者，是反映一个医院医疗技术和科学管理水平的重要标志。早在 1996 年国内即开始探讨急诊 ICU 的建设。早期采用的模式为将中心 ICU 与急诊科予以行政整合。2000 年则有多家医院报道该模式，与早期经济不发达，设备昂贵以及 ICU 人才缺乏有关。由于经济和医学的快速发展，以及急诊重点专科建设的推动，急诊科逐步开始独立建设 EICU。

二、不同模式的优缺点

（一）整合模式

整合模式即将中心 ICU 与急诊科予以行政整合。中华医学会急诊医学分会主张将院前急救－急诊科－全院综合 1CU 整合为一体，认为这种组织模式便于院前急救与院内急救的统一，利于急危重症患者一体化治疗与观察，又可节省人力物力．可提高救治成功率．实现所谓生命绿色通道。这种模式可以解决中心 ICU 的病源问题，又提高了急诊危重患者的救治质量。对于急诊量小，或病源不足的医院有助于优势互补。但该模式不能解决急诊科作为"转运站"的困境。

（二）独立 EICU

对于急诊量大的综合医院，为进一步发展壮大急诊科，逐渐开创了院前急救－院内急救－EICU 一体化的急诊建设模式。即在急诊科单独建立 EICU，由急诊科单独的医师负责诊治。省级急诊重点专科评审把 EICU 纳入考核标准，进一步推动了 EICU 建设的发展。此模式有利于培养急诊复合型人才，可提高医疗质量及救治率，避免危重患者再次转运，降低转运风险，减少医疗矛盾。但面临的问题也值得重视，包括：

1. 造成医院"院中院"现象　院前急救－院内急救－EICU 一体化包括了内外科在院前的抢救、回院后的救治以及危重症的抢救，涉及的专业较多，容易造成一个急诊科包括多个小科室的局面,与医院中的其他科室看似有重复的现象,在一定程度上更加依赖专科科室,面临转科困难的困境,同时也加大了医院对各临床科室管理的难度。

2. 增加医护人员及医疗资源的投入 如果在已经有院内 ICU,一体化急诊建设需要相应的医护人员、医疗抢救设备的配置,对于规模不大以及经济效益一般的医院来说难以实施应用,但如果没有一定技术水平的医护人员,没有相应的抢救措施及救治设备这些最基本的前提,院前急救 – 院内急救 -EICU 一体化急诊模式只能是一句空话。

3. 加大医院科室之间的矛盾 大部分急诊科在医院中扮演着"中转站"的角色,120出车接回来的患者以及在急诊中病情稍重的患者基本上都是转到相应科室进一步治疗,因此急诊科与其他科室并没有较大的冲突,然而一体化建设的急诊科可"自产自销",在病源上占有一定优势,且治疗手段与其他临床科室具有交叉之处,难免造成科室之间的矛盾凸显。

三、EICU 的规模

根据社会需求和政府指南,EICU 的规模在逐步扩大。2018 年发布的上海市医疗机构急诊科建设与管理指南建议 EICU 的规模根据急诊量确定。具体如下:

(一)日均急诊量＞ 800 例次的医院

EICU 床位≥ 24 张。床位医师比按 1∶0.6 编制配备。

(二)日均急诊量 500 ～ 800 例次的医院

EICU 床位≥ 16 张。床位医师比按 1∶0.6。

(三)日均急诊量 300 ～ 500 例次的医院

EICU 床位≥ 12 张。床位医师比按 1∶0.6 编制配备。

(四)日均急诊量 200 ～ 300 例次的医院

EICU 床位≥ 8 张。床位医师比按 1∶0.6 编制配备。

(五)日均急诊量 100 ～ 200 例次的医院

EICU 床位≥ 6 张。床位医师比按 1∶0.8 编制配备。

(六)日均急诊量＜ 100 例次的医院

可酌情设 ICU 床≥ 4 张,与急诊抢救室人员统一配置。床位医师比按 1∶0.8 编制配备。

2019 年发布的中国县级医院急诊科建设规范专家共识对 EICU 的规模要求根据医院级别确定,要求略低于一线城市上海。具体为三级综合性医院 EICU 床位数应不少于 12 张,作为区域医疗中心的二级综合性医院应当根据本地区特点及医院急诊患者量设立,床位数应不少于 6 张。

四、设备与技术

1. 上海市医疗机构急诊科建设与管理指南建议,EICU 设备和技术应达到如下条件:

(1)每张监护床及以上配监护仪 1 台,至少具有监测体温、心电、呼吸、血压、经皮氧饱和度和有创压力监测功能),输液泵和微量注射泵各 1 台。

(2)每 1 ～ 2 张监护床配 1 台呼吸机,至少具有 CMV、SIMV、PSV、PEEP 等模式功能。

（3）每个 ICU 基本配备无创呼吸机 ≥ 2 台、便携式呼吸器 ≥ 1 台、除颤仪 1 台、临时心脏起搏器 1 台、心肺复苏机 1 台、心电图机 1 台、降温仪 ≥ 1 台 /3 床、肠内营养泵 ≥ 1 台 /3 床、连续动态血糖监测仪 ≥ 1 套、血气生化分析仪 1 台（如 ICU 未配备，院内应提供 24 小时血气分析检查）、气管插管箱 1 套（装有喉镜、两种型号以上的气管套管、导引钢丝、送管钳、牙垫、注射器、胶带、备用电池等，有条件者可配置高清晰度可视喉镜）。

（4）监护病床 ≥ 8 张的 ICU 配置纤维支气管镜 1 套，血液净化仪 ≥ 1 台。

（5）监护病床 ≥ 12 张的 ICU，按需要配置人工心肺机（体外膜氧合器）1 台。

（6）监护病床 ≤ 6 张的 ICU，医院其他相关专科能提供纤维支气管镜和床旁血液净化的诊疗服务。

（7）抢救车 1 辆。抢救车内药品、用品按标准配备。

（8）可开展心肺脑复苏术、临时心脏起搏术、电复律除颤术、胸外心脏按压术、开胸心脏按压术、体外膜氧合（ECMO）、面罩氧疗术、气管插管术 / 气管切开术、机械通气术、支气管肺泡灌洗术、深静脉置管术、胸腔闭式引流术、腹腔冲洗引流术、胃肠减压术、胃肠内营养术、胃肠外营养术、床旁血液净化术、静脉溶栓术、微创血管栓塞术、镇痛镇静术、调温术等。

三级综合性医院 EICU 开展以上诊疗技术的 18 项以上，二级甲等综合性医院 EICU 开展以上诊疗技术中的 16 项以上，二级乙等综合性医院 EICU 开展以上诊疗技术中的 12 项以上。

2. 2019 年发布的中国县级医院急诊科建设规范专家共识对设备规定

（1）每张监护床至少配监护仪 1 台（至少具有监测体温、心电、呼吸、血压、经皮氧饱和度的功能），输液泵和微量注射泵各 1 台。

（2）每 1 ～ 2 张监护床配 1 台呼吸机。

（3）每个 EICU 基本配备无创呼吸机 ≥ 2 台、便携式呼吸器 ≥ 1 台、除颤仪 1 台、临时心脏起搏器 1 台、心肺复苏机 1 台、心电图机 1 台、降温仪 ≥ 1 台 / 3 床、肠内营养泵 ≥ 1 台 / 3 床、连续动态血糖监测仪 ≥ 1 套、血气生化分析仪 1 台（如 EICU 未配备，院内应提供 24 小时血气分析检查）、气管插管箱 1 套（装有喉镜、两种型号以上的气管套管、导引钢丝、送管钳、牙垫、注射器、胶带、备用电池等，应配置高清晰度可视喉镜）。

（4）监护病床 ≥ 8 张的 EICU 配置纤维支气管镜 ≥ 1 套，血液净化仪 ≥ 2 台，有条件的医院可配备 IABP 仪 ≥ 1 台，ECMO 机 1 台。

（5）抢救车 1 辆。抢救车内药品、用品按标准配备。

（6）至少能开展下列 12 项以上诊疗技术的相关设备 心肺脑复苏术、临时心脏起搏术、电复律除颤术、主动脉内球囊反搏术（IABP）、体外膜氧合（ECMO）、面罩氧疗术、气管插管术、气管切开术、机械通气术、支气管肺泡灌洗术、深静脉置管术、动脉穿刺置管术、胸腔闭式引流术、腹腔冲洗引流术、胃肠减压术、胃肠内营养术、胃肠外营养术、急诊胃（肠）镜检查治疗术、床旁血液净化术、静脉溶栓术、微创血管栓塞术、镇痛镇静术、调温术、无创 / 有创血流动力学监测（PICCO）、高压氧舱等。

五、小结

EICU 是中国医院独有的部门，是等级医院和重点专科评审的导向所致，体现了行政在中国医院发展的重要作用。客观上增强了急诊的危重病救治能力,稳定了人员队伍,体现了医院综合实力。

（刘　勇）

第三节　胸痛中心的建设与管理

一、"胸痛中心"的基本概念

"急性胸痛"是急诊科常见的就诊症状,涉及多个器官系统,与之相关的致命性疾病包括:急性冠脉综合征(acute coronary syndrome, ACS)、肺栓塞、主动脉夹层、张力性气胸等,快速、准确鉴别诊断是急诊处理的难点和重点。由于 ACS 发病率高、致死致残率高,早期识别和早期治疗可明显降低死亡率、改善远期预后,成为急性胸痛患者需要鉴别诊断的主要疾病。

胸痛中心是为降低急性心肌梗死的发病率和死亡率提出的概念,通过多学科(包括急救医疗系统、急诊科、心内科、影像学科)合作,提供快速而准确的诊断、危险评估和恰当的治疗手段,对胸痛患者进行有效的分类治疗,从而提高早期诊断和治疗 ACS 的能力,降低心肌梗死发生的可能性或者避免心肌梗死发生,并准确筛查出心肌缺血低危患者,达到减少误诊和漏诊及过度治疗,以及改善患者临床预后的目的。

目前临床急性胸痛和 ACS 的诊断治疗中存在的问题:

1. 急性胸痛的鉴别诊断缺乏规范流程。"胸痛"涉及多个器官疾病,除 ACS 外,临床相对少见的疾病如肺栓塞等易被漏诊,或诊断不及时,导致致命性后果。临床医生对胸痛的鉴别诊断常感觉无从下手。

2. ACS 治疗过度和治疗不足现象并存,医疗资源应用不合理。由于 ACS 症状具有多样性,很多医生为了减少误诊和漏诊,选择将胸痛患者收入院观察。临床实际情况是,收入院的胸痛患者中,只有 10% ～ 15% 被诊断为急性心肌梗死,约 70% 的患者最终除外 ACS 或未发现任何疾病。尽管如此,仍有 5% 的 ACS 患者因症状不典型而从急诊出院,其中 16% 的患者因不适当出院导致失去救治机会而死亡。

3. 各种原因导致 ACS 治疗延误,急性心肌梗死再灌注治疗时间远未达到 ACC/AHA 指南推荐的标准。早期再灌注治疗是急性心肌梗死救治成功的关键,1 小时内成功再灌注患者,死亡率只有 1.6%,甚至可以阻止心肌梗死的发生,而 6 小时内接受再灌注治疗患者死亡率增加到 6%。很多患者对 STEMI 症状认识不足,或因症状不典型,延误了就诊时间;已经就诊患者因症状不典型没有得到早期诊断和治疗;明确诊断的心肌梗死患者因救治流程不通畅,导致再灌注时间延误。

4. 心脏监护病房的建立和早期再灌注治疗极大改善了急性心肌梗死患者的生存率,但治疗已处于心肌缺血的终末环节,很多心肌梗死患者最终仍发生心力衰竭、心源性休克和恶性心律失常。

二、胸痛中心的组织构架

胸痛中心的目标是评估患者,分类治疗,提供早期快速治疗,优化资源的利用。"胸痛中心"的最佳方案是建立一个多学科人员共同组成的单元,也可以仅是多学科功能上的整合,在急诊室内提供一个能够观察患者的区域。无论采取哪种方案,胸痛中心的组织构架应包括:院前急救医疗系统、急诊科、心内科、影像学科(超声心动图、放射医学科、核医学科)和检验科。

(一)胸痛中心的人员配备

可根据医院具体情况设立人员。每一组成员包括经过培训的急诊科医生 1 名、护士 1 名及分诊护士 1 名,心内科医生 1 名,心内介入医生 1 名、放射医学、超声医学和核素医学的医生各一名或经过影像培训的心内科医生一名。

(二)胸痛中心的工作时间

推荐 24 小时工作制。对人员缺少的中心,可以采用日工作制,夜间由 2 名经过培训的护士负责,急诊医生负责"胸痛中心"的急救工作,心脏负荷检查可于次日完成,胸痛中心不同职责医生保持电话畅通。心脏介入医生和导管室护士应保证 30 分钟内到达医院,如不能,建议医院提供值班床位,保证绿色通道的通畅。

(三)胸痛中心的职责

制定急性胸痛救治流程,所有人员进入"胸痛中心"工作前须接受培训,充分了解胸痛中心的意义、目标和工作流程,建立"胸痛中心"考核和评估制度,对胸痛流程的各个环节定期进行评估并对工作流程定期修改,数据存档,经过认证的胸痛中心或有培训资格的医院可以对 EMS 人员、急诊室医护人员、社区医生和社区居民进行 ST 段抬高心肌梗死(ST segment elevation myocardial infarction, STEMI)相关知识的培训,对心内科医生进行影像学阅片和结果判读培训。

(四)胸痛中心的组织机构

主要是为落实中心各项事务而虚拟搭建的,是为提高工作效率和工作质量而专门设计,是更好地为医疗活动开展而安排,包括:委员会、专责小组和办公室(图 8-1)。

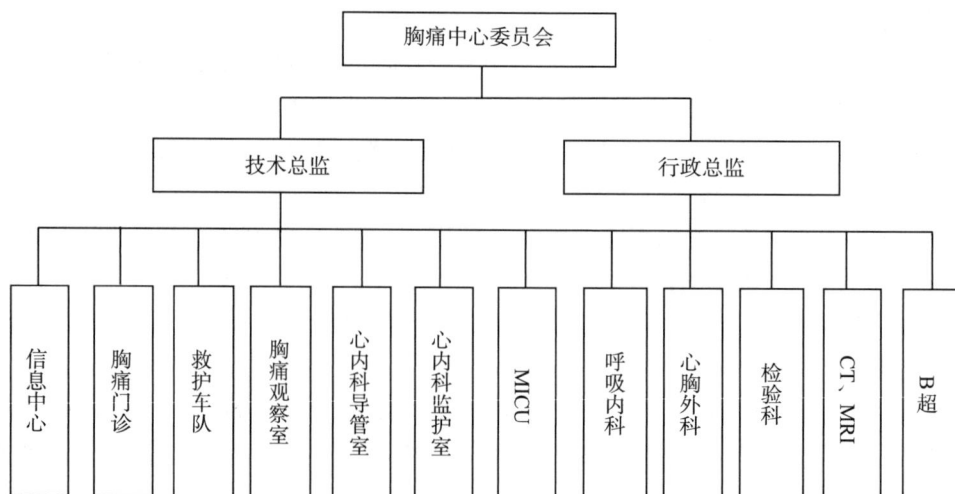

图 8-1 胸痛中心组织架构图

　　委员会是由医院领导、执行机关和相关科室人员组成。主任委员由医院院长或分管医疗工作的副院长担任；副主任委员由医务部（处）、护理部（处）、院务部（处）等机关副职领导担任；科室成员主要包括：急诊科、心血管内科、心胸外科、呼吸科、放射科、超声影像科、信息科等十余个科室主任组成等科室。医务部门承担具体规划、协调和业务指导工作，要求具有较强的医疗行政综合素质，尤其是较强协调能力和规划能力的人担任较为合适，另外，还要求具有能应用医院内外各种资源完成胸痛中心任务的能力。护理部门由有临床护理工作任职的人员具体负责，重点是指导科室熟悉流程并不断持续改进护理工作。院务部门（后勤部门）重点是在医院标识改进方面承担一定的任务，具体工作由有营房工作人员担任较为合适。

　　委员会主要负责对中心医疗质量进行定期评议，对制度、流程和培训等工作提出持续改进意见，制定规划和提出发展建议，体现专项管理专人负责的特点。

三、胸痛中心团队建设

（一）核心团队建设

　　胸痛中心核心团队包括：技术总监、行政总监和协调员等主要成员，其他辅助人员包括：数据管理员、心电监护员、信息工程师、对外联络员和质量监督分析员。这些人员大部分是兼职担任，少数是专职如数据管理员，心电监护员，并根据工作进展需要及时调整。

（二）技术总监

1. 任职人员资质　心血管内科主任医师。

2. 职责　全面负责胸痛中心技术方面工作，直接对胸痛中心委员会负责；负责胸痛中心发展战略和计划的制定；负责技术队伍建设、管理和人员培训，为胸痛中心的发展提供技术支持；协调胸痛中心各相关学科的工作，制订统一的协调机制；主持制订并组织实施胸痛中心的工作流程、目标和计划；主持定期的病例分析和质量讨论会议，制定持续改进措施。

（三）行政总监

1. 入职人员资质　急诊科主任医师。

2. 职责　全面负责胸痛中心的日常行政管理工作和院前急救工作，直接对胸痛中心委员会负责；参与胸痛发展战略和计划的制定；参与制订并组织实施胸痛中心的工作流程、目标和计划；负责行政会议和例会的组织工作，对会议讨论的重大问题，组织调研并提出报告；根据工作计划和目标责任指标，定期组织检查落实情况，及时向委员会和其他科室反馈信息；协助各部门制定部门、岗位职责和各类规章的实施细则，配合协调各科室的工作关系。

（四）协调员

1. 任职人员资质　心血管内科主治医师。

2. 职责　配合技术总监和行政总监做好日常工作；参与制定与胸痛中心"关键要素"有关的战略规划及财政预算；参与制订并组织实施胸痛中心的工作流程、目标和计划；定期进行技术分析和质量分析工作，并将相关情况汇总留档；负责与胸痛中心协会（包括美国胸痛中心协会）的沟通、联系和协调工作。

（五）其他人员

1. 信息工程师　负责胸痛中心信息化规划，研发系统，维护系统。

2. 对外联络员 由对外联络中心或科室对外联络员负责,专门负责对外医疗联络,进行会诊对接等活动。

3. 质量监督分析员 由心血管内科或急诊科主治医师以上人员兼职担任,定期对急诊PCI病例进行核查,核查数据填写质量。

4. 数据管理员 负责周边医院的心电监护,进行各种资源的记录整理,协调中心工作与急诊科院前急救组、院内危重症组关系。

5. 心电分析员 心电监护专职监护工作,由经过专门培训的医生或技术员担任. 主要负责院内外需要中心监护或会诊的病例,并能出具报告。

四、胸痛中心建设的利益调整

"胸痛中心"是为降低急性心肌梗死的发病率和死亡率提出的概念,通过多学科(包括院前急救医疗系统、急诊科、心内科、影像学科)合作,提高早期诊断和治疗 ACS 的能力,降低心肌梗死发生的可能性或者避免心肌梗死发生。各种原因导致 ACS 治疗延误,急性心肌梗死再灌注治疗时间远未达到国际指南推荐的标准,这些问题与医院机关,与急诊科、心血管内科、放射线科等科室的经济核算有关系,其中急诊科承担任务最重,科室收入方面损失多,因而进行调整很有必要。

(一)适当调整卫生经济政策

中心运作过程中,急诊科是 120 网络医院,配有多辆救护车,有一批专业化的院前急救队伍,实行 24 小时应急制,是承担任务最多的科室,也是付出劳动最大的科室,更是收益相对不足的科室,基本上是干得越多,受益越少。因而适当调整卫生经济政策,提高每收治一名患者补贴,适当提高院前岗位津贴,对院外成本公摊部分列入医院成本,提高利润的分配比例等措施来适当体现多劳多得、有劳有得的指导思想。

(二)适当配置人力资源

中心为加强心电监护效率,专门设置了心电监护员,负责周边医院的心电监护及部分会诊,设置了 2 名数据管理员进行各种资源的记录整理。这三位人员行政上列入急诊科管理,由行政总监和技术总监共同负责,经济上列入院级成本,不增加科室负担. 中心工作与急诊科院前急救组、院内危重症组连接起来,各司其职,任务到人,做到事有人负责,任务有人承担。这些人员配属在急诊科,由行政总监和技术总监共同调配。

(三)加强经费支持

经费投入原则:采用分期分批投入,采取多渠道筹措方法。经费来源渠道:医院预算、上级经费支持、科研经费等。

五、胸痛中心的设备

(一)仪器设备要求

胸痛中心应备仪器:12 或 18 导联同步心电图、除颤仪、心电监护仪、超声心动图(便携式)、胸部 X 线机、床旁快速检查仪器、信息技术的应用设备。医院应具备仪器:运动平板机、单光子发射计算机断层成像(singlephoton emission computed tomography, SPECT)、64 排以上螺旋 CT。

（二）信息硬件建设

院内光纤的铺设，购买电视屏幕和服务器等设备，呼救系统，购买十二导联心电传输系统：含无线 12 导联心电仪、无线血压计、无线血氧仪、无线血糖仪等便携式医疗设备；医用平板电脑或 3G 手机等传输设备。

（三）软件平台建设

胸痛信息管理平台，平台包含以下内容：急救电子病历系统，隐私及数据安全管理系统，可扩展的数据库及数据管理系统，可扩展的运算处理服务系统；可扩展的服务系统；急救决策支持系统；急救时间管理与数据分析系统；急救车定位、跟踪管理系统。

六、胸痛中心的认证

（一）基本概况

全球第一家"胸痛中心"于 1981 年在美国建立，至今美国"胸痛中心"已经发展到 5 000 余家。目前全球多个国家如英国、法国、加拿大、澳大利亚、德国等国家在医院内设立有"胸痛中心"。美国胸痛中心协会成立于 1998 年密歇根州迪尔伯恩会议之后，是急诊科医师与心脏医师之间的合作及胸痛中心的运作模式；以患者为中心是关键之处，工作重点是运作模式和过程改进。推进医疗卫生保健进步的两项服务首要的是教育，包括胸痛中心学习班年会，专家答疑部分，教育资源，讨论会；第二项重要的服务是认证。

2013 年国内成立了中国胸痛中心认证指导和工作委员会，设立了认证办公室，制定了中国胸痛中心认证标准和中国基层胸痛中心认证标准，开展质控管理和示范基地建设，设立了中国胸痛中心苏州总部，在全国广泛开展认证工作，已经取得阶段性成绩，超过 1 000 家医院进行了认证。

（二）胸痛中心认证的关键要素

国际认证的八大关键要素：一是医疗急救系统与院内急诊科的整合；二是对 ACS 患者的评估；三是对 ACS 低危患者的评估；四是急诊胸痛救治程序的改进；五是全员培训；六是组织结构与承诺；七是职能机构的设施和功能设计；八是社区教育及拓展。

国内认证标准要素：一是基本条件与资质，包括组织机构、支持与承诺、标识、人员资质及专科救治条件、诊断与鉴别诊断的条件、时钟统一方案、数据库管理等；二是对急性胸痛患者的评估及救治，包括早期快速甄别、再灌注流程、危险分层及治疗、低危患者的评估与处理、院内发生 ACS 救治等；三是院前急救系统与院内绿色通道的整合，包括合作机制、院前救治能力等；四是培训与教育，包括全员培训、基层医务人员培训、社区教育等；五是持续改进，包括改进计划和措施、改进效果等。基层胸痛中心认证标准在前面标准基础上简化一些，数据指标少一些。但基本内容一致。

（三）对医院的影响

胸痛中心管理的关键环节是"院长工程"需要院长亲自重点关注、核心团队建设、制定流程和制度、调整经济运作方案、强化急诊科的关键作用、行政部门的深度参与等。认证工作的重点是对医院的每个工作人员的服务理念，医疗质量，标准化建设的高强度培训和整改，是对医院整体医疗质量的彻底改革（医疗水平、工作效率、设备、环境、服务、整体协调和资源消耗）；引入标准化管理的理念，规范临床路径，让每个医疗行为都留有痕迹，并不断地改进各个临床环节；胸痛中心建设综合体现在：有利于医院内涵建设，推出一批新医疗模式，实现转型转变;有利于建设新的学科模式,引领胸痛中心发展;有利于建立快速反应机制,做强做大急救技术品牌;有利于人才培养,造就一批高素质的人才队伍;有利于加强国际交流,引进国际新技术,打造国际品牌。

胸痛中心的建立,使心脏科医生和急诊医生一起为实现心肌梗死的早期干预而努力。如果患者在不稳定心绞痛的前驱期就得到治疗,死亡率可以下降50%。甄别心肌梗死低危患者,是胸痛中心降低心肌梗死死亡率所采取的策略中的一个关键方面,但为避免过度诊断和治疗,胸痛中心的医务人员必须采用标准的胸痛救治流程。胸痛中心的建立,注重管理式医疗的理念,开启了为缺血性和非缺血性胸痛患者设立不同临床路径的大门,从而提高心肌梗死早期救治的能力,提高临床医生对胸痛诊断和鉴别诊断的能力。

(周民伟)

第四节　卒中防治中心的建设与管理

卒中防治中心建设是建立脑血管疾病急性期多学科联合协助医疗救治及规范化的诊疗服务体系,充分发挥各地卫生计生行政管理部门和医院领导的组织化管理的作用,探索建立以患者为中心的多学科合作模式,提高各地脑血管病诊疗服务水平。卒中具有发病率高、死亡率高、致残率高的"三高"特点,严重影响人民群众的身体健康和生命安全。世界卫生组织公布的全球最大的心血管病10年协作研究(全球莫尼卡方案)结果显示,中国卒中发病率为250/10万,位居世界第二。卒中已经上升为中国国民的首要死亡原因。由此可见,在我国,卒中成为一个严重的公共卫生问题,应当引起政府及全社会的高度关注。

一、卒中的院前急救管理

(一)卒中院前急救管理的重要性

"时间就是大脑",卒中救治效果有很强的时间依赖性,卒中院前急救管理是卒中急救生命链的关键环节之一,对卒中患者的治疗和预后有决定性作用。重组人组织型纤溶酶原激活物静脉溶栓是目前急性缺血性卒中最有效的救治措施之一,被国内外指南一致推荐。但受到严格时间窗限制(发病4.5小时内)。跟据中国国家卒中登记研究结果显示,在我国11 675例急性缺血性卒中(acute ischemic stroke, AIS)患者中,发病3小时内到达急诊室的仅有2 514例(21.5%),最终仅有284.例(2.4%)接受了静脉溶栓治疗。另外,中国卒中医疗质量评估研究显示,在6 102例卒中患者中,发病至医院时间(onset to door time, ODT)9平均长达15小时(时间范围为2.8~51.0小时),其中3小时内和6小时内分别有1 546例(占25.3%)和2 244例(占36.8%),超过24小时者高达41.3%,最终只有1.9%的患者接受了静脉溶栓治疗。

由此可见,我国卒中患者院前延误现象较普遍,这是导致AIS患者溶栓治疗率低下和临床预后不佳的重要原因。而高效的卒中院前急救管理可使卒中患者得到快速有效的识别,并尽快转运至有卒中救治能力的医院,减少院前延误,提高AIS患者溶栓治疗率,从而明显改善卒中患者预后。

（二）卒中院前急救系统管理的内容

研究表明,密集有度的卒中症状和体征的公众教育有助于卒中的识别。积极参与脑防委组织的卒中相关宣教活动,组织相关临床科室按要求开展卒中防治宣传月、世界卒中日及卒中宣传周等活动开展社会宣教,健康大讲堂、义诊筛查等活动,免费发放脑卒中宣教材料等开展健康教育。提升公众对急性卒中防治的认识和健康素养,充分发挥急救系统的活力,使更多患者更及时地获得正确、有效的卒中治疗。无论是突然无力、突然言语困难、突然视力缺损、突然头晕和突然严重头痛,还是 FAST［面部（face）、肢体（arm）、言语（speech）、时间（time）］皆有助于提高公众对卒中的判识,树立卒中急救治疗的意识,及时拨打急救电话。

加利福尼亚急性卒中登记研究报道,如果患者在发病后尽快到院,发病 3 小时内静脉使用重组人组织型纤溶酶原激活物的比例将从 4.3% 增加到 28.6%。卒中的大众教育可以促进患者早期识别并尽早到院,提高急性卒中患者的医疗干预率,改善患者预后。组织化管理将有助于完善院前急救体系。资料显示,急性卒中患者能够积极呼叫 120 急救车的仅 27.2%,但 6 小时内能够到达医院的患者中却有 79.9% 使用了 120 急救车。转运中使用急救系统可以显著缩短至首次影像的时间,增加静脉重组人组织型纤溶酶原激活物的使用率。急救人员在人员派遣、患者识别、评估、分流和转运过程中所做出的每一个决定都可能会改变患者的治疗方案,影响其临床结局。因此,定期对急救派遣人员进行教育培训显得尤为重要,这将有助于急救人员快速、敏感地识别出卒中相关的症状、体征,提高其评估生命体征、神经功能的能力。为了持续改进急救团队的院前急救质量,需要对派遣、准备、出动、抵达等各个环节制订明确的时间节点,并进行监测、回顾和改善,不断制订和改进院前干预目标,以提高院前急救系统的工作效率。

院前急救系统的管理内容还应当包括明确卒中急救的优先权,确定转运流程,以便急救时根据流程结合患者的生命体征、发病时间,以及附近卒中中心的分布情况,合理选择转运医院;及时进行院前通知,提前预警,以提高接诊机构的应对能力。故应积极参与地市级卒中急救地图建设工作并成为地图医院。组织区域内 3～5 家社区卫生服务中心或乡镇卫生院等基层医疗机构建立协作关系,建立卒中救治网络医联（共）体,共同开展脑卒中防治等工作。

建立远程会诊平台:建立远程会诊平台,可与高级卒中中心间开展远程会诊。接受基层医院转诊的复杂、疑难、危重的脑血管病患者。下转康复期脑血管病患者到社区卫生服务中心和乡镇卫生院等其他基层医院继续治疗。此外,在不延误转运的前提下,尽力改善患者整体生理状态,如维持正常血氧饱和度,控制血压、血糖和体温,开通静脉通路,采血等,同时注意询问重点病史、用药史,必要时留取家人的联系电话。

以上管理策略,有助于提高急性卒中患者的干预率,缩短患者发病-治疗的时间,改善患者的临床结局。

二、卒中院内诊治的管理

（一）医院成立卒中救治中心管理委员会

医院卒中救治中心管理委员会（图 8-2）,院级领导为主任,主要职责包括:负责医院卒中中心前期筹建规划的制定、管理模式的选择及后期重大事宜决策,为卒中中心提高持续、必要的院内支持。下设综合事务管理办公室在医务部,相关职能部门、临床、医技和信息部门科室负责人为成员。成立卒中救治团队各级各类人员职责明确。优先解决卒中中心相关学科建设中的人、财、物问题。有激励卒中相关技术(新技术、开展不佳的技术)开展的政策或措施,体现领导重视。制定定期会议制度,卒中中心成立后,应至少每月召开一次卒中中心管理工作会议,各相关科室负责人参加。前2年需由卒中中心主任召集并参加。成立2年后,卒中中心主任可一季度参加一次。同时,外派本院卒中防治相关专业人员到高级卒中中心或基地医院等上级医院学习卒中防治适宜技术或参加规范化技能培训。

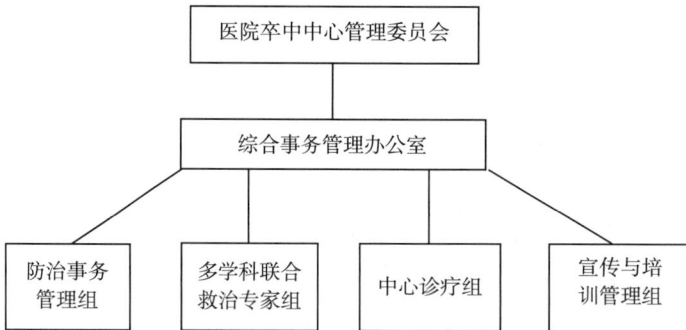

图 8-2 医院卒中救治中心组织架构

(二)加强培训

承办区域内卒中相关的国家级、省级、市级继续教育项目,承办省级脑卒中防治工作委员会及国家脑防委相关会议,脑防委专家巡讲活动等。每年按要求派人参加中国脑卒中大会、卒中中心建设工作会议等脑防委组织的相关会议;参加中国卒中沙龙、脑防委专家巡讲团巡讲以及其他卒中相关会议及培训等。

(三)医疗流程持续优化

急诊人员尽可能快地对患者进行评估分流,可使患者更早获得专科照护,改善卒中预后。在急诊接受非卒中专科治疗的时间越长,住院患者的不良预后及死亡率越高;而早期(2天内)进入卒中中心接受治疗的患者,其发生并发症的风险较低。从急诊到病房转运过程中任何不必要的耽搁都可能会对患者(特别是那些病情较重的患者)的治疗效果带来不利影响,为此,对急性卒中患者尽早评估、尽快分流和及时转运,具有重要意义。研究发现,经适当强化训练的护士可快速、准确和安全地识别急性卒中患者;利用急诊护士提供的24小时全天候护理服务,可以辅助完善转运流程,提前通知病房可能到来的卒中患者,保证患者顺利进入卒中单元,尽早接受专业治疗。

三、多学科团队的协作

多学科协作团队应包括急诊科、神经内科、神经外科、放射科、介入导管室(可以开展脑血管介入)、神经重症监护、康复科、超声科及药剂科等科室,可为患者及时提供专业且综合的治疗。严重卒中患者可能需要有效的血管内治疗、监护和外科处理,学科之间的相互配合能降低致残率和致死率。2015年发表的几项血管内治疗研究,包括血管内治疗急性缺血性卒中的多中心随机临床试验、最小化CT血管再通时间试验、动脉内治疗延长急性神经功能缺损溶栓时间和血管内机械取栓作为急性缺血性卒中血管内主要治疗,提示大血管闭塞的急性卒中患者受益于静脉溶栓的可能性更小,而通过血管内治疗恢复灌注更能改善结局,由此也对卒中的多学科合作提出了要求。研究发现,区域化卒中中心动脉介入团队的 24 小时 / 7 天全天候应诊,可使动脉内治疗比例提高 60%。此外,严重的卒中患者也需要多科联合诊治,如直径＞ 3cm 且伴有神经功能恶化或脑干受压或脑水肿的小脑出血患者要进行的减压手术;大脑半球大面积梗死者需要偏侧颅骨切除术,这些都需要神经内科、神经外科及麻醉科室等的团队合作。

团队协作流程的改善:要求团队及时进行数据反馈,准确测量和跟踪患者从到达医院门口就诊到静脉溶栓时间、符合条件的患者溶栓治疗率、其他时间间隔以及其他卒中医疗服务质量指标,使卒中团队能够发现需要改进的地方,继而采取适当的行动。采用 "并联无缝链接" 救护模式在优化 AIS 患者静脉溶栓流程中的效果。流程包含:①静脉溶栓地点前移至急诊抢救室,卒中小组与家属签署知情同意书后,由急诊 CT 室直接转运至抢救室进行静脉溶栓治疗。②卒中专用溶栓 rt-PA 箱储存地点前移至急诊。药房。由 CT 室转运至抢救室途中,卒中小组从急诊药房取出 rt-PA。③进入抢救室后由 2 ～ 3 名护士快速分工合作,完成床旁心电监护、静脉溶栓,吸氧等操作。

四、绿色通道的持续改进

应用丰田生产方式(TOYOTA production system, TPS)改善绿色通道质量:缩短急诊停留时间基于 TPS 的基本方案包括:①成立由神经内科、急诊科、放射科和检验科组成的 TPS 改善团队,分析当前静脉溶栓流程,找出延误的各个环节,根据其重要程度、难易程度,列出见效快、短期内可以改善的问题清单。②根据问题清单制定 TPS 改善后的静脉溶栓流程并施行。

康复师的早期介入有助于实现卒中患者早运动、早恢复的治疗原则。通常应在入院 24 ～ 48 小时完成初期评定,制订全面个体化的康复计划,并在 2 周内逐步完成全面的功能障碍评估,同时为患者提供早期出院支持和转院计划,以便形成对患者的连续性诊治。较传统康复治疗而言,多学科协作制订的个体化康复治疗可显著改善存在吞咽障碍患者的吞咽功能,也能降低急性期并发症发生的风险,减少死亡和残疾发生的比例。

五、 二级预防的管理

卒中患者 10 年内的累计复发率在 43%,高复发率的特点决定了卒中治疗中二级预防的重要地位,合理完善的二级预防策略可将首次短暂性脑缺血发作 TIA/ 卒中发作后的平均年卒中风险降至 3% ～ 4%。缺血性卒中的二级预防包括了生活方式改善、抗血小板治疗及在高血压、心房颤动、动脉狭窄和高脂血症等治疗领域的诸多有效干预措施。这些措施可降低 80% 的累积相对再发风险。

二级预防的管理包括明确发病机制,控制危险因素,监督定期用药,开设卒中门诊。卒中单元内确定卒中发病机制是后续二级预防的必要前提。研究结果显示,未完善影像学检查的卒中患者 6 个月内的死亡和严重致残风险增加近 40%。对患者血压、血脂、血糖等相关的生化检查,对心脏、颅内外大血管的超声和影像学检查,以及针对特殊病因的免疫学和影像学检查,对改善患者临床结局有重要意义,有助于明确患者此次卒中的病因,并可以此为依据制订相关二级预防策略。

开设卒中预防门诊有利于对患者进行长期随访,评定康复效果,预防病情恶化并优化功能恢复。患者定期到卒中预防门诊就诊进行二级预防,可将死亡风险降低 25%。卒中后 3 个月的改良 Rankin 量表 MRS 评分已成为评价缺血性卒中恢复情况的公认标准,有重要的随访意义。对于在卒中中心接受静脉溶栓或血管内再通治疗的急性缺血性卒中患者,在 3 个月时采用标准化访谈方式进行 MRS 评分有助于转归评价。卒中 6 个月以后活动能力下降的患者应该接受评定,重新制订康复目标。

六、卒中中心认证

卒中中心的建立可以显著增加溶栓治疗比率,减少死亡,目前我国卒中诊疗实践和指南推荐差距仍较大,如何转化循证证据、落实指南是改善我国卒中医疗质量的关键,卒中中心的建立和有效管理,可以更为积极地促进临床证据向临床实践转化 . 卒中分为:卒中防治中心、示范卒中防治中心、高级卒中中心、示范高级卒中中心四级。

设备要求:神经影像(CT, 24 小时 /7 天)、心脏及血管影像(心脏彩超、颈动脉超声)、检验实验室(血常规、血生化及凝血功能, 24 小时 /7 天)、建立卒中患者信息数据库。

组织构架:具备完善的卒中中心组织架构及管理办法,要求成立以医院业务主管领导为主任,以相关职能部门、临床、医技和信息部门科室负责人为成员的卒中中心管理委员会,下设办公室,各级各类人员职责明确。

卒中病房要求:年收治各类卒中患者大于 400 例,具有卒中指南、共识及标准化流程,方案文件,针对缺血性卒中有标准化的治疗方案,针对脑出血有标准化的治疗方案,具有成熟的转诊制度,患者康复计划动态管理与调整。

卒中诊治团队组成:急诊医师、神经内科、神经外科医师、康复医师、检验、影像、心电、超声医师、护理组。

溶栓要求:具有标准静脉溶栓流程、指导手册,年累计完成静脉溶栓 30 例以上,患者急诊入门到接受溶栓治疗时间中位数时间在 60 分钟以内,具有溶栓并发症处理记录,规范的溶栓信息统计、分析,每月至少 1 次讨论会、持续改进的总结记录,神经外科具有支持急诊手术的能力,具有成熟的转诊制度。

防治卒中中心的认证、考评:由各省脑卒中防治工作委员会组织专家组开展。结果报国家卫生健康委脑防委办公室备案。示范防治卒中中心由各省脑卒中防治工作委员会对辖区内的卒中防治中心择优推荐,国家卫生健康委脑防委办公室联合各省脑卒中防治工作委员会组织专家组考评,合格后予以认证,授牌一般为每年两批,时间在 5 月和 12 月。

动态管理:卒中中心授牌有效期三年;卒中中心单位(含预审核通过单位)每月需及时完成相关工作数据上报工作;卒中中心实行动态管理,按期组织复评或工作督导,不断提升和优化工作效能;复评或督查不合格的,国家卫生健康委脑防委办公室将视其情节,限期整改或降档,直至撤销资格。

综上所述,卒中防治中心的建设势在必行。多学科紧密配合和分工,环环相扣,高质量、高标准的组织化管理对卒中防治中心的成立和运作显得极为重要。

(周民伟)

参考文献

[1] 徐胜勇，朱华栋，于学忠. 北京市三级综合医院急诊科医疗资源现况研究 [J]. 中国急救医学，2019，39 (7)：659-661.

[2] 中华医学会急诊医学分会，中国医师协会急诊医师分会，中国县级医院急诊联盟等. 中国县级医院急诊科建设规范专家共识 [J]. 中国急救医学，2019，39(5)：401-407.

[3] 孙宝迪，胡明星，邵旦兵. 院内快速反应系统的建设及发展 [J]. 中国急救复苏与灾害医学杂志，2020，15(1)：115-117，120.

[4] 翟继标，杨丽，赵蓉，等. 上海市级医院急救能力建设实践与思考 [J]. 中国医院，2019，23 (9)：27-9.

[5] 上海市卫计委医政医管处，上海市急诊、ICU 质量控制中心. 上海市医疗机构急诊科建设与管理指南（试行）[J]. 中华急诊医学杂志，2018，27(2)：133-136.

[6] 汪晶晶，马欣欣，管晓明. 规范化全流程管理在胸痛中心建设中的应用 [J]. 现代医院管理，2024，22（3）：28-32.

[7] 向定成，秦伟毅，周民伟. 胸痛中心建设规范与实践 [M]. 北京：人民军医出版社，2013：39-61

[8] 向定成，霍勇，方唯一. 中国胸痛中心认证标准 [J]. 中国介入心脏病杂志，2016，24（3）：131-133.

[9] 向定成，于波，苏晞，等. 规范化胸痛中心建设与认证 [M]. 北京：人民卫生出版社，2017：364-384.

[10] 中华医学会神经病学分会，中华医学会神经病学分会脑血管病学组. 中国急性缺血性脑卒中诊治指南2018[J]. 中华神经科杂志，2018，51（9）：666-682.

[11] JAUCH EC, SAVER JL, ADAMS HP, et al. Guidelines for the early management of patients with acute ischemic stroke: a guideline for healthcare professionals from the American Heart Association/American Stroke Association[J]. Stroke, 2013, 44: 870-947.

[12] GUTTMANN A, SCHULL MJ, VERMEULEN MJ, et al. Association between waiting times and short term mortality and hospital admission after departure from emergency department: population based cohort study from Ontario, Canada[J]. BMJ, 2011, 342: d2983.

[13] TORBEY MT, BOSEL J, RHONEY DH, et al. Evidence- based guidelines for the management of large hemispheric infarction[J]. Neurocritical Care, 2015, 22:146-164.

[14] 徐冬娟，卢晓蓉，李鸿飞. 运用丰田生产方式缩短急性缺血性卒中静脉溶栓时间临床研究 [J]. 中国卒中杂志，2017，12（11）：987-990.

[15] ZHENG L, LI Y, LIU Y. The individualized rehabilitation interventions for dysphagia: a multidisciplinary case control study of acute stroke patients[J]. Int J Clin Exp Med, 2014, 7: 3789-3794.

[16] KERNAN WN, OVBIAGELE B, BLACK HR, et al. Guidelines for the prevention of stroke in patients with stroke and transient ischemic attack: a guideline for healthcare professionals from the American Heart Association/American Stroke Association[J]. Stroke, 2014, 45: 2160-2236.

[17] D'ANNA L, GIGLI GL, GREGORACI G, et al. Identification of stroke etiology may contribute to improve the outcome in dedicated units[J]. J Stroke Cerebrovasc Dis, 2015, 24:802-810.

[18] 国家卫生和计划生育委员会. 神经内科医疗质量控制中心. 中国卒中中心建设指南 [J]. 中国卒中杂志，2015，10（6）：499-507.

第九章
创伤救治中心的建设与管理

第一节　建设创伤中心的重要性

一、中国创伤救治现状

现代社会的发展,使创伤成为重大的健康问题。在中国,因创伤死亡人数达60万/年,创伤患者占院前呼救的70%;每年与创伤相关的死亡人数占到了所有死亡人数的10%,其中45岁(作为社会劳动力主体)以下死者中创伤占2/3,给社会、家庭带来了沉重的负担。

和平时期,道路交通伤与高处坠落伤等高能量损伤是创伤的主要致伤因素,造成多发伤和严重创伤发生率高,救治难度大,致死率和致残率居高不下。与发达西方国家相比,我国的创伤致死率要高出一倍。而缺少一个完善有效的创伤救治体系是导致这种差距的重要原因。

大量临床实践表明,创伤发生后1小时患者若能得到及时、有效的救治,不仅能大幅度减少创伤患者的早期死亡,也能明显降低创伤后脓毒血症和感染的发生率,将明显提高患者生存率和降低并发症发生率;反之,死亡率将大大提高。因而创伤发生后第1小时又被称为"黄金1小时"。

同时,严重创伤的临床特点要求创伤救治的整体性,即综合权衡各系统损伤的救治,减少误诊和漏诊。

中国目前的创伤救治,整体上来说,存在以下问题:①急救网络覆盖不均衡,大多数地区存在不同程度的急救网络划分不合理,急救到达时间长,院前与院内急救环节断链等。②创伤患者的救治在绝大多数医院还是多学科会诊模式,院内救治时间拖延,重局部轻整体,头痛医头,脚痛医脚,专科救治往往只关注了专科情况,而忽视了由创伤造成的全身情况不稳定,甚至造成严重的漏诊后果,尤其是复杂创伤患者常常难以决策或决策错误,丧失了最佳救治时间。③创伤救治的准入门槛低,不同级别医院创伤诊治范围不明确,基层医院创伤患者多,而创伤救治不规范,常常丧失了最佳救治时间,尤其对严重多发伤救治不力。即使基层医院向上级医院转诊,也同样存在不同级别医院间的转诊未形成制度,转诊往往建立在医师个人之间联系的基础上或由家属自行选择等问题,造成救治脱节和资源浪费。④没有创伤专业化培训的医师,常常依赖于各个科室的值班人员,而值班人员大多数是年轻医师,创伤救治经验不够,对单发伤尚能胜任,对严重复杂创伤患者或合并伤患者,就会能力不足。

二、国外创伤救治体系

全球第一家创伤中心于 1941 年在英国伯明翰建立。随后 20 世纪 60 年代,Cowley 在马里兰大学建立了美国第一个创伤中心,命名为休克创伤中心。1971 年,美国伊利诺伊州率先成立了区域创伤救治体系。之后,德国、法国、澳大利亚也纷纷建立了各自的创伤中心救治体系。

目前公认的成熟而有效的是美国创伤中心建设及救治体系。早在 1973 年,美国政府通过了《紧急医疗服务法案》,制定了实施区域创伤救治体系的指南。在美国,将创伤中心分为Ⅰ级、Ⅱ级、Ⅲ级,Ⅰ级最高,Ⅲ级最低,在部分条件较差的地区,建立比Ⅲ级更低一级的Ⅳ级创伤中心。截至 2015 年,全美有Ⅰ级创伤中心 237 家,Ⅱ级 259 家,Ⅲ级 166 家,Ⅳ级 23 家。美国院前急救人员多是急救员而非医师,能够开展现场紧急生命评估和初级创伤生命支持,快速转运至不同创伤中心。院内创伤医师通常起协调作用,各部位伤依赖专科医师会诊,多学科合作救治。

德国创伤救治体系也非常完善,根据人口的分布与人口的数量来设置创伤中心(创伤中心级别与美国一致,以Ⅰ级、Ⅱ级为主),创伤救治医疗资源丰富。院前急救空地一体化,反应快速,强调伤员不必立即送往医院,而是将医师快速送到现场,并在现场给予生命紧急救治,再送往创伤中心。在院内,每一位创伤患者都有专门的创伤救治团队,包括从急诊处置到手术、监护、康复等全程的医疗过程均由一位创伤主治医师负责。在德国,创伤外科医师以及他的角色功能,与美国有很大的差异,尤其是外科手术处置相对完整连续,创伤外科医师可以从事身体各个部位的手术以确保创伤救治的完整性、时效性、连续性,德国创伤外科医师除了负责协调外,对于发生胸、腹、血管、骨与软组织、神经系统等创伤,均由这位创伤医师负责手术。有时候也请颌面外科、神经外科医师参与救治。通过一系列临床研究表明,持续改进创伤救治流程,达到创伤救治一体化,可使死亡率明显下降。而美国创伤外科医生主要起协调作用,协调多学科会诊,分头救治的模式,其完整性,连续性能否保障值得商榷。

三、创伤中心建设对救治结局的影响

国外大量研究证实,高效的创伤救治体系对创伤患者预后的影响比医师个人临床经验更为重要。整合创伤救治所需的各种资源,建立综合性创伤救治体系,实施创伤分级救治有利于提高效率,改善患者预后。《新英格兰医学杂志》于 2006 年发文,相较于非创伤中心医院,在创伤中心救治的创伤患者死亡率可降低 25%。此外,另有研究指出,在创伤中心治疗的伤者,ICU 住院时间和总住院时间是缩短的,而伤后急性呼吸窘迫综合征、呼吸机相关性肺炎等并发症也是减少的,此外还降低了伤后再次入院率,不仅使创伤患者恢复加快,也降低了费用,具有良好的社会成本效益比。

国内创伤中心建设的缺失,不仅造成了过长的院前时间,也导致了不合理的转诊,以及创伤救治过程中的整体性与时效性的不足,严重影响了创伤患者的救治成功率和预后。

第二节　创伤中心建设可行性

一、国内典型范例

国内目前常见的三种创伤救治模式：①以同济医院、大坪医院为代表的急诊创伤外科为主的独立学科救治模式（德国模式）；②以浙大二院为代表的急诊重症医学科牵头，多专科协作模式（类似美国模式），多发伤患者手术由不同学科完成，严重创伤、多发伤集中收治；③目前大多数医院以外科某一专科为主，其他专科会诊模式（专科主导模式），哪个专科病重则收治到哪个学科，其他问题请专科会诊，患者治疗非连续性。

近 20 余年的临床经验已证实，上述第一、第二种模式，尽管各有利弊，但对于创伤患者的救治是成功的，不论是救治结局，还是并发症的发生，在文献统计报告中，与欧美发达国家的救治效率差距不大。而第三种模式，是国内沿袭下来的传统模式，在部分医院确定下来是神经外科或骨科牵头，临床救治效果还不错，但仍存在极大的不足，医师的整体救治理念匮乏，专科间会诊拖沓等屡见不鲜；更有许多医院，创伤患者的收治没有统一、规范的制度，收治专科以可见的重伤为依据，往往因为多学科的会诊、转科或伤病救治的矛盾而丧失最佳的救治时机，更有甚者，因为专科的伤情不重，各科相互推诿，导致严重的后果。出现此问题主要是，每个医院都收治创伤，患者分散在各个医院，严重患者资源不够，不能形成中心化，从而没有专业的创伤救治队伍和相应的保障设施、流程。因此，要建立创伤救治中心化，集中收治患者，最大限度节省人力物力，提高救治效果。

当前，随着创伤发病率的逐年增加，创伤救治在各地市级和乡镇医院外科日常工作中占有重要地位，其日常工作多由骨科医师或神经外科医师承担，缺乏统一规范的学科建设标准和医师培训制度，对创伤患者的治疗沿袭会诊制，分科治疗，其弊病在上文已阐述，同时未建立创伤患者分级救治制度，不同级别医院创伤诊治范围不明确，不同级别医院创伤患者的转诊未形成制度，往往建立在医师个人之间联系的基础上或由家属自行抉择，往往丧失最佳抢救时机，影响了创伤救治效果。

创伤医学在国内还是一门年轻的医学，相比其他传统外科学科，存在发展时间短、专业定位不清、专业人才培养不规范、专业队伍不稳定、创伤 ICU 建设滞后等问题。但通过借鉴国外的经验、结合国内的情况，加之国内创伤专家们的努力，取得了很大的进步，也积累了部分成熟的经验，上述的成功模式即是有力的佐证。

二、创伤院前救治

创伤的救治从伤情发生的那一刻就开始。伤者如果能在"黄金一小时"内能够得到及时、有效的救治，不仅能大幅度减少创伤患者的早期死亡，也能明显降低创伤后脓毒症和感染发生率，可以明显提高伤者生存率和减少并发症发生率。

创伤救治涉及院前急救与生命支持、急诊医学、危重症监护和外科各亚专科（创伤外科、普通外科、骨科、神经外科、整形外科等）等多学科和部门。由于创伤救治对于时效性和整体性的要求远远超过其他非急诊患者，尤其需要在短时间内高效整合院前急救体系、急诊室、重症监护室、手术室和外科各亚专科医师协同工作,需要迅速调动大量资源。因此,一个良好的急救体系是由快速的院前急救(含现场急救)和统一的院内急救两部分组成。尤其是在重大灾难面前,现场急救显得格外重要。建立健全的院前急救网络和院内的创伤中心网络是创伤救治的关键因素。

现阶段,院前救治大多是由各城市的急救 120 来承担。在大城市里,120 布局比较合理,在接到呼救电话后,救护车 15 分钟内能到达现场;在县城,尤其是农村,急救网络覆盖不到,急救到达时间会拖长,直接影响救治结局。即使 120 及时接诊,仍存在转运去哪家医院的问题。是就近、是家属的要求、还是转往相熟的医院,又或是伤情适宜的医院,目前暂无统一的规则,也在一定程度上影响了救治效果。

严重创伤的患者,院前急救主要还是对伤者的初级生命支持和初步的伤情评估,在尽量维持伤者生命的前提下,尽快转往恰当的医院(最近的创伤中心)。

三、创伤院内救治的重要性

创伤的院内救治环节涵盖了急诊科、手术室、ICU、创伤病房、康复以及检验、检查、麻醉等多学科。快速、高效的整合上述科室,需要调动大量资源,才能保证创伤救治的整体性和时效性。

专科会诊和分科救治模式,其先天不足,具有以下的弊端:急诊科、外科、重症医学科分属不同学科和部门,缺乏统一协调;专科会诊制,救治时间长,易误漏诊,缺乏整体性,甚至会出现各专科间相互推诿;临床专科分科越来越细,综合救治能力先天不足。

有效的创伤救治要求整合所需的各种资源,建立综合性创伤中心,将院内急诊室复苏与救治、急诊手术、术后复苏和监护治疗、二期确定性手术治疗以及后期康复治疗有机结合在一起,开展创伤一体化综合救治,有利于提高效率,改善患者预后,降低病死率和致残率,国内外大量临床研究也都证明了这一点。

第三节　创伤中心三级建设规范

一、美国三级标准

(一)Ⅰ级创伤中心

为患者提供最高水平医疗救治,通常以大学附属医院为基础。每年要收治一定数量(1200 人),其中损伤严重程度评分(injury severity score, ISS)≥ 16 分的严重创伤患者占20%,全天候有一定数量的创伤外科专科医师和麻醉医师值班,并能在较短时间内得到其他专科医师的支持,包括外科各亚专科、放射、内科、颌面外科和重症监护等。此外,Ⅰ级创伤中心必须开展科学研究,开展培训课程,社区创伤预防宣教,对邻近较低等级的创伤中心提供咨询、指导等。

(二)Ⅱ级创伤中心

能提供主要的各种不同专科的临床服务,与Ⅰ级创伤中心存在协作关系,可作为Ⅰ级中心的补充。无须开展科学研究和培训项目,亦不承担社区预防宣教工作。

（三）Ⅲ级创伤中心

不能提供专科服务,但可以进行抢救生命所需的必要救治,如生命支持、心肺复苏、气道管理、急救复苏、普通外科治疗和重症监护治疗等。一般与Ⅰ级和／或Ⅱ级创伤中心签署协议,建立固定联系,转运患者到上级创伤中心。

在一些州的部分地区,软硬件条件达不到Ⅲ级创伤中心标准时,称为Ⅳ级中心,仅能提供初步评估、诊断、简单固定和初步复苏,也可提供普通外科和重症监护治疗。

二、中国三级标准

借鉴美国的创伤中心建设规范,为了能够更好地与国际规范接轨,结合国内的实际情况,我们建议在中国也可以实行创伤中心三级分级制,具体如下:

（一）一级创伤中心

以创伤救治工作开展较好的大学附属三甲医院为依托,建立一级创伤中心。一级创伤中心应为创伤患者提供最高水平的救治,开展创伤基本和高级生命支持,急诊复苏（包括心肺复苏、抗休克、气道管理）,能在短时间内为患者提供所需的外科学各专科诊疗（包括神经外科、矫形外科、普通外科、心胸外科、泌尿外科等）,拥有设备完善的重症监护室;接受下级医院转诊患者;为下级创伤中心提供咨询、会诊、人员培训和技术指导;开展创伤救治的临床与基础研究工作,能承担创伤外科专科医师培训,在所在地区开展卫生宣教。能对下级创伤中心进行评估和准入许可。

（二）二级创伤中心

以创伤救治工作开展较好的地市级和区县级医院为依托,建立二级创伤中心。二级创伤中心应能开展创伤基本和高级生命支持,急诊复苏（包括心肺复苏、抗休克、气道管理）,能在短时间内为患者提供所需的外科学各专科诊疗（包括神经外科、矫形外科、普通外科、心胸外科、泌尿外科等）,拥有重症监护室;为三级创伤中心提供咨询、会诊和技术指导。二级创伤中心应与一级创伤中心建立制度化联系,就人员培训、转诊患者等达成协议。

（三）三级创伤中心

以创伤救治工作开展较好的乡镇医院为依托,建立三级创伤中心。三级创伤中心至少应能提供抢救生命所需的必要救治,如生命支持、心肺复苏、气道管理、急救复苏、普通外科治疗和基本重症监护治疗等。与一级或二级创伤中心建立制度化的固定联系,在病情许可的情况下将患者转运至一级或二级创伤中心。目前每个乡镇卫生院或社区卫生服务中心紧急手术能力逐步消失,建议将他们作为创伤紧急救治站,目标是使创伤患者能在最短时间内得到必要的基本救治和生命支持治疗。

120等院前急救与创伤中心同为创伤救治体系的组成部分,其职责不应仅仅是转运患者,应在人员培训、患者病情评估等方面与各创伤中心建立制度化工作联系,定期就工作中存在的问题进行总结和提出改进措施,使院前急救与院内创伤救治衔接得更加紧密。

国家卫计委颁布的《突发事件紧急医学救援十三五规划（2016—2020年）》,以及《进一步改善医疗服务行动计划（2018—2020）》,2018年6月21日国家卫生健康委发布了《关于进一步提升创伤救治能力的通知》（国卫医发〔2018〕477号）,都明确提出了建设创伤中心已成为我国医疗卫生体制改革与发展的重要内容之一。借着政策的东风,借鉴国际先进的创伤救治体系建设经验,结合我国实际情况,构建具有法律效应的创伤分级救治体系,严格规范各级创伤中心的准入制度、硬件要求、院内创伤救治运行模式,并根据创伤严重程度制定分级救治规范,是现阶段提高创伤救治水平的有效途径和方法。创伤救治在我国还是一个年轻的新兴学科,各地发展模式和水平有很大差异,这就需要各级医院创伤相关学科医师团结协作,共同推进学科建设和发展。我们相信,建立创伤中心及其规范化管理制度,将有助于推动我国各级医院创伤救治工作的进一步发展,提高创伤救治水平,为社会经济发展提供更好的卫生服务保障。

第四节　创伤中心具体救治实施办法及各科室职能要求

一、创伤救治涉及的相关科室

院前急救、急诊科、骨科、泌尿外科、心胸外科、神经外科、普通外科、血管外科、介入科、烧伤科、颌面外科、耳鼻喉科、眼科、妇产科、儿科、麻醉科、ICU、手术室、医务科(总值班)、康复科、高压氧科、检验科、影像科、超声科、输血科、病案统计、信息科等。

二、各科室的任务及要求

(一)分级预警机制的具体分级标准

1.绿色预警　单部位受伤,仅需简单处置;主要受伤部位功能受损或障碍。生命体征基本平稳,没有生命危险。

2.黄色预警　多个部位损害严重,有功能损害和障碍;生命体征不稳定;不救治患者会死亡。

3.红色预警　单个或多个部位损害;生命体征极不稳定,不迅速处置4小时内死亡;难以逆转的濒死状态。

(二)院前急救

1.院前救治人员利用信息联动系统中的平板电脑对现场情况进行拍照、收集信息、现场伤情评分并将信息实时、完整地发至拟要送达的救治医院,在患者未到救治点/中心之前启动相应级别的预警。将要送达的救治点/中心明确预警级别、评分、预计到达时间、主要的伤情、必须的急救措施以及其他特殊情况。

2.送达创伤救治中心后进行患者病情交接,包括预警级别、评分、伤情评估表、主要伤情、次要伤情、已经采取的急救措施(止血带时间等)、急需的急救措施和其他特殊情况。

3.严重创伤患者实现院前挂号、开具检查申请单,提高抢救效率(院前告知患者姓名、年龄、性别,由院内急诊科分诊代为挂号)。

(三)急诊科

1.院内急诊急救团队在接到院前预警信息后应询问预计到诊人数、伤情、预计到达时间、到院后急需的急救措施以及其他特殊情况。告知院前救治人员本救治中心所能容纳的不同预警级别的患者数量（一般来说，一级创伤救治中心收治红色预警患者 5 名、黄色预警患者 8 名，绿色预警患者 10 名；二级创伤救治中心收治黄色预警患者 4 名，绿色预警患者 5 名；红色预警患者需告知院前送一级创伤中心救治）。超出容纳能力时应告知现场急救人员及早分流至相应级别有资质的创伤中心。

2. 院内急诊与严重创伤救治团队及各个专科之间的链接 院内急诊通过院内呼叫系统呼叫急诊创伤专岗医师及相应的严重创伤救治团队的专科医师。急诊创伤专岗医师及相应的严重创伤救治团队的专科医师，在接到院内呼叫联动系统的预警呼叫信息后即刻赶到急诊科待命。急诊创伤专岗医师由创伤急救临床经验丰富的主治医师及以上职称的人员担任，他将负责组织院内创伤急诊救治工作。

3. 各分级预警对急诊科的响应要求 ①绿色预警：通知相关创伤救治组医师在患者到达医院前到达急诊室，确保多种基本检查处于备用状态，如需急诊手术的 6 小时内急诊实施手术；②黄色预警：通知所有创伤急救组听班医师，尽快赶到急诊室，确保监护设备开启、血管活性药品、晶体液、各辅助检查设施等处于备用状态，患者到达 2 小时内可实施手术；③红色预警：通知所有创伤急救组听班医师，尽快赶到急诊室，确保监护设备开启、呼吸机开启及连接管路、插管设备到位、除颤仪、血管活性药品、晶体液、各辅助检查设施等处于备用状态，并通知血库做好配血准备，患者到达后即刻可实施抢救、1 小时内可实施手术。

4. 急诊救治团队的人员由急诊创伤专岗医生负责召集及主持，主要由急诊护士、急诊外科医师及 EICU 医师组成，其职责是在院前急救团队及院内专科救治团队之间起到链接作用。急诊急救团队的医师应实行准入制度，全体医师应经过专业培训且考核合格后方可加入急诊急救团队。急诊急救团队的医师在经过专业的培训后应熟练掌握以下技术：心肺复苏术（基础生命支持、高级生命支持）、气管插管术、环甲膜穿刺术、简易呼吸器呼吸机（有创、无创）、吸痰术、心电复律术、临时心脏起搏术、清创缝合术、加压止血术、搬运术、无菌操作术、深静脉置管术、骨髓腔穿刺输液术、床旁血液净化术、高级生命支持（advanced trauma life support, ATLS）、检伤分类、洗胃术、灌肠、导尿术、三腔管压迫止血术、腰、腹、胸穿刺术、胸腔闭式引流术、石膏固定术、关节脱臼复位术等。

5. 一级创伤救治中心急诊科设立专人负责录入创伤患者信息并进行全程跟踪及定期的救治效果评价及质控分析、总结。

（四）其他专科（骨科、泌尿外科、心胸外科、神经外科、普通外科等）

1. 创伤救治团队各组值班医师须 24 小时佩戴传呼设备，收到红色预警信号后应于 2 分钟内到达急诊室，收到黄色预警信号后应于 5 分钟内到达急诊室，收到绿色预警信号后应于 10 分钟内到达急诊室。

2. 实施相应专科救治手术各相关科室所有中级及以上职称人员均需接收 ATLS 专业培训，熟练掌握相关医疗急救基本理论和操作技能，经考核取得资格证后方可加入救治团队。各专科按照创伤相关疾病诊疗指南、技术操作规范和临床路径，制定各类创伤相关疾病的救治标准流程。

（五）麻醉科

负责手术麻醉及呼吸道管理。

（六）ICU

负责呼吸道管理,收治严重创伤抢救及术后复苏患者。

（七）手术室

安排急诊手术间,保证严重创伤患者及时手术。启动严重创伤院内紧急救治绿色通道后,拟实施手术的科室医师应电话通知手术室值班人员,明确告知患者性别、年龄、主要手术部位及伤情等信息。原则上在急诊科完成术前准备。手术室接通知,应无条件地在 10 分钟内按要求做好术前准备。

（八）检验、输血、放射、超声、药剂等相关辅助科室

相关工作人员必须对急危重患者提供快速、有序、安全、有效的诊疗服务,不得以任何理由推诿患者,延误患者的最佳诊疗时机。检验常规项目、心电图、影像常规检查、超声检查开始到出具结果原则上 ≤ 30 分钟,在完成上述检查结果之后,须及时电话告知送检科室。输血科接到紧急输血申请单和标本后 30 分钟内完成交叉配血及发血;接到火急同型输血表示不经交叉配血,接到申请单和标本后 10 分钟内完成患者血型鉴定及发放第一代红细胞,此后根据临床需要进行交叉配血 30 分钟内继续发血;火急非同型输血表示直接发放 O 型红悬液或 AB 型血浆或 AB 型冷沉淀（火急非同型输血需由创伤专岗医师申请、科主任同意和医务科或总值班批准后才能实施,紧急情况下需电话申请后补办书面材料）。

（九）医务科（总值班）

急诊创伤专岗医师无法调配人员及科室床位时上报医务科或总值班。

"三无人员"严重创伤患者由总值班或医务科值班人员签署相关同意书。

特殊、严重、群体伤患者救治时,医院总值班、医务科、分管院长必须及时到位协调组织各科室进行抢救工作,保证创伤患者得到规范、有效救治。

（十）信息科、病案统计室

一级创伤救治中心信息科需在病历首页系统中增加 ISS 评分项目,有利于病案统计室对全院收治创伤患者、严重创伤患者（ISS ≥ 16）进行统计。二级创伤救治中心可根据自身条件合理运用信息统计工具进行全院收治创伤患者的统计。

第五节　创伤救治的流程管理

一级创伤中心救治流程见图 9-1。

二级创伤中心救治流程见图 9-2。

接诊创伤患者，立即分诊

紧急评估
- 有无气道阻塞
- 有无呼吸，呼吸的频率和程度
- 有无脉搏，循环是否充分
- 神志是否清楚
- 是否休克

气道阻塞 →
- 清除气道异物，保持气道通畅；大管径管吸痰
- 气管切开或者插管

呼吸异常 →

呼之无反应，无脉搏 → 心肺复苏

稳定后

- 平卧位，休克者抬高双下肢 20°，休克者注意保温
- 高流量吸氧，保持血氧饱和度 95% 以上
- 心电监护，严密监测生命体征
- 快速建立多条静脉通道，适当输入晶体液
- 记尿量，止血、止痛、镇静，血常规、血生化、凝血功能等
- 心电图、床旁彩超、CT 等
- 开启急性严重创伤急救绿色通道

快速评估
- 简捷而有目的的询问病史，了解受伤环境、可能的损伤机制
- 评价解剖创伤，特别是颈椎、脊柱
- 系统查体，快速伤情判断，按照 CRASH PLAN 方法进行*
- 基础情况（年龄、心脏疾病、呼吸疾病、糖尿病、肝硬化、病态肥胖、妊娠）

创伤急救中心内开展的头颈外伤、腹部创伤及急腹症、四肢外伤、胸部外伤等专业由创伤急救中心内医生确定治疗方案及开展急诊手术

眼损伤
- 对眼球穿孔伤，切忌挤压，可滴表面麻醉剂如 0.5% 利多卡因液，眼球上的异物及血痂，不应随便清除。
- 滴抗生素眼液后，包扎双眼。
- 请眼科急会诊

颅脑伤
- CSF 漏时勿填塞、冲洗、滴药
- 高颅压者 20% 甘露醇 125 ml 快速静滴或速尿 20 mg 静注
- 请神经外科急会诊

心胸、大血管损伤
- 闭式引流处理张力性气胸、液气胸，处理开放性气胸
- 固定浮动的胸壁
- 肺挫伤必要时行机械通气
- 心包填塞者行紧急穿刺减压
- 请心胸外科急会诊

气管损伤
- 确定气管损伤程度
- 维持呼吸道通畅，必要时行气管插管或切开
- 必要时行急诊手术
- 请五官科急会诊

腹部伤
- 反复审定腹部情况，确诊腹腔脏器损伤，可反复穿刺
- 腹腔穿刺阳性率 > 90%
- 对腹腔脏器破裂者尽早开腹探查
- 请普外科急会诊

泌尿系损伤
- 留置尿管观察尿的颜色和量
- 全血尿提示尿路损伤严重，防止尿管堵塞
- 卧床休息，碱化尿液
- 请泌尿外科急会诊

脊柱骨盆伤
- 上颈托、头部固定器并卧硬质担架
- 固定骨折
- 严重骨盆骨折者应常规肛门指诊以排除膀胱、直肠损伤并严密观察
- 请骨科急会诊

眼损伤
- 视力检查
- 外眼检查
- 眼球检查
- 影像学检查及其他其他辅助检查

颅脑伤
- 头颅 CT 检查
- 颅内血肿、脑挫伤严重水肿、手术清除血肿或减压
- 非手术治疗
  脱水、利尿、降颅压
- 维持水、电解质、酸碱平衡
- 预防感染
- 营养支持

胸部伤
- 胸部 X 线或 CT 检查
- 内固定浮动胸壁
- 胸部开放伤、活动性出血、心包填塞应开胸探查
- 支持呼吸功能
- 预防感染
- 营养支持

气管损伤
- X 线检查
- 气管 CT 断层检查
- 纤维支气管镜检查

腹部伤
- B 超、X 线、CT 检查
- 腹腔灌洗
- 确诊腹腔脏器损伤者应开腹探查，胃肠减压
- 维持水电解质酸碱平衡
- 预防感染
- 营养支持

泌尿系损伤
- B 超、CT 检查
- 肾挫伤者应绝对卧床休息、止血、碱化尿液
- 肾、膀胱挫裂伤应行手术修复
- 维持水电解质酸碱平衡
- 保护肾功能
- 预防感染

脊柱骨盆伤
- X 线、CT 检查
- 脊髓受压者急诊手术减压
- 骨盆骨折大出血立即血管内止血
- 直肠膀胱损伤尽早手术
- 骨折整复手术

- 专科医师会诊后，转专科科室继续治疗
- 需要立即手术者，会诊医师汇报上级医师，通知手术室、麻醉师做好手术准备，将患者接入手术室

- 病情危重，合并多系统、多脏器损伤，救治方案一时确定不了的，由急诊科医师负责通知医务部门，及时组织扩大会诊（副主任医师以上职称参加），落实救治科室及方案
- 报告医务科：正常上班时间 8：00—17：30
- 报告行政总值班：夜班、休息日及节假日

- 请 ICU 医师急会诊，危重患者暂无手术指征者，可转 ICU

* CRASH PLAN　快速伤情判断：
每一个字母代表一个脏器或解剖部位，C 为心脏（cardic），R 为呼吸（respiration），A 为腹部（abdomen），S 为脊柱（spine），H 为头颅（head），P 为骨盆（pelvis），L 为四肢（limb），A 为血管（artery），N 为神经（nerve）

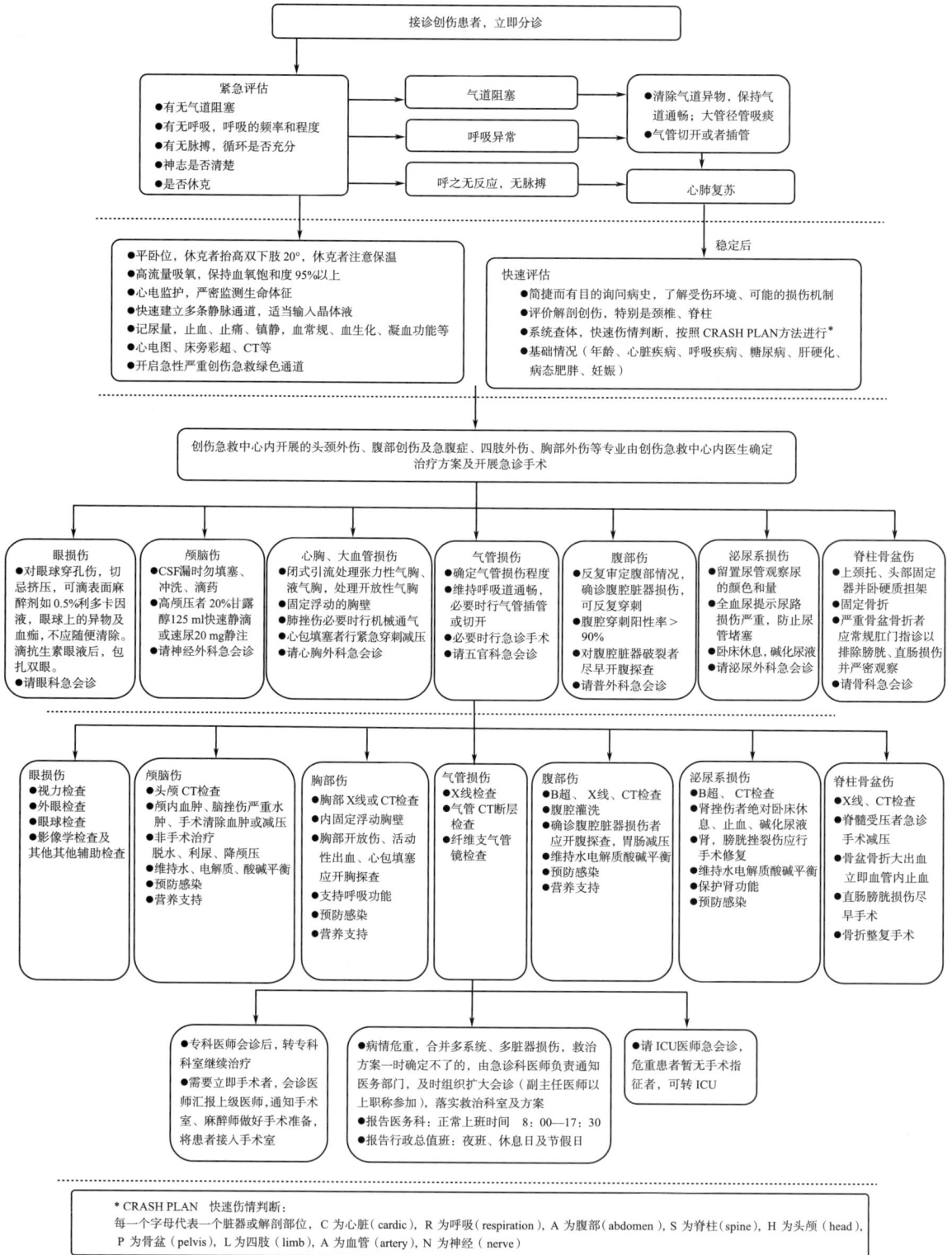

图 9-1　一级创伤急救中心创伤绿色通道管理救治流程

接诊创伤患者，立即分诊

紧急评估
- 有无气道阻塞
- 有无呼吸，呼吸的频率和程度
- 有无脉搏，循环是否充分
- 神志是否清楚
- 是否休克

气道阻塞

呼吸异常

- 清除气道异物，保持气道通畅；大管径气管吸痰
- 气管切开或者插管

呼之无反应，无脉搏 → 心肺复苏

稳定后

- 平卧位，休克者抬高双下肢20°，休克者注意保温
- 高流量吸氧，保持血氧饱和度95%以上
- 心电监护，严密监测生命体征
- 快速建立多条静脉通道，适当输入晶体液
- 记尿量，止血、止痛、镇静，血常规、血生化、凝血功能等
- 心电图、床旁彩超、CT等
- 开启急性严重创伤急救绿色通道

快速评估
- 简捷而有目的询问病史，了解受伤环境、可能的损伤机制
- 评价解剖创伤，特别是颈椎、脊柱
- 系统查体，快速伤情判断，按照CRASH PLAN方法进行*
- 基础情况（年龄、心脏疾病、呼吸疾病、糖尿病、肝硬化、病态肥胖、妊娠）

颅脑伤
- CSF漏时勿填塞、冲洗、滴药
- 高颅压者20%甘露醇125 ml快速静滴或速尿20 mg静注
- 请神经外科急会诊

胸部伤
- 闭式引流处理张力性气胸、液气胸，处理开放性气胸
- 固定浮动的胸壁
- 肺挫伤必要时行机械通气
- 心包填塞者行紧急穿刺减压
- 请心胸外科急会诊

腹部伤
- 反复审查腹部情况，确诊腹腔脏器损伤，可反复穿刺
- 腹腔穿刺阳性率>90%
- 对腹腔脏器破裂者尽早开腹探查
- 请普外科急会诊

泌尿系损伤
- 留置尿管观察尿的颜色和量
- 全血尿提示尿路损伤严重，防止尿路堵塞
- 卧床休息、碱化尿液
- 请泌尿外科急会诊

脊柱骨盆四肢伤
- 上颈托、头部固定器并卧硬质担架
- 固定骨折
- 严重骨盆骨折者应常规肛门指诊以排除膀胱、直肠损伤并严密观察
- 请骨科急会诊

颅脑伤
- 头颅CT检查
- 颅内血肿、脑挫伤严重水肿、手术清除血肿或减压
- 非手术治疗 脱水、利尿、降颅压
- 维持水、电解质、酸碱平衡
- 预防感染
- 营养支持

胸部伤
- 胸部X线或CT检查
- 内固定浮动胸壁
- 胸部开放伤、活动性出血、心包填塞应行胸探查
- 支持呼吸功能
- 预防感染
- 营养支持

腹部伤
- B超、X线、CT检查
- 腹腔灌洗
- 确诊腹腔脏器损伤者开腹探查，胃肠减压
- 维持水电解质酸碱平衡
- 预防感染
- 营养支持

泌尿系损伤
- B超、CT检查
- 肾挫伤者绝对卧床休息、止血、碱化尿液
- 肾、膀胱破裂者应行手术修复
- 维持水电解质酸碱平衡
- 保护肾功能
- 预防感染

脊柱骨盆四肢伤
- X线、CT检查
- 脊髓受压者急诊手术减压
- 骨盆骨折大出血立即血管内止血
- 直肠膀胱损伤尽早手术
- 骨折整复手术

- 专科医师会诊后，转专科科室继续治疗
- 需要立即手术者，会诊医师汇报上级医师，通知手术室、麻醉师做好手术准备，将患者接入手术室

- 病情危重，合并多系统、多脏器损伤，救治方案一时确定不了的，由急诊科医师负责通知医务部门，及时组织扩大会诊（副主任医师以上职称参加），落实救治科室及方案。
- 疑难病例可请上级创伤急救中心医生支援、指导，也可在保证患者安全的前提下转送上级。
- 报告医务科：正常上班时间8：00—17：30

- 请ICU医师急会诊，危重患者暂无手术指征者，可转ICU

* CRASH PLAN　快速伤情判断：
每一个字母代表一个脏器或解剖部位，C 为心脏（cardic），R 为呼吸（respiration），A 为腹部（abdomen），S 为脊柱（spine），H 为头颅（head），P 为骨盆（pelvis），L 为四肢（limb），A 为血管（artery），N 为神经（nerve）

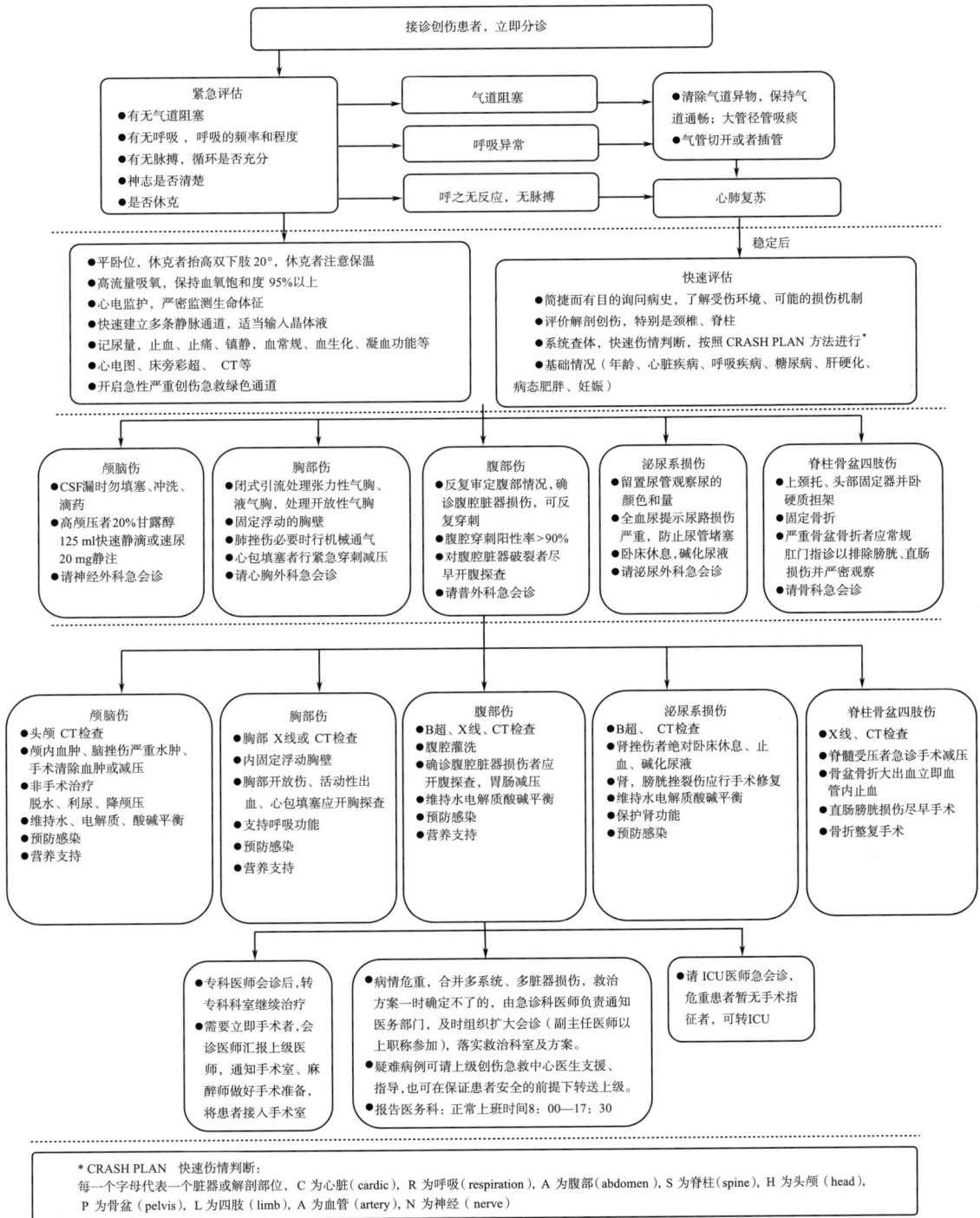

图9-2　二级创伤急救中心创伤绿色通道管理救治流程

（杨欣建，黄俊锋）

附　件

《深圳市创伤救治中心建设标准及实施细则》

创伤救治中心是通过整合院前急救、院内救治和相关资源,实现院前和院内救治(包括不同级别创伤救治中心之间的院间转运)等各个救治阶段无缝衔接,在最短时间内让严重创伤患者接受最有效的治疗,挽救生命、改善预后。我市将严格遵循国家卫生健康委的"行动计划"、结合分级诊疗的要求,建设覆盖全市的网络化三级创伤救治中心:一级创伤救治中心应为区域性的休克创伤救治中心,具备一体化的创伤救治平台和创伤救治团队,能够在"时间窗"内完成重创多发伤、复合伤的一体化整合救治达到零通道救治目标;二级创伤救治中心要有创伤救治平台和救治团队,后者可以是非实体的创伤救治团队[如院内多学科综合治疗(multi-disciplinary treatment, MDT)团队],要有明确的责任科室和收治病区(如 EICU/综合 ICU 或急诊外科/创伤病房等);三级创伤救治中心应具备创伤的早期的识别评估、高级生命支持与转运能力。为规范创伤患者救治,推进全市创伤救治中心建设,构建创伤患者分级救治体系。现根据我市实际,结合国内外实践经验,力求推出符合实际需求、能够落地实践、切合"健康中国"和"分级诊疗",制定了深圳市创伤救治中心建设标准。

一、功能定位

(一)一级创伤救治中心

一级创伤救治中心即休克创伤中心,要有实体的独立创伤救治团队,可以在时间窗内完成重创多发伤、复合伤的一体化整合救治。具备收治覆盖区域内严重创伤患者的条件和水平;承担收治下级创伤救治中心或其他医疗机构转诊的严重创伤患者;参与指导帮助具备条件的各级医疗机构建设符合要求的创伤救治中心;参与建立创伤救治中心联动工作机制,搭建创伤患者转诊及远程会诊、救治体系;参与建立区域性创伤救治信息服务平台,提高创伤救治质量和救治效率;参与全市创伤救治知识宣传教育工作;参与全市突发事件应急救援工作;承担全市创伤救治中心的业务指导、技术培训和教学科研工作。

(二)二级创伤救治中心

二级创伤救治中心要有创伤救治平台和创伤救治团队,救治团队可以为非实体的创伤救治团队,如院内 MDT 协作团队,在应对严重创伤的时候能够迅速抽调各学科成员组建并形成创伤救治治疗组,调动院内相应资源进行救治;要有明确的创伤患者收治场所和责任科室,如急诊病房、创伤病房、EICU 或综合 ICU 等。具备收治本区域内严重创伤患者的条件和水平;承担收治下级创伤救治中心或其他医疗机构转诊的严重创伤患者;具备运送严重创伤患者至上级创伤救治中心的能力;参与本区域创伤急救知识宣传教育和突发事件应急救援工作;有条件的可以建立区域急救医疗信息服务平台。

(三)三级创伤救治中心

具备对创伤患者快速评估、高级生命支持、稳定生命体征以及转运严重创伤患者至上级创伤救治中心的能力;参与本区域内创伤急救知识宣传教育和突发事件应急救援工作;参与创伤医疗信息服务平台的建设。

二、建设条件

（一）基本要求

1. 一级创伤救治中心　设在相当三级医院水平的急诊科或创伤中心,有实体的创伤救治团队(救治主体为急诊外科的固定医生或创伤中心医生)和相对应的救治平台,具有临床各学科和医技辅助相关科室快速联动机制,创伤患者能够集中在一个平台进行一体化救治,可以完成时间窗内的救急救命手术;具备 24 小时在岗的麻醉医生;鼓励急症外科、创伤外科、外科危重症、创伤麻醉和急诊介入治疗中心等亚专科团队建设。

2. 二级创伤救治中心　设在相当三级医院水平的急诊科或创伤中心,有固定的急诊外科或创伤外科医师,针对严重多发伤/复合伤可以迅速组建创伤救治团队进行确定性手术治疗(如院内 MDT 团队);有明确的责任收治科室,如急诊病房、创伤病房、EICU、TICU 或综合 ICU 等;中心要具备临床各学科和医技辅助相关科室快速联动机制,具备创伤患者集中救治能力。

3. 三级创伤救治中心　设在相当二级医院水平急诊科,有固定的急诊外科医生,具有临床各学科和医技辅助相关科室快速联动机制,具备早期高级创伤生命支持和向上级创伤救治中心快速转运的能力。

此外,相关中医院(专科医院)达到条件的,参照标准执行。

（二）人员、设备和技术要求

1. 一级创伤救治中心

(1)具备 2 个或以上的创伤复苏单元;创伤复苏单元要设有:除颤仪、呼吸机、心电监护、快速输液装置(如:深静脉穿刺包,骨髓输液装置等)、保温加温快速输液器、心肺复苏仪、床旁即时超声、床旁 X 线机等抢救检查设备。

(2)急诊 CT、急诊检验应当设置在急救区域内,方便患者检查。

(3)能开展损伤控制性手术及确定性手术,手术病种包含但不限于胸腹部创伤、颅脑创伤、骨科创伤等。

(4)有 EICU 或 TICU,急诊住院病房或创伤病房及急诊留观室;可用于创伤患者的 EICU/TICU 床位数 ≥ 12 张,急诊住院病房或创伤病房床位 ≥ 40 张,急诊留观室床位 ≥ 20 张。

(5)要有创伤救治标准手术室 ≥ 2 间,具备随时为创伤患者提供紧急手术的麻醉和护理团队;急诊手术室"24 小时 ×7 天"开放;鼓励设置急诊杂交手术室,方便开展综合救治。

(6)功能区域设置应当包括:接诊分诊区、诊断处置区、抢救复苏单元、急诊药房、急诊留观室、急诊清创室、急诊住院病房或创伤病房及 EICU 或 TICU。

(7)有可供创伤患者使用的介入治疗中心,并"24 小时 ×7 天"开放。

(8)医学影像(CT 检查含增强 CT,放射)、药房、检验等能提供"24 小时 ×7 天"服务;要有完善的创伤输血管理体系,确保 O 型血,AB 型血浆在创伤失血性休克患者入抢救复苏单元后及时应用。

(9)院内收治创伤住院患者 ≥ 900 例/年,手术 ≥ 600 例/年,其中严重创伤(ISS 评分≥16分）患者例数≥200例/年。

（10）急诊外科或创伤中心医生具有开展高级生命支持资质，熟练掌握心肺复苏，液体精准复苏，床边检查检验评估与各种穿刺引流技术。

2. 二级创伤救治中心

（1）具备2个或以上的创伤复苏单元；创伤复苏单元要设有：除颤仪、呼吸机、心电监护、快速输液装置（如：深静脉穿刺包，骨髓输液装置等）、保温加温快速输液器、心肺复苏仪、床旁即时超声（FAST）、床旁X线机等抢救检查设备。

（2）急诊CT、急诊检验应当设置在急救区域内，方便患者检查。

（3）能开展损伤控制性手术及确定性手术，手术病种包含但不限于胸腹部创伤、骨科创伤、颅脑创伤等。

（4）有EICU或TICU，急诊住院病房或创伤病房及急诊留观室；可用于创伤患者的EICU/TICU床位数≥8张，急诊住院病房或创伤病房床位≥30张，急诊留观室床位≥10张。

（5）要有可用于创伤救治的标准手术室2间及以上，具备随时为创伤患者提供紧急手术的麻醉和护理团队；急诊手术室"24小时×7天"开放。

（6）功能区域设置应当包括：接诊分诊区、诊断处置区、抢救复苏单元、急诊药房、急诊留观室、急诊清创室、急诊住院病房或创伤病房及EICU或TICU。

（7）推荐设置可供创伤患者使用的介入治疗中心，并"24小时×7天"开放；

（8）医学影像（CT检查含增强CT，放射）、药房、检验等能提供"24小时×7天"服务；要有完善的创伤输血管理体系，确保O型血，AB型血浆在创伤失血性休克患者入抢救复苏单元后及时应用。

（9）院内收治创伤住院患者≥600例/年，手术≥300例/年，其中严重创伤（创伤严重度评分≥16）患者例数≥100例/年。

（10）急诊外科或创伤救治医生具有开展高级生命支持资质，熟练掌握心肺复苏，液体精准复苏，床边检查检验评估与各种穿刺引流技术。

3. 三级创伤救治中心

（1）功能区域设置应当包括：接诊分诊区、诊断处置区、急诊抢救室、急诊留观室（含重症留观监护床位）、急诊清创室；建议设置急诊病房和（或）EICU。

（2）急诊检验、急诊超声、急诊放射、急诊CT提供"24小时×7天"服务。

（3）推荐设置1个或以上的创伤复苏单元或具备相当功能的抢救床位。设置基本抢救设备：除颤器、呼吸机、心电监护、快速输液装置（如：深静脉穿刺包，骨髓输液装置等）、保温加温快速输液器、心肺复苏仪等，推荐设置床旁超声以完成创伤超声重点评估、床旁X线机以完成床边胸片骨盆片的拍摄。

（4）急诊留观室床位≥8张，其中重症监护床位（或相当功能床位）≥2张。

（5）能够随时为急诊创伤患者进行损伤控制性手术。

（6）急诊外科医生具有开展创伤患者基础/高级创伤生命支持资质；熟练掌握心肺复苏，抗休克和紧急气道管理及各种穿刺技术等；能够准确对创伤急救患者进行快速识别和转运，医院能够迅速调动相关科室人员响应创伤抢救。

（三）建设要求

1. 建立相应的救治平台和学科合作机制　一级创伤救治中心要具备"0 通道"的救治能力，整个创伤救治过程能够在急诊科或创伤中心大平台完成；实现以患者利益为中心，信息、设备和技术围绕患者服务的救治模式，确保重创多发伤/复合伤患者能够在时间窗内得到全流程一体化救治。二三级创伤救治中心要具备院内多学科协同合作机制，二级创伤救治中心要有明确的救治平台；各级创伤救治中心应当具备与其级别相适应的场所、设施、设备、药品和技术力量，各功能区域设置合理、布局紧凑、流向顺畅，并有醒目的标识及引导指示标牌，以保障创伤急救工作畅通、高效、规范开展。

2. 深圳市创伤患者分流原则见附。

3. 建设区域内 5G 网络信息平台　一级创伤救治中心与二级、三级创伤救治中心之间建立大数据共享，实施各级创伤救治中心远程会诊，转运预警与途中监控，数据提取分析等一体化的区域内 5G 网络信息平台，该平台能够有效对接院前与院内急救大平台，对创伤急救全流程进行实时的时间轴质控管理和技术指导。鼓励一级创伤救治中心与国际 Level Ⅰ 创伤救治中心建立远程会诊制度。各级创伤救治中心在面对重大突发公共卫生事件、批量伤员救治时，能够形成统一指挥、资源共享的急诊急救大平台。

三、管理制度

（一）创伤审计会议制度

创伤救治中心由医院分管院长领导，医务科等相关职能科室负责中心的建设、人员配置和协调组织等工作，各级创伤救治中心由急诊科主任或创伤中心的主任担任执行主任。创伤救治中心每季度都要召开创伤审计会议，对病例进行回顾性分析，进行持续性改进，严格把控、优化创伤时间轴质控管理流程。审计会议可以在本创伤救治中心召开，亦可以由不同级别创伤救治中心成员共同召开。

（二）院前急救与院内救治大平台对接制度

1. 将各级创伤救治中心与区域 120 院前平台无缝对接，做到快速转运、救护协同、合理分流、互联互通。

2. 各级创伤救治中心通过一体化 5G 网络信息平台实现纵横互联（人－人、人－物、物－物互联），实时数据共享；达到院前院内救治大平台信息一体化。

（三）从业人员规范化培训制度

1. 各级创伤救治中心工作两年以上急诊外科或创伤外科医生应有高级创伤生命支持（ATLS）或中国创伤救治培训（China trauma care training, CTCT）培训资质证书。一级创伤救治中心每年至少举办 1 次创伤救治相关继续教育学习班，开展急诊外科/创伤外科医师和院前急救人员的创伤救治培训工作。

2. 各级创伤救治中心每年至少举办 1 次社区创伤预防相关的普及宣教活动。

3. 鼓励有条件的一级创伤救治中心建立重创多发伤/复合伤相关的研究机构，开展创伤相关的基础及临床研究工作，鼓励配备专职研究人员。

（四）质量控制

1. 质量控制指标

（1）严重创伤患者从院前接诊，急诊抢救，住院手术、重症监护，过渡病房至出院，实行全流程时间轴创伤质控管理,不断持续性改进,优化救治流程。

(2)患者在创伤抢救/复苏单元要 20 分钟内完成胸片和骨盆片的检查和 FAST,在保证患者气道、呼吸、循环等稳定情况下,需 30 分钟内完成 CT 扫描(含增强 CT)。

(3)患者需紧急输血时,从提出输血申请到护士执行输血的时间,输注第一袋血时间小于 20 分钟;一二级创伤救治中心抢救/复苏单元应常备 O 型血,AB 型血浆,建议与输血科共同进行严格管理。

(4)质控对严重多发伤患者实施有效气道保护的时间;对张力性气胸或中大量血气胸患者,质控床边完成胸腔闭式引流时间小于 20 分钟;对严重大出血患者要质控确切止血时间;对脑、脊髓明显受压,神经功能缺损患者要质控有效减压时间;同时要对低体温患者要质控实施有效体温保护时间。

(5)质控严重创伤患者从入院到出院之间的手术次数,尤其是非计划二次手术。

(6)严重创伤患者(ISS ≥ 16 分)抢救成功率。

(7)创伤患者入院 24 小时内 ISS 评分完成率。

(8)严重创伤患者院内病死率;院内感染发生率等。

(9)年收治创伤住院患者人次,以及 ISS ≥ 16 分患者人次。

(10)创伤患者年平均住院日,EICU/TICU 平均住院日。

2. 评估、授牌及撤销机制

(1)深圳市卫生健康委员会委托市创伤救治中心专家组负责各级创伤救治中心的申请受理、评估、考核、复审等工作。

(2)符合相应级别创伤救治中心条件的医院可以提出挂牌申请,经创伤救治中心专家组评审并通过后可被授予相应级别的"创伤救治中心建设单位"称号;未通过者需在积极建设 1 年后方可再次提出申请。

(3)各级"创伤救治中心建设单位"在挂牌 1 年后可提出申请相应级别的"创伤救治中心单位";经创伤救治中心专家组评审并通过后可予挂牌,未达到要求者继续维持原有称号;1 年后方可再次提出申请。

(4)二三级创伤救治需在相应"创伤救治中心单位"挂牌 1 年后方可申请高一级的"创伤救治中心建设单位"。

(5)市创伤救治中心专家组每年组织对各级创伤救治中心单位(含建设单位)进行一次暗访,每三年进行一次复核,并根据暗访和复审结果决定其等级升降,对未达三级创伤急救中心标准的医院撤销授牌。

附 1　深圳市创伤患者分流原则

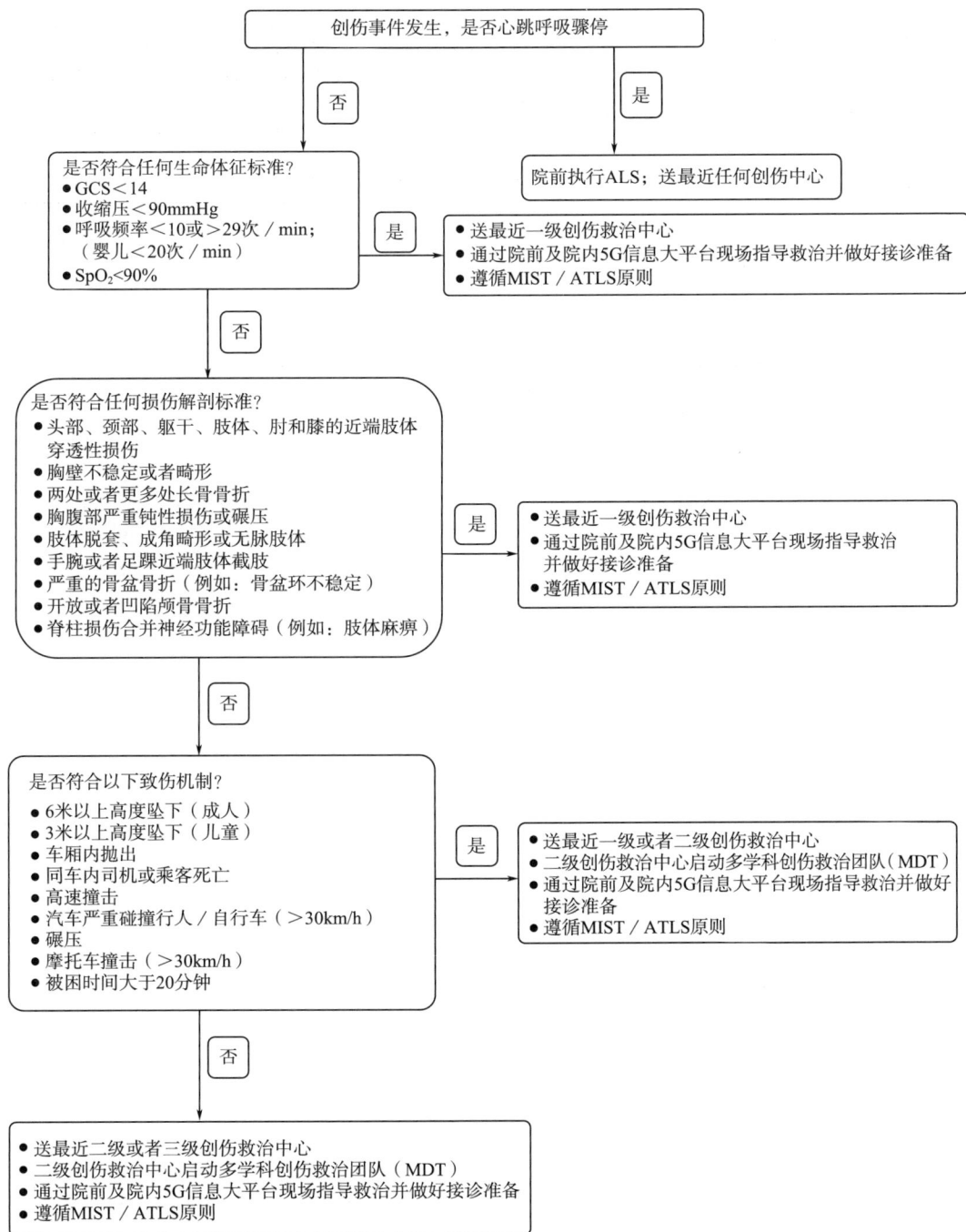

```
              ┌─────────────────────────────────┐
              │   创伤事件发生，是否心跳呼吸骤停       │
              └─────────────────────────────────┘
                  │否                    │是
                  ▼                      ▼
```

┌─────────────────────────────┐   ┌──────────────────────────────┐
│ 是否符合任何生命体征标准?   │   │是│   │ 院前执行ALS；送最近任何创伤中心   │
│ ● GCS＜14   │───────────>   └──────────────────────────────┘
│ ● 收缩压＜90mmHg   │
│ ● 呼吸频率＜10或＞29次/min；   │   ┌──────────────────────────────────────┐
│ （婴儿＜20次/min）   │   │ ● 送最近一级创伤救治中心   │
│ ● SpO₂<90%   │   │ ● 通过院前及院内5G信息大平台现场指导救治并做好接诊准备 │
└─────────────────────────────┘   │ ● 遵循MIST／ATLS原则   │
                  │否   └──────────────────────────────────────┘

┌─────────────────────────────────────┐
│ 是否符合任何损伤解剖标准?   │
│ ● 头部、颈部、躯干、肢体、肘和膝的近端肢体   │   ┌──────────────────────────────────────┐
│   穿透性损伤   │ 是 │ ● 送最近一级创伤救治中心   │
│ ● 胸壁不稳定或者畸形   │────>│ ● 通过院前及院内5G信息大平台现场指导救治   │
│ ● 两处或者更多处长骨骨折   │   │   并做好接诊准备   │
│ ● 胸腹部严重钝性损伤或碾压   │   │ ● 遵循MIST／ATLS原则   │
│ ● 肢体脱套、成角畸形或无脉肢体   │   └──────────────────────────────────────┘
│ ● 手腕或者足踝近端肢体截肢   │
│ ● 严重的骨盆骨折（例如：骨盆环不稳定）   │
│ ● 开放或者凹陷颅骨骨折   │
│ ● 脊柱损伤合并神经功能障碍（例如：肢体麻痹）   │
└─────────────────────────────────────┘
                  │否

┌─────────────────────────────────────┐
│ 是否符合以下致伤机制?   │
│ ● 6米以上高度坠下（成人）   │   ┌──┐
│ ● 3米以上高度坠下（儿童）   │ 是 │ ● 送最近一级或者二级创伤救治中心   │
│ ● 车厢内抛出   │────>│ ● 二级创伤救治中心启动多学科创伤救治团队（MDT）   │
│ ● 同车内司机或乘客死亡   │   │ ● 通过院前及院内5G信息大平台现场指导救治并做好   │
│ ● 高速撞击   │   │   接诊准备   │
│ ● 汽车严重碰撞行人／自行车（＞30km/h）   │   │ ● 遵循MIST／ATLS原则   │
│ ● 碾压   │   └──┘
│ ● 摩托车撞击（＞30km/h）   │
│ ● 被困时间大于20分钟   │
└─────────────────────────────────────┘
                  │否

┌──┐
│ ● 送最近二级或者三级创伤救治中心   │
│ ● 二级创伤救治中心启动多学科创伤救治团队（MDT）   │
│ ● 通过院前及院内5G信息大平台现场指导救治并做好接诊准备 │
│ ● 遵循MIST／ATLS原则   │
└──┘

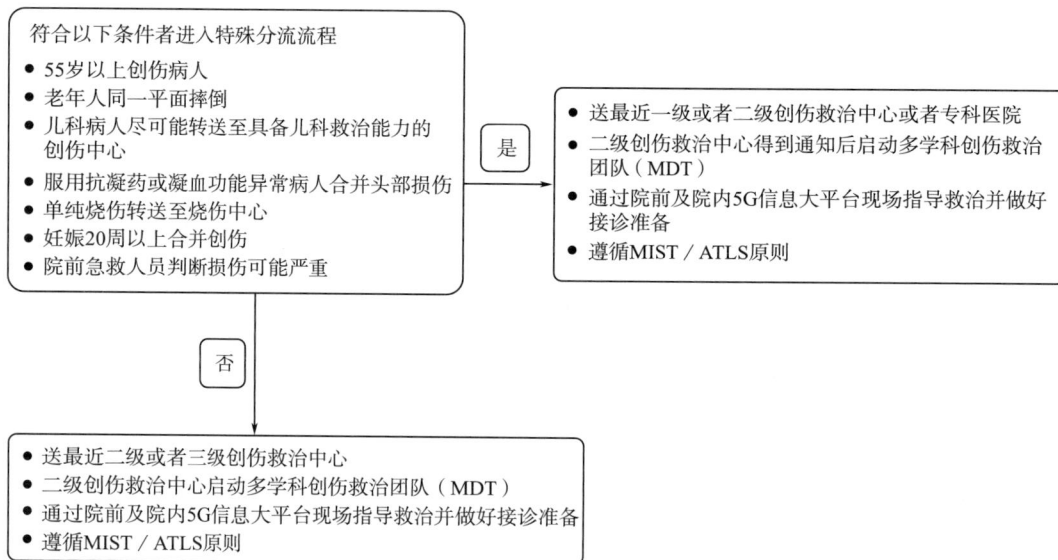

符合以下条件者进入特殊分流流程

- 55岁以上创伤病人
- 老年人同一平面摔倒
- 儿科病人尽可能转送至具备儿科救治能力的创伤中心
- 服用抗凝药或凝血功能异常病人合并头部损伤
- 单纯烧伤转送至烧伤中心
- 妊娠20周以上合并创伤
- 院前急救人员判断损伤可能严重

是

- 送最近一级或者二级创伤救治中心或者专科医院
- 二级创伤救治中心得到通知后启动多学科创伤救治团队（MDT）
- 通过院前及院内5G信息大平台现场指导救治并做好接诊准备
- 遵循MIST／ATLS原则

否

- 送最近二级或者三级创伤救治中心
- 二级创伤救治中心启动多学科创伤救治团队（MDT）
- 通过院前及院内5G信息大平台现场指导救治并做好接诊准备
- 遵循MIST／ATLS原则

附2　深圳市一级创伤救治中心救治流程

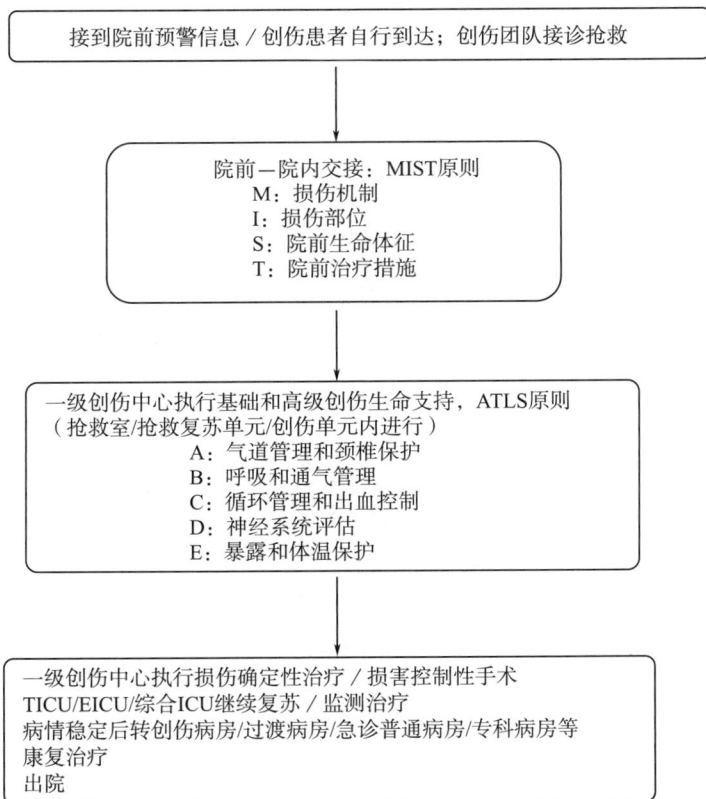

接到院前预警信息 / 创伤患者自行到达；创伤团队接诊抢救

院前—院内交接：MIST原则
M：损伤机制
I：损伤部位
S：院前生命体征
T：院前治疗措施

一级创伤中心执行基础和高级创伤生命支持，ATLS原则
（抢救室/抢救复苏单元/创伤单元内进行）
A：气道管理和颈椎保护
B：呼吸和通气管理
C：循环管理和出血控制
D：神经系统评估
E：暴露和体温保护

一级创伤中心执行损伤确定性治疗 / 损害控制性手术
TICU/EICU/综合ICU继续复苏 / 监测治疗
病情稳定后转创伤病房/过渡病房/急诊普通病房/专科病房等
康复治疗
出院

· **快速评估**

简洁而有目的地询问病史，了解受伤环境、可能的损伤机制

评价解剖创伤，特别是颈椎、脊柱

系统查体，快速伤情判断，按照 CRASH PLAN 方法进行[*]

基础情况（年龄、心脏疾病、呼吸疾病、糖尿病、肝硬化、病态肥胖、妊娠）

· **CRASH PLAN 快速伤情判断：**

每一个字母代表一个脏器或解剖部位，C 为心脏（cardic），R 为呼吸（respiration），A 为腹部（abdomen），S 为脊柱（spine），H 为头颅（head），P 为骨盆（pelvis），L 为四肢（limb），A 为血管（artery），N 为神经（nerve）

· **救治团队**

接诊患者后，由创伤团队全面负责，Team Leader 由创伤团队二线值班医生负责；需要立即手术者，紧急通知手术室、麻醉师做好手术准备，将患者接入手术室

· **扩大救治**

病情危重，合并多系统、多脏器损伤患者，救治方案一时确定不了的，由创伤团队负责通知医务部门，及时组织扩大会诊（副主任医师以上职称参加），落实救治方案。

附3 深圳市二级创伤救治中心救治流程

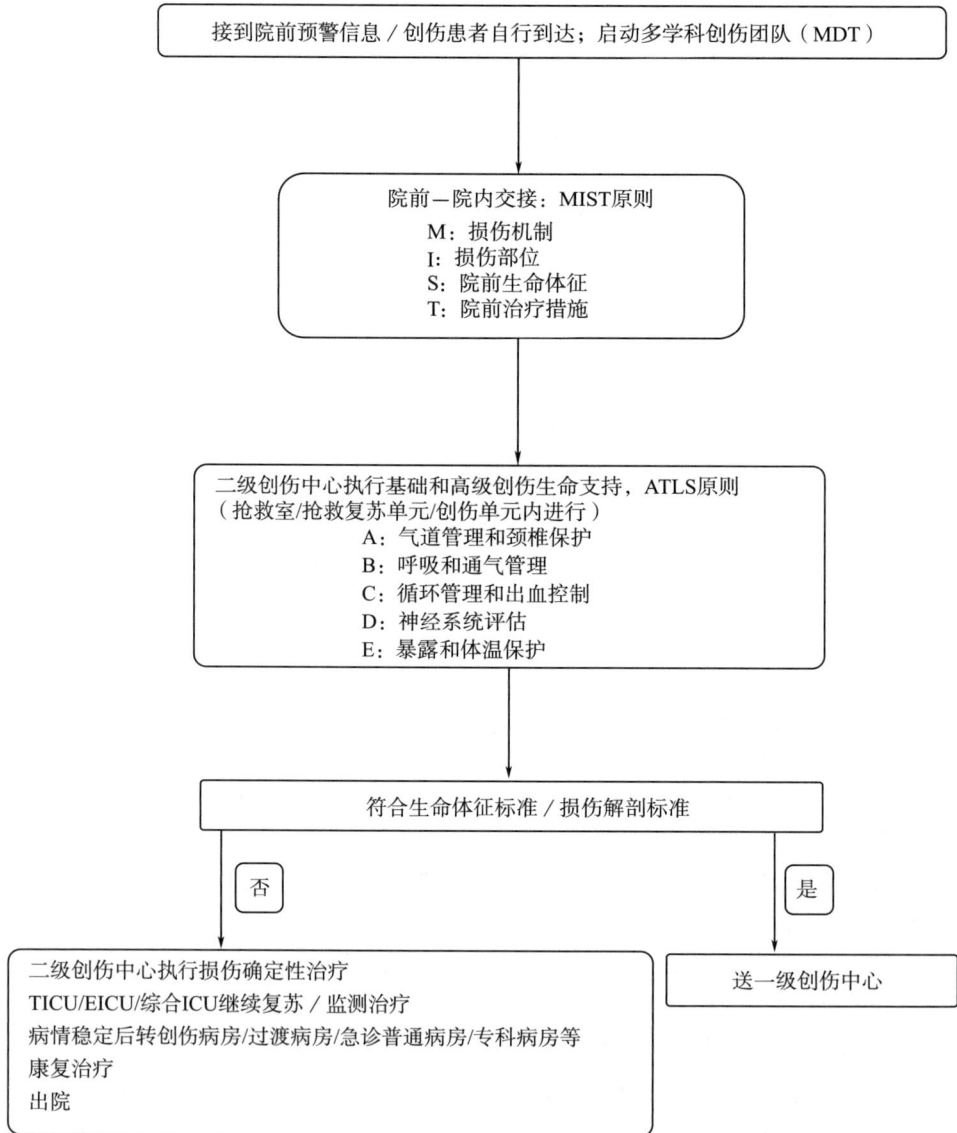

接到院前预警信息／创伤患者自行到达；启动多学科创伤团队（MDT）

院前—院内交接：MIST原则
M：损伤机制
I：损伤部位
S：院前生命体征
T：院前治疗措施

二级创伤中心执行基础和高级创伤生命支持，ATLS原则
（抢救室/抢救复苏单元/创伤单元内进行）
A：气道管理和颈椎保护
B：呼吸和通气管理
C：循环管理和出血控制
D：神经系统评估
E：暴露和体温保护

符合生命体征标准／损伤解剖标准

否

是

二级创伤中心执行损伤确定性治疗
TICU/EICU/综合ICU继续复苏／监测治疗
病情稳定后转创伤病房/过渡病房/急诊普通病房/专科病房等
康复治疗
出院

送一级创伤中心

附 4　深圳市三级创伤救治中心救治流程

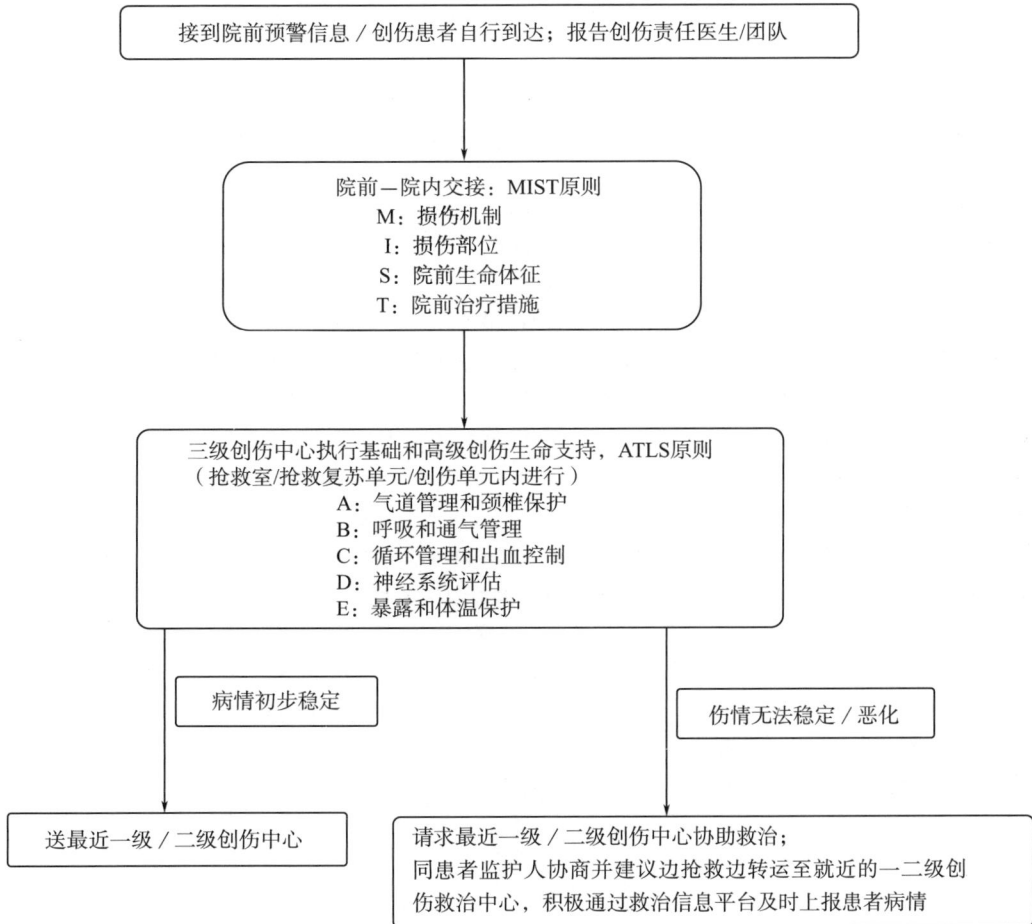

接到院前预警信息 / 创伤患者自行到达；报告创伤责任医生/团队

↓

院前—院内交接：MIST原则
M：损伤机制
I：损伤部位
S：院前生命体征
T：院前治疗措施

↓

三级创伤中心执行基础和高级创伤生命支持，ATLS原则
（抢救室/抢救复苏单元/创伤单元内进行）
A：气道管理和颈椎保护
B：呼吸和通气管理
C：循环管理和出血控制
D：神经系统评估
E：暴露和体温保护

病情初步稳定　　　　　　　　　　　　伤情无法稳定 / 恶化

送最近一级 / 二级创伤中心

请求最近一级 / 二级创伤中心协助救治；
同患者监护人协商并建议边抢救边转运至就近的一二级创
伤救治中心，积极通过救治信息平台及时上报患者病情

参考文献

[1] 国家卫生计生委 . 突发事件紧急医学救援 "十三五" 规划 (2016-2020 年)[J]. 中国应急管理, 2016, (8)：33-35.

[2] 白祥军, 张连阳, 赵小纲 . 推进区域性创伤中心建设与分级认证 [J]. 中华急诊医学杂志, 2016, 25 (5)：557-559.

[3] KUHLS DEBORAH A, CAMPBELL BRENDAN T, BURKE PETER A, et al. Survey of American College of Surgeons Committee on trauma members on firearm injury: Consensus and opportunities [J]. The Journal of Trauma and Acute Care Surgery, 2017, 82(5)：877-886.

[4] Lewis Aaron M, Sordo Salvador, Weireter Leonard J, et al. Mass Casualty Incident Management Preparedness: A Survey of the American College of Surgeons Committee on Trauma [J]. The American surgeon, 2016, 82 (12)：1227-1231.

[5] 张连阳 . 努力突破严重创伤医院内救治瓶颈 [J]. 西部医学, 2015, 27（8）: 1121-1123.

[6] 邓进 , 张连阳 . 我国创伤中心建设的困境与对策 [J]. 中华灾害救援医学, 2017, 5(8): 464-466.

[7] 张连阳, 张茂, 白祥军 . 积极推进中国创伤救治的规范化培训 [J]. 中华创伤杂志, 2016, 32 (1): 13-15.

[8] ALSHAFI MOHAMMAD, FRANK BRANICKI, FIKRI M ABU-ZIDAN, et al. Educational and Clinical Impact of Advanced Trauma Life Support (ATLS) Courses: A Systematic Review [J]. World Journal of Surgery, 2013, 38(2): 322-329.

[9] FIKRI M ABU-ZIDAN, ALSHAFI MOHAMMAD, ABDULLA JAMAL, et al. Factors Affecting Success Rate of Advanced Trauma Life Support (ATLS) Courses [J]. World Journal of Surgery, 2014, 38(6): 1415-1410.

[10] MOORE LYNNE, LAVOIE ANDRÉ, BOURGEOIS GILLES, et al. Donabedian's structure-process-outcome quality of care model: Validation in an integrated trauma system [J]. The journal of trauma and acute care surgery, 2015, 78(6): 1138-1142.

[11] 简立建, 张连阳 . 创伤中心评审及指标体系 [J]. 创伤外科杂志, 2017, 19（10）: 721-724.

第十章
烧伤救治体系的建设与管理

烧伤是指热力（火焰、高温液/气体）、高压电、化学物质（如酸、碱等）、放射线和易燃易爆物（如瓦斯、炸药、粉尘）爆炸燃烧等导致的皮肤、体表组织器官、骨关节乃至内脏的损伤，烧伤还包括吸入烟雾和高温、腐蚀性、有毒气体引起的呼吸系统损伤。重大、特别重大成批烧伤事故属于灾难医学范畴，一旦发生将导致数人到数百人的大批人员伤亡，造成不良社会影响。

严重烧伤可引起全身多器官、多系统组织病理损伤，根据其临床表现可划分为渗出期、感染期和修复期三个阶段，从渗出期的休克防治或延迟复苏治疗，历经以肺部感染、脓毒症、急性呼吸窘迫综合征（acute respiratory distress syndrome，ARDS）、多器官功能障碍综合征（multiple organ dysfunction syndrome，MODS）等为主要危重并发症的感染期救治，再到创面修复、美容整形、心理与康复治疗这一漫长的修复期，直至完全康复出院的整个救治过程，常常耗时数月或更长；此外，整个烧伤治疗过程不仅涉及烧伤医学，还涉及急诊与急救医学、重症医学、创伤外科学、整形美容外科学、心理与康复医学等诸多专业学科，一旦发生重大成批烧伤事故，烧伤救治与康复将是一项极其艰巨的"医疗大工程"，面对这项艰巨的"医疗大工程"，必须加强烧伤救治中心整体建设，建立起重大成批烧伤医疗应急救治体系，组建一支吃苦耐劳、技术精湛、锐意进取、医者仁心的高素质烧伤应急救治队伍，并通过科学、精准、高效管理，才能够担负起重大烧伤救治任务。

第一节 重大烧伤事故医疗应急体系建设

以省级区域性烧伤救治中心为例，烧伤救治中心建设的重要任务之一就是依托救治中心建立起重大烧伤事故医疗应急救治体系。体系建设包括组建一支烧伤救治应急队伍并纳入省级公共卫生应急救援力量体系，成立医院/烧伤中心二级应急救治组织机构，制定重大烧伤事故医疗救治预案，开展烧伤伤员医疗救治，组织医疗救治应急演练，加强烧伤预防宣传教育，防范重大烧伤事故发生，不断提高重大烧伤预防与救治水平。

一、组建区域性烧伤救治应急队伍和救治网络

根据笔者单位作为省级烧伤救治卫生应急队伍的建设体会，应急队伍组成人员主要以烧伤专业医护人员为主，医院、机关、后勤保障部门和重症、脑外、胸外、骨科、普外、麻醉等专

业人员各一名共同组成,领队由医院/机关领导担任,队长由烧伤专业专家担任,应急队伍总人数 17 名。

烧伤救治应急队伍纳入省级公共卫生应急救援力量体系,在省级卫生健康委卫生应急办公室(突发公共卫生事件应急指挥中心)的领导下,形成以烧伤救治应急队伍所在烧伤中心为核心、各烧伤科/病区为救治点的全省域内烧伤救治网络,负责全省范围内烧伤急救培训、烧伤预防宣教、重大成批烧伤事故伤员救治、烧伤救治卫生应急队伍演练。

二、个人携行装备、急救医疗物资

1. 个人装备 包括国家统一的卫生应急队伍制式服装、标识牌等,通信器材,野外住宿蚊帐,个人基本生活用品,常备应急药品,照明设备,行李箱等。

2. 急救设备 运送伤员的担架、救护车,指挥车,现场简易包扎、止血、固定器材,监护与急救设备(监护仪、气管切开/气管插管及环甲膜穿刺套装、呼吸球囊、便携式呼吸机、动静脉置管套装、输液器、输液泵、微量注射泵)等。

3. 急救药品 液体(葡萄糖液、平衡液、代血浆、碳酸氢钠等),药物(升压药,强心药,呼吸兴奋剂,抗心律失常药,利尿药,止血药,镇静止痛药)。

4. 创面外用药/物品 碘伏、无菌大棉垫、绷带等。

三、设置院、科二级重大烧伤救治组织机构

(一)医院层面

医院是重大烧伤事故医疗应急救治体系中的主体单位,在医院层面设立指挥组、医疗设备供应与维修组、血液制品供应组、药品供应组、后勤保障组、对外联络协调组、宣传报道组、应急事件善后处置组、应急演训组等,各组成员由医院、机关和相关学科的领导、成员组成,主要职责是负责领导、指挥并协调院内、外医疗力量参与救治,确保收治床位满足伤员应收尽收,保障医疗物资尤其是血液制品与特殊药品及时、大量供应,上报伤员基本情况,协助上级部门做好宣传报道、舆论引导、善后处置,在平时按照应急预案组织应急演练等。

(二)科室层面

烧伤中心具体负责成批烧伤伤员的应急救治,应设立烧伤中心应急救治与多学科协作诊治(multi-disciplinary treatment, MDT)总负责组,下设现场急救与后送小组(一般由烧伤救治应急队伍与医院急诊科医护人员共同组成)、烧伤重症监护区(burn intensive care unit, BICU)救治小组(简称 BICU 小组)、中/轻度烧伤治疗小组、血液制品与药品小组、伤员信息管理与外联小组、后勤保障小组等。

烧伤中心主任担任总负责组与 BICU 小组的组长,烧伤中心副主任、医疗技术骨干、护士长为总负责组成员并可兼任其他各小组长,各小组成员由烧伤中心及院内抽组支援的相关专业学科人员组成,但 BICU 小组成员应由具备烧伤重症救治经验的高年职烧伤科或重症医学科的医护人员组成。在医院统一领导下,总负责组全面负责烧伤救治工作,并具体组织指导院内、外 MDT 工作,其他各小组按任务分工开展现场伤员分类、急救、分流与护送,承担伤员院内救治,上报血液制品、特殊药品使用计划,做好医疗救治设备与后勤保障,收集伤员个人信息与救治进展情况并及时汇总上报,协助做好伤病员及其家属的思想稳定工作。

四、制定重大烧伤事故医疗急救预案

根据《国家突发公共事件总体应急条例》《国家突发公共卫生事件应急条例》《国家突发公共卫生事件应急预案》、原卫生部《急诊科建设与指南》、中华医学会重症医学分会《重症加强治疗病房（ICU）建设与管理指南》等法律法规、政策，并参考国内重大灾害、事故、成批烧伤救治等相关研究资料，结合各医院、烧伤学科实际情况，制定本单位应对重大烧伤事故医疗急救预案和急危重症救治工作流程。

五、院前急救

院前急救指烧伤伤员入院前的整个医疗救援环节，包括烧伤应急队伍全员整装集结、行进，现场急救力量展开与施救，伤员分类与后送。其工作流程为接到省市应急办命令并初步了解情况后，立即利用微信群和手机等联络方式确保所有队员按照各自分工，携带个人携行装备、急救医疗物资，在指定时间、地点集结，乘坐应急救援车辆与救护车辆赶赴烧伤事故现场，途中随时与现场应急救援人员保持联系，到达现场后对伤情迅速做出判断和分类，针对现场需要紧急处理的呼吸、心搏骤停、严重吸入性损伤与窒息、休克、出血、气胸、脑外伤、腹部外伤、骨折和全身裸露的大面积烧伤创面等开展心肺复苏、气管插管/切开、给氧或便携式呼吸机辅助呼吸、止血、包扎、固定等急救处理，在现场指挥部的统一指挥、协调下，提出伤员分流、后送、收治建议，并负责后送途中伤员的急救工作，确保伤员安全。

当发生重大成批严重烧伤事故后，大量伤员科学、有序、快速分流的重要性不言而喻。目前国内烧伤学科在很多医院尚未设置，而设置的烧伤科在医护人员数量、床位配备、监护与救治设备、整体救治水平等方面又存在明显差异，因此在现场对伤员进行分流时，不仅要考虑就近救治原则，还应考虑烧伤专科收治条件与救治水平，因此可按照"医务人员与伤员双分流"，即"伤员就近分流与优先向有烧伤中心（科）的医院分流相结合、烧伤专家团队向收治伤员医院分流"的原则，将伤员进行科学合理的分流，专家下沉一线指导烧伤救治，使成批烧伤伤员全部得到及时、正确、有效的救治。

六、院内救治

接到收治任务后，医院、科室二级立即启动成批烧伤急救预案，各小组按照各自职责和任务分工迅速展开工作，院内抽组的医护人员及时到位，救治设备、收治床位准备就绪。伤员到达医院后，根据伤情程度分别由 BICU 小组、中/轻度烧伤治疗小组负责收治。各组具体人员配置详见第二节，但 BICU 作为烧伤重症救治主战场，BICU 小组应配备足够的医生、护士，以确保各项诊疗方案严格按照急救预案、抢救工作流程以及院内外 MDT 诊疗意见与建议展开救治工作。

七、加强重大烧伤实战化应急演练

成批烧伤伤员救治实战化应急演练是锻炼应急救治队伍、检验各种装备运行状态、熟悉各种急救流程、提升应急队伍快速响应能力、不断提高重大烧伤救治水平的重要保证。应急演练的组织实施形式可分为政府与医院二种组织形式，如作者单位作为省级烧伤救治卫生应急队伍，每年参加省级应急指挥部组织的学习、经验交流或演练，此外医院/学科再根据省市二级应急指挥部的要求,结合成批烧伤救治的专业特点,从组织形式、参加人员、演训时间与地点、演训科目、考评内容等方面制定应急演练方案,定期与不定期严密组织实施。

八、开展烧伤预防宣传教育

预防和减少重大烧伤事故发生是烧伤救治中心重要工作任务和职责之一。预防烧伤的宣传教育应从小学抓起,可利用各级学校新生入校军训、国家设立的防灾减灾日与消防日等多种时机,采取线上线下讲座、发放宣传手册、演讲比赛、参访消防队与烧伤中心、医疗服务下基层等多种宣传形式,加强安全生产、火灾预防、自我救护等宣传教育,同时开展经常性的火灾现场正确逃生、现场自救互救知识讲座与演练,以提高全民消防安全意识,防止或减少重大成批烧伤事故发生。

第二节　烧伤救治中心建设

烧伤救治中心建设水平决定着重大成批烧伤事故医疗应急处置能力,只有高标准建设的烧伤救治中心,才能担负起应急处置重任、圆满完成伤员救治任务。下面从烧伤救治中心的建设目标、总体架构与平台条件、人才队伍建设、烧伤常见重症急救和创新研究工作5个方面浅谈烧伤救治中心的建设。

一、建设目标

烧伤救治中心建设目标是学科建设和发展中需要确立的方向。在制定学科建设目标时,要根据自身规模、条件和承担的任务,再结合所在医院的总体建设与发展目标、整体平台条件、综合实力等方面具体情况,经过反复讨论、论证,才能制定出切实可行的学科建设总体目标。

以三级甲等医院建设省级区域性烧伤救治中心为例,总体建设目标是将学科建设成为省内领先的烧伤救治中心和烧伤救治卫生应急队伍,并纳入国家/省级烧伤应急救援救治网络建设单位,负责省级区域内重大以上成批严重烧伤突发公共卫生事件院前急救、院内救治,承担全省范围内烧伤专科人才培训、医疗会诊、学科建设指导与检查等任务,参与国家重大烧伤突发公共卫生事件救治工作。

二、烧伤中心总体架构与平台条件

烧伤中心的总体架构及其平台条件应与完成医疗、教学、科研三大主要任务和实现烧伤中心建设目标相匹配。总体架构可分为临床与基础二个学部,中心设立主任1名、副主任若干名、护士长1名、教学与科研秘书各若干名,副主任分别兼任临床学部各亚专业主任、基础学部主任,临床与基础学部下设若干诊疗、护理和开展实验研究的功能区/室,配备相应人员和工作平台条件。

（一）临床学部

主要负责烧伤、整形、美容与创面治疗专科门诊、院前急救、院内救治、临床教学等工作任务,下设专科门诊、住院部。

1.专科门诊　负责办理患者入院手续、烧创伤创面及各类慢性创面的换药,开展整形美容门诊手术等。门诊分设专家接诊室、烧伤专业医生接诊室、整形美容专业医生接诊室、换药室、门诊小手术室,配备电脑及其他办公用品、诊疗床、换药床/车、美容外科器械、换药器械、外用药物与敷料等。门诊人员由专家、医生、护士组成,与住院部医护人员定期轮换,人员数量可根据各单位工作量配备。

2. 住院部　根据功能不同将住院部划分为病房区、治疗区和综合区三大区域。病房区设 BICU 病房、全麻术后复苏病区、普通病区。治疗区设治疗室、换药与浸浴室、烧伤专科手术室、康复治疗室、仪器设备准备间、护士工作站、医师工作站。综合区设置学科多功能室(如学习室、会议室、荣誉室等)和学科领导办公室、医生与护士值班室等。

(1)BICU 病区:BICU 与普通病区分隔独立设置,有条件的烧伤中心可配备 10 ～ 20 张床位,主要收治危重伤员及术后病情不稳定的患者。病区布局可参照《重症加强治疗病房(ICU)建设与管理指南》设计建设,条件允许者最好以单间型 ICU 设计为主,每张床位占地面积、空间要满足所有救治设备使用、医护人员救治工作展开、大面积烧伤创面换药需要,在 BICU 内可建设几间层流病房。BICU 监护救治设备除 ICU 常用的指脉血氧仪、脉搏指示连续心排血量(pulse-indicated continuous cardiac output , PICCO)监护仪、床旁急诊生化/血气仪、床旁 X 光机、纤维支气管镜、喉镜、呼吸机、连续肾脏替代治疗机(continuous renal replacement therapy, CRRT)、体外膜氧合器(extracorporeal membrane oxygenerator, ECMO)、气管插管与切开包、输液泵、微量注射泵等外,还应配置烧伤专科设备,如烧伤悬浮治疗床、烧伤翻身床、烧伤红外线治疗机、浸浴池、换药车等。在平时 BICU 的医务人员数量原则上医生≥5 人、护士≥12 人,但在担负成批烧伤事故伤员救治任务时,应根据危重者数量在医院内部协调若干名医护人员参与救治工作,如承担重大以上烧伤事故救治任务时,则在国家/省级卫生主管部门统一领导、组织指挥和协调下,伤员应实施科学分流收治,在省/国家范围内抽组多个医疗队指导并参与救治任务,烧伤救治中心的医护人员与危重伤员比例则应提高到 1:1:5:1 比例,即 1 名烧伤专业中/高级以上职称医生带领 1 名住院医生、5 名护士管理 1 例危重伤员的比例配置,以确保重大烧伤事故伤员救治工作中医疗救治力量的充足和各项救治措施能够及时准确执行。

(2)普通病区:病区设置总床位≥80 张,按收治病种分为烧伤、整形美容、创面修复、康复四个病区。其中烧伤病区收治无须进入 BICU 的伤员,有条件单位每间病房床位数 1 ～ 4 张,床单位间距在 1.5 米左右以防止交叉感染、方便烧伤创面换药、床边康复治疗、床边 X 线/B 超检查等操作,每张普通病床或烧伤翻身床应配备烧伤红外线治疗机。整形美容、创面修复、康复病区分别按照病种进行收治,与其他外科病房设置相同。普通病区医护人员配置为医生≥20 人、护士≥30 人。

(3)烧伤换药室与浸浴室:烧伤创面清创、浸浴、换药有利于防治创面感染、促进创面愈合,是常规医疗工作并贯穿烧伤治疗全过程。烧伤换药/浸浴室须配备浸浴池、换药床/车、清创换药器械、清洗/抗菌液体(如:无菌生理盐水、碘伏、双氧水等)、创面外用药物与包扎敷料等。换药、浸浴室通常由护士专人负责管理。烧伤创面换药工作主要由经治医生执行,国内少部分科室设有换药护士,但经治医生必须参与换药工作,以了解创面治疗进展情况、及时调整创面治疗药物与方法。

(4)烧伤专科手术室:烧伤病区是院内感染高发区,有条件的医院在烧伤中心设置烧伤专科手术室。专科手术室位置尽可能与 BICU 邻近以利于危重伤员运送安全,手术间数量可根据各单位手术量决定,但手术室内部应将烧伤、整形手术间相对独立隔开避免交叉感染。各室内布局应完全按照麻醉科手术室标准建设,除配备常用的麻醉与抢救药品、气管插管套装、麻醉机、监护仪、输液泵、微量注射泵、外科常用手术器械等药物、设备外,在烧伤手术室还须配备烧伤专科手术器械,如各种类型取皮机/刀、MEEK植皮机、网状制皮机、显微外科器械等。在人员配备方面,麻醉医生最好配备2～3名,手术护士可按照1张手术台配备2～3名护士(巡回护士、器械护士等)比例配备。麻醉医生可由医院麻醉科派出相对固定且熟悉危重烧伤麻醉的医生担任,有条件的单位也可配备烧伤专职麻醉医生并纳入烧伤中心管理。手术室护士可由经过麻醉与手术护理工作培训的烧伤专科护士承担。麻醉医师除主要担负手术麻醉及其全麻术后复苏工作外,还配合临床医师开展烧伤危重患者的气管插管、气管切开、深静脉置管,以及烧伤创面清创换药、床边纤维支气管镜诊疗、呼吸机辅助呼吸、疼痛与烦躁时的镇静、镇痛治疗工作。

(5)康复治疗室:大面积深度烧伤伤员愈后遗留的瘢痕、功能障碍、体表器官毁损、面部色素异常等均需要康复治疗。康复室设置在康复病区,分设仪器治疗室、面部美容室、手法按摩室、患者手工制作与器械锻炼室、音乐室、康复治疗用品制作室,配置相应的治疗药品、器具、设备和锻炼器械等。根据烧伤中心床位数和康复治疗工作量配备康复治疗人员数量,80张床位以上区域性烧伤中心配备6名以上康复治疗师,康复治疗人员资质为康复医学专业医生、技师或经过培训并取得康复医学专业从业资质的护理人员。

(6)设备准备间:烧伤专科的监护、抢救、手术、康复、换药等仪器设备器械的种类繁多、数量大,需要在BICU病区、普通病区、手术室分别设置由专人负责管理的仪器设备准备间,对仪器设备进行定期维护、表面消毒、保存、登记和管理。准备间的条件应符合医院感染控制科质量控制标准和要求。

(7)多功能区:包括学科中心荣誉室、小型学术交流会议室、学习室等,是展示学科发展进步历史、展现学科文化品牌、进行学科精神传承教育、开展学术交流的重要场所,是学科中心建设的重要组成部分。多功能区大小、布局要因地制宜设计建设,专人管理。

(二)基础学部

根据笔者所在学科基础学部架构,基础学部占地面积500多平方米,下设有动物致伤室、无特定病原体(specific pathogen free,SPF)级动物实验室、组织病理室、细胞实验室、分子与生化实验室、教学与学术交流室、资料与办公室等。各室配置相应仪器设备,如动物监护仪与呼吸机、组织病理(全套)设备、流式细胞仪、PCR仪、酶标仪、凝胶成像系统、倒置荧光电子显微镜、电泳仪、二氧化碳培养箱等。在人员配备方面,设立实验室专职主任1名,专职研究人员与实验技术员、科研秘书等共10名。基础学部主要负责/参与科研项目申报、实验研究、研究生带教和学术交流等工作。

三、人才队伍建设

人才队伍是一个学科建设、创新与不断发展的决定性因素,人才队伍结构、层次决定了学科竞争力、影响力,代表了学科的地位、品牌。通过不断完善不同层次人才选拔、培养、使用机制以优化学科人才团队结构,制定各种激励机制营造"拴心留人与人才进步"良好氛围和生态环境以凝聚高层次人才并使之脱颖而出,从而建立一支知识全面、创新能力强、结构合理、能力互补、和谐进取的人才团队,促进学科不断发展进步。

人才发展方向上有临床型、科研型和复合型人才之分,人才层次上也分为三个层次并呈现金字塔形分布:第一层次是学科带头人,担任学科主任,作为学科统帅负责学科各项工作;第二层次为学术带头人,负责某一方向的研究和管理工作,是学科骨干、智囊团和接班人选;第三层次是工作在科、教、研一线岗位上,具有学历高、年富力强、锐意进取的青年人才队伍。一支结构合理的优秀人才团队应由不同类型、不同层次人才组成。

(一)烧伤学科带头人/科主任

在人才队伍建设中,学科带头人/科主任的选拔和培养十分重要。作为学科领军人物和核心,应具有高尚的职业道德情操和对烧伤事业执着追求的奉献精神,全面扎实的基础医学、临床医学以及烧伤外科学理论知识,精湛的多专业技术水平。在科研创新能力方面应具备洞悉本学科发展前沿的远见卓识和开展临床与基础研究的科研创新能力,其学术水平应是在国内具有一定学术影响力的知名专家。此外,还应具有很强的组织管理、沟通协调、团结协作、凝心聚力的能力和胸怀宽广的人格魅力。

(二)医师团队

学科团队成员应具有重症医学、创面修复、整形美容、功能康复等相关专业理论知识、临床经验和相应资质,团队核心人才的学历应具备硕士以上学历,所有成员还必须具有吃苦耐劳的奉献精神和锐意创新的意识和能力。烧伤中心可按照亚专业细分为烧伤、重症、整形美容与创面修复、康复4个医疗病区,每个病区至少配备1名副高职称及以上第二层次人才全面负责本病区医疗、教学、研究、管理工作,再配备若干名中、初级职称第三层次医师具体负责病区日常医疗工作。

(三)研究团队

创新已经成为时代发展的主旋律,创新研究团队的建设是加快科技创新步伐,催生新的医学技术,推动临床医学技术发展和保障学科发展进步的动力源泉。创新团队成员包括主系列研究人员和从事具体实验技术的辅助系列实验技术人员。作为科研创新研究团队主系列的高层次人才,应接受正规、系统的科学研究培养、训练,学历高、科研创新能力强,其知识结构应"专""博"相结合,必须精通本学科和交叉学科专业知识,形成专业知识的交叉、互补、渗透、融合,能够把握研究前沿方向,掌握前沿技术。作为团队的辅助系列实验技术人员,需要熟练掌握开展实验研究的各项实验技术、方法。研究团队还应与国内外一流科研创新团队、重点实验室开展学习、交流、合作,聘请院士、知名教授作为指导专家,不断提升团队自主创新能力。科研团队由中心临床部与基础部三个层次人才组成,学科中心主任总负责、实验室专职主任具体负责实验室日常工作,外聘专家担任学术委员会主席或首席科学家或名誉主任,对研究团队进行指导和传帮带。

四、烧伤常见重症急救

烧伤专科重症急救包括ICU常见危重症的急救和BICU"特有"的烧伤急危重症急救二部分。前者包括院内多种专科的急危重症急救,如心、肺、脑、肾、血液、消化等功能障碍/衰竭和感染性休克(即脓毒性休克)救治等。后者是针对具有烧伤专科自身特点的几种急危重症急救,如烧伤休克延迟复苏、严重吸入性损伤及其诱发的窒息与ARDS、烧伤创面(细菌/真菌性)脓毒症等临床较为常见的重症急救。有关ICU常见危重症急救可见重症医学相关部分内容,本节仅就烧伤临床常见的主要影响烧伤伤员死亡率的烧伤休克延迟复苏、吸入性损伤、烧伤创面脓毒症三大危重并发症的急救原则做简要介绍。

（一）烧伤休克延迟复苏

烧伤休克延迟复苏是指全身大面积烧伤休克发生后持续一段时间才开始液体复苏，常因伤后未及时发现送医或自行长途送医或基层医疗单位未及时正确复苏等导致。烧伤休克延迟复苏不仅与被耽误的复苏时间相关，还与烧伤严重程度、是否有复合伤/并发症及其程度、年龄等有关。现有研究显示，烧伤休克延迟复苏救治最主要的治疗措施就是快速液体复苏，即尽可能在入院后2小时内将伤后至入院时应补充的烧伤创面丢失的液体量（参考烧伤补液公式计算烧伤创面丢失液体量）、所需生理需要量快速补足，后续补液速度再按照烧伤补液常规方案并结合病情进行液体复苏，快速补液的同时应予以心肺等重要脏器功能扶持和缺血再灌注损伤防治，严密监测意识、生命体征、血流动力学、各系统/脏器功能、尿量，防止快速补液过程中窒息、心衰、肺水肿、脑水肿等严重并发症发生。

（二）吸入性损伤

吸入性损伤是吸入烟雾和高温、腐蚀性、有毒等气体引起的上呼吸道至肺泡的损伤，临床上将吸入性损伤分为轻、中、重度三个层级，严重吸入性损伤是目前烧伤临床上最主要的死亡原因之一，烧伤早期窒息和ARDS是严重吸入性损伤危及生命的常见并发症。

1.烧伤早期窒息防治 吸入性损伤早期窒息最常发生在烧伤休克期大量液体复苏阶段，主要因咽喉部损伤后大量补液引起的局部急性水肿。主要防治措施是经鼻/口气管插管、气管切开以尽早预防性建立人工气道，立即给氧治疗，根据病情需要，定期/不定期相结合方式予以纤维支气管镜检查和灌洗治疗、气道雾化、排/吸痰，必要时呼吸机辅助呼吸。

2.ARDS防治 ARDS是重度吸入性损伤致死性并发症。防治措施除烧伤常规治疗、窒息防治措施外，需采取呼吸机辅助呼吸，当呼吸机辅助治疗不能纠正缺氧并出现二氧化碳潴留时，应尽早行ECMO治疗。

（三）烧伤创面脓毒症

烧伤创面脓毒症是致病微生物在烧伤创面局部感染后未得到及时有效控制，感染自烧伤创面进一步侵袭引起的全身性感染，临床表现为全身炎症反应综合征和烧伤创面异常变化（结痂、创面加深、创面周围充血、异味等），重者出现多器官功能障碍综合征。目前，临床常见致病微生物主要为细菌，其中以革兰氏阴性杆菌居多，真菌感染机会较少，而病毒感染罕有报道。烧伤创面感染与烧伤后全身免疫力低下、皮肤屏障破坏、创面大量血浆渗出物与坏死组织存留、烧伤创面未得到及时正确有效治疗等综合原因有关。烧伤创面脓毒症的诊断主要依据全身感染临床表现、实验室检查（烧伤创面痂下细菌定量、创面及血液微生物培养）确诊，诊断一旦明确应及时治疗。下面简述细菌、真菌感染引起的烧伤创面脓毒症的治疗原则。

1.细菌性烧伤创面脓毒症 在烧伤救治过程中，只要有烧伤创面存在均有可能出现烧伤创面感染、脓毒症，因此应积极有效的治疗烧伤创面。治疗时除了及时有效复苏、针对性全身应用抗生素、重要脏器扶持、营养支持等烧伤常规治疗方案外，重点在于烧伤创面治疗：包括管控医源性操作带来的创面感染，尽早去除坏死组织与感染创面并及时封闭创面，根据血液、感染创面的培养结果有针对性地尽早应用敏感抗生素。

2.真菌性烧伤创面脓毒症 多出现在烧伤治疗中后期，与高龄、机体免疫力低下、较长时间大量/多种抗生素联合使用、创面坏死组织较长时间存留、经久不愈创面、医源性污染等有关。真菌性烧伤创面脓毒症病情凶险，一旦确诊必须立即除去真菌感染的烧伤创面并封闭创面,停用抗生素,启用敏感的抗真菌药物,同时加强营养支持治疗。

五、烧伤专科医疗护理技术操作常规

烧伤专科医疗护理技术涉及多专业诊疗护理技术,其专科医疗护理技术操作常规包括适用于烧伤伤员的临床其他各专科普适性医疗护理技术操作常规,也有主要针对烧伤伤员诊疗所特有的烧伤专科医疗护理技术操作常规二部分,后者主要有:烧伤休克延迟复苏、吸入性损伤、烧伤创面脓毒症、烧伤常见严重内脏并发症、烧伤创面修复、瘢痕治疗、烧伤康复等方面的医疗护理技术操作常规,各专科(含烧伤)医疗护理技术操作常规可参见相关书籍。学科应经常组织学习,医护人员在医疗护理操作过程中须严格按照常规、流程开展工作。

六、重视创新研究工作

创新是学科核心竞争力关键因素,是促进学科技术不断进步的动力,创新成果是衡量一个学科综合实力最主要评价指标之一。面对现代科技日新月异、突飞猛进的创新时代,学科应充分利用大数据、云计算、5G 移动通信技术、互联网和人工智能、三维打印技术,以及功能基因组学、系统生物学、合成生物学、再生医学、干细胞技术、组织工程等生命科学前沿理论和技术,围绕消防安全教育、火灾预防/报警与救援、烧伤救治智慧网络建设、烧伤创面深度诊断、人工皮肤及其附属器与体表器官研发、毁损性烧伤创面结构形态与功能恢复、瘢痕"完美"修复,以及在烧伤危重并发症(如:感染性休克、重度吸入性损伤、急性呼吸窘迫综合征、多器官功能障碍综合征)诊断、治疗及其防治等方面的一系列重大前沿科学问题,开展创新性研究,并将研究成果及时转化到烧伤预防和诊疗工作中,解决烧伤预防、诊疗工作中的实际问题,以提升重大烧伤防治水平,更好地服务于烧伤伤员。

第三节 烧伤救治中心管理

学科管理就是制定学科全面建设发展科学规划,健全学科各岗位工作规章制度,建立有效可行的激励机制与奖惩考评标准,高效运行学科医疗、教学与研究各项工作。

面对烧伤伤员从早期救治到完全康复的漫长医疗过程,以及医疗过程中涉及诸多的专业学科技术,这不仅对烧伤中心的临床医疗护理技术工作提出了更高的标准,而且也对烧伤中心的管理工作同样提出了更高的要求。如上所述,烧伤伤员临床救治工作的特殊性已决定了烧伤中心的管理工作呈现点多、面广、难度大的特点,只有依靠科学高效的学科管理思想和方法,才能极大地调动团队人员的工作积极性和创造性,才能充分激发出医护人员的良好服务意识,才能提升学科的整体医疗服务质量,才能最终满足伤员对治疗效果的高预期。烧伤中心主要的管理工作内容包括:健全学科内部管理组织、建立各项管理与奖惩制度、树立良好服务意识、确立学科文化品牌。

一、健全学科管理组织

区域性烧伤中心可设立临床与基础二个学部,在建立管理组织时可再分级设立学科中心级管理组和下一级管理小组,按照各自职责、任务进行分级管理,以保证学科中心管理工

作的全覆盖和各项工作任务有计划地高效推进。在设立分级管理组织时,不同单位可根据自身的实际情况进行调整。

(一)中心管理组

由中心主任、副主任、专家、护士长组成学科中心管理组,采取学科党支部领导下的中心主任总负责制模式。在履行管理职责时,中心管理组一是负责制定学科建设发展目标与各项工作的管理措施、考评办法,二是督促检查科室医护人员执行国家相关法律法规、医院各项规章制度和落实科室管理细则等情况,三是提出具体整改措施、奖惩方案,四是将中心重大决策提交中心党支部集体研究讨论通过后再负责组织实施。

(二)临床亚专业管理小组

中心可下设烧伤与重症救治、急慢性创面修复、瘢痕防治、整形美容、心理治疗、功能康复、专科手术室等管理小组,各小组设组长1名,可由中心领导兼任或骨干担任,组员由专业医生、护士、技师若干名组成,各组定期轮换。在学科中心主任领导下,管理小组提出各亚专业发展方向、人才培养计划,密切跟踪专业技术前沿,开展新技术新业务,及时收集患者反馈的意见建议,防范并处置好医疗纠纷、事故,各小组组长不仅是本小组医疗业务工作的负责人,更是小组管理工作的第一责任人。

(三)科室医疗质量管理小组

医疗质量管理是学科管理的核心工作任务之一,中心主任担任组长,副组长由中心副主任担任,各亚专业小组长担任组员。主要职责是制定科室各项医疗质量管理的规章制度,监管医疗诊疗质量与不良医疗事件,监控药物不良反应与院内感染,及时分析并有效处置出现的诊疗问题、药物不良反应和院内感染问题,并按照程序及时上报。

(四)护理质量管理小组

为了细化科室医疗质量管理组织结构,更加精准做好护理质量管理,专门设置护理质量管理小组。组长由中心护士长担任,组员若干名由护理骨干组成,主要负责临床一般常规护理、烧伤专科护理和急救护理工作的质量管理,开展健康教育和医院/专科住院管理相关制度宣教,收集并及时反馈患者对医疗护理、后勤保障、服务态度等方面的建议、意见,监管、分析并及时处置护理工作中出现的不良事件、事故。

(五)消毒供应与急救器材管理小组

烧伤救治对医疗环境的要求标准高,所需要的救治仪器设备和各种材料、敷料等医疗物资的种类繁多、用量很大,需设立消毒供应与急救器材管理小组,专人专职负责医疗环境、各类设备器材等物品的消毒、准备、维护和管理。组长由中心副主任或护士长担任,组员由负责设备管理、感染控制和BICU的医生、护士组成。

(六)教学科研管理小组

本小组的工作任务包括负责实习医生、规培医生、进修医生、科室的年轻医生的临床教学与培训工作,作为导师组协助导师开展硕士、博士研究生教学培养工作,申请各级科研项目、开展科学研究、完成研究成果的申报与推广应用,申报继续教育与学术会议并具体组织实施,负责与国内外学术团队开展各种学术交流活动。教学与科研管理小组可根据学科自身实际情况和条件分开或合并设置,小组组长一般由中心主任担任,副组长分别由临床部副主任/专家、基础部实验室主任/专家担任,若干名临床部与基础部骨干为组员,下设教学秘书、科研秘书共1~3名以协助开展教学、科研相关工作。

（七）经济管理小组

在医院制定的各项财经管理规章制度基础上，经济管理小组负责制定学科中心内部经济管理目标、奖惩制度和绩效分配方案，对本学科的医疗服务成本进行核算与控制，提高科室社会效益与经济效益，调动各级人员工作积极性。中心主任兼任经济管理小组长，副组长由中心副主任、护士长担任，小组成员由医疗、科研、护理工作岗位的负责人和工作人员代表若干名组成。

二、建立各项规章制度

科室的各项规章制度是实施学科管理、规范人员行为、完成目标任务、考核工作质量、执行奖惩标准、促进学科发展的重要制度保证。制定的科室规章制度必须符合国家、各级卫生主管部门颁发的相关法律法规，并在医院已有制度、规定基础上，从科室发展目标、组织结构、工作任务等自身实际情况出发，明确各类人员岗位职责，制定科室各项工作管理措施、办法，对学科进行精细化、规范化有效管理，不断提高工作效率。在制定科室各项规章制度时，要广泛征求科室工作人员意见、建议，并经过学科中心党支部讨论批准后再公布实施。

（一）明确各类各级人员岗位职责

烧伤中心人员有从事医疗、护理、康复的临床医护人员，也有负责教学、研究工作的科研人员、秘书，还有照护患者生活、打扫环境卫生的工作人员，针对各类各级人员工作岗位、工作任务与职责不同，应明确各类人员岗位职责，才能确保各类各级人员履职尽责。在制定各类人员岗位职责时，应参考《医疗机构管理条例》《医疗纠纷预防和处理条例》《中华人民共和国执业医师法》《中华人民共和国护士管理办法》《医院工作制度与人员岗位职责》《实验动物管理条例办法》《实验动物质量管理办法》《关于善待实验动物的指导性意见》等法规文件、书籍资料，使制定的各类各级人员岗位职责有法可依、有章可循、有据可查。

（二）制定学科各项工作管理制度

学科中心工作较多，如：人才引进与培养，临床医、教、研工作，烧伤救治应急队伍与网络建设，医疗护理质量控制，消毒供应，急救器材供应与维护，各功能治疗室（专科手术室、浸浴与换药室、功能康复室、重症病房与普通病房）工作，以及医德医风、经济效益等各方面，针对如此诸多方面的工作，必须制定完善的管理规定。在制定学科工作管理规定时，既可直接执行医院已制定的相应工作管理规定，也可在医院管理规定基础上结合学科自身工作特点，进一步细化后制定出适合本学科各项工作的管理规定。

（三）优化绩效考核与奖惩制度

绩效考核与奖惩制度是科室管理工作的重要内容之一，公开、公平、公正的绩效考核与奖惩管理方案将极大地凝聚人心，调动各级工作人员的积极性和创造性，改善科室医疗服务质量，提升科室竞争力。科室绩效考核、奖惩制度的制定应在医院总体绩效考核评价标准、奖惩制度基础上，广泛征求各类各级人员意见与建议，反复讨论、论证后再制定不同岗位工作人员绩效考评标准、奖惩办法，并在应用中不断改进、优化。

三、提高医疗服务质量

随着现代医学从以往单纯的"生物医学"模式向"生物 - 心理 - 社会"医学模式的转变，医疗服务质量的内容已不仅局限于医疗技术质量这一项，而是包括服务态度、就医环境、生活保障、心理疏导、人文关怀、医疗费用等多项医疗服务质量的总和。世界卫生组织质量工作小组将现代医学模式下医疗服务质量所包含的内容归纳为技术质量、经济效益、危险管理、患者满意度四个方面。

烧伤外科收治的严重烧伤患者不仅面临生命危险,还要面对毁容与伤残的巨大精神压力,并担负高昂的医疗费用,如何才能不断提升学科医疗服务质量,满足患者不断增长的对优质医疗服务的需求? 这就要求医务人员不仅具有精湛的医疗技术,还要有主动为患者提供全疗程、全方位、个性化服务的主动服务意识,并高度重视烧伤患者心理疏导和人文关怀。

(一)提升医疗技术服务水平

医疗技术质量在医疗服务体系中居于重要地位,是伤病员获得及时、正确、有效诊疗的保证,也代表了一个学科的医疗水平。提高医疗技术质量应从软、硬件着手,不仅要引进先进诊疗设备,更重要的是通过各种途径不断提升医护人员技术水平,此外还要通过建立各项管理与奖惩制度、树立良好医疗诚信与医德医风、构建和谐医患关系,才能将优质医疗技术服务贯穿整个医疗工作的各个环节,服务于患者。

(二)主动提供个性化服务

做好医疗服务工作,不仅要求医护人员拥有治病救人的高超医术,还必须要有主动为患者服务的意识。每位烧伤患者都是一个独立的个体,其年龄、性别、性格、生活方式以及烧伤部位、病情程度、治疗措施、就医需求等方方面面都存在差异,应尊重患者的个性需求,主动将个体的"独特性"融入服务中,即使患者没有提出要求也能设身处地考虑到他们的需求,并根据不同患者具体情况,有针对性、积极主动为每位患者提供个性化服务,尤其是在个人隐私、生活护理、后勤保障、人文关怀等方面尽力满足患者合理的个性化需求,才能提升烧伤特殊群体满意度。

(三)提高全疗程全方位服务意识

"急患者之所急、想患者之所想",就是要求医护人员在为患者提供医疗服务时换位思考,从"接诊——办理入院手续——住院期间诊疗与生活服务——出院后随访追踪"这一全流程服务的各个环节入手,在导引标识、礼貌礼仪、服务态度、医疗环境、饮食营养、生活照料、医疗费用、医患互信、隐私保护、医德医风等方面做好全疗程、全方位的医疗服务工作,通过多种形式的宣传教育和制定的规章制度,不断提高医护人员"以患者为中心"的服务意识,确保各项优质医疗服务的落实。

(四)重视烧伤患者心理疏导与人文关怀

烧伤患者经历突发烧伤事件打击、痛苦漫长医疗期煎熬,当再面对毁容、伤残和昂贵医疗费用时,患者精神上产生巨大心理压力、出现不同程度心理问题,如不能进行及时有效的疏导,给予有温度的人文关怀,将严重影响患者的自信心、社会参与度和生活质量,还会明显降低其对医疗服务质量的满意度。因此,心理疏导与人文关怀既是重要的医疗工作,也是提升医疗服务质量、增加患者及其家属获得感的重要服务方式。在烧伤患者救治过程中,应同步开展有针对性的心理疏导、护理和人文关怀,恢复患者及其家属战胜疾病的信心和勇气,增进医患信任,提升患者对优质医疗服务的认同感和满意度。

四、确立学科文化品牌

有学者指出,学科文化品牌是一个学科经过几代人的共同努力逐步建设、培育形成,为团队成员认可并自愿践行和传承的价值观念、道德规范、行为准则,是学科重要的有形与无形资产,是学科更高层次建设的主要核心内容,包括先进高端医疗设备、医疗服务设施环境以及具有学科自身特色优势的技术成果、规章制度、员工素质与学科精神文化等。在学科建设、发展进程中,从设施建设、设备引进、人才培养与技术发展到最终确立学科文化品牌分为三个层次,其中作为最高层次的学科文化品牌在日趋激烈的竞争中居于核心地位。要保持学科的核心竞争力长久不衰、学科可持续发展,不仅要有学科技术品牌,还必须拥有学科文化品牌。学科文化品牌建设涉及精神、物质、制度、技术、服务等诸多层面,下面仅从培养正确价值观、选配好文化品牌建设领导班子、制度文化建设、学科文化品牌形象展示等方面进行简述。

(一)培养正确价值观

价值观是人们对一切客观事物的评价标准,当科室医护人员形成了正确的价值观并以此自觉规范自己的行为,学科文化品牌的精神层面建设就有了坚实的基础。正确价值观的培养应从学科领导班子成员、党员骨干做起,通过多种形式的交流、学习、宣传、教育,将正确的价值观逐渐根植于医护人员脑海,让良好的医德医风在学科内部蔚然成风。

(二)选配好文化品牌建设领导班子

在学科文化品牌建设中,学科领导班子,尤其是学科带头人的政治立场、思想作风、道德品质、知识结构、技术水平等各个方面的素质对学科文化品牌建设、传承、发展起到重要作用,因此一定要选配好学科带头人和领导班子。学科带头人及其团队成员基本条件可参见上述"人才队伍建设"相关内容。

(三)加强制度文化建设

制度文化是人的意识形态反映,并具有规范人的行为之作用。制度文化建设离不开管理组织和规章制度,只有健全了科室管理组织、制定科学完善的管理制度,医务人员才能自觉成为学科文化品牌的培育者、传承者、发展者和维护者,学科文化品牌才能经久不衰。

(四)充分展示学科文化品牌形象

展示文化品牌既是将学科文化品牌的内涵建设通过一定的形式呈现出来,也是学科文化品牌有形建设的重要内容。展示学科文化品牌形式可多种多样,如设立荣誉室、学科人才与技术特色宣传长廊、学术交流室、烧伤防治知识墙报等,还可充分利用报刊、网络、板报、宣传册、影像、座谈会、学术会议等多样化方式进行宣传,达到展示、传承、发展学科文化品牌,凝聚团队成员人心,不断提升学科高层次核心竞争力目的。

(童亚林,朱富军,崔培,童森)

参考文献

[1] 黎鳌. 黎鳌烧伤学 [M]. 上海:上海科学技术出版社, 2011.

[2] 肖贵喜, 吴晓阳, 于冶, 等. 成批烧伤患者院内早期急救与分流实践 [J]. 中华烧伤杂志, 2016, 32(03): 152-153.

[3] 刘洪琪, 沙德潜. 天津港 "8·12" 爆炸成批烧伤伤员救治总结 [J]. 中华损伤与修复杂志 (电子版), 2016, 03: 176-180.

[4] 杨福旺, 朱富军, 缪洪城, 等. 成批烧冲复合伤的监护与救治 [J]. 中华烧伤杂志, 2014, 29(6): 535-537.

[5] 陈建, 彭毅志, 罗高兴, 等. 烧伤康复治疗指南 (2013 版)[J]. 中华烧伤杂志, 2013, 29(6): 497-504.

[6] 中国医师协会烧伤医师分会《烧伤感染诊治指南》编辑委.烧伤感染的诊断标准与治疗指南 (2012 版) [J]. 中华烧伤杂志, 2012, 28 (6): 401-403.

[7] 中华医学会烧伤外科学分会,《中华烧伤杂志》编辑委员会.负压封闭引流技术在烧伤外科应用的全国专家共识 (2017 版)[J]. 中华烧伤杂志, 2017, 33 (3): 129- 135.

[8]《双层人工真皮临床应用专家共识 (2019 版)》编写组.双层人工真皮临床应用专家共识 (2019 版) [J]. 中华烧伤杂志, 2019, 35 (10): 705-711.

[9] ISBI PRACTICE GUIDELINES COMMITTEE. ISBI Practice Guidelines for Burn Care[J]. Burns, 2016, 42(5): 953-1021.

[10]《中华烧伤杂志》编辑委员会.成人烧伤疼痛管理指南 (2013 版) [J]. 中华烧伤杂志, 2013, 029(003): 225-231.

[11] 郭光华, 朱峰, 黄跃生, 等.吸入性损伤临床诊疗全国专家共识 (2018 版)[J]. 中华创伤杂志, 2018, 34 (11): 971-976.

[12] CUI P, XIN H, YAO Y, et al. Human amnion-derived mesenchymal stem cells alleviate lung injury induced by white smoke inhalation in rats[J]. Stem Cell Research & Therapy, 2018, 9 (1): 101.

[13] PEI C, XIAOYAN F, FENG Z, et al. Acute Respiratory Distress Syndrome Induced by White Smoke Inhalation: a Potential Animal Model For Evaluating Pathological Changes and Underlying Mechanisms[J]. Cellular Physiology & Biochemistry, 2018, 47(6): 2396-2406.

[14] ZHAN Q, CUI P, PAN Y, et al. Investigating the potential to assess severe lung inhalation injuries using computed tomography[J]. Burns. 2019, 45(2): 310-316.

[15] 童亚林, 缪洪城, 冯小艳, 等.加强呼吸道管理对吸入性损伤气管切开患者肺部感染的防治作用 [J]. 中华烧伤杂志, 2010, 26(1): 6-9.

[16] 童亚林.气管内反流物冲吸装置制作与应用 [J]. 中华烧伤杂志, 2012, 02: 158- 159.

[17] 杨福旺, 辛海明, 朱金红, 等.白烟吸入致不同程度急性呼吸窘迫综合征患者的救治 [J]. 中华烧伤杂志, 2017, 33(12): 760-765.

[18] 于学忠, 姚咏明, 周荣斌, 等.中国脓毒症 / 脓毒性休克急诊治疗指南 (2018) [J]. 临床急诊杂志, 2018(9): 567-588.

[19] 姚咏明.急危重症病理生理学 [M]. 北京:科学出版社, 2013.

[20] 张立平, 李清杰, 任国荃.军队医院管理学 [M]. 4 版.北京:人民军医出版社, 2016.

[21] 苏均平, 姜北.学科与学科建设 [M]. 上海:第二军医大学出版社, 2014.

[22] 邱海波.重症医学科建设管理规范 [M]. 南京:东南大学出版社, 2011.

[23] 柴家科.实用烧伤外科学 [M]. 北京:人民军医出版社, 2014.

[24] 张庆红, 姚咏明.我国烧伤感染与免疫研究回顾和展望 [J]. 中华损伤与修复杂志 (电子版), 2019, 14(5): 325-329.

[25] 吴田田, 童亚林, 姚咏明.烧伤创面脓毒症的防治对策 [J]. 创伤外科杂志, 2017, 019(005): 396-400.

[26] 贾赤宇.学科建设:烧伤外科发展的主旋律 [J]. 中华烧伤杂志, 2018(3): 129-131.

第十一章
核辐射与化学中毒救治的组织与管理

第一节 核辐射的救治

一、核辐射事故的定义及分类

（一）定义

核辐射事故是指在核设施（如核电站、反应堆）或核活动（如核技术应用、放射性物质运输等）过程中发生的导致放射性物质污染环境或使工作人员、公众受到过量照射的重大事故。国际原子能机构（International Atomic Energy Agency，IAEA）定义核辐射事故为"对人、环境或设施造成严重后果的事件"，包括核事故对人的致命影响，向环境大量释放放射性物质或反应堆熔毁等。1945年至今，全世界共发生各种核辐射事故600多起。其中最严重的是1986年苏联切尔诺贝利核电站事故及2011年日本福岛核辐射事故。近年来，随着科学技术发展，特别是各国和平利用核能事业的发展，核技术发展与扩散不可避免。因此要求我们必须做好核辐射应急救援的充分准备，以保护好人民群众生命和财产安全。

（二）分类

1. 核反应堆事故 核能发电是当今电能主要形式之一。与其他发电形式相比，核能发电成本低廉，而且污染小、稳定性高。但核能的使用有利也有弊。其最大的弊端在于核能一旦泄漏，其后果十分严重。在20世纪80年代，苏联切尔诺贝利核电厂的核反应堆发生事故，最终使不少放射性物质（γ射线、β射线、α射线）蔓延到周边空气中，这些放射物没有颜色和气味，不容易被人察觉，随着放射物的蔓延，事故周边有1 400多名居民因为沾染了放射物质而在短时间内死亡。

2. 放射源丢失事故 在当今的教育、医学和工业等领域中，放射源被大量使用。而目前世界范围内也将放射源视为工业产品，允许其买卖及使用。据统计目前全国范围内大约有15万枚放射源存在。如果放射源管理不善，就可能泄漏，其后果不堪设想。1996年，20岁吉林一化工公司工人因误拾一条"铁链"（放射性金属铱-192，工业探伤时所用），而受到大剂量照射。其先后历经了七次手术，双肢、左前臂、手指相继病变、截掉，虽然保住了生命，但只能通过轮椅来支撑身体行走。

3. 医疗照射事故 目前X射线被运用到多个医学领域中。X射线照射能在一定程度上解决某些医学难题。但是，X射线照射的现实危害也不容忽视。医学实验证明，如果患者接受了 X 射线照射,同时照射剂量颇高,那么患者因此而患白血病等疾病的可能性将大大增加。20 世纪 60 年代,美国的某家医院曾经出现过类似事故。在给患者进行 X 射线照射的过程中,不小心将剂量加到原来的十倍,该患者在接收照射之后,出现反应迟钝、剧烈头疼和血小板快速减少等症状,住院后的 50 天左右该患者死亡。

4. 放射性废物储存事故 核设施完成各类生产的过程中,会有废水或者废气产生,这些废水和废气与其他废物混合在一起,称为放射性废物。核设施的生产管理机构会针对放射性废物做一定的处理,避免其转移到居民的日常生产或生活中,否则将给居民带来极大影响。20 世纪 50 年代,在苏联的某小镇上,由于处理放射性废物的系统失灵,导致不少放射性废物内部出现爆炸,爆炸后的放射物进入到周边空气中,使周边环境受到了严重污染。

二、核辐射损伤特点

(一)危害方式多

由于核辐射事故的种类多,人受到辐射照射的来源和途径也很多,通常在核辐射事故中,受害者可能受到一种或多种方式的伤害:

1. 外照射 当伤员受到位于体外的放射源照射时发生外照射。除了直接从事放射工作的工作人员外,参加应急救援的人员或其他群众也可能受到从低剂量到高剂量,甚至致死剂量的外照射。外照射可涉及全身或局部,局部照射的最常见原因是工业探伤人员对密闭源处置不当和群众受到丢失、被盗的密闭源照射所致。

2. 放射性污染 放射性物质释放到环境中时产生的污染,工作人员、救援人员和群众均可受到泄漏时放射性物质的外污染或内污染。

3. 复合损伤 复合伤是常规的损伤合并放射损伤(外照射和 / 或污染),如创伤引起伤口污染或全身过量照射相关的创伤。它也可以是全身受到照射合并广泛的皮肤放射性损伤。

4. 常规损伤 在放射性事故中还可能出现火灾或蒸气泄漏等其他事故,均可能造成常规损伤。在涉及放射性物质的恐怖袭击中,爆炸和恐慌也可造成大量的人员常规损伤。

(二)损伤程度重

放射性物质可通过呼吸道吸入、皮肤伤口及消化道吸收进入人体。事故中人员受照射的方式和主要组织器官有 γ 射线对全身的外照射、吸入或食入放射性核素对甲状腺、肺或其他组织器官的内照射,以及沉积于体表、衣服上的放射性核素对皮肤的照射,这三种方式以哪种为主,即哪种方式所致的剂量大、损伤严重,主要取决于受照情况及不同核素的相对量。核辐射事故对人体的直接危害包括:①全身外照射,小剂量照射可导致放射反应,大剂量照射可导致各种类型的急性放射病;②局部皮肤受照射导致不同程度的皮肤放射性烧伤;③创伤及皮肤放射性烧伤的复合伤,或创伤加上放射性物质的复合伤;④放射性物质进入体内,造成内污染;⑤组织或器官因放疗大剂量辐射而导致严重损伤,如骨质疏松、骨坏死及放射性肺炎等。

(三)伤员伤情复杂

1. 有辐射照射症状的人员 身体大范围受到高剂量照射的急性放射损伤人员,最常见的早期症状是恶心、呕吐。除非是很大剂量,开始出现恶心、呕吐的时间和严重程度可作为受到辐射照射的重要判断指标,其可在受照射后数分钟至数小时开始。放射性皮肤损伤有几天到几周的潜伏期,因此受照射后立即出现的皮肤损伤可能是由烧伤等其他原因造成。

2. 复合伤人员　对此类人员应根据复合伤的性质和程度给予及时、适当的治疗。应首先处置威胁生命的损伤,此时对放射损伤的处置要放到次要位置。复合伤使辐射损伤的病情更加复杂,一般预后较差。

3. 受到外和/或内污染的人员　如果可能受到外和/或内污染时,需要及时监测、评估污染程度。不伴有身体损伤或显著剂量外照射的单独污染不大可能引起急性辐射效应。采取适当的污染控制措施、在污染环境中进行作业的工作人员被污染的机会很小。需要进行去污处理,以防止或减少人员受到进一步的照射,减少吸入和食入污染物的危险,减少污染扩散。

4. 可能由辐射照射引发症状的人员　此类人员不需要进行立即的医学处理,但需要对剂量水平进行紧急评价。急救人员应具备足够的知识、措施和设备,以进行初步的生物学和医学方面的检查和分析,事件发生后对可能受照人员需要迅速实施医学分类。

5. 未受照射人员　此类人员应被送至适合治疗其损伤的医疗机构,给予医学处置。

6. 确定没有损伤和未受照人员　已知没有损伤或未受照人员应该允许其回家,为了便于将来对事件确认,需对事件发生地附近的所有居民和工作人员进行登记。

7. 由于精神紧张寻求咨询的人员　核辐射事件会对公众心理造成严重影响,在公众中容易引起恐慌,会直接破坏正常的社会生活秩序。最常见的个人反应包括恐惧、情绪冲动。个人最常提出的问题包括生殖能力、血液肿瘤后效应等。最多的主诉有类似于自主神经功能紊乱的主诉,如头晕、记忆下降、睡眠差。应当加强正面引导宣传、适当的知识教育、心理治疗、休息、充分的营养、必要时使用催眠药物等均是重要的治疗措施。

(四)对社会和人们心理的影响大

核能的利用首先涉及军事领域,历史上发生过日本广岛、长崎遭原子弹袭击及核武器试验事故,造成大量人员伤亡和大面积污染,引起对健康和生命的持久威胁;人们多不熟悉核事故,发生后又难以控制,认为是可怕的灾难;辐射不仅能造成受照者早期损伤,还可能诱发白血病、癌症或影响后代的遗传效应。这种恐核思想,通过各种途径在社会上流传,成为核设施正常运行及发生核事故时影响公众社会心理反应的关键因素。国外几次重大核事故的经验证明,核事故可造成广泛的社会和心理学影响,其后果是严重影响人们的心理与身体健康,干扰、破坏正常的生产和生活秩序,造成重大经济损失。这种不良的社会心理效应,其危害可能比辐射本身导致的后果更严重。

三、核辐射事故的现场救治

(一)现场防护

1. 核辐射事故的分级　国际原子能机构(IAEA)及联合国经济合作与发展组织核能机构(OECD/NEA)制定了国际核事件分级表(表11-1),目的是为了统一划分世界核设施事件的级别,迅速向公众通报核设施对安全有重要意义的事件。较低级别(1～3级)称为事件,较高级别(4～7级)称为事故。事件分级的准则是场外影响、场内影响和纵深防御降级。纵深防御是核设施设计中都有的一系列安全系统,用以防止严重场内与场外影响。当一个事件具有一个以上准则所表示的特征时,则按其中任一个准则衡量的最高级别来定级。我国有关管理部门将核(放射)事故分为人员受超剂量照射事故、放射性物质污染事故、丢失放射性物质(或放射源)事故三类。这三类放射事故,又可根据人员受照剂量大小,工作场所或环境放射性污染水平,以及丢失放射性物质的数量(活度),将事故分为放射事件(或 0 级事故)、一级事故、二级事故和三级事故。

放射性物质大量释放,具有大范围健康和环境影响,要求实施计划和长期的应对措施。

表 11-1 国际核事件分级表

分级	人和环境	放射性屏障和控制	纵深防御
特大事故 7 级	放射性物质大量释放,具有大范围健康和环境影响,要求实施计划和长期的应对措施		
重大事故 6 级	放射性物质明显释放,可能要求实施计划的应对措施		
影响范围较大的事故 5 级	放射性物质有限释放,可能要求实施部分计划的应对措施 辐射造成多人死亡	反应堆堆芯受到严重损坏 放射性物质在设施范围内大量释放,公众受到明显照射的概率高。其发生原因可能是重大临界事故或火灾	
影响范围有限的事故 4 级	放射性物质少量释放,除需要采取控制当地食物外,不太可能要求实施计划的应对措施 至少有 1 人死于辐射	燃料熔化或损坏造成堆芯放射性总量释放超过 0.1% 放射性物质在设施范围内明显释放,公众受到明显照射的概率高	
重大事件 3 级	受照剂量超过工作人员法定年限值的 10 倍 辐射造成非致命确定性健康效应(例如烧伤)	工作区中的照射剂量率超过 1 Sv/h 设计中预期之外的区域内严重污染,公众受到明显照射的概率低	核电厂接近发生事故,安全措施全部失效 高活度密封源丢失或被盗 高活度密封源错误交付,并且没有准备好适当的辐射程序来进行处理
一般事件 2 级	一名公众成员的受照剂量超过 10 mSv 一名工作人员的受照剂量超过法定年限值	工作区中的辐射水平超过 50 mSv/h 设计中预期之外的区域内设施受到明显污染	安全措施明显失效,但无实际后果 发现高活度密封无监管源、器件或运输货包,但安全措施保持完好 高活度密封源包装不适当
异常 1 级			一名公众成员受到过量照射,超过法定限值 安全部件发生少量问题,但纵深防御仍然有效 低放放射源、装置或运输货包丢失或被盗

2. 放射防护 在进入核辐射事故危险区之前救援人员应该穿合适的个人防护装备,包括防护服、橡胶手套、橡胶靴、面罩和呼吸器,个人防护装备分为 A 级到 D 级,A 级可提供最高水平的防护,包括气体防护服和个人自给式呼吸器。B 级提供第二高水平防护,包括防止液体飞溅的防护衣,使用个人自给式呼吸器。C 级包括防护服和过滤式呼吸器。D 级只提供一般的保护工作服,包括保护衣和外科手术口罩或 N95 口罩。虽然 A 级和 B 级可以提供更好的保护,但执行任务时非常笨拙。因此在核辐射救援中要坚持防护最优化、措施最适当的原则,既要最大限度地保护应急救援人员受到尽可能少的放射损害,又能保证应急救援人员有更快的反应速度和更好的操作能力。必须进入污染区抢救的搜救人员采用 B 级防护;负责伤员接收、分类、急救、去污、污染检查等救援人员采用 C 级防护;对去污后伤员进行医学诊断和处理的救援人员采用 D 级防护。除此之外,救援人员还需要佩戴直读式个人剂量报警仪和热释光个人剂量计等仪器。

(二)现场救治

核辐射损伤医学救援应在"反应最快速、防护最优化"的前提下,确保核辐射伤员的分类处置和尽早救治。

1. 制定预案 应急救治预案是组织核辐射伤员应急救治的依据,是核辐射救援队伍建设的基础。各级救援力量和医疗机构应该按照上级要求并结合本身担负任务情况,制定相应的应急救治预案。应急救治预案要周密细致,把可能遇到的困难和问题估计充分,把各种应对方案准备周全,这样才能预先有对策,从而赢得主动。

2. 分类及填写伤票 按照"先救命后去污,快速高效、先轻后重、先急后缓"的原则对现场伤员实施沾染检测和伤情分类。对沾染较重、伤情较轻的伤员分类后,送往洗消站;对伤情较重沾染较轻的伤员直接送往相应救治单元,对需要后送的伤员组织后送。接收伤员后,通过检测沾染、查看受伤部位,询问伤员姓名、伤情,查看主要生命体征等情况后要记录伤票,挂伤员分类牌,采集样品,引导伤员(洗消去污或急救)等方式对伤员进行快速分类。

3. 现场洗消 区分污染与非污染伤员是分类诊断的重要环节,而后洗消成为防治污染扩散的最重要的技术措施。有生命危险者先抢救生命,然后再考虑去污,要将避免污染放射性核素吸收和播散作为重点贯穿整个去污过程。

检测到有污染人员,应检测其个人的所有物品,包括手表、手提包、钱等。检测受到污染物品应放入袋中并做污染标记。应脱掉被污染的衣服,装入袋中并标记,并提供替换衣服。在人员污染控制记录表填写污染部位及其读数。如果污染在外层衣服,应将衣服脱去后,继续检测,脱去外部衣物可去除大部分污染。检测合格后,不需要执行其他去污程序,登记人员信息后允许回家。

体表污染检测结果是天然本底 3 倍及以上者,应视为受到放射性表面污染(天然本底测量方法:在检测点距离地面 1 米处测量,至少测量 5 次,取平均值和标准偏差;仪器可探测下限可参考仪器说明,如无可探测下限可将标准差的 3 倍作为可探测下限)。

对检测到有外污染的人员,应对其采集鼻拭纸和咽拭纸,对鼻、咽拭纸,用表面污染仪进行放射性污染检测,初步判定是否可能受到内污染,对怀疑放射性核素吸收入体内,可能有放射性核素内污染的人员,应指导去相关医疗卫生机构,作进一步测量和 / 或生物样品放射性核素分析,估算放射性核素摄入量,进行医学处理。

通常严重受伤的人要躺着接受检测。只对能进行检测的部位(头的前部、双手、双腿和身体）进行检测。只有在伤病员身体状况允许的情况下，才进行身体背部检测。如果可能，用专门的伤口探测器来检测伤口。在伤口无覆盖的情况下，进行检测。

伤员去污洗消的步骤和方法：对有创面的伤员洗消时，应先处理污染的创面，后处理体表污染。局部皮肤去污时，应先轻污染部位后重污染部位，从身体上部到下部，单一的向内运动洗消。选择针对不同核素的洗消液。对洗消结果进行检测判断，做出能否结束洗消的正确判断。

伤口去污洗消的步骤与方法：用止血带阻止静脉血回流，尽快用灭菌水或生理盐水冲洗伤口；对污染创伤部位进行污染测量或做采样测量；伤口污染严重时，可用2%利多卡因局部麻醉下进行伤口清创，一则清除污染，二则清除异物；严重伤口污染，应留样分析放射性核素或做整体测量，留样检测及分析。

局部皮肤去污洗消的步骤与方法：先用毛巾、肥皂、香波擦洗污染局部，避免一开始就全身淋浴，避免污染扩散和减少污水量；易用温水（约40℃），不要用热水，以免因充血而增加皮肤对污染物的吸收；也不要用冷水，以免皮肤因毛孔收缩而将放射性污染物陷在里面；去污时手法要轻，避免擦拭皮肤；适时、慎重选用含络合剂（能与金属离子形成络合离子的化合物）的洗涤剂，勿用硬毛刷和刺激性强的或促进放射性核素吸收的制剂；去污次数不宜过多，一般不宜超过3次，以免损伤皮肤；尽量减少去污形成的固体废物。

评测伤员的洗消效果：终止洗消的条件：①要达到洗消限值：α射线＜1 000衰变数/min；β射线＜10μSv（1mR）/h；γ射线降至本底的2倍。②多次洗消后，仍不能达到洗消限值，将对皮肤造成损伤时；或与上次洗消相比洗消效率低于10%时。

4. 现场伤员救治 现场伤员的救治要基于现场医疗条件和卫生资源，使尽可能多的伤员得到有效的医学救治。要按照"先分类后处置、先救命后治伤、先重度后轻度"的原则快速有序地开展伤员救治。

要将伤员尽快撤离现场并进行相应的医学处理，对危重伤员优先进行急救处理；现场救护的主要任务是发现和救出伤员，对伤员作初步分类诊断，抢救需紧急处理的伤员。在专业医务人员到达以前，非医学专业人员可用常规的急救方法抢救生命，不管其放射性污染水平如何；皮肤有损伤的伤口做简易止血、包扎、固定处理；经急救处理后送往设有诊所或医院的接收区。后送途中进一步确定污染水平，并作初步去污处理；采取措施避免放射性污染可能从患者向周围环境的扩散。处置危及生命的损伤（大面积烧伤、骨折、创伤、触电等）应先于处置放射性污染和照射所致损伤。

对确诊核辐射伤员要进行早期药物干预。无论是外照射损伤还是放射性核素内污染，使用防护药物越早效果越好，反之效果就会降低甚至无效。常用的药物如"500"注射液、"523"片、"408"片等外照射防治药物在照射后1天内使用，效果较好，超过1天再用基本无效。内污染防治药物，有些是阻止放射性核素吸收的，如碘片、普鲁士蓝、海藻多糖等。如使用不及时，放射性核素吸收入血或分布到组织器官后再用，就很难达到治疗效果。因此，在确定受到核辐射损伤后，应尽早使用防护药物。

5. 及时后送 根据初步分类诊断，将各种急性放射病、放射复合伤和内污染者以及一级医疗单位不能处理的非放射损伤人员送至二级医疗救治单位；必要时将中度以上急性放射病、放射复合伤和严重内污染者直接送至三级医疗救治单位。伤情危重不宜后送者可继续就地抢救，待伤情稳定后及时后送。对怀疑受到照射或内污染者也应及时后送。

四、救治中心的构建、装备配置与运行管理

如果出现批量伤员,经过现场初步处置后,需转至核辐射救治中心进行集中救治。救治中心一般建在医院及医疗机构内,并从区域划分、污染控制、人员安全、外污染洗消、内污染处理、分类收治等各个环节进行组织管理。救治中心的应急准备工作如下:

(一)制定预案

应急救治预案是救治中心组织患者应急救治的依据。各医院和医疗机构按照上级要求结合本身担负任务情况,制定相应的应急救治预案。应急救治预案要周密细致,把可能遇到的困难和问题估计充分,把各种应对方案准备周全,这样才能预有对策、赢得主动。

(二)配置装备

应急救治装备和配套设施是救治中心应急救治准备的重要组成部分,是形成应急救治保障能力的物质基础。除多功能监护仪、除颤器、心电图机、心肺复苏器、生化分析仪等常规设备以外,重要的是要准备好特殊的辐射测量仪器设备,包括:①盖格(Geiger)计数管,量程约为 50～200μSv/h,或 β-γ 表面探测仪;②万能辐射仪;③个人剂量仪(有 3 种,第 1 种为笔式,可直接阅读,但记录不能永久保存;另 2 种是胶片和热释光仪(TLDs),戴在防护服的内面,它们能准确记录剂量,但需要冲洗,不能立刻阅读,冲洗前不能受污染);④ β-γ 计数仪;⑤低本底计数仪;⑥甲状腺功能检查仪;⑦全身 γ 显像仪。

(三)基础建设配套

基础建设配套是救治中心应急救治准备的重要内容,是形成有效的应急救治能力的必要保障,是防止核污染在医院内扩散的重要保障。

1. 分类室　是患者到达救治中心后进行分类的区域,根据病情轻重、有无体表和体内放射性核素污染,将患者分别送到急诊室或去污染室进行下一步处理。过去,大多数医院处理辐射事故患者的计划是假设能处理 1～5 名严重损伤和污染的患者。但是住在释放出放射性物质的核设施附近的公众,即使没有受伤,仍然去医院要求检查有无放射性物质污染。因此,医院需要准备能够评估处理大量受放射性污染的公众的分类室。

2. 辐射应急区　医院处理辐射事故患者必须要有明确的分区,即清洁区和污染区。设立该区的目的是控制放射性物质的扩散。一般有一间污染室,在该污染室内要具备一般的清洗设施,有一个门通到第二个区即缓冲区,该区也应该有一个入口和一个出口。缓冲区以外是医院的清洁区。其位置应当:①靠近急诊室,便于抢救患者;②靠近医院的一个入口或者可以由外部直接进入急诊室,使可能被污染的范围减少到最低程度;③该区域应该易于通过救护车,如果考虑到救护车可能已被污染,用绳子将救护车和其他区域隔开并进行安全检查。美国的经验,急诊室的消防入口是理想的位置。如果没有条件,最简单的方法是用一个清洁的医院担架车(铺布单)去接救护车,将患者由救护车担架转到医院担架车,用布单(不要用塑料单)裹好患者,送入急诊室。一般用一个布单就足以控制放射性污染。当患者急需进手术室时,这种方法也很有效。需要注意的是,救护车的工作人员不要将可能有放射性污染的患者直接送进急诊室。在该区域应该有一个明确可见的钟表,供辐射安全人员或辐射技术人员用它记录各种人员停留时间。

3. 有通风设施　在处理放射性污染患者的房间,要安装高速排风扇和粒子滤过器。大多数残余放射性污染类似灰尘大小的粒子,普通口罩不能防止呼吸道污染,医生和护士的手

不要接触自己的面孔,可以防止由呼吸道污染。

4. 屏蔽设施 屏蔽对辐射有某些防护作用,可以用铅砖、铅眼镜、铅围裙防护。但经验证明,在大多数辐射事故中,屏蔽的价值有限。急诊室医生有时感到必须用铅围裙。但是,铅围裙只对低能 X 线和低能 γ 线(约 30keV)有好的屏蔽作用。辐射事故中大多数核素的能量为 100 ～ 1 000keV 以上。在大多数情况下,1 个或 2 个铅围裙没有明显的防护作用。因此,在医院内,最好用以下方法防护:①增加和辐射源的距离;②缩短靠近辐射源的时间。有一种情况屏蔽是重要的,即如果从患者身体取出放射性金属碎片,应将其放在铅容器内。大多数核医学科有铅砖,需要时可用作防护。

5. 准备好处理污染水和污染敷料的设施 许多早期设计的处理辐射事故的医院设施中,在 1 个专用的房间有一个永久性的去污染的桌面,连接一个软管排水系统,通向收集放射性物质的专用污水槽。国外现在已改为很谨慎地在急诊室处理患者,用大的容器和塑料袋收集放射性污水和敷料等,然后送往环保部门专设的放射性废物处理站处理。

6. 定期训练 辐射事故少见,要与时俱进,为事故患者提供先进的治疗,医院特别是专科医院对有关专业人员必须定期进行业务技术训练。训练的目的有 2 个:①保证操作手册内容在实际中得到应用;②对个人进行训练。训练时要尽可能模拟辐射事故真实情况,认真进行每一项技术操作,并进行录像,编辑成录像带,供以后训练使用。训练结束时进行讲评,肯定成绩和指出问题。

7. 通信 在处理辐射事故中,通信是最重要的方面之一。一旦发生事故,医院需要提前得到通知,以便准备接收患者。这个消息应该直接通知医院的总值班室(24 小时有人值班)。总值班人员需要问清几个问题,包括事故地点、事故单位、事故发生的时间、患者的数目、损伤的类型(单纯的外照射事故或可疑放射性污染的事故)、患者有无创伤、生命体征是否稳定及对方的电话号码、联系人等,并立即向医院领导报告。

8. 备用物品 包括应急药品箱,防护衣、帽、口罩、手套、鞋,防毒面具,测量仪器,剂量仪,设置安全区和控制污染需要用的物品,即拦索、标记、取生物样品的器具和标签、去污染物品和取放射性碎片用的长镊子等。保存这些物品的设备应该有轮子易于推动。这些物品应由指定部门专人保管,随时可以提供使用。备用物品有明细目录,每 6 个月检查 1 次,并有简单、明确的使用指南。

9. 地板覆盖物 其目的是患者治疗并离开医院后易于去除污染。不能因为没有地板覆盖物而延误患者的治疗。现在美国许多大医院处理辐射事故时不用地板覆盖物,因为它不方便,会延误患者治疗。大多数医院有一个装有永久地板覆盖物的治疗区。这在医院建筑中已是比较常见的事,因为它易于清除血液和病原菌(不是为了清除放射性物质)污染。如果选择铺盖地板覆盖物,需要考虑下列几点:①患者到达以前,大多数医院在污染区和缓冲区铺盖地板覆盖物;②地板覆盖物需耐用防滑,纸质产品不能做地板覆盖物,因为它潮湿后易于撕破。为了节省准备时间,许多医院将地板覆盖物粘在一起,适合待用房间的地面,并且易于铺开。如果使用地板覆盖物,不论用何种材料,都应该将它们的边向下粘好,以防绊倒行人。

10. 患者去污染室 设在辐射应急区内。如果患者只有轻微的创伤,可以在去污染室内让患者坐着或站着去污染,然后将患者送往急诊室。如患者有严重的创伤,显然不能站立淋浴,需要让患者躺着去污染。此时需要有 1 个专用的轻便的桌子,有安全皮带固定仰卧的患者并有排水和收集水的系统,洗患者的水排到桌子里面的接水处。据美国的经验,要注意有放射性污染的患者有无可能发生心肌梗死。在这种情况时,可能要给患者做电除颤,所以不能用金属做的去污染的桌子。污染水及污染敷料的处置:洗消室内通常设置有一个永久性的去污染的桌面,连接一个软管排水系统,通向收集放射性物质的专用污水槽或污水池。也可以在急诊室处理患者时,很小心地用大的容器和塑料袋收集放射性污水和敷料等,然后送往环保部门专设的放射性废物处理站处理。

11. 辐射防护服装 处理放射性核素污染的患者时需用和处理传染患者时相同的万能防护服。防护服只是防护工作人员不受放射性核素污染,并不能防护贯穿辐射。可戴外科用的口罩、帽子和两副外科手套,以便容易脱去外面污染的手套。要用塑料鞋套,如果塑料鞋套高出踝部,需用胶条扎紧鞋套口。

12. 操作手册 为了规范处理辐射事故,医院需制订操作手册。但急诊室值班的医生和护士可能从未参加过处理辐射事故的训练或从未读过操作手册。因此,应将手册复印保存在急诊室、放射科和核医学科。操作手册内容应保存在计算机硬盘上,以便快速更新。

(四)救治中心运行管理程序

接到事故患者来院通知后,按照以下程序启动救治中心应急响应:

1. 立即启动救治中心辐射事故应急预案。

2. 指定专人与各方面保持联系。

3. 准备好接收污染和非污染伤员的地区。

4. 辐射防护检查人员、急诊医生、护士、各医技科室有关人员、后勤保障和保安人员各就各位;辐射防护检查人员、急诊医生、护士、HLA配型室、生物剂量室、物理剂量室、专家顾问、血库等各医技科室有关人员、后勤保障和保安人员各就各位。

5. 有关科室准备接收伤员住院的床位及相关仪器设备,估计有需要做造血干细胞移植的患者时,要准备好空气层流洁净病房(laminal air flow room, LAFR)。

6. 立即成立医院抢救领导小组、医学专家组、医疗抢救组、后勤保障组,明确各组织的任务和职责,指定各组负责人。

7. 组织医院药剂科、医学工程科等,根据患者病情和救治工作需要,筹备抢救药品和器材,以确保患者救治工作的需要;包括两类设备:辐射相关的装置和普通医疗设备。辐射相关的装置主要用于辐射测量、防护、检验、应急救治,主要包括:手持式辐射仪、α-β表面污染测量仪、β-γ表面探测仪、万能辐射仪、个人剂量仪、核辐射防护服、全身γ显像仪、伤口洗消装置、辐射剂量快速估算系统、大批量人群体内污染快速初筛系统、红外线热成像仪、染色体畸变自动分析仪、核事故应急处理药箱、负压隔离担架。其中部分仪器价值昂贵,使用率很低,可以和有关单位协作使用。普通医疗装置:多功能监护仪、除颤器、心电图机、呼吸机、生化分析仪、血细胞分析仪、B超机、微量泵、输液泵、血气分析仪、流式细胞仪等。

8. 医院对抢救患者需要的车辆、工作人员吃、住、行等各项后勤保障工作必须到位,以解除医务人员的后顾之忧,确保医疗抢救工作顺利进行。

9. 保安措施 医院处理辐射事故时,保安人员应立即介入,不仅要指挥救护车进入合适的入口,还要保证污染患者入口的安全,并阻止新闻记者等无关人员进入REA。否则,他们可能成为放射性物质的传播者。医院行政当局可建立新闻发布中心接待新闻记者。

(彭晓波,邱泽武)

第二节　化学中毒的救治

20世纪以来,随着工业活动的发展,应用和生产的化学有毒物质越来越多,化学损伤公共事件发生的可能性也越来越大。如印度博帕尔毒气泄漏事件造成2万人中毒及2000多人死亡。国内的2003年12.23开县特大井喷事故,2005年3.29淮安市液氯泄漏事件,2015年"天津港8·12"特大爆炸事故等均造成大量人民群众化学中毒导致伤亡,影响社会安全稳定。明确化学中毒事件基本概念及危害方式,实施针对性防护及救治,是化学中毒救治的重点。

一、化学突发事件概述

（一）定义

化学突发事件是指突然发生的有毒有害化学品泄漏、燃烧或爆炸,造成或可能造成群体人员急性中毒、引起较大社会危害,需要组织社会性救援的紧急事件。

（二）类型

化学突发事件类型包括非人为因素、非人为主观因素引发的化学意外事故事件及人为因素导致的化学恐怖袭击事件两类。

1. 化学意外事故事件　指在生产、使用、储存、运输有毒有害化学品过程中,由于非人为因素、非人为主观因素引起的有毒有害化学品泄漏、燃烧或爆炸事件。依据发生原因,主要包括以下3种类型。

（1）技术因素引发的意外事故事件:指人们在化工生产、储存及运输等过程中,违反客观规律,设施设备失修、化学品管理不当、违反操作规程等引起的化学事故。

（2）自然因素引发的意外事故事件:指地震、火山喷发、海啸、龙卷风及雷击等不可预知因素,以及台风、潮汛、洪水、山体滑坡及泥石流等可预知因素所造成的大型化工企业设施破坏,引起燃烧、爆炸,使有毒有害的化学物质外泄,造成突发性化学事故灾害。

（3）人为造成但不属于恐怖袭击的突发事件:包括食物中毒、职业中毒、群体性药物反应等情况。

2. 化学恐怖袭击事件　指恐怖分子为达到其政治、经济、宗教、民族等目的,通过使用或威胁使用有毒有害化学物质、袭击或威胁袭击化工设施,引起有毒有害化学物质释放,造成人员伤亡和心理恐慌及社会影响,从而破坏国家和谐稳定与妨碍社会经济发展的事件。

（三）分级

化学突发中毒事件一般可分为特别重大、重大、较大及一般四个等级。

1. 特别重大化学突发事件　当出现下列情况之一:

（1）发生化学恐怖袭击时。

（2）重要地点、场所和敏感部门发现危险化学品释放装置遗洒物品,高度怀疑人为蓄意因素所致时。

（3）化学设施发生意外事故,造成化学损伤伤员10人（含）以上,或死亡3人（含）以上时。

2. 重大化学突发事件　当出现下列情况之一：

（1）重要地点、场所和敏感部门发现可疑危险化学品释放装置、遗洒物品，尚未确定何种危险化学品时。

（2）化学设施发生意外事故，造成化学损伤伤员 2 人（含）上、10 人以下，或死亡不足 3 人时。

3. 较大化学突发事件　当出现下列情况之一：

（1）化学设施发生意外事故，暴露者不足 20 人，或导致化学损伤不足 2 人，无死亡时。

（2）事发地军级单位指挥机关或市（地）级人民政府赋予较大防化医学救援任务时。

4. 一般化学突发事件　当出现下列情况之一：

（1）化学设施发生意外事故，未造成人员伤害后果需上级专业人员协助处理时。

（2）重要危险化学品丢失、被盗或失控时。

二、化学突发中毒事件的特点

化学突发中毒事件具有情况突发性、后果严重性、影响未知性等特征，除了直接给人员健康和生命安全造成影响和威胁外，还会对正常生产生活秩序带来严重干扰，甚至引发社会动荡、混乱和社会心理负面影响，并造成经济上重大损失，有以下几个特点。

（一）事故突发性

一般都是瞬间突然发生，与化工产品性质及其生产过程的特殊性有关。许多化工产品易燃易爆，在生产、运输、贮存过程中某环节稍有疏漏，便会导致事故突然发生，大量泄漏有毒有害物质。化学突发中毒事件的突发性对应急救援工作提出了很高的要求。

（二）后果多效性

化学突发中毒事件不仅有大量毒物的泄漏，可能还伴有爆炸、火灾。事故发生后，可严重污染空气、水源、植物、土壤、生活设施等，污染对象众多。受污染的空气扩散，危害范围可达数十平方千米。人员可能直接受染，也可能因接触从污染区抢救出的伤员、财物或因车辆通过受染地域而造成的间接受染。事故产生的危害持续时间有时可能达数个月甚至更长。

（三）社会危害性

化学突发中毒事件不仅会导致人员伤亡、财产损失，而且有可能引发社会问题，会导致人心浮动及公众心理变化。如果处理不当，社会秩序会发生混乱。由于公众盲目恐惧、自发流动，造成交通堵塞、供应紧张、意外伤亡、社会动荡，使救援工作很难顺利进行。

（四）处置复杂性

事故发生后，应急救援行动将围绕切断或控制事故源，控制污染区，封锁通道，抢救伤员，评价环境，认定污染危害性质、程度、范围，组织公众掩蔽、防护或撤离，对污染区进行去污处理等，这些工作不少需要同步进行，而有些处置程序又不能颠倒。救治伤员与排除险情紧密相关，组织居民防护与稳定社会秩序要结合进行等。处置既要迅速又要准确，既要紧张又不能忙乱，难度很大。

三、化学中毒事件的现场救治

（一）人员组成

化学中毒事件伤员救援队的组成一般包括分类、洗消、救治等环节。救援队下设指挥、侦检、现场抢救、分类、洗消、救治、后送、后勤保障等组别。每个组根据伤员数量、岗位及流程设置组长及若干组员。实施侦检、现场急救、伤情分类、伤员洗消、救治及后送等。

1. 现场抢救组 染毒区的救援人员必须采取足够的防护措施,一般 3 人一组,携带一副担架,统一行动,防止发生意外。所有人员均佩戴防毒面具防止继续染毒,对有行动能力的伤员引导其撤离染毒区,对失去行动能力的伤员采取必要的救命措施,尽快脱离染毒区域,然后再实施救治。

2. 分类组 对伤员实施伤情分类,根据伤员伤情及受污染情况,引导伤员分流至救治组。较常用的分类方法是 START 分类法(见下文分类方法),不要求完全准确,目的在于高效分流伤员。一般开设 2 个分类站,每个分类站配置 2 人。

3. 洗消组 负责对污染伤员和救援人员洗消,以及伤员污染物的封存和处理。一般设立轻、重两个洗消通道,在保证伤员生命体征的情况下为伤员去除染毒衣物,洗消、更换清洁衣物,继续救治。洗消过程中发生危及生命的伤情变化,则以先救命后洗消为原则。一般用清水洗消,或根据毒物特性使用适宜的洗消剂。一般重伤员洗消通道配置 6 人,轻伤员洗消通道配置 2 人,洗消效果检测 1 人。

4. 救治组 对脱离热区危重伤员的紧急抢救,对洗消后伤员的救治,包括心肺复苏、呼吸循环支持、外伤的止血、包扎、

固定以及复合伤的处置等。一般设立内科、外科两个救治单元。每个单元配置 3 ~ 5 人。

5. 后送组 与后方对接,安排伤员后送、记录伤情,一般 2 ~ 3 人。

(二)装备

1. 防护装备

(1)防护服:从防护性能最高的正压气密防渗透防护服,到普通的隔离颗粒物防护服,各类防护服的性能有较大的差别,适用范围也不同。在样式上,防护服分连身式和分体式结构,由于材质不同,有些洗消后防护性下降,所以有一次性的,也有限次使用的。选用可通过向专业机构咨询或通过生产厂家提供的检测数据来确定。

(2)眼面防护用具:眼面防护用具都具有防高速粒子冲击和撞击的功能。眼罩对少量液体性喷洒物具有隔离作用。若需要隔绝致病有害物通过眼睛黏膜侵入,应在选择呼吸防护时选用全面罩。

(3)防护手套、鞋靴:和防护服类似,各类防护手套和鞋靴适用的化学物对象不同。另外,配备时还需要考虑现场环境中是否存在高温、尖锐物、电线或电源等因素,而且要具有一定的耐磨性能。

(4)呼吸器:常用的呼吸防护分为过滤式(空气净化式)和隔绝式(供气式)两大类。隔绝式将使用者呼吸器官与有害空气环境隔绝,靠本身携带的气源(如 SCBA)或导气管(长管供气式),引入作业环境以外的洁净空气供使用。A 级和 B 级防护都使用全面罩正压式空气呼吸器(self-contained positive pressure respirator)。常见的过滤式呼吸器有防尘面罩和防毒面具,分随弃式面罩(也称简易型,半面型)、可更换半面罩和全面罩。可更换半面罩和全面罩都使用可以更换的过滤元件,按防护对象分为防颗粒物(或称防尘)、防气体或蒸气及尘毒综合防护。防尘滤料根据效率高低有不同级别,每类滤毒罐、滤毒盒也会有适用的气体或蒸气种类,有些仅防某种气体,有些可综合防护,有些带滤烟层或颗粒物滤料(可拆卸或

不可拆卸）。过滤式呼吸器用于 C 级防护,考虑到现场有害物种类,配备时一般应考虑选择尘毒组合式过滤元件。

2. 救治装备

（1）特需药品:包括特效抗毒药（如氰类毒剂中毒急救所需的抗氰急救注射液）和急救药品等。根据不同化学毒物的中毒,及时给予相应的特效抗毒药物或特殊排毒剂与措施是有效减少伤亡的根本保证之一。如氰化物或有机磷化合物中毒时,可使用特效的肌内注射急救针进行自救或互救;重金属盐锑、汞、砷等的中毒可尽快给予二巯基类药物等。

（2）侦检装备:包括离子迁移谱仪、复合气体检测仪、硫磷毒剂报警仪、防化医学检毒箱以及集成化装备（如侦检车）等。

（3）分类急救装备:检伤分类包（伤标、伤票、剪刀、压舌板、口咽通气管、止血钳、止血带、手电、三角巾、弹力头套、弹力绷带、卷式夹板、折叠式夹板）、简易呼吸机等。

（三）救治过程及方法

化学事件中的毒物多为化学性毒剂,包括军用毒剂、农药、工业毒物及重金属等。因中毒人员众多,可引起较大的社会危害和损失。医学救治的任务是抢救中毒人员,迅速将其转移至安全地带,及时送医院救治,同时做好群众的防护和组织撤离工作。

1. 组织管理 化学事件现场医学救援的组织管理是否合理关系到能否迅速地组织医学救援,最大限度地减少化学事件造成的人员伤亡。化学事件伤员处置必须遵循分区救治和分级救治的基本原则。在现场指挥部的统一指挥下,消防、卫生、医疗等各单位密切配合。根据化学毒物种类、侦检结果对救援人员和化学事件伤员采取足够的防护措施,防止人员损伤加重。迅速划定染毒区域,在上风方向设立急救站,将现场全部人员撤离染毒区,在急救站对批量化学事件伤员及疑似伤员进行分类、洗消、救治,与后方医疗单位对接,在指挥部统一指挥下将伤员有序后送至指定医院。化学事件发生的情况千差万别,最重要的是查明事件原因,抢救化学事件伤员和其他伤病员,消除事件后果,减少损失。制定现场医学救援方案具体内容如下:

（1）根据化学事件现场人员报告,初步判定事件的原因和性质。进一步查明化学事件毒物的名称、总剂量、浓度、范围、持续时间、迁移方向等情况,迅速报告上级和有关部门、友邻单位,以便进行防护、人员疏散、检测,并得到上级部门指示和有关单位支援。

（2）迅速堵塞疏漏,控制污染源、对已经污染的地面、厂房、设备、水源等采用冲洗、擦拭、中和、氧化、焚烧等方法消除污染。

（3）建立污染区,并设立警示标志,禁止无关人员进入、必要时安排人员戒备。

（4）组织人员撤离污染区。

（5）如同时发生火灾和爆炸时,组织人员灭火和抢险。

（6）迅速查明化学事件伤员和其他伤病员数量,调集救援人员和车辆进行现场抢险,并由指挥小组协调通知有条件或定点医院准备接收伤病员。

（7）在现场进行救援的人员必须佩戴相应的防护器材,如皮肤污染后应尽快彻底清洗。

（8）保证通信等抢救器材完备,夜间救援应有足够的照明设施。

（9）做好教育工作,严禁现场进食、饮水和吸烟等。

2. 分类方法 按照国际公认的标准,检伤分类分为轻伤、中度伤、重伤与死亡四个等级,统一使用不同的颜色加以标识,必须遵循下列的救治顺序:第一优先:重伤员（红色标识）;

其次优先：中度伤员（黄色标识）；延期处理：轻伤员（绿色或者蓝色标识）；最后处理：死亡遗体（黑色标识）。一般采用 START 分类法，属模糊定性法。START 是 Simple triage and rapid treatment（简单、检伤分类及快速治疗）几个英文单词第一个字母的缩写。评估的项目有：能否行走、呼吸、循环、意识四个方面。

（1）利用呼喊集合的方式先将伤病患分成可以行动与不可行动两种：可以行动的病患是所谓的延迟病患可以延迟治疗，伤票颜色会给予绿色（轻伤）。此种检伤方式可以快速将大多数较不危急的伤病患找出，但也可能会轻估其严重度，所以这类病患到达设定的集结区时，需马上进行二次检伤。

（2）评估呼吸次数：如呼吸 > 30 次 /min 或 < 10 次 /min 则为红色（第一优先）；如没有呼吸则需再次打开呼吸道评估呼吸，如仍是没有呼吸则为黑色（死亡）；如呼吸次数介于 10 ～ 30 次 /min（正常）则进入下一步骤。

（3）评估循环：循环主要评估的项目有两项，第一为桡动脉，第二为微血管充盈时间。如桡动脉不能扪及或微血管充盈时间 > 2 秒则为红色（第一优先）；如桡动脉能扪及且微血管充盈时间 < 2 秒则进入下一步骤。

（4）遵从指令：用简单的指令评估伤病患的意识状况、有无脑部损伤，如无法遵从指令者则为红色（第一优先）；如可以遵从指令者则为黄色（第二优先）。

3. 划区处置 化学事件的现场处置必须首先根据化学事件毒物污染及其危害程度对救援工作区域进行危险程度划分。通常将救援工作区域划分为污染区（亦称热区）、缓冲区（亦称温区）、清洁区（亦称冷区）3 个区域。污染区是以事件发生地为中心的周围一定区域，污染区的大小取决于事故的大小、毒剂扩散程度等；缓冲区一般设置在污染区的上风向，其污染来源主要是由伤员或救援人员等从污染区撤出时的二次污染；清洁区在缓冲区上风向，为洁净区域，没有毒物污染。医学救援分队必须按照不同区域环境特点和防护要求进行工作部署，开展救援工作。现场抢救组在污染区展开伤员急救；洗消组在缓冲区开展伤员及从污染区退出人员的洗消工作；伤员救治及转送工作必须在清洁区开展。救援人员的救援活动，必须在指定区域进行，不得随意跨区域活动，离开污染区时，必须经过洗消处理。

4. 分类救治 在群体伤员到来时，在有限的时间内，根据化学事件毒物毒性及污染程度、生命体征及中毒症状、防护状况等，对染毒人员的伤情做出客观判断，并结合可用医疗卫生资源等情况，决定伤病员接受医疗救治的优先权，提高群体救治效率。在此过程中，分类单元要做好与急救单元和洗消单元的有序衔接。收拢伤病员要快速、全面，避免场面失控和漏检；同时，伤病员的放行，在符合急救原则前提下应充分考虑洗消单元的工作能力和状况，以保持整体救援行动的有序和畅通，必要时可在分类站开展局部快速去污和稳定生命体征的医疗救治等。伤员分类是一个动态的过程，在从现场到急救站到专业救治医院的过程中，定期对伤员伤情变化进行评估并重新分类。

救治四优先：①先防护，后抢救，进入污染区和缓冲区的医疗救援人员，首先应当做好自身防护，然后再进行救援工作。②先撤离，后救治，先将伤员迅速撤离染毒区，中断伤员与毒剂毒物的继续接触，然后再进行救治。③先救命、后治伤，鉴于现场救援的医疗资源有限，为了提高化学事件中毒伤员的存活率，需要根据伤员的伤情进行救治优先权的分类，优先救治需要采取紧急救生处置的伤员。同时，在伤员救治工作中，应当正确处理救治和洗消的关系，在伤员生命受到威胁时，应当先救命而后处理污染伤口，或边洗消边救命。④先洗消，后治疗,对于生命体征稳定的伤员,或已脱离污染区的伤员,应当先洗消,后处理损伤,不经洗消的伤员不能进入清洁区,以免造成污染扩散。

5. 综合治疗　在化学事件伤员专科治疗过程中,应当遵循特效治疗与整体治疗相结合,医疗与护理相结合,生理治疗与心理治疗相结合的综合治疗原则。在使用特效药物治疗的同时,应当全面检查伤员负伤患病情况,整合内科、外科及其他专业救治力量进行综合诊治。在采取正确救治措施的基础上,加强对伤员的监护及医学护理和生活护理,促进伤员身体的修复与愈合,减少脏器功能损伤。治疗终结,必要时送疗养院进行康复治疗。同时,应当适时开展伤员心理治疗,及时疏导伤员心理问题。

6. 伤员后送　化学事件伤员的后送,应遵循先洗后送、先救后送、定点后送的原则。后送的对象包括经现场初步洗消和抢救、生命体征基本平稳的伤员;以及处于潜伏期(短时间内尚未出现明显症状)的中毒伤员。在移交伤员时,应注意向护送医务人员移交伤票或伤员简易病例,交代注意事项。

7. 安抚伤员　群体性心理反应是一种与刺激、功能丧失或改变有关,但无相应器质性病变的群体精神性反应,是化学事件常见的继发效应。群体性心理反应事件一旦出现,不仅可以直接造成人员躯体健康的危害,而且可以对患者周围人群产生不良心理暗示,导致更大范围的人群恐慌。因此,在化学事件出现后,有效心理干预同样是现场应急救援的关键环节。

四、救治中心的构建、装备配置与运行管理

当化学中毒事件发生后,救治中心会在短时间内接诊大批中毒患者,单独门急诊的急救力量通常无法应对,常规挂号就诊的程序亦不能满足救治需求。因此应调动医院的整体救治资源,重组急救力量,设立院内一体化救治体系,以达到快速和积极应对中毒事件的目的。

(一)基础建设配套

1. 急救通道　在救治中心的主要入口至分类区开辟急救通道,设置警戒线,由专人负责指挥,保证患者及转运车辆进入医院畅通无阻,有序停留和快速转运伤员。

2. 分类区　在救治中心主要急救通道附近空旷地就近设立,根据患者人数设立若干分类站,并设置引导牌及路线标识。主要对大批中毒患者实施快速分类,批量分流。

3. 洗消区　利用救治中心现有的喷淋场所和设备,或临时设立洗消场,根据中毒人数尽量建立多个洗消点,对染毒患者实施全身洗消。

4. 观察区　利用面积充足、通风良好的场所内设立观察区,对接触反应及部分轻度中毒患者实施临床观察。

5. 抢救区　在急诊设立抢救区,就近对危重患者实施抢救及初级生命支持。

6. 加强治疗区　在 ICU、心血管、呼吸等急救技术力量较强,急救器材相对充足的科室设立加强治疗区,对患者实施连续生命体征监护、加强治疗。

7. 普通病区　条件允许的情况下可腾空相应病区集中收治中毒患者。条件不允许时,亦可将轻、中度中毒患者分别收入其他科室以便集中管理。

8. 设置指引　救治分区设立后,立即设置临时标志及引导路标,以利中毒患者的快速分流及后送。

(二)配置装备

应急救治装备和配套设施是救治中心应急救治准备的重要组成部分,是形成应急救治

保障能力的物质基础。除多功能监护仪、除颤起搏器、心电图机、心肺复苏器、生化分析仪、急救装备及设备等常规设备以外,重要的是要准备好中毒特需药品及特殊的毒物检测仪器设备。

(三)检伤分类

1. 早期快速分类　在患者抵达救治中心后立即对其实施早期快速分类,建立有序的救治秩序,在短时间内对大批患者进行快速分流,及早发现及救治重症患者。在第一时间掌握整体伤情,为后续救治提供重要的基础信息。根据实际情况每 20～30 名患者设立 1 个分类点,配置分类医师 1 名,助手若干。对大批急性中毒患者进行多点分类,快速分流。

2. 检伤标准及人员去向　根据患者中毒程度、生命体征、意识状况和外伤程度为依据对中毒人群进行早期分类。

(1)接触反应:将疑似接触毒物,生命体征稳定,无明显症状或出现一过性刺激症状的清醒患者视为观察对象,分流至观察区。

(2)轻度中毒:将生命体征稳定、出现轻度中毒症状的清醒患者视为轻度中毒,分流至普通病区诊治。

(3)中度中毒:将生命体征尚稳定,出现中度中毒症状,合并中毒引起的单个脏器损害,无多器官功能障碍或衰竭的清醒患者视为中度中毒,分流至普通病区诊治;部分毒物毒性大、处于病情进展期、有潜在生命危险的患者可收住加强监护病房。

(4)重度中毒:将生命体征不稳定,出现重度中毒症状,合并 2 或 2 个以上脏器或系统功能障碍或 1 个以上脏器衰竭的患者视为重度中毒,分流至加强监护病房;出现呼吸、循环衰竭的患者立即送抢救区抢救。

需提醒的是对怀疑毒剂沾染的伤员立即送洗消组;对合并外伤者或以外伤为主的伤员送外科救治组,危及生命者立即行外科手术。

(四)体内毒物清除

1. 洗消　洗消是切断毒源、防止二次染毒的首要措施,应在早期快速分类后立即实施。病情较轻的皮肤、黏膜染毒患者应及早给予彻底洗消,更换染毒衣物。对于重症患者应视情况去除染毒衣物,抢救成功后彻底洗消。参与洗消和抢救的医务人员必须采取有效的防护措施,以避免二次染毒。

(1)染毒衣物的去除和处理:所有染毒患者均应去除染毒衣物,染毒衣物标注患者分类号后分别包装,集中封存。经毒物鉴定已污染的衣物需集中洗消或销毁,无污染衣物可返还。

(2)初步洗消:设立临时洗消场,利用喷淋设备,对染毒患者进行全身洗消。洗消后更换清洁衣物,并引导患者进入相应救治分区。采取有效隔离与防护措施,避免二次染毒。洗消污水统一处理,确认无污染后方可排放。

(3)精密洗消:患者初步洗消后进入相应救治分区,在眼科、皮肤、耳鼻喉科专家的指导下,对患者眼、口鼻黏膜、皮肤染毒实施进一步洗消。必要时应去除染毒毛发,彻底阻断外来毒源。对于外伤合并染毒或中毒导致皮肤、黏膜的化学性烧伤者,应由中毒救治专家与相关的外科专家共同讨论,拟定总体处理原则,视具体伤情具体实施。

(4)特殊毒物中毒的皮肤洗消:此类毒物造成机体不可逆损害程度与染毒量呈正相关,无特效解毒剂,对症治疗无法阻断其病理进程,如芥子气皮肤染毒。在中毒早期,皮肤洗消能够明显减少毒物吸收的量,是减轻中毒损害,改善患者预后最为直接、有效的救治手段。应在保证患者生命体征稳定的情况下,采取干式吸附、洗消液冲洗等手段尽可能对患者实施彻底洗消。

2. 体内毒物的清除　清除体内毒物可减少患者体内毒物蓄积,阻断毒物的再次吸收,防止中毒反跳导致病情加重,是促进患者痊愈的根本手段。根据患者染毒途径的不同,体内毒物清除方式亦不同。消化道中毒者可采取催吐、洗胃、导泻、灌肠等方式;呼吸道染毒患者可通过反复清洗口腔、鼻腔及咽喉部;吸收入血的毒物给予血液净化疗法清除。在明确中毒原因的基础上,根据毒物的毒理学特性、染毒途径制定整体原则,根据患者具体病情分级实施。

(五)救治中心运行管理程序

接到化学中毒患者来诊通知后,按照以下程序启动救治中心内应急响应:

1. 立即启动救治中心化学中毒事故应急预案。

2. 指定专人与各方面保持联系。

3. 根据接收中毒患者数量及中毒种类,提前划分准备好分类区、洗消区、观察区、抢救区等救治场所。

4. 防护检查人员、急诊医生、护士、各医技科室有关人员、后勤保障和保安人员各就各位;防护检查人员、急诊医生、护士、转运人员、毒检室、检验科、放射科、专家顾问等各医技科室有关人员、后勤保障和保安人员各就各位。

5. 重症监护室、普通病房科室准备接收伤员住院的床位及相关仪器设备。

6. 立即成立抢救领导小组、医学专家组、医疗抢救组、毒物检测组、后勤保障组,明确各组织的任务和职责,指定各组负责人。

7. 组织药剂科、医学工程科等,根据患者病情和救治工作需要,筹备抢救药品和器材,以确保患者救治工作的需要。

8. 医院对抢救患者需要的车辆、工作人员吃、住、行等各项后勤保障工作必须到位,以解除医务人员的后顾之忧,确保医疗抢救工作顺利进行。

9. 综合救治与心理治疗相结合,在急性化学中毒事件中,大多数清醒患者往往处于一种恐惧、紧张的状态,易引发精神、心理异常,甚至波及整个人群,导致群体性癔病发作。对此,应在明确诊断的基础上,向每一位中毒患者及家属明确告知病情与预后,打消患者的恐惧心理。此外,开展相应的心理咨询与讲座,能够有效减少和控制精神异常及群体性癔病发作的可能性。必要时应申请专业心理咨询或精神疾病专家会诊,协助诊治。

(彭晓波,邱泽武)

第三节　化学中毒的急救护理

中毒是当外界某化学物质进入人体后,与人体组织发生反应,引起人体发生暂时或持久性损害的过程。在临床上可以分为急性中毒(毒物进入体内后 24 小时内发病)、慢性中毒(毒物进入体内后 2 个月后发病)、亚急性中毒(介于急性和亚急性中毒之间)。其中急性中毒是常见的急诊疾病之一,具有发病急骤、病情变化迅速、发展快等特点,救治工作具有时间依赖性,必须尽快甄别并采取紧急救治措施。

一、毒物与分类

凡能引起中毒的物质统称为毒物,包括化学性毒物和生物性毒物两大类。

(一)化学性毒物

化学性毒物如药物、工业毒物、军用毒物等,分类方法主要有:①根据毒剂的结构,如有机磷酸酯类毒剂;②根据对中毒者身体造成的影响,如神经性毒剂;③同时涵盖毒剂名称及其化学结构,即毒剂标识序列、毒剂类别标识序列;④根据中毒者临床症状,将化学毒剂分为糜烂性毒剂、全身中毒性毒剂、窒息性毒剂、失能性毒剂、神经性毒剂、反暴乱化学毒剂/催泪弹和呕吐性毒剂。

(二)生物性毒物

生物性毒物又分为动物性毒物(蛇毒、河豚毒等)和植物性毒物(如苦杏仁、毒蘑菇等)。毒物进入体内后是否发生中毒,取决于多种因素,如毒物的毒性、性状、进入体内的量和时间、患者的个体差异(如对毒物的敏感性以及耐受性)等。

二、毒物进入体内的途径

迅速正确评估毒物进入体内的途径非常重要,我们可以根据其途径采取紧急急救措施。

(一)经口进入体内
①误服毒物;②遭到投毒;③主动服毒(自杀)。

(二)经呼吸道进入体内

吸入毒气或含毒的气溶胶(空气中悬浮的微粒)。由于人的气体交换面积很大,毒物能在短时间大量进入体内,故经呼吸中毒者往往病情危重,危险性大。

(三)经皮肤、黏膜进入体内

①皮肤通常是一道良好的天然屏障,毒物并不容易通过皮肤进入体内,但下述三种情况下毒物比较容易通过皮肤进入:皮肤有破损;毒物在皮肤上长时间停留,特别是脂溶性毒物;天热出汗时皮肤毛孔扩张。②黏膜是薄弱环节,一旦染毒则毒物容易进入体内。

(四)经注射进入体内
①吸毒者自己为自己注射;②医疗意外:误将错误种类或剂量的药物注入患者体内。

三、急救护理

(一)院前急救流程

根据毒物性质及入径,采取现场急救:①迅速脱离现场:迅速将患者移离中毒现场至上风向的空气新鲜场所,安静休息,避免活动,注意保暖,必要时给予吸氧。②脱去被毒物污染的衣物,用流动的清水及时反复清洗皮肤、毛发15分钟以上。对于可能经皮肤吸收中毒或引起化学性烧伤的毒物更要充分冲洗,并可考虑选择适当中和剂处理,眼睛溅入毒物首先要彻底冲洗。③经口入者迅速催吐。④使用留置针建立静脉通路,同时采集静脉血3ml置生化试管中做毒物监测。⑤选择合适用药。⑥密切观察,保持呼吸道畅通,维持通气和循环功能稳定。⑦救护车转运,途中电话通知医院急诊及 ICU 做好接诊准备。

（二）院内急救护理

急性中毒患者病情紧急、进展迅速，入院后需立即采取有效措施，尽早、高效地降低毒素在血液中的含量。

1. 启动急性中毒救治流程 成批中毒启动医院急救预案，成立多学科救护小组，全面进行救治。应细化预检分诊患者、中毒应急小组评估、救治护理、快速转运及EICU单位准备等。

（1）完善急诊预检分诊：分诊台可由高年资护士担任主要工作，低年资护士辅助，对患者进行快速初步评估和检查。根据患者的生命体征、意识、瞳孔及中毒情况快速、准确分诊。化学毒剂中毒通常分为4类，分别用红、黄、绿、黑4种颜色表示：①绝对紧急危重患者，标红色，优先处置。这类患者通常伴有1个或数个严重中毒症状（呼吸暂停、剧烈咳嗽、呕吐、大量出汗、流涎等）。②相对紧急重症患者，有中毒症状，但病情稳定，标黄色，次优先处置。③轻症中毒患者，分两种，一种是受伤不严重，中毒症状较轻及注射过或未注射过解毒剂的患者；另一种是因注射抗神经性毒剂中毒的解毒剂所引起的症状，但无化学毒剂中毒症状的患者。这类患者通常标绿色。④死亡中毒患者，指呼吸、心跳停止，各种反射均消失，瞳孔固定散大的死亡患者，以及一些濒死且救治无望的患者。这类患者通常标黑色，暂不处置。对轻、重、危重中毒者和死亡人员分别做出标志（分类标记在用塑料材料制成的腕带上，扣系在手腕或脚踝部位），以便后续救治辨认或采取相应的措施。在检伤分类中，还应重视中毒现场患者的登记和统计。高年资护士护送患者进入抢救室，低年资护士启动急救流程并协助办理挂号缴费手续。

（2）中毒应急小组快速评估检查，安置好患者，向家属收集毒物样品并立即建立静脉通路、静脉采血、吸氧等，同时电话通知检验科准备接收标本，将标本送至化验室。化验室接到通知后进行登记，安排优先检查。

（3）清理皮肤毒物、清洁口腔、更衣、置胃管、迅速电动洗胃、导泻、留置尿管及执行医嘱用药等；根据毒物性质种类决定血液净化，明确同时抢救室护士立即通知启动血液净化小组、EICU进行单元准备工作，EICU医生会诊进行血液净化谈话取得家属同意，EICU护士马上进行血液灌流器冲洗，一般需历时30～60分钟，以便洗胃结束快速转运至EICU单元，能尽早进行血液灌流。血液灌流是目前临床公认的清除毒物的方法且效果显著。

（4）对自行服毒并拒绝接受治疗的患者进行心理护理，安抚情绪取得配合，必要时在取得家属同意的情况下对患者进行肢体约束。

（5）做好气道管理，实施肺保护通气策略。气道管理是吸入性损伤临床救治最为关键的措施。吸入性损伤患者气道黏膜坏死，脱落期自损伤后36～48小时开始，7～14天达到高峰，可持续1个月，甚至更长时间。吸痰方法、吸引负压、吸痰管选择不当、气道湿化不足，均会导致气道黏膜损伤和脱落，如果排出不及时，不仅会影响气道修复，还会阻塞支气管，引起肺感染、肺不张等并发症。应密切关注患者呼吸及血氧饱和度的变化，观察痰液中是否有黏膜组织。如患者出现呼吸困难、血氧饱和度骤降等情况，应立即给予患者进行吸痰操作，并根据患者客观吸痰指征按需、适时吸痰。选择正确的吸痰方式，也可采用翻身拍背及医用振动排痰仪辅助排痰，需要时进行纤维支气管镜灌洗治疗。监测患者呼吸状态、呼吸道的顺应性和血流动力学及肺部体征变化。实施肺保护通气策略，选择合适的呼吸机管道，合理控制呼吸机平台压，降低呼吸机相关性肺损伤的发生率。

（6）消化道护理 口服中毒患者,整个消化道都可造成灼伤,首先是舌体和扁桃体肿大疼痛,黏膜脱落,其次是消化道出血等,给予利多卡因稀释液反复含漱,并用生理盐水200～300ml 灌肠,以缓解消化道烧伤后的疼痛。口服或静滴止血药物,以减少胃酸分泌,保护胃黏膜,防止应激性溃疡与消化道出血。出血停止后进行无渣、冷流质饮食。早期高蛋白、高维生素、高碳水化合物类食品,少食多餐,忌含渣、粗纤维及辛辣刺激的食物,以免发生穿孔。如果进食困难可给予鼻饲。

2. 做好病情观察,书写护理记录 急性化学中毒的治疗原则是去除病因前提下的综合治疗。不同化学急性中毒靶器官不尽相同,针对受损靶器官采取相应治疗措施,如对症治疗、支持治疗、预见性治疗、其他等。某些化学物吸收较慢,对靶器官产生的损害及各种中毒症状可能会延迟出现,因此在护理观察中应加以注意。加强病房巡视,做好患者生命体征、病情变化、用药反应等观察记录。做好登记记录,内容包括患者一般人口学资料、急救流程各时间节点资料。

3. 给予心理支持,做好心理护理 首先了解中毒的具体原因,认真做好患者及其家属的思想工作,若为自杀患者,做好耐心细致的心理护理,打消患者自杀的念头,给家属讲明中毒的危害性,争取家属的支持与配合。另外特别是突发应急中毒事件,患者在造成大量伤亡的事件中,由于惊吓和心理问题而就诊的人员数量远超过机体受到伤害的人员数量（该比例为5∶1～16∶1),所以救护行动中应包含为中毒人员和应急救援人员提供心理支持的对策。

（三）健康教育和健康促进

1. 根据毒物的毒理学特性、暴露模式、暴露剂量等综合分析,确定关键控制因素。做好工程控制,定期对工程安全和职业病危害防护措施进行评估,最大限度地消除或降低工作场所的危害因素,防止工人在正常作业时受到有害物质的影响,保护作业人员的健康和安全。

2. 做好个人防护

（1）作业场所职业危害因素安全浓度标准、报警浓度及作业场所安全操作规程等。

（2）防护装备:个体防护用品既不能降低作业场所中化学毒剂的浓度,也不能消除作业场所的化学毒剂,而只是一道阻止有害物进入人体的屏障。防护用品本身的失效就意味着保护屏障的消失,因此个体防护不能被视为控制危害的主要手段,而只能作为一种辅助性措施。

（3）培训和教育:对作业人员进行培训,为他们可能遇到的潜在危害提供预警,在最小危险度下工作的知识和技巧;在紧急情况下躲避和逃生及清除污染的程序;使每一个作业人员都要熟悉自救与互救基本技能,知道第一保护原则是使自己免受伤害;了解请求医学援助的程序,以及汇报紧急事件的程序等。积极的,全面的,或者说非特异的健康促进措施或者行为。

（4）健康保护:健康和安全教育;组织广大职工参与各种有计划、有目的的健康促进活动,指导职工消除心理和环境中不利于健康的因素,改进职工的不健康生活习惯和方式,促进其健康行为的形成,预防传染病、常见病的发病率,增强职工体质,提高劳动效率的运动;非职业暴露疾病的救治和处理等。

（5）职业健康监护:做好有害因素接触监测、职业医学监护及职业危害和职业卫生信息管理,切实保护作业人员的健康、降低作业过程中人为事故的发生率和保障作业的顺利进行。

　　我们必须切实加强安全防护,除了加强个人防护、通风排毒 、禁止超标使用、规范操作及加强监测外,最根本的措施是寻找无毒或低毒的替代物。

(章一华)

参考文献

[1] 徐卸古 . 军队灾害医学救援 [M]. 北京 : 军事医学出版社 , 2017.

[2] 王运斗 . 核化生医学防护装备相关体系研究 [J]. 医疗卫生装备 , 2011, 32(1): 63-66.

[3] 朱茂祥,刘超,陈肖华 , 等 . 核与辐射突发事件现场医学救援技术要点 [J]. 灾害医学与救援 (电子版), 2012, 1(2): 125-127.

[4] 曾红,谢苗荣 . 灾难医学救援知识与技术 [M]. 北京 : 人民卫生出版社 , 2017.

[5] 潘秀颉,陈宇行,朱茂祥 , 等 . 国外发达国家核应急医学救援信息化建设及启示 [J]. 军事医学 , 2016, 40(5): 445-447.

[6] 邱泽武,彭晓波,王永安 . 危险化学品事故与中毒救治 [J]. 中华卫生应急电子杂志 , 2015, 1(6): 5-8.

[7] SCHWENK M. Chemical warfare agents. Classes and targets[J]. Toxicol Lett, 2018, 293: 253-263.

[8] 刘久成,施巍,邱泽武 . 化学性事故现场医学应急救援模式——以处理日遗化武医学应急救援为例 [J]. 灾害医学与救援 (电子版), 2016, 8(2): 91-93.

[9] 孟庆义,邱泽武 . 化学毒剂与有毒化学品中毒急救处置中国专家共识 2015[J]. 中华危重病急救医学 , 2015, 27 (11): 865-873.

[10] 楼秋英 , 张伟, 李舒霞 , 等 . 急性中毒患者院内急救流程再造的实践与效果评价 [J]. 中华现代护理杂志 , 2018, 24 (23): 2811-2815.

[11] 中国医师协会急诊医师分会 . 急性百草枯中毒诊治专家共识 (2013) [J]. 中国急救医学 , 2013, 33（6）: 484-489.

[12] 金润女,洪原城,范军华 , 等 . 成批烟雾吸入性损伤患者的分级气道管理 [J]. 中华护理杂志 , 2017, 52（1）: 75-79.

[13] 姜曼,敖薪 . 人工气道管理标准的研究与应用现状 [J]. 中华护理杂志 , 2016, 51（12）: 1479-1482.

[14] 张巡森 , 阮艳君 , 严蓉 , 等 .《职业性急性化学物中毒诊断》标准应用评析 [J]. 中华劳动卫生职业病杂志 , 2013, 31 (6): 479.

[15] 王萍,刘剑君,么鸿雁 , 等 . 急性生产性农药中毒的危险因素及预防措施研究进展 [J]. 中国预防医学杂志 , 2013 (3): 235-237.

第十二章
急救立法

第一节 《深圳经济特区医疗急救条例》的制定

经过 20 多年的发展,深圳市医疗急救服务体系的建设取得了较大成绩,但配套的政策法规没能同步发展,致使在处理实际问题时缺乏制度和法律依据,亟须建立一套与之适应的急救法规予以制度规范和保障。在这一背景下,深圳市急救中心于 2011 年申报立法项目,深圳市急救立法本着"救治优先、规范管理、强化效率、充分保障、社会共建"的设计理念,拟解决保障财政经费来源、构建社会急救大网络、倡导全民自救互救、急救服务管理、规定先急救后收费等关键问题,以提高急危重症患者抢救成功率。

在 2018 年 6 月 27 日,《深圳经济特区医疗急救条例》经深圳市人大常委会会议审议通过,于当年 10 月 1 日起正式实施。这是深圳利用特区立法的优势,为医疗急救工作提供法治"护航"的举措。这部历时七年方才诞生《深圳经济特区医疗急救条例》凝聚着无数急救人的心血,代表深圳市的急诊急救事业发展进入了一个新的阶段。

《深圳经济特区医疗急救条例》颁布以来,深圳急救事业高速发展,急诊急救工作质量稳步提升,急救体系建设探索加速,部分急救工作新举措走在全国前列,充分体现了法治的"护航"作用。

一、立法的必要性

(一)医疗急救法律制度相对薄弱,有待完善和加强

医疗急救承担着群众日常急救、突发事件救援和重大活动、急救保障等职责,事关民生福祉与城市安全,是人民生命健康的重要保障之一,是公共卫生和社会公共安全保障民生的重要组成部分。长期以来,国家层面上关于医疗急救的立法相对薄弱,国家卫生计生委 2013 年 11 月发布的《院前医疗急救管理办法》(以下简称《办法》),该《办法》对院前医疗急救工作的基本原则、总体要求、主要制度作了规定,但总体而言内容较为原则,且缺少专门针对院内急诊工作的管理和规范。全国许多省市如北京、上海、广州、杭州、成都等地都是通过地方立法对医疗急救予以规范,深圳有必要借鉴各地立法 经验,利用特区立法优势,为我市医疗急救工作改革和发展、建设与城市定位相 匹配的医疗急救服务体系提供法制保障。

(二)实践中存在问题日趋显现,亟须通过立法予以解决

深圳医疗急救事业经过多年的发展,为群众生命安全保障和城市经济建设作出了积极

贡献。但随着社会、经济的快速发展,人口数量的快速增长和人口结构的变化,医疗急救存在急救网络不完善、管理机制不健全、资源配置总体不足且分布不均、急救程序不顺畅等问题日趋显现,已严重影响到全市医疗急救保障能力和水平的进一步提高,有必要通过特区立法理顺管理机制、健全急救网络、优化运行模式,建立一套与实际需求相适应的医疗急救管理规范,提高医疗急救专业水平,确保医疗急救工作快速、有效开展。

(三)这是提高急救知识和技能普及率及患者救治率的需要

习近平总书记在全国卫生与健康大会上高度赞扬了"敬佑生命、救死扶伤、甘于奉献、大爱无疆"的卫生与健康精神。该精神不仅适用于医务人员对患者的诊治,也应当推广至社会公众对伤病员的紧急救护行为,倡导互助互爱。医疗急救具有很强的特殊性,实施急救的最佳时间大多在 5 ~ 10 分钟,若有懂得医疗急救的现场人员在院前医疗急救人员到达之前,及时为患者进行必要的紧急救护,将大大提高急危重患者救治率。当时市民急救知识和技能普及率仅为 1%,而发达国家和地区的普及率多数超过 10%,如美国 25%、法国 40%、德国 80%、澳大利亚 50%,日本的中学生达到 92%。

2015 年上半年发生在深圳的 IBM 高管地铁口猝死事件和深圳高职院学生球场猝死事件,都说明了医疗急救的顺利开展离不开社会各界的配合和参与。因此,有必要通过特区立法鼓励、支持社会力量参与医疗急救,加强医疗急救知识和技能的宣传培训,从而全面提高社会公众的医疗急救意识和能力 。

二、立法形式

《条例》的部分内容具有创新性,且变通了国家卫生计生委 2013 年发布的《办法》的有关规定,例如将急救网络医疗机构从指定加入变更为主动加入与指定加入相结合,建立分级调度系统将必须派出医师变更为根据患者需要派出医师或者急救员等,将患者送往哪家医疗机构由院前医疗急救人员决定变更为按照市急救中心的专业判断和统一调度等。因此,有必要通过特区立法的形式制定《条例》,为我市医疗急救事业发展提供法制保障。

三、《深圳经济特区医疗急救条例》立法特点

《深圳经济特区医疗急救条例》不局限于《北京市院前急救服务条例》专注与规范院前急救服务,《深圳经济特区医疗急救条例》在借鉴《上海市急救医疗服务条例》的基础上,对院内急救进行了进一步的规范,使院前急救能和院内急救做到无缝衔接,同时扩大了急救工作参与主体的范围,除卫生主管部门和医疗机构以外,将各级人民政府、红十字会、各类媒体、学校、交通枢纽、医疗急救志愿者组织都纳入急救工作的规划,使得急救工作开展不再局限于医疗机构与医务人员,形成了政府、医疗机构与社会的三者合力。真正意义上达成了全民全社会参与的大急救概念。

四、立法过程

深圳市卫生健康委为保证立法工作顺利开展,成立了由市卫生健康委主要领导担任立法小组组长,市卫生健康委员会法规处、医政处及市急救中心的主要负责同志担任副组长和成员,直接负责领导、指挥、统筹和协调,领导小组下设由市卫生健康委、市急救中心的业务

骨干以及社会法律专业人士组成的工作小组具体落实各项工作。2015年,急救立法成为深圳市卫健委立法重点项目。围绕立法工作,工作小组在深入开展调研论证工作同时广泛征求社会民意。

(一)论证调研

工作组广泛收集国家相关法律法规和部分省市的院前医疗急救法规以及国外的一些急救立法情况,认真学习研究国内外先进立法经验,总结汇编形成了《深圳经济特区医疗急救条例立法背景资料》。在市内,针对急救中心等相关部门、非公立医院协会等行业协会及北京大学深圳医院、深圳市第二人民医院等医疗机构开展了全面调研,充分收集了业内人士对于急救立法的需求;同时,在2015—2017年间,调研组先后奔赴云南、成都、上海、杭州、香港等多个地区进行学习考察,充分掌握了我国不同地区急救业务及急救管理工作的开展情况。

(二)征求民意

利用急救医疗高端论坛在深圳召开的契机,采用发放调查问卷、交流探讨等方式征求院前医疗急救行业专家对《条例》的意见和建议。在2015年7月—2017年3月,分别由深圳市卫生健康委、深圳市法制办、市人大分四次公开征求意见。为了加深居民群众对急救立法的了解,工作组采取多种形式,积极开展各项急救立法的普及工作,如"医客沙龙——谁来拯救急救医生",依托"民断是非"大型思辨公益普法活动平台开展辩论赛,依托微信平台,举行了全国首次微信听证会。通过上述工作,充分加深了广大居民群众对急救立法工作的了解程度,为急救立法工作的开展打下了坚实的群众基础。

(张 洪)

第二节 《深圳经济特区医疗急救条例》立法亮点

《深圳经济特区医疗急救条例》(以下简称《急救条例》)总共分为七大章,共七十九条,主要涵盖了医疗急救网络、医疗急救人员、医疗急救秩序、保障与评估及法律责任等五大方面。具体内容涉及完善医疗急救网络布局,医疗急救队伍强化,推行院前医疗急救分级调度,细化患者送院救治原则,规范院前急救车辆的使用,健全院前和院内急救衔接机制,调整医疗急救医保支付方式等多个方面。

一、亮点一:急诊费用可按住院标准"报销"了

就急病需要看急诊,按以往规定,患者在急诊科或者留观区的医疗费用,只能按照门诊的标准"报销",而《急救条例》施行后,如果患者需要住院治疗,这一部分费用将纳入该次住院费用,按住院待遇进行医保支付,相当于提高了报销比例,减轻了患者的负担。

相关条文:

第四十四条:本市医疗保险参保人在医疗机构急诊科室或者留观区接受救治后,在同一医疗机构住院继续治疗的,在急诊科室或者留观区的救治费用纳入该次住院费用,按照本市医疗保险有关住院待遇的规定执行。

二、亮点二：公共场所要配置 AED

近年来,深圳街头屡屡发生有人心脏停搏倒地猝死的事件。在专业急救人员到来前,如何抓住黄金时间抢救患者？根据国外实践,在公共场所配置自动体外除颤器（AED）,心脏停搏的抢救成功率至少提高 50%。早在 2000 年,以美国为代表的西方发达国家就开始推行公共场所配备 AED 计划,而我国公共场所 AED 的配置几乎为零。

《深圳经济特区医疗急救条例》也参考发达国家做法,规定市卫生行政部门应当制定机场、地铁、火车站、汽车客运站、客运码头、口岸等公共场所配置自动体外除颤仪等医疗急救设备和器材的规划,并鼓励社会力量在人员密集场所配置 AED 等急救设备。

相关条文：

第四十六条： 市卫生行政部门应当制定机场、地铁、火车站、汽车客运站、客运码头、口岸等公共场所配置自动体外除颤仪等医疗急救设备和器材的规划,经市人民政府批准后组织实施。

已配置自动体外除颤仪的公共场所在开放或者营业时间内应当有掌握自动体外除颤仪使用技能的工作人员在岗。

鼓励社会力量在人员密集场所配置自动体外除颤仪等医疗急救设备和器材。

三、亮点三：学校等公共场所要普及急救知识和技能培训

深圳《急救条例》还规定,各级学校、特定行业、相关公共场所和人员密集场所等要普及员工的医疗急救知识和技能培训,市、区卫生行政部门应当免费提供医疗急救知识和技能的普及培训,培训费用纳入政府财政预算。

相关条文：

第四十七条： 市、区卫生行政部门应当制定医疗急救培训计划,免费向公众提供医疗急救知识与技能的普及培训。培训可以通过向社会购买服务的方式开展,费用纳入财政预算。

红十字会依法组织公众参加医疗急救知识与技能培训。

第四十八条： 人民警察、消防人员、保安人员、导游、公共交通工具的驾驶员和乘务员等所在单位应当组织其参加医疗急救知识与技能的普及培训。

已配置医疗急救设备和器材的公共场所、人员密集场所以及从事高危作业、易发生灾害事故的企业事业单位,应当组织工作人员参加医疗急救知识与技能的普及培训,使其掌握医疗急救设备和器材的使用技能,并定期开展急救应急演练。

第四十九条： 重大群众性活动承办者应当将医疗急救服务保障内容纳入突发事件应急预案,为活动参与者提供必要的医疗急救服务保障。

开展危险性大的竞技体育或者体育经营活动的场所,在开放或者营业时间应当配备掌握医疗急救知识与技能的工作人员在岗。

第五十条： 各级学校应当组织开展医疗急救知识和技能培训教育,培训小学学生正确拨打 120 急救电话,培训中学以上学生掌握医疗急救基本知识。

四、亮点四：新设医疗救护员，不是医生也能出车救人

由于风险大、工作累、待遇差、晋升空间有限等困境,目前我国院前急救医生严重不足、

流失率高。

为此,《深圳经济特区医疗急救条例》借鉴英美等国以及我国香港、台湾等地区的经验,设立了医疗救护员岗位,在非紧急的情况下代替医生的部分急救职能。

医疗救护员要求具有高中以上学历,接受市急救中心组织的不少于两个月的医疗急救知识与技能培训,并经考核合格;如果具有医学及相关专业大专以上学历且从事院前医疗急救工作两年以上的医疗救护员,在接受市急救中心组织的相应课程培训并经考核合格的,还可以在执业医师现场或者远程指导下开展侵入性救护操作和使用急救药物。

相关条文:

第二十条:医疗救护员应当按照市卫生行政部门制定的院前医疗急救技术目录和操作规范从事院前医疗急救工作。

医疗救护员应当符合下列基本条件:

1. 身体健康;

2. 具有高中以上学历;

3. 已接受市急救中心组织的不少于两个月的医疗急救知识与技能培训,并经考核合格。

医疗救护员的具体管理办法由市卫生行政部门会同市人力资源和社会保障部门另行制定。

第二十一条:具有医学及相关专业大专以上学历且从事院前医疗急救工作两年以上的医疗救护员,接受市急救中心组织的相应课程培训并经考核合格的,可以在执业医师现场或者远程指导下按照院前医疗急救技术目录和操作规范开展侵入性救护操作和使用急救药物。

五、亮点五:出车也要"分级",不是每次都要派医生

新设了医疗救护员岗位之后,与之配套的是院前急救分级调度。

目前我国院前急救的理念是"把医生以最快速度送到病人身边去",120出车必须有一名医生随车。但在我国院前急救资源极度紧缺的现实下,这种调度模式已经难以为继。随车的医生如果只是去处理简单的中暑等情形,也可能会浪费宝贵的医疗资源。

为此,《深圳经济特区医疗急救条例》引入了欧美发达国家应用多年的分级调度系统,120接报后,先评估患者的病情,属急危重症则安排医生出诊,如果病情轻微,可以只安排护士或者医疗救护员前往。

近年来,杭州等国内部分城市已率先开始使用分级调度系统,在调度决策的准确性、急救资源优化利用、提高院前抢救成功率等方面都有明显的优势。

相关条文:

第十八条:执行院前医疗急救任务的急救车辆应当每辆配备三名以上医疗急救人员,其中至少包括一名医师、护士或者医疗救护员。

第二十六条:市急救中心接到呼叫电话后,应当对呼叫人提供的地址、联系方式以及患者的主要症状进行登记、评估,根据评估结果,按照就近、就急、专业的原则,及时向急救网络医疗机构发出调度指令。调度指令应当包括下列内容:

1. 执行院前医疗急救任务的医院、急救站或者急救点;

2. 院前急救车辆和相应的医疗急救人员;

3. 送治的医疗机构。

六、亮点六：120 该把病人送哪？由市急救中心统一调度

120 救护车接到患者后,该送到哪里救治?目前,这主要由院前急救人员自行判断和决定。在这种情况下,有个别急救站接到有钱的患者就拉往自家医院,没钱的患者就送到别的医疗机构。

而在《急救条例》规定建立院前医疗急救分级调度后,上述弊端就能避免了。《急救条例》规定,院前急救车辆和医疗急救人员要统一根据市急救中心的分级调度指令,将患者送往指定的有救治能力的医疗机构,从而避免选择送治医疗机构的随意性,也有利于全市医疗急救资源的统筹安排。

相关条文:

第三十条:医疗急救人员到达现场后,应当根据患者症状,按照院前医疗急救操作规范对患者采取必要的急救措施。

需要将患者送至医疗机构救治的,医疗急救人员应当根据调度指令将患者送往相应医疗机构。

因患者伤病情等原因需要送往其他医疗机构的,医疗急救人员应当及时报告市急救中心,经市急救中心改变调度指令后送往相应医疗机构。

七、亮点七：送到哪个医院有时可听患者的

120 救护车把患者送到哪里,要不要听患者的?一直以来,这个话题都争议不断,也时常发生纠纷。

在由市急救中心统一调度的基础上,《急救条例》也提出可以"兼顾患者意愿",规定除了患者有生命危险、需要隔离治疗等 5 种情形外,医疗急救人员可以听从患者或者其近亲属要求,将患者送往其指定医疗机构,但应当提前告知风险,由患方或者其近亲属签字确认,并告知市急救中心。

相关条文:

第三十一条:患者或者其近亲属要求送往指定医疗机构的,应当及时向医疗急救人员提出。医疗急救人员应当告知可能存在的风险,经患者或者其近亲属签字确认后,将患者送往指定的医疗机构并告知市急救中心,市急救中心应当予以记录。但是,有下列情形之一的,仍应当执行调度指令:

1. 患者伤病情危急或者有生命危险的;

2. 指定的医疗机构不具备相应的救治条件或者能力的;

3. 指定的医疗机构与急救现场路程距离超过十公里的;

4. 应对突发事件由政府统一指定医疗机构的;

5. 依法需要对患者进行隔离治疗的。

八、亮点八：欢迎社会办医院"主动加入"急救网络

以往,医院想参与急救网络,必须由政府卫生行政部门"指定加入"。这让很多民营医疗机构望而却步。

为了鼓励社会力量参与,共同把急救网络的"蛋糕"做大,《深圳经济特区医疗急救条例》把"指定加入"模式调整为"法定加入"+"主动加入"。即各级公立综合医院和符合标准的公立专科医院必须"法定加入",而符合标准的非公立医疗机构也可以"主动加入"。

相关条文:

第十二条:各级公立综合医院应当加入医疗急救网络,并按照急救网络医疗机构设置标准建设急诊科室。

符合急救网络医疗机构设置标准的公立专科医院应当加入医疗急救网络。

公立医院的上级主管部门或者举办、运营机构应当按照本市医疗急救网络布局规划组织建设急救站或者急救点。

第十三条:符合急救网络医疗机构设置标准的非公立医疗机构,可以与市急救中心签订入网协议成为急救网络医疗机构。入网协议应当包括开展院前医疗急救的要求和规范、权利和义务、违约责任和退出机制等事项。

九、亮点九:120 把患者送达医院后,15 分钟内要交接完毕

目前的法律法规缺少对院前院内急救衔接的规定,在实际工作中,时常会发生医疗机构不及时接收患者,甚至扣押急救车辆担架车的情况,不仅影响了患者的及时救治,也导致急救车辆不能及时返回待命。这不仅发生在深圳,也是全国医疗急救遇到的共同难题。

《急救条例》对此进行了完善,规定接诊医疗机构应当与市急救中心建立医疗急救工作衔接机制,在接到院前医疗人员的急救通知后应当做好接诊准备,并应当在十五分钟内完成交接手续。

相关条文:

第四十一条:医疗机构接到医疗急救人员有关抢救急危重症患者的通知后,应当及时做好救治准备。

医疗急救人员将患者送达医疗机构后,医疗机构应当在十五分钟内完成与医疗急救人员的交接手续,不得拒绝、推诿或者拖延,不得留滞院前急救车辆以及车载设备、设施。

十、亮点十:内科、外科、儿科医生聘"副高"要有 6 个月急诊经历

急诊医生紧缺,该怎么办?让内科、外科、儿科医生到急诊科"轮转"是个好办法,不仅能解决急救医生荒,还能有效快速提高内科、外科、儿科医师的医疗急救能力,从而提高医院整体医疗急救水平。《急救条例》规定,设立急诊科室的医疗机构聘任临床类别为内科、外科和儿科专业副高级技术职称医师的,聘任前该医师应当具有连续从事医疗急救工作六个月以上的经历。

相关条文:

第二十四条:设立急诊科室的医疗机构聘任临床类别执业范围为内科、外科和儿科专业副高级技术职称医师的,聘任前该医师应当具有连续从事医疗急救工作六个月以上的经历。

（张洪）

第三节　京沪广深四地急救立法对比

一、北京

（一）首次颁布

《北京市院前医疗急救服务条例》于 2016 年 7 月 22 日由北京市第十四届人民代表大会常务委员会第二十八次会议通过,2017 年 3 月 1 日起施行,分总则、服务机构、服务规范、服务保障、社会急救能力建设、法律责任、附则共计七章六十三条。

北京市的急救立法着重强调了急救事业的公益性,条例第三条规定,院前医疗急救服务是政府举办的公益性事业,是基本公共服务和城市安全运行保障的重要内容。面对急救业务的服务,北京市对患者是否为急、危、重作出了区分,条例第二十条第二款规定,对非急、危、重患者,告知其可以通过其他方式解决。

在从业人员及服务规范方面,主要围绕统一服务规范、统一监督管理和统一急救标识,即"三个统一",以及对院前院内急救衔接进行了规范,重点解决了院前急救患者搬抬的问题。北京市要求配齐驾驶员、医师、护士、担架员,明确了要为有需要的患者提供搬抬服务的能力,条例实施后,由北京市财政拨款,专门为 120 呼叫网络每辆救护车配备 2 名专职担架员,负责患者的搬抬。

（二）修订

2021 年 5 月 27 日北京市第十五届人民代表大会常务委员会第三十一次会议通过了《关于修改〈北京市院前医疗急救服务条例〉的决定》。修改主要包括五方面内容,可以概括为"三明确、两加强"。

1. 明确全市院前医疗急救实施"统一指挥调度"　以往北京市有红十字会 999 和市急救中心 120 两套急救呼救调度系统同时运作,有时同一急救需求同时呼叫两个系统,造成了资源浪费。2020 年 6 月,北京市政府办公厅印发了《加强本市院前医疗急救体系建设的实施方案》,本市院前医疗急救"统一急救呼叫号码、统一指挥调度"改革工作启动,市红十字会紧急救援中心（999）符合条件的院前医疗急救车组逐步纳入 120 系统接受统一指挥调度。为固化改革发展成果,修改后的条例将实施统一指挥调度纳入总则第四条。另外结合突发事件应对相关法律法规,将条例第十六条修改为"在有突发事件或者其他公共安全应急、重大活动保障需要的情况下,全市院前医疗急救机构、院内医疗急救机构、红十字会所属应急救援队伍及其他社会医疗救援力量参与医疗救援保障工作,应当接受政府的统一指挥调度"。

2. 明确院前医疗急救与非急救医疗转运分类服务和管理制度　大量的非急、危、重患者因为行动不便、普通车辆无法满足转运需求、需要医疗照护,拨打 120 急救电话会占用宝贵的院前医疗急救资源。修改后的条例在总则第三条明确了实行院前医疗急救和非急救医疗转运分类服务和管理,并在第二十条中,明确调度人员应当告知非急、危、重患者本市非急救医疗转运服务的途径。同时,考虑到群众对非急救医疗转运服务实际需求,在附则中明确由市人民政府另行制定非急救医疗转运服务的管理办法。

3. 明确政府和院前医疗急救机构保障院前救护车公共卫生安全的责任　　对院前救护车的洗消是有效预防和控制病原体交叉感染、保证医疗安全的必要措施。修改后的条例第三十一条明确了政府和院前医疗急救机构保障公共卫生安全的相关责任,规定"院前医疗急救机构应当按照规定对院前救护车进行清洁和消毒,保证公共卫生安全""市、区人民政府应当按照规划建设洗消站点,配备洗消设备。"

4. 加强院前医疗急救与院内医疗急救的衔接　　修改后的条例第二十四条中进一步完善了院前和院内衔接制度,增加了"加强信息化技术应用""按照急诊分级救治原则,根据患者疾病危险程度实施预检分诊,保证急、危、重患者得到优先救治""及时与院前医疗急救人员完成患者交接,避免院前救护车以及车载设备、设施滞留"等内容。

5. 加强社会急救能力建设　　在第四十四条中增加了卫生健康部门对社会医疗急救培训进行监督指导的规定。在第四十九条中增加了市人民政府制定自动体外除颤器等医疗急救设备设施配置规划并组织实施的规定。将"城市轨道交通站"纳入第四十九条列举的公共场所之中,并增加公共场所经营管理单位应当开展医疗急救应急演练的规定。

二、上海

(一)首次颁布

《上海市急救医疗服务条例》于2016年7月29日上海市第十四届人民代表大会常务委员会第三十一次会议通过,2016年11月1日起施行,分总则、院前急救医疗服务、院内急救医疗服务、社会急救、保障措施、法律责任、附则共计七章六十六条。

同北京相比,上海市的急救立法未对急救事业的公益性做出明确规定,在服务对象方面,同北京一样对急救呼叫需求进行了分类管理,但是上海市急救医疗服务条例第九条规定,院前急救服务和非急救转运服务实行分类管理。院前急救服务由院前急救机构通过救护车提供。非急救转运服务可以由社会力量通过专门的转运车辆提供,具体管理规范由市人民政府制定。

在规划建设方面,与北京、广州和深圳不同,上海市的急救站点单独规划建设,不依托于医疗机构。条例第十条规定,市卫生计生行政部门会同市规划国土资源部门组织编制院前急救设施建设专项规划,合理确定急救站点的数量和布局,经市人民政府批准后,纳入相应的城乡规划;市规划国土资源部门和区人民政府应当为院前急救设施建设预留建设用地;区人民政府应当按照本市院前急救设施建设专项规划,建设院前急救机构的相关设施。

在急救服务规范原则方面,条例第二十二条规定,院前急救机构应当按照就近、就急以及满足专业治疗需要的原则,决定将患者送往相应的院内急救机构进行救治,与广东和北京增加了兼顾患者及家属的意愿的条款有所区别。

2020年上海对立法效果有一个检查报告,与2015年相比,急救分站从128个增长到187个,平均覆盖半径从4km缩短至3.5km;急救车辆从668辆增长到1062辆,平均反应时间不超过12分钟。"十三五"规划有关核心指标均提前完成。院内急救质量也得到提升,制定了医疗机构设置规划,推动符合规定的105家医疗机构设置急诊科,配置急诊床位近5000张,推进了部分医院急诊大楼改造,在市级医院配置快速生命体征诊断系统等先进仪器设备,硬件设施得到改善。存在问题是一些老年或手术病人在出院回家时的转运需求还没有完全满足。2018年4月,上海市医疗急救中心开通962120康复出院专线,主要用于分流上海区域内非急救转运患者,保障了本市 120 急救电话畅通和急救病人的有效救治。

（二）修订

根据 2020 年 5 月 14 日上海市第十五届人民代表大会常务委员会第二十一次会议《关于修改本市部分地方性法规的决定》进行了第一次修正。删去了院前与院内急救交接"十分钟"完成相关条款,上海市人大法制委员会副主任丁伟解释原因是"患者或其家属指定送往某医疗机构的情况客观存在,且并不少见,这就容易造成在某个时间段内由院前急救人员送往某医疗机构的患者过于集中。如果强制规定在十分钟内完成交接,会给医护人员的后续救治造成较大压力。地方性法规将十分钟内完成交接作为法定义务后,可能会引发医疗纠纷和诉讼。"

《上海市急救医疗服务条例》被誉为"好人法",鼓励市民参与急救,一稿规定紧急现场救护行为受法律保护,对患者造成损害的依法不承担法律责任。修正稿中增加了鼓励社会组织通过商业保险和奖励等形式进一步鼓励市民参与现场急救,为公众救护可能产生的损害进行赔偿、兜底。丁伟说:从法律上讲这是一种民事行为,应当免除责任。原来考虑政府兜底,现在考虑用政府财政支出对个人之间的民事关系进行补偿,法理上不是很通。现在考虑用红十字会、慈善基金会等机构现有基金买一些保险,一旦出现问题用保险费进行支付。

三、广州

《广州市社会急救医疗管理条例》于 1995 年 11 月 29 日广州市第十届人民代表大会常务委员会第二十一次会议通过。根据 2010 年 10 月 29 日广州市第十三届人民代表大会常务委员会第三十五次会议修订。根据 2015 年 5 月 20 日广州市第十四届人民代表大会常务委员会第三十九次会议通过的《广州市人民代表大会常务委员会关于因行政区划调整修改〈广州市建筑条例〉等六十六件地方性法规的决定》修正。分总则、社会急救医疗网络、社会急救医疗救治、社会急救医疗保障、法律责任、附则共六章四十七条。

同北京一样,广州急救立法中也明确了急救事业的公益性,条例中第五条明确规定,社会急救医疗是政府主办的非营利性公益事业,是公共卫生体系的重要组成部分。对于服务对象,条例中定位急、危、重伤病员,受理范围相较北京、上海更广。面对救治伤病员的转运时,广州急救立法同北京类似,增加了兼顾患者及家属医院的条款。

在服务保障与保障措施方面,京沪广深四地急救条例围绕人才队伍建设、救护车优先通行、确无能力支付医疗急救费用患者的救治、社会力量参与等方面均做了不同程度的要求,都重点对救护车优先通行权做了明确的保障,对确无能力支付费用患者的急救问题也进行了规范。除此之外,广州和深圳急救条例要求政府对急救工作的经费保障内容做了进一步的细化,明确了具体要求,对于院前急救事业的可持续发展有了法律层面的保障。而北京和上海急救条例仅在总则笼统阐述,没有进一步明确法律条款。

四、深圳

《深圳经济特区医疗急救条例》于 2018 年 6 月 27 日深圳市第六届人民代表大会常务委员会第二十六次会议通过,2018 年 10 月 1 日起施行,分总则、医疗急救网络、医疗急救人员、医疗急救秩序、院前医疗急救、院内医疗急救、社会急救、保障与评估、法律责任、附则七章七十九条。

深圳以突发急症或者意外伤害等患者为急救服务对象,同广州一样,受理范围相较北京、上海更广。

在急救从业人员方面深圳作出了突破,四地急救条例从急救从业人员类别、资质和数量等方面均做了规范。北京和广州的急救条例中规定在国家《院前医疗急救管理办法》规定的范围内允许医疗救护员从事辅助性医疗救护工作,均未有所突破;但深圳经济特区医疗急救条例第二十一条规定,医疗救护员具有医学及相关专业大专以上学历,且从事院前医疗急救工作两年以上,经市急救中心组织的相应课程培训并考核合格的,可以在执业医师现场或者远程指导下,按照院前医疗急救技术目录和操作规范开展侵入性救护操作和使用急救药物,这是全国地方急救立法在医疗救护员使用方面最有突破的地方性法规,值得国家层面和其他地方急救立法时借鉴。

同样,深圳在急救服务规范的时效性方面与京沪广有较大区别,四地现行急救条例中,只有《深圳经济特区医疗急救条例》在出车时间和院前院内交接时间方面做了硬性规定,而且配有最为严厉的法律责任与处罚。深圳经济特区医疗急救条例第二十八条规定,急救网络医疗机构接到市急救中心的调度指令后,应当在三分钟内按照调度指令派出院前急救车辆和医疗急救人员执行医疗急救任务。条例第四十一条规定,医疗急救人员将患者送达医疗机构后,医疗机构应当在15分钟内完成与医疗急救人员的交接手续,不得拒绝、推诿或者拖延,不得留滞院前急救车辆以及车载设备、设施。违反本条例第二十八条规定,由卫生行政部门处5万元以上10万元以下罚款。违反条例第四十一条规定,由卫生行政部门责令改正,处3万元罚款;医疗机构拒绝、推诿或者拖延救治患者的,由卫生行政部门责令改正,处10万元罚款。

为解决院前院内衔接困难这一重点问题时,深圳做出了更严格的规定,北京、上海和广州急救立法责任的重点在院前急救机构和急救人员,对院内医疗机构接诊有要求,但处罚力度要明显小于深圳。深圳经济特区医疗急救条例第七十二条规定,医疗机构未按照规定完成交接手续或者留滞院前急救车辆、车载设备、设施的,由卫生行政部门责令改正,处3万元罚款;医疗机构拒绝、推诿或者拖延救治患者的,由卫生行政部门责令改正,处10万元罚款。深圳急救立法责任在处罚院前急救机构和急救人员的同时,也重点兼顾院内医疗机构的责任,是四个城市急救条例中处罚力度最大的,督促解决常因"急诊无床"而押救护车担架与设备的问题。

限于篇幅本书不详细罗列各地相关法规,读者可以到各地相关机构及司法部网站查询。

(张洪,梁实)